Kohlhammer

Die Autorin und der Autor

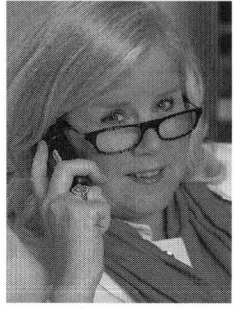

Dr. med. Barbara Hogan, MBA, war 25 Jahre lang Chefärztin von großen Notaufnahmen in Deutschland (Klinikum Fulda, Asklepios Klinik Hamburg-Altona, Mühlenkreiskliniken (MKK) im Kreis Minden-Lübbecke) sowie national und international anerkannte Expertin für die moderne Notfallversorgung. Sie ist Gründungspräsidentin der Deutschen Gesellschaft für Notfall- und Akutmedizin (DGINA) und Past-President der European Society for Emergency Medicine (EUSEM). Seit drei Jahren ist sie Geschäftsführerin und Ärztliche Leitung vom multidisziplinären MVZ an der Elbe in Geesthacht bei Hamburg sowie Geschäftsführerin vom MVZ Kinderwunschzentrum Münster, MVZ Nieren-, Apherese- und Dialysezentrum Bad Malente und vom auxilium Hospiz in Geesthacht.

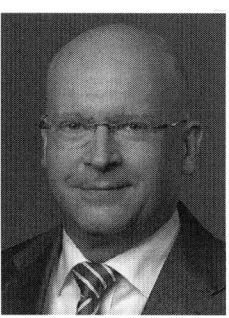

Dipl.-Päd. Werner Fleischer, mit den Schwerpunkten Erwachsenenbildung und Psychologie, ist deutschlandweit seit 2004 als selbstständiger Berater, Coach und Moderator in Kliniken und Krankenhäusern tätig und begleitet klinische Leitungskräfte bei Führungs- und Veränderungsprozessen, bei der Karriereentwicklung sowie bei Fragen des Selbstmanagements.

Barbara Hogan
Werner Fleischer

Wirksam führen

Ein Leitfaden für Chef- und Oberärzte
sowie Ärztliche Leitungen in
ambulanten Strukturen

2., erweiterte und aktualisierte Auflage

Verlag W. Kohlhammer

Dieses Werk einschließlich aller seiner Teile ist urheberrechtlich geschützt. Jede Verwendung außerhalb der engen Grenzen des Urheberrechts ist ohne Zustimmung des Verlags unzulässig und strafbar. Das gilt insbesondere für Vervielfältigungen, Übersetzungen, Mikroverfilmungen und für die Einspeicherung und Verarbeitung in elektronischen Systemen.

Die Wiedergabe von Warenbezeichnungen, Handelsnamen und sonstigen Kennzeichen in diesem Buch berechtigt nicht zu der Annahme, dass diese von jedermann frei benutzt werden dürfen. Vielmehr kann es sich auch dann um eingetragene Warenzeichen oder sonstige geschützte Kennzeichen handeln, wenn sie nicht eigens als solche gekennzeichnet sind.

Es konnten nicht alle Rechtsinhaber von Abbildungen ermittelt werden. Sollte dem Verlag gegenüber der Nachweis der Rechtsinhaberschaft geführt werden, wird das branchenübliche Honorar nachträglich gezahlt.

Dieses Werk enthält Hinweise/Links zu externen Websites Dritter, auf deren Inhalt der Verlag keinen Einfluss hat und die der Haftung der jeweiligen Seitenanbieter oder -betreiber unterliegen. Zum Zeitpunkt der Verlinkung wurden die externen Websites auf mögliche Rechtsverstöße überprüft und dabei keine Rechtsverletzung festgestellt. Ohne konkrete Hinweise auf eine solche Rechtsverletzung ist eine permanente inhaltliche Kontrolle der verlinkten Seiten nicht zumutbar. Sollten jedoch Rechtsverletzungen bekannt werden, werden die betroffenen externen Links soweit möglich unverzüglich entfernt.

2., erweiterte und aktualisierte Auflage 2021

Alle Rechte vorbehalten
© W. Kohlhammer GmbH, Stuttgart
Gesamtherstellung: W. Kohlhammer GmbH, Stuttgart

Print:
ISBN 978-3-17-039894-8

E-Book-Formate:
pdf: ISBN 978-3-17-039895-5
epub: ISBN 978-3-17-039896-2

Danksagung

Das Schreiben eines Buches ist immer und zu jeder Zeit eine Herausforderung. Es ist jedoch keine Einzelleistung. Um Seite für Seite unter der Überschrift des Buches mit Leben zu erfüllen, haben wir als Autorenteam – jede*r in seinem/ihrem Fachgebiet – über Jahre hinweg mit unzähligen Menschen zusammengearbeitet und erst mit ihnen den Klinikauftrag erfüllt. Darüber entstanden unsere Erfahrungen, welche Bedeutung dem Handeln von klinischen Leitungskräften zukommt.

Wir danken daher Vorständen, Geschäftsführer*innen, Chefärzt*innen, Oberärzt*innen, Assistenzärzt*innen, Pflegeleitungen, Pflegekräften und allen anderen klinischen Berufsgruppen, die im täglichen Klinik- und Patientenversorgungsalltag mit uns zusammengearbeitet haben und uns im Beratungs- und Coaching-Alltag vertrauensvoll in Zusammenhänge, Probleme und Lösungsmöglichkeiten Einblick gegeben haben. Erst durch sie konnte dieses Buch entstehen.

Wir haben die Inhalte unseres Buches um den ambulanten medizinischen Versorgungsbereich erweitert, sodass auch Ärztliche Leitungen und Geschäftsführer*innen von Medizinischen Versorgungszentren (MVZ), Praxen und Integrierte Notfallzentren (INZ) Führungs-Werkzeuge für diese speziellen Bereiche nutzen können.

Ganz besonderer Dank kommt Heike Bleitner für die 1. Auflage sowie Martina Conradt und Benedikt Fleischer für die 2. Auflage zu. Alle drei haben uns unermüdlich mit ihrer Text- und Sprachkompetenz begleitet. Von ihnen haben wir gelernt, schwierige Sachzusammenhänge mit einfachen Worten darzustellen und das Buchprojekt neben unserer beruflichen Tätigkeit gezielt voranzubringen.

Dank sagen wir auch unseren Ehepartner*innen, die es liebevoll und geduldig getragen haben, wenn wir uns in den Zeiten der Erstellung und Überarbeitung intensiv dem Buch gewidmet haben; sowohl im Urlaub als auch an den Wochenenden. Das hat uns Kraft gegeben, unsere Energie zu konzentrieren auf das, was wir mit diesem Buch erreichen möchten: die Entlastung aller Ärzt*innen, die sich Tag für Tag in den Kliniken auf hohem Niveau für ihre Patient*innen einsetzen.

Ganz besonderer Dank gilt auch den Chefärzt*innen und Oberärzt*innen, die das Buch in ihren Kreisen bekannt gemacht und so die 2. Auflage ermöglicht haben.

Vorwort

In den vergangenen Jahren hat die Führungskompetenz Ärztlicher Leitungskräfte stark an Bedeutung gewonnen – eine Entwicklung, die im Wesentlichen auf den folgenden Ursachen beruht:

- Die Einführung des DRG-basierten Vergütungssystems im Jahr 2003 und die Deckelung des Budgets der Krankenhäuser haben zu grundlegenden Veränderungen im Gesundheitssystem geführt. Die wesentliche Herausforderung für die Krankenhäuser besteht darin, gute Qualität zu stabilen Kosten anzubieten.
- Die Zentralen Notaufnahmen (ZNA) spielen in diesem Zusammenhang für die Krankenhäuser eine zunehmend wichtige Rolle, so dass die Verankerung der ZNA im Krankenhaus mit der Implementierung einer strategischen und operativen Notaufnahme-Steuerung als wichtiger Wertschöpfungsimperativ in dieser Ausgabe ergänzt wurde.
- Dazu gehört auch die Implementierung Integrierter Notfallzentren in den Krankenhäusern, wie im GBA-Beschluss 2019 definiert. Die dadurch entstandene enge Verbindung zwischen ambulanter und stationärer Versorgung hat uns dazu bewogen, auch das Thema Medizinische Versorgungszentren (MVZ) mit aufzunehmen. Medizinische Versorgungszentren dominieren zunehmend den ambulanten Bereich, entweder als fachgleiche MVZs oder als fachübergreifende MVZs.
- Der wirtschaftliche Druck auf die Kliniken hat stark zugenommen – das spüren Ärztliche Leitungskräfte inzwischen unmittelbar. Damit verbunden sind erhöhte Anforderungen an die Qualität ihres Führungshandelns.
- In vielen Kliniken fehlen qualifizierte Ärzt*innen. Daher nehmen die Gewinnung, Entwicklung und Bindung engagierter Mitarbeiter*innen stark an Bedeutung zu – eine Aufgabe, der sich Ärztliche Leitungskräfte zusätzlich zu ihren fordernden medizinischen Tätigkeiten stellen müssen. Dafür bedarf es umfassender Führungskompetenz.
- In den Kliniken hat mit dem Heranwachsen einer neuen Generation von Assistent*innen und Pflegekräften ein Wertewandel stattgefunden: weg vom patriarchalischen Führungsstil autoritärer Chefärzte hin zu dialogorientiertem, kooperativem Führungshandeln eines Leitungsteams.

Doch noch immer werden Ärzt*innen während ihrer medizinischen Ausbildung und in den ersten Berufsjahren kaum auf die Übernahme von Führungsverantwortung vorbereitet – im Vordergrund steht in dieser Zeit der Ausbau des medizinischen Fachwissens. Auch die meisten Fachgesellschaften hielten bislang nur wenige Angebote für den gezielten Ausbau der Führungskompetenz ihrer Mitglieder bereit.

Daher verwundert es nicht, dass die Motivation vieler Aspirant*innen für eine Chef- oder Oberärzt*innenposition selten darin besteht, eine echte Führungsrolle auszufüllen. Im Vordergrund steht vielmehr der Anspruch, höchste medizinische Fachkompetenz einzubringen und diese zudem an jüngere Mitarbeiter*innen weitergeben zu können.

Mit der Übernahme einer Führungsposition sehen sich viele Ärzt*innen dann allerdings mit einer ganzen Reihe von Aufgaben (z. B. Mitarbeiterführung, Zielentwicklung, Veränderungsmanagement) konfrontiert, mit denen sie in dieser Form nicht gerechnet haben und die sie allein mit ihrem exzellenten fachlichen Know-how nicht bewältigen können. Gleichzeitig müssen sie erkennen, dass Personalmangel, strikte Sparvorgaben der Krankenhausträger und die enorme medizinische Leistungsverdichtung ihre Gestaltungsfreiräume mitunter erheblich einschränken.

Letztlich repräsentieren Chef- und Oberärzt*innen ihre Klinik bzw. ihre Fachabteilung nach außen und innen. Sie müssen sich am Erfolg und Renommee ihres Verantwortungsbereiches messen lassen. Es sind also große Herausforderungen, die Chef- und Oberärzt*innen im Klinikalltag erbringen müssen. Um sie zu bewältigen, sind wirksames Führungshandeln und damit die kontinuierliche Investition in Führungszeit gefragt.

Das vorliegende Buch ist ein praxisorientierter Leitfaden, der Ärztliche Leitungskräfte konkret dabei unterstützt, im Spannungsfeld der vielfältigen Anforderungen die Hoheit des Handelns zu behalten. Die Unterteilung in einen Grundlagenteil und einen Praxisteil bietet die Möglichkeit, sich auf zwei Ebenen mit den relevanten Führungsthemen des Klinikalltags zu beschäftigen:

1. Der Grundlagenteil liefert ausführliche Informationen zu zentralen Themen rund um das Thema Führung und nimmt dabei direkt Bezug auf die besonderen Herausforderungen des Klinik- oder MVZ-Betriebs und andere ambulante Strukturen.
2. Der Praxisteil enthält kürzere Texte zu konkreten Führungssituationen im Klinik- und/oder ambulanten Alltag.

Je nach Fragestellung und Zeitbedarf liefert das Buch Grundlagenwissen oder schnelle Hilfestellung bei der Bearbeitung akuter Herausforderungen oder Probleme.

Da sich der Klinik-, ambulante und der MVZ-Alltag für Ärztliche Leitungskräfte hochkomplex darstellt und entsprechend differenziert bearbeitet werden muss, wird in diesem Buch der Versuch unternommen, mit einfachen, in der Praxis entwickelten Modellen und Lösungsideen eine Reduktion der Komplexität der Sachverhalte und Zusammenhänge vorzunehmen. Dabei ist es die vordringliche Absicht, regelmäßig vorkommende Herausforderungen und Probleme handhabbar und lösbar zu machen. Die enthaltenen Checklisten, Bewertungsbögen und Gesprächsleitfäden dienen diesem Ziel und sind als Orientierungshilfen gedacht.

Vorwort

Wohlwissend, dass kaum ein Fachbuch von vorne bis hinten gelesen wird, haben wir das Ziel, ein Praxishandbuch vorzulegen, das ähnlich wie FAQs (Frequently Asked Questions) das schnelle und gezielte Informationsbedürfnis der Leser befriedigt. Dabei versteht sich das Buch im erweiterten Sinne als eine Art Coach, der zur Entlastung, zur Problembearbeitung und zur konkreten Klinikentwicklung herangezogen wird.

Anhand der Marginalien am Rand jeder Buchseite, des umfassenden Schlagwortverzeichnisses sowie der Querverweise zu thematisch verwandten Textteilen ist eine schnelle inhaltliche Orientierung möglich.

Dieses Buch »Wirksam führen« ist Leitfaden und Nachschlagewerk zugleich – aus der Praxis für die Praxis. Das Autorenteam möchte mit diesem Buch Chef- und Oberärzt*innen ein »Heft des Handelns« an die Hand geben, mit dessen Hilfe sie das fordernde Aufgabenspektrum dauerhaft bewältigen und wirksam gestalten können.

Dr. med. Barbara Hogan, MBA
Werner Fleischer, Dipl.-Päd.

Wir bemühen uns, alle Texte nach modernen Richtlinien zu gendern. Sollte es in manchen Fällen wegen der besseren Lesbarkeit nicht möglich sein, gilt die männliche oder neutrale Form für alle Geschlechtsformen (männlich, weiblich, divers). Feststehende Begriffe wie beispielsweise »Ärztekammer«, »Mitarbeiterführung«, »Chefarztwechsel« oder »Mitarbeiterjahresgespräch« bleiben unverändert.

Inhalt

Danksagung 5

Vorwort 7

Einleitung 15
    Klinikstrategie »Attraktiver Arbeitgeber« 15

Grundlagen

1 Mitarbeiterführung 21
  1.1 Anforderungen an Führungskräfte 21
  1.2 Führungsaufgaben 22
  1.3 Im Spannungsfeld zwischen Fach- und Führungsaufgaben 24
  1.4 Führungskompetenzen 24
  1.5 Führungsstile 26
  1.6 Differenzierter Führungsansatz auf Basis des Reifegradmodells 28
  1.7 Führen über das Gespräch 31
  1.8 Fazit 36

2 Rollen- und Verhaltensprofile 37
  2.1 Begriffsklärung: Was ist eine Rolle? 37
  2.2 Umgang mit Rollenkonflikten 43
  2.3 Begriffsklärung: Was ist ein Verhaltensprofil? 44
  2.4 Fazit 50

3 Teamarbeit und Teamentwicklung 51
  3.1 Gruppe oder Team? 52
  3.2 Grundbedingungen von Teams 52
  3.3 Teamentwicklung 53
  3.4 Teambildung 62
  3.5 Kompetenzen der Teamleitung 68
  3.6 Die Mischung im Team 68
  3.7 Teamorganisation 71
  3.8 Teamführung – die Dynamik im Team konstruktiv nutzen 73
  3.9 Kommunikation im Team 78

	3.10	Fazit	79
4	**Change Management**	**80**
	4.1	Was löst Veränderungen aus?	81
	4.2	Warum Veränderungen nicht initiiert werden	83
	4.3	Warum Veränderungen scheitern	86
	4.4	Erfolgsfaktoren des Change Managements	89
	4.5	Fazit	96
5	**Ziel-, Zeit- und Selbstmanagement**	**97**
	5.1	Zielmanagement	97
	5.2	Zeitmanagement	103
	5.3	Selbstmanagement	110
	5.4	Fazit	116
6	**Stress – jetzt erst recht handeln**	**117**
	6.1	Was ist Stress?	118
	6.2	Stress in Kliniken und Krankenhäusern	120
	6.3	Ressourcen im Umgang mit Stress	123
	6.4	Stressbewältigung: Agieren statt reagieren	125
	6.5	Persönliches Arbeitsverhalten	126
	6.6	Fazit	129

Praxis

7	**Prinzipien der Mitarbeiterführung**	**133**
	7.1	Führungsprinzipien	133
	7.2	Führung und Macht	137
	7.3	Loyalität – wer sie fordert, muss Verantwortung übernehmen	139
8	**Mitarbeitende**	**143**
	8.1	Wenn aus »Ober-Fachärzt*innen« aktiv führende Oberärzt*innen werden	143
	8.2	Planvolle Einarbeitung neuer Assistenzärzt*innen	147
	8.3	Die Millennials – fördern statt regieren	150
	8.4	Wer ist hier schwierig? Mitarbeitende oder Chef*innen?	153
	8.5	Graues Haar wird zur Regel – der Umgang mit älteren Mitarbeitenden	155
	8.6	Umgang mit suchtkranken Mitarbeitenden	157
	8.7	Ausländische Ärzt*innen – Willkommenskultur ist gefordert	161
9	**Gesprächsführung**	**165**
	9.1	Feedback – ein wirkungsvolles Führungsinstrument	165

9.2	Kritikgespräche erfolgreich führen	170
9.3	Mitarbeiterjahresgespräche – mit gezielter Jahresplanung motivierend führen	175
9.4	Krankenrückkehr- und Fehlzeitengespräche	182
9.5	Entwicklungsgespräche	184
9.6	Bleibegespräche	185
9.7	Du oder Sie? Das Dilemma mit der richtigen Anrede	186
9.8	Emotionen im Führungsalltag	188
9.9	Motivation erhalten und lenken	193

10 Chefärzt*in werden und sein **198**
- 10.1 Die erfolgreiche Bewerbung 198
- 10.2 Chefarztwechsel – der/die Alte geht, ein*e Neue*r kommt 203
- 10.3 Chefärzt*innen und Geschäftsführung – gemeinsam dem wirtschaftlichen Druck begegnen 206
- 10.4 Neu in der Chefarztposition 209
- 10.5 Strategisches Denken und Handeln 214
- 10.6 Von dem/der Sekretär*in zur Managementassistenz – eine Entwicklungsmaßnahme, die Chefärzt*innen entlastet 218

11 Prozesse **222**
- 11.1 OP-Organisation – Erste Hilfe für das Herzstück der Klinik 222
- 11.2 Die Intensivstation 225

12 Die Zentrale Notaufnahme **231**
- 12.1 Strategische Überlegungen zur Zukunft der Notfallversorgung 231
- 12.2 Die interdisziplinäre Zentrale Notaufnahme der Gegenwart – Erfolgsvorrausetzungen 238

13 Delegation ärztlicher Leistungen – Chancen, Risiken, Voraussetzungen **248**
- 13.1 Beispiele der Delegation ärztlicher Tätigkeiten im Klinikalltag 248
- 13.2 Ärzt*innen und Pflege – »Hand in Hand« 252
- 13.3 Vereinbarkeit von Familie und Beruf 254
- 13.4 Optimierung des Aufnahme- und Entlassmanagements 258

14 Ambulante Strukturen/Medizinisches Versorgungszentrum (MVZ) **263**
- 14.1 Struktur des Medizinischen Versorgungszentrums ... 263
- 14.2 MVZ-Geschäftsführung 264

	14.3 MVZ Ärztliche Leitung	265
	14.4 Ärztliche Leitung in ambulanten Strukturen werden und sein …	265
	14.5 Zusammenspiel des Führungsduos	266
15	**Personalmanagement**	**267**
	15.1 Erfolgreiche Auswahl von Bewerber*innen	267
	15.2 Mitarbeiterentwicklung – von der Entwicklungsdurchsprache zum Entwicklungsgespräch	276
	15.3 Abmahnung und Kündigung	279
	15.4 Verfassen von Arbeitszeugnissen	283
16	**Patient*innen**	**287**
	16.1 Patientenorientierung	287
	16.2 Schwierige Patientengespräche – eine Herausforderung im Klinikalltag	294
	16.3 Patient*innen in der Notaufnahme	296
17	**Außendarstellung**	**300**
	17.1 Zuweiserbindung – Kooperation mit niedergelassenen Ärzt*innen	300
	17.2 Medien- und Öffentlichkeitsarbeit	303
Literatur		**312**
Stichwortverzeichnis		**319**

Einleitung

Klinikstrategie »Attraktiver Arbeitgeber«

Lange Zeit galt die Wirtschaftlichkeit als Hauptproblem vieler Klinken und Krankenhäuser in Deutschland. Inzwischen hat sich ein weiteres gewichtiges Problem hinzugesellt: Fachkräftemangel. Für viele Mediziner*innen und Pflegekräfte stellt der anstrengende Klinikalltag mit seinen immer gegenwärtigen Sparzwängen längst keine Perspektive für ein erfülltes Arbeitsleben mehr dar. Es besteht also dringender Handlungsbedarf für die meisten Kliniken. Dabei geht es in der Konsequenz um die Entwicklung einer Klinikstrategie als »Attraktiver Arbeitgeber«. Dies wird zum Knotenpunkt eines Prozesses, der alle Leitungskräfte konsequent einbindet und Antworten auf aktuell drängende Fragen findet:

Zukunftsfragen von Kliniken

- Wie halten wir gute Mitarbeitende?
- Wie erhalten wir deren Motivation?
- Wie können wir die größer werdende Gruppe der über 55-jährigen Mitarbeitenden integrieren?
- Wie entwickeln wir die Qualifikation von sogenannten »High-Potentials« *und* die von sogenannten »B-Playern«?
- Wie integrieren wir Mitarbeitende mit Migrationshintergrund?
- Wie stellen wir zu jeder Zeit den optimalen Informationsfluss über alle Ebenen und Berufsgruppen sicher?
- Wie machen wir für unsere Mitarbeitenden Familie *und* Beruf vereinbar?
- Wie machen wir unsere Klinik für Bewerber*innen attraktiv?

Gemeinsame Werte als Basis einer Klinikstrategie

Eine Klinikstrategie »Attraktiver Arbeitgeber«, mit der sich alle Leitungskräfte identifizieren können und die sie top-down über alle Hierarchien mit Leben füllen können, braucht eine solide Basis. Sie besteht aus der Orientierung an gemeinsamen Werten. Diese werden als Klinikleitsätze sowie als Führungsleitsätze gemeinsam entwickelt und formuliert bzw. gemeinsam überprüft und ggf. verändert. Sie finden ihren Ausdruck im täglichen Verhalten der Leitungskräfte.

In vielen Häusern existieren bereits Leitbilder. Jedoch sind sie häufig kaum bekannt und im Alltag nicht »in aller Munde«. Damit vorhandene

Führungsverhalten muss Leitsätze widerspiegeln

Leitbilder nicht zu ungenutzten Worthülsen verkommen, müssen sie gemeinsam im Leitungsteam überprüft, aktualisiert und in Führungsleitsätze übersetzt werden. Entscheidend für die Wirksamkeit dieser Leitsätze ist, dass sie von allen Führungskräften mitgetragen, vorgelebt und kommuniziert werden. Erst wenn die in den Leitsätzen definierten Regeln und Werte in das tägliche Führungsverhalten einfließen, gewinnen sie Kontur und stiften Sinn.

Leitsätze fließen in Anforderungsprofil für neue Leitungskräfte ein

Damit sich neue Leitungskräfte von Beginn an mit den Werten der Klinik identifizieren können, wird bereits im Anforderungsprofil für Leitungspositionen darauf Bezug genommen. Neben den fachlichen Kompetenzen, die unmittelbar auf den Arbeitsplatz bezogen sind, werden im Bewerbungsverfahren auch Schlüsselqualifikationen zum Auswahlkriterium. Im Hinblick auf ein modernes Klinikleitbild könnten dies z. B. Integrationsfähigkeit, Teamkompetenz, Lernbereitschaft sowie Kommunikations- und Konfliktfähigkeit sein. An diesem Anforderungsprofil müssen sich alle Leitungskräfte messen lassen – auch die, die bereits an Bord sind.

Die tragenden Säulen der Klinikstrategie

Verantwortlich für die Umsetzung und Ausgestaltung der Klinikstrategie »Attraktiver Arbeitgeber« sind alle Leitungskräfte – Chef- ebenso wie Oberärzt*innen. Sie alle tragen mit ihrem täglichen Führungsverhalten dazu bei, dass aus einem abstrakten Konzept erfolgreiche Maßnahmen werden. Die aufeinander aufbauenden Aktionsfelder dafür sind:

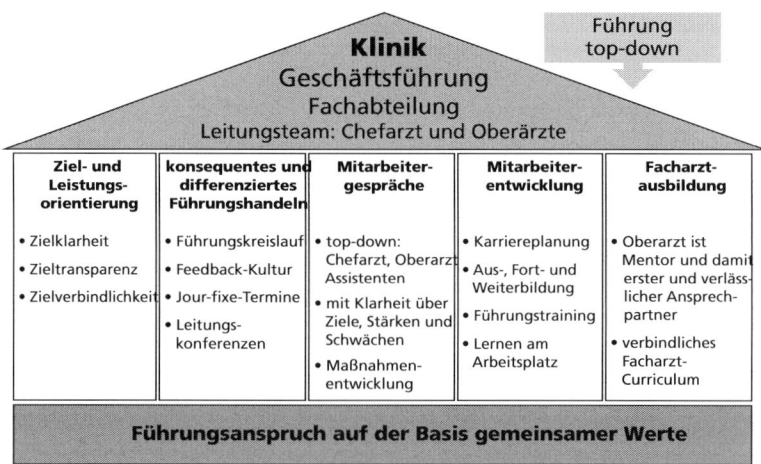

Abb. 1: Klinikstrategie »Attraktiver Arbeitgeber«

1. Ziel- und Leistungsorientierung

Ziele geben Sinn

Leitungskräfte, denen es gelingt, gemeinsam mit ihren Mitarbeitenden Ziele zu setzen und in überschaubaren Schritten zu erreichen (▶ Kap. 5), schaffen eine wichtige Grundlage für einen effizienten Arbeitsalltag. Ihre Mitarbeitenden gewinnen die Sicherheit, ihre Kreativität, Flexibilität und Initiative am Arbeitsplatz zu entfalten – eine wichtige Voraussetzung, ihnen mehr Verantwortung und Gestaltungsmöglichkeiten zu überlassen.

Leitungskräfte, die zielgerichtet führen, orientieren sich an drei Faktoren:

- Zielklarheit – wissen, was ich will.
- Zieltransparenz – sagen, was ich will.
- Zielverbindlichkeit – sicherstellen, dass die Mitarbeitenden mit dem Ziel identifiziert sind und versuchen, es im Alltag zu erreichen.

2. Konsequentes und differenziertes Führungshandeln

Führen bedeutet, Einfluss auf das Verhalten anderer Menschen zu nehmen und ihnen den Sinn ihrer Aufgabe aufzuzeigen (▶ Kap. 8). Dabei markiert der Führungskreislauf die originären Aufgaben wirksamer Führungskräfte. Er beschreibt die Schritte, die erforderlich sind, um Mitarbeitende und Teams zu führen:

Führungskreislauf leben

- Ziele, Aufgaben, Zuständigkeiten und Verantwortlichkeiten festlegen
- Umsetzung der Absprachen kontrollieren
- Probleme, die der oder die Mitarbeitende nicht alleine lösen kann, ausräumen oder diese*n dazu befähigen (Fort- und Weiterbildung)
- Feedback geben und nehmen

Konsequentes und differenziertes Führungsverhalten beruht immer auf Gesprächen. Feedback, (▶ Kap. 9.1) regelmäßige Jour-fixe- oder Vier-Augen-Termine mit Schlüsselpersonen sowie Leitungskonferenzen und Mitarbeiterjahresgespräche sind wichtige Instrumente.

3. Mitarbeiterjahresgespräche

Jährlich stattfindende Mitarbeitergespräche (▶ Kap. 9.3) sind der Transmissionsriemen, mit dem Führungskräfte ihre Ideen und Vorstellungen vermitteln können und gleichzeitig Informationen von ihren Mitarbeitenden erhalten. Sie werden top-down (Chef-, Ober-, Assistenz*ärztinnen) geführt, geben Aufschluss über Ziele, Stärken sowie Schwächen und dokumentieren getroffene Absprachen.

Mitarbeitergespräche top-down führen

4. Mitarbeiterentwicklung

Die Entwicklung aller Mitarbeitenden (▶ Kap. 12.2) ist unverzichtbar für die Zukunftssicherung der Klinik. Das Ziel ist es, alle Mitarbeitenden so zu entwickeln, dass sie Fähigkeiten und Kompetenzen haben, mit denen sie gegenwärtige und zukünftige Aufgaben bewältigen können und darüber

Mitarbeiterentwicklung ist Chef*innensache

hinaus ihre Potenziale ausgebaut werden. Karriereplanung, Lernen am Arbeitsplatz, Aus- Fort- und Weiterbildung und Führungstraining sind dabei wichtigste Maßnahmen. Gelingt es dann noch, Leitungskräfte aus den eigenen Reihen aufzubauen, ist das die Krönung moderner Personalentwicklung.

5. Facharztausbildung

Verbindliches Facharzt-Curriculum sichert die Weiterbildung

Damit Assistent*innen eine strukturierte Facharztausbildung erhalten, werden sie jeweils einer/einem Oberärzt*innen dauerhaft zugeordnet, der/die als disziplinarischer Vorgesetzte*r/Mentor*in während ihrer gesamten Ausbildung begleitend zur Seite steht. Ein verbindliches, auf fünf bis sechs Jahre angelegtes Facharzt-Curriculum stellt den strukturierten und zügigen Weiterbildungsverlauf sicher.

Das Leitungsteam

*Oberärzt*innen übernehmen Führungsverantwortung*

Maßgeblich verantwortlich für die Umsetzung der Klinikstrategie »Attraktiver Arbeitgeber« ist ein Leitungsteam, bestehend aus Chef- und Ober*ärztinnen. Damit es funktioniert, muss die Rolle des/der Oberärzt*in zu einer voll verantwortlichen Führungskraft ausgebaut werden (▶ Kap. 10.1). Die Zeiten, in denen das Profil der Klinik im Wesentlichen von der Persönlichkeit des/der Chefärzt*in bestimmt wurde, gehören der Vergangenheit an. Inzwischen ist die Führungsspanne dieser Position so groß, dass sie auf die aktive Unterstützung ihrer Oberärzt*innen nicht länger verzichten können. Diese müssen daher in der Lage sein bzw. dazu befähigt werden, Führungsverantwortung zu übernehmen und alle oben beschriebenen Aktionsfelder mitzugestalten.

Wird die Klinikstrategie »Attraktiver Arbeitgeber« konsequent verfolgt, entwickelt sich die Klinik zu einem Arbeitsplatz, an dem Menschen

- denen vertrauen, für die sie arbeiten,
- stolz auf die Arbeit sind,
- Freude an der Zusammenarbeit mit anderen haben.
  (angelehnt an: Great Place To Work Institute Deutschland)

Das Ergebnis ist eine Klinik, die für alle Mitarbeitenden und Bewerber*innen als Arbeitgeber hoch attraktiv ist.

Grundlagen

1 Mitarbeiterführung

»Der schnellste Weg, über eine Sache klar zu werden, ist das Gespräch.«
Friedrich Dürrenmatt

Führen bedeutet, Einfluss auf das Verhalten von Menschen zu nehmen, ihnen den Sinn ihrer Aufgabe aufzuzeigen, ihnen mittels Zielen eine Richtung zu weisen und sie entsprechend ihren Voraussetzungen und Aufgaben zu entwickeln. Erfolgreichem aktiven Führungshandeln liegt eine einfache Maxime zugrunde: Wer Leistung fordert, muss Sinn geben.

Wer Leistung fordert, muss Sinn geben

Diesem Anspruch kann eine Führungskraft nur gerecht werden, wenn sie bereit ist, Verantwortung zu übernehmen – für das Erreichen der Klinikziele ebenso wie für die Mitarbeitenden. Ihr Führungshandeln erstreckt sich einerseits auf den direkten Kontakt zu den Mitgliedern ihres Teams und andererseits auf Strukturen und Prozesse (Abläufe, Gestaltung des Arbeitsplatzes etc.). Dabei ist Kommunikation das zentrale Transportmittel, mit dem Führungskräfte ihre Botschaften vermitteln – ohne regelmäßige Gespräche keine Führung, lautet die einfache Formel. Fehlende oder insuffiziente Führung führt zu Missverständnissen, Spannungen, schlechter Leistung, hohem Krankenstand und Personal-Fluktuation.

Zwar können Theorien kein fertiges Konzept für eine erfolgreiche und glaubhafte Mitarbeiterführung in Kliniken und Krankenhäusern liefern – dafür sind die beteiligten Menschen zu verschieden und die Situationen zu komplex. Aber Theorien, Modelle und Konzepte helfen, wichtige Faktoren zu beschreiben, zu erkennen und Handlungsweisen zu entwickeln. Um es angelehnt an den Soziologen Karl Popper zu sagen: »Theorie ist das Netz, das wir über die Welt werfen, um die Wirklichkeit zu erfassen.«

1.1 Anforderungen an Führungskräfte

In den vergangenen Jahrzehnten haben sich die Anforderungen an Führungskräfte stark verändert. Die Zeiten, in denen »der« Chefarzt als Halbgott in Weiß seine Klinik nach Gutdünken führen konnte und Ober- und Assistenzärzt*innen vor (Ehr-)Furcht erstarrten, gehören inzwischen weitgehend der Vergangenheit an.

Führungskräfte im Spannungsfeld zahlreicher Anforderungen

In der Hochleistungsmedizin des 21. Jahrhunderts müssen Führungskräfte ganz anderen Anforderungen gerecht werden:

Vielfalt der Führungssituationen: Die Beförderung in eine Leitungsfunktion ist längst keine Frage des Alters und der Erfahrung mehr. Häufig führen jüngere Führungskräfte ältere Mitarbeitende oder ältere Führungskräfte jüngere Teams – wobei das Erste zunehmen wird.

Mitverantwortlich führen: Damit Mitarbeitende hinter den Klinikzielen stehen können und sich mit ihnen identifizieren, müssen sie in organisatorische Entscheidungen einbezogen werden. Partizipation spielt eine wichtige Rolle.

Komplexität und Veränderung bestimmen den Alltag: Komplexe Situationen und schnell aufeinanderfolgende Veränderungen kennzeichnen den Führungsalltag in der Klinik. Unter diesen Umständen ist es für Führungskräfte immer schwieriger, die Aufgabenbearbeitung ihrer Mitarbeitenden fachlich und zeitlich zu begleiten. Deshalb brauchen sie klar definierte Ziele und Führungskräfte überprüfbare Ergebnisse, um Leistungen einschätzen zu können.

Soziale Kompetenz: Jede einzelne und persönliche Arbeitsleistung ist in Kliniken und Krankenhäusern von großer Bedeutung. Vor diesem Hintergrund wird die Berücksichtigung individueller Bedürfnisse und Fähigkeiten immer wichtiger. Flexibles Führungshandeln, das den Menschen in den Mittelpunkt rückt, ist dafür unabdingbar.

Integrationskraft: Die Herausforderungen des Klinikalltags sind nur im Team zu bewältigen. Es gehört zur Aufgabe der Führungskraft, eine Teamkultur aufzubauen, die eine hohe Leistungsbereitschaft erzeugt und in der sich die Mitarbeitenden mit den Zielen der Klinik identifizieren (▶ Kap. 3). Gleichzeitig muss das Team selbst Schutz vor Überlastung bieten und dem Überschreiten der psychischen und physischen Grenzen aller Teammitglieder und denen der Leitung vorbeugen. Mit Integrationskraft ist zudem die Fähigkeit verbunden, aus unterschiedlichen Interessen synergetisch Lösungen zu entwickeln.

1.2 Führungsaufgaben

Formal gesehen hat eine Führungskraft eine leitende Stellung in einer Klinik inne. Ihre Aufgabe ist es, mit einem Team/den Mitarbeitenden bestimmte Ziele zu erreichen und Ergebnisse zu erzielen bzw. spezifische Dienstleistungen zu erbringen.

Die konkreten Aufgaben, die sich aus dieser formalen Beschreibung ableiten lassen, stellt der Führungskreislauf (▶ Abb. 2) dar.

Er beschreibt die Schritte, die nacheinander und kontinuierlich erforderlich sind, um alle Mitarbeitenden und Teams aktiv und wirkungsvoll zu führen:

- Ziele, Aufgaben, Zuständigkeiten klar regeln und vereinbaren (▶ Kap. 5)
- die Umsetzung der vereinbarten Ziele, Aufgaben, Zuständigkeiten beobachten und kontrollieren
- Fragen klären, Probleme lösen und gleichzeitig jede*n Einzelne*n befähigen, die vereinbarten Ziele, Aufgaben, Zuständigkeiten zu erreichen und zu bewältigen
- Feedback (positiv und negativ) geben und nehmen

Führungskreislauf:

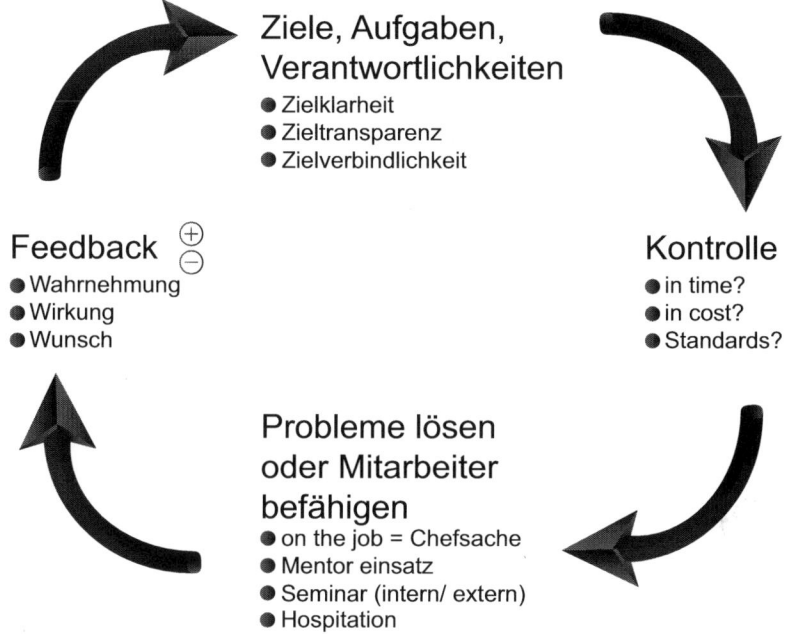

Abb. 2: Führungskreislauf

Diese Schritte des Führungskreislaufs markieren die originären Aufgaben wirksamer Führungskräfte. Ihre konsequente Durchführung ist die Basis aktiven Führungshandelns und ein unbedingtes Muss. In ihrem Zentrum stehen Kommunikation, Information und Koordination – sie sind zwingend erforderlich, um der Führungsaufgabe gerecht zu werden.

Aus der Bedeutung des Führungskreislaufs und der Umsetzung seiner Einzelschritte resultiert ein grundlegender Aspekt, der im hektischen Klinikalltag häufig unterschätzt wird: Führung braucht Zeit – Zeit für Gespräche, Information und Koordination (▶ Kap. 5).

Doch Führungskraft zu sein, heißt auch, sich die eigene Führungsrolle und die mit ihr verbundene Vorbildfunktion bewusst zu machen (▶ Kap. 2). Nur wer den eigenen Mitarbeitenden Wertschätzung, Respekt und Achtung entgegenbringt, ist glaubwürdig und damit langfristig in der Lage, auf deren Verhalten Einfluss zu nehmen.

Führung heißt: Zeit für Gespräche, Information und Koordination

Erfolgreiche Führung basiert auf (▶ Kap. 7.1):

1. Vorbildfunktion: die Führungskraft geht mit gutem Beispiel voran
2. Fürsorgeprinzip: für das Team Verantwortung übernehmen
3. Verteilungsgerechtigkeit: die Balance zwischen Arbeitsmenge und Qualität sowie die Präsenz der Führungskraft gegenüber den Mitarbeitenden sicherstellen
4. Fairness: Leistung verlangen, die den Erfahrungen und Reifegraden der Mitarbeitenden entsprechen, Schutz vor Überforderungen geben, immer beide Seiten anhören
5. Informationsverantwortung: die richtige Information in der richtigen Menge an die richtigen Mitarbeitenden zum richtigen Zeitpunkt über den passendsten Informationskanal geben

1.3 Im Spannungsfeld zwischen Fach- und Führungsaufgaben

Überdurchschnittliche Fachkompetenz ist in der Regel der Grund für den Aufstieg in eine Führungsposition. Doch um sie auszufüllen und zeitlich bewältigen zu können, ist es wichtig, sich von einigen Fachaufgaben zu lösen und stattdessen Führungsaufgaben zu übernehmen. Je weiter der Aufstieg in der Hierarchie voranschreitet, umso mehr nehmen die Führungsaufgaben zu und die Fachaufgaben haben strategischen Charakter oder konzentrieren sich auf spezielle Tätigkeiten.

Mitarbeiterführung neben Fachaufgaben Raum geben

Insbesondere für Ärzt*innen und Pflegekräfte, die zum ersten Mal Führungsverantwortung übernehmen, ist es wichtig zu reflektieren, wie sich ihre Fachaufgaben aufgrund des Wechsels in die Führungsrolle verändern. Sie unterliegen häufig dem Denkfehler, den Fachaufgaben zu große Bedeutung beizumessen, weil sie glauben, auf allen Fachgebieten kompetenter sein zu müssen als ihre Mitarbeitenden (Hofbauer, 2012). Speziell Mediziner*innen neigen dazu, sich in Fachaufgaben zu flüchten und sich somit auf das zu stützen, was sie am besten können. In der Folge bleibt zu wenig Zeit für die Führungsaufgaben.

1.4 Führungskompetenzen

Menschen und damit auch Führungskräfte sind so verschieden, wie es Individuen nur sein können. Ihr individuelles Persönlichkeitsprofil wirkt sich maßgeblich auf ihre Führungsrolle aus (▶ Kap. 2). Ebenso einzigartig wie das Persönlichkeitsprofil einer Führungskraft ist auch das Profil ihrer Position, das von verschiedenen Faktoren geprägt und beeinflusst wird:

- den Mitarbeitenden (ihren Persönlichkeiten, Kompetenzen, Bedürfnissen etc.)
- der Aufgabe (neu zu entwickeln oder bereits etabliert, Klarheit der Ziele, Komplexität etc.)
- den Rahmenbedingungen und Strukturen (Schnittstellen, Hierarchien, Sondersituationen wie Krisen oder Veränderungen, Konflikten etc.)
- dem Umfeld (gesundheitspolitische Vorgaben, Wettbewerbssituation, Kultur der Klinik etc.)

Vor diesem Hintergrund wird deutlich, dass es *die* eine ideale Führungspersönlichkeit – nach der in Stellenanzeigen so häufig gesucht wird – gar nicht geben kann. So verneint auch Management-Forscher Fredmund Malik die Existenz der »idealen Führungskraft« und entwirft stattdessen das Bild von der »wirksamen Führungskraft« (Malik, 2013).

Doch um als Führungskraft »wirksam« sein zu können, sind folgende Kompetenzen erforderlich:

Wirksamkeit von Führungskräften

Tab. 1: Unternehmerkompetenz

Unternehmerkompetenz	
Ergebnisorientierung:	Zukunftsorientierung:
• Ziel- und Ertragsorientierung • Qualitätsbewusstsein • Bemühung um kontinuierliche Verbesserung • Kostenbewusstsein • Konsequenz • Ressourcenmanagement	• Strategisches Denken/Handeln • Markt- und Patientenorientierung • Risikobereitschaft • Initiative • Innovation • Veränderungsmanagement • Verantwortungsbereitschaft

Tab. 2: Führungskompetenz

Führungskompetenz	
Führungsstärke:	Anwendung von Führungsinstrumenten:
• Führungsanspruch • Überzeugungskraft • Durchsetzung • Entscheidungskraft, Energie, Mut • konstruktiver Umgang mit Fehlern • Stabilität, Optimismus, Ausstrahlung • Handlungsfähigkeit	• Zielentfaltung • Delegation • Leistungsbeurteilung • Feedback • Mitarbeiterauswahl und -entwicklung

Tab. 3: Sozialkompetenz

Sozialkompetenz	
Kooperation:	Kommunikation:
• Netzwerken • Offenheit, Glaubwürdigkeit, Zuverlässigkeit	• formulieren, strukturieren, präsentieren, moderieren • aktiv zuhören

Tab. 3:
Sozialkompetenz
– Fortsetzung

Sozialkompetenz	
• Wissens- und Informationsaustausch • Integrations- und Teamfähigkeit • konstruktiver Umgang mit Konflikten	• Kontaktfähigkeit • Verhandlungsgeschick • interkulturelle Fähigkeiten • Perspektivwechsel

Tab. 4:
Fach- und Methodenkompetenz

Fach-/Methodenkompetenz	
Erfahrungsbreite:	Wissenstiefe:
• Überblick • interdisziplinäres und vernetztes Denken • Flexibilität • Projekt-/Qualitäts-/Strategiemanagement	• Analytische und interkulturelle Fähigkeiten • Spezialwissen, anerkanntes Expertentum • kontinuierliches Lernen

Selbstverständlich verfügt kaum eine Führungskraft von Anfang an über alle genannten Kompetenzen, die je nach Anforderungsprofil unterschiedlich ausgeprägt sein müssen – zumal während der medizinischen Ausbildung die Therapie und Versorgung der Patient*innen im Vordergrund steht und nicht die Vermittlung von Führungskompetenzen.

Dennoch ist es im Verlauf der Entwicklung zu einer wirksamen Führungskraft wichtig, die eigenen Kompetenzen in regelmäßigen Abständen vor dem Hintergrund dieser Matrix zu reflektieren und weiterzuentwickeln.

1.5 Führungsstile

Der Begriff Führungsstil beschreibt die charakteristische Art und Weise, in der die Führungsaufgabe bewältigt wird. Er skizziert die Grundhaltung, die sich in den Verhaltensweisen der Führungskraft ausdrückt und gegenüber Mitarbeitenden/dem Team gezeigt wird. Der Führungsstil wird beeinflusst von

- dem eigenen Charakter,
- den Haltungen und Werten
- und dem Menschenbild.

Je nach Situation zwischen unterschiedlichen Führungsstilen variieren

Davon ausgehend, dass das Profil der Führungsposition von unterschiedlichen Faktoren beeinflusst wird (▶ Kap. 1.1), haben verschiedene Führungsstile durchaus ihre Berechtigung. Je nach Situation kann zwischen unterschiedlichen Führungsstilen variiert werden. Jedoch darf dieses an die Situation angepasste Führungshandeln keinesfalls mit Inkonsequenz verwechselt werden. Denn Inkonsequenz führt zu schlechter Stimmung und Minderleistung.

Zur Unterscheidung unterschiedlicher Führungsstile gibt es verschiedene Ansätze. Mit dem Wissen um die verschiedenen Führungsstile und deren Hauptmerkmale lassen sich

- das eigene Führungshandeln besser reflektieren,
- die Reaktion der Mitarbeitenden auf das eigene Führungshandeln besser einschätzen,
- der situativ angemessene Führungsstil leichter erkennen.

Die traditionellen Führungsstile gehen auf die Analysen des Sozialforschers Kurt Lewin zurück, die er in den 1930er Jahren vornahm. Er ging den Fragen nach, was eine Führungskraft macht, wie sie handelt und in welchem Zusammenhang ihr Verhalten mit der Zufriedenheit und der Leistung der Mitarbeitenden steht (Lewin, 1939). Vor diesem Hintergrund beschrieb er den autoritären Führungsstil, den kooperativen Führungsstil und den Laissez-faire-Führungsstil.

Weiterführende Führungsstilmodelle gehen von einem zweidimensionalen Ansatz aus und verbinden die beiden Faktoren Mitarbeiterorientierung und Ergebnisorientierung. Diese stehen zueinander in Beziehung. Je höher die Ausprägung in beiden Dimensionen ist, umso wirksamer ist eine Führungskraft (▶ Abb. 3).

Wirksamkeit durch passenden Führungsstil erhöhen

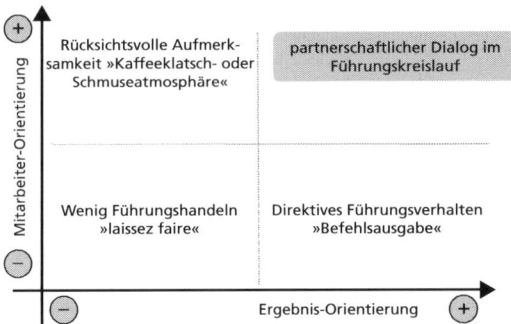

Abb. 3: Balance der Führungsstile

Wenig Führungshandeln: Der Führungsaufwand ist gering, weder die Mitarbeitenden noch das Ergebnis stehen im Fokus der Aufmerksamkeit der Führungskraft. Das Prinzip, des »es einfach laufen lassen« führt im Extremfall zu einem Führungsstil des »laissez faire«.

Rücksichtsvolle Aufmerksamkeit: Aufgrund der hohen Mitarbeitendenorientierung und der Rücksichtnahme auf deren Bedürfnisse entsteht eine angenehme Arbeitsatmosphäre, jedoch werden die Ergebnisziele vernachlässigt. Im Extrem mündet dieser Führungsstil in einer »Kaffeeklatsch- oder Schmuseatmosphäre«.

Direktives Führungsverhalten: Die Effizienz der Handlungen und Prozesse steht im Vordergrund, die Rücksichtnahme auf persönliche Faktoren der Mitarbeitenden ist gering. Werden Anweisungen gegeben, ohne das Gespräch oder den Austausch zu suchen, handelt es sich im Extremen um bloße »Befehlsausgabe«.

Partnerschaftlicher Dialog im Führungskreislauf: Aufgrund des ausgewogenen Verhältnisses zwischen Mitarbeitenden- und Ergebnisorientierung entsteht eine hohe Arbeitsleistung. Die Basis dafür ist partnerschaftlicher Dialog auf Grundlage des Führungskreislaufs (▶ Abb. 2) – gekennzeichnet von Zielvereinbarung, Konsens statt Konflikt, Dialog statt Monolog.

1.6 Differenzierter Führungsansatz auf Basis des Reifegradmodells

Reifegrad in Bezug auf die Arbeitsaufgabe beachten

Eine wichtige Weiterentwicklung dieses zweidimensionalen Führungsstilmodells ist der differenzierte Reifegradansatz, der in den 1980er Jahren von den Wissenschaftlern Paul Hersey und Kenneth Blanchard erarbeitet wurde. Er fordert Führungskräfte auf, ihren Führungsstil an den Reifegrad der Mitarbeitenden – bezogen auf die jeweilige Aufgabe – anzupassen. Mit dem Satz »Ungleiche Wesen gleich zu behandeln, ist nicht Gerechtigkeit, sondern Gleichmacherei« (Blanchard, 1995), lässt sich die Grundüberlegung dieses Ansatzes zusammenfassen. Werden Menschen nicht entsprechend ihrer Reife in Bezug auf ihre Arbeitsaufgabe geführt, kann sie das einerseits überfordern, wenn sie zu früh zu selbstständig arbeiten sollen. Andererseits können Unzufriedenheit oder Demotivation entstehen, wenn sie bereits sehr eigenständig sind, aber nicht selbstständig arbeiten dürfen.

Differenziertes Führungsverhalten basiert im Klinikalltag auf drei Schritten:

1. Definieren und Beschreiben der Aufgabe.
2. Ermitteln und Einschätzen des Reifegrades jedes/jeder Mitarbeitenden für diese Aufgabe.
3. Das an den individuell ermittelten Reifegrad angepasste Führungsverhalten auswählen, abstimmen und anwenden.

1.6.1 Das Reifegradmodell

Der Reifegrad ergibt sich aus dem Zusammenspiel von Motivation/Selbstvertrauen und Fachwissen/Erfahrung. Aufgrund der Ausprägung von niedrig bis hoch ergeben sie vier Grundformen:

1 Mitarbeiterführung

Je nach Reifegrad haben Mitarbeitende unterschiedliche Bedürfnisse an das Führungsverhalten ihrer/ihres Vorgesetzte*n. Diese verschiedenartigen Bedürfnisse sind von folgenden Hauptmerkmalen gekennzeichnet (in Anlehnung an Kenneth Blanchard):

Unterschiedliche Reifegrade führen zu unterschiedlichen Bedürfnissen

Die vier Reifegrade			
Hohes Fachwissen/ Erfahrung	Mittleres bis hohes Fachwissen/ Erfahrung	Wenig bis einiges Fachwissen/Erfahrung	Wenig Fachwissen/ Erfahrung
♦	♦	♦	♦
Hohe Motivation/ Selbstvertrauen	Schwankende Motivation oder Selbstvertrauen	Wenig Motivation/ Selbstvertrauen	Hohe Motivation/ Selbstvertrauen
Reifegrad 4 »Spitzenkönner«	Reifegrad 3 »Zweifler« oder »Unwillige«	Reifegrad 2 »Enttäuschte Einsteiger«	Reifegrad 1 »Begeisterte Anfänger«

Tab. 5: Die vier Reifegrade

Mitarbeitende in Reifegrad 1 brauchen ...

- Akzeptanz, Begeisterung und Einbeziehung der übertragbaren Fähigkeiten
- Richtlinien darüber, wie gute Arbeit aussieht
- Informationen darüber, wie Leistung beurteilt wird
- Informationen über die Aufgabe und das Unternehmen
- Training »on the job«
- Aktionspläne: Anweisung über das Wie, Wann und mit Wem
- Zeitvorgaben und Prioritätensetzung
- Einschränkungen und Begrenzungen von Autorität und Verantwortlichkeit

Mitarbeitende in Reifegrad 2 brauchen ...

- bei gleichzeitig hoher Unterstützung die klare Ansage: »Ich rede mit Ihnen nicht mehr über das ›Ob‹, sondern nur noch über das ›Wie‹.«
- strukturierte Aus-, Fort- und Weiterbildung
- Perspektive, Ausblick
- die Gewissheit, dass Fehler gemacht werden dürfen
- Erklärungen über das Warum
- Möglichkeiten, über Bedenken zu reden
- Beteiligung an Entscheidungsfindungen und Problemlösung
- Ermutigung

Mitarbeitende in Reifegrad 3 brauchen ...

- erreichbare Mentor*innen oder Coaches, die »aktiv« zuhören
- Möglichkeiten, über Bedenken zu reden

- Unterstützung und Ermutigung bei der Entwicklung von Problemlösungsfähigkeiten
- Hilfe bei der objektiven Betrachtung der Fertigkeiten, um Selbstvertrauen aufzubauen
- Beseitigung von Hindernissen bei der Zielerreichung
- Zutrauen

Mitarbeitende in Reifegrad 4 brauchen ...

- vielfältige und herausfordernde Aufgaben
- eine Führungskraft, die eher Mentor*in und Kolleg*in als Chef*in ist
- Anerkennung für Erreichtes
- Selbstständigkeit und Kompetenz
- Vertrauen

1.6.2 Die Analyse des Reifegrades

Stärken erkennen und mit der Aufgabe in Übereinstimmung bringen

Die Analyse des Reifegrades eines/einer Mitarbeitenden für eine Aufgabe erfolgt immer im persönlichen Dialog – unabhängig davon, ob sie in einem Vier-Augen-Gespräch oder während eines Zielvereinbarungs- bzw. Mitarbeiterjahresgespräches stattfindet. Dabei geht es in erster Linie um die Nutzung und den Ausbau vorhandener Stärken und nicht – wie vielfach angenommen – um die Ermittlung und Beseitigung von Schwächen. Die Analyse des Reifegrades verfolgt zwei wichtige Ziele:

1. Die Stärken des/der Mitarbeitenden zu erkennen.
2. Die Stärken mit der Aufgabe zur Deckung zu bringen.

Denn nur wenn vorhandene Stärken zur Arbeitsaufgabe passen, lässt sich ein*e Mitarbeitende*r in Reifegrad 1 zu einem Spitzenkönner mit Reifegrad 4 entwickeln.

Fragen zur Ermittlung des Reifegrades

Neben der Beurteilung des im täglichen Arbeitshandeln von der Führungskraft beobachteten Fachwissens, unterstützen folgende Fragen die Erhebung des Reifegrades:

1. Schlüsselfragen:
Was brauchen Sie von mir,

- damit Sie diese Aufgabe erfolgreich umsetzen können? Oder:
- damit Sie dieses Ziel erreichen können?

2. Fragen zu den Reifegradfaktoren:
Fachwissen/Information

- Welche Informationen brauchen Sie von mir?
- Welches Fachwissen brauchen Sie von mir?

Erfahrungen/übertragbare Fähigkeiten

- Welche Erfahrungen können Sie nutzen?
- Welche übertragbaren Fähigkeiten können Sie nutzen?

Motivation

- Wie viel Spaß, Freude und Lust haben Sie an dieser Aufgabe?
- Wie viel Spaß, Freude und Lust haben Sie, dieses Ziel zu erreichen?

Selbstvertrauen

- Inwieweit trauen Sie es sich zu, diese Aufgabe zu erledigen?
- Inwieweit trauen Sie es sich zu, dieses Ziel zu erreichen?

1.7 Führen über das Gespräch

Wie bereits mehrfach beschrieben, ist Kommunikation das einzige Mittel, das Führungskräfte haben, um ihre Mitarbeitenden zu führen und zu entwickeln. Regelmäßige Gespräche und Besprechungsroutinen sichern die Weitergabe von Informationen über

- Prozesse
- Abläufe und Strukturen
- Probleme
- den Stand der Zielerreichung

Sie geben Orientierung, Klarheit und sorgen so für Identifikation mit der Klinik.

Um die ohnehin knappe Führungszeit noch gezielter einzusetzen, hat sich in der Praxis das Modell der Bindungsanalyse (▶ Abb. 4) bewährt. Mit diesem Führungsinstrument lassen sich die Nähe bzw. der Abstand zwischen Führungskraft und einzelnen Mitarbeitenden bestimmen. Je weiter abseits ein Teammitglied steht, umso intensiver muss die Führungskraft mit ihm/ihr ins Gespräch kommen.

Den Grad der Bindung zwischen Mitarbeitenden und Führungskraft ermitteln

1.7.1 Feedback-Kultur

Zwar findet in der Hektik des Klinikalltags durchaus ein Informationsaustausch auf fachlicher Ebene statt, doch regelmäßige Feedback-Gespräche, die Mitarbeitenden fachliche und soziale Orientierung bezüglich ihres Reifegrades geben, kommen oft zu kurz.

Abb. 4:
Bindungsanalyse

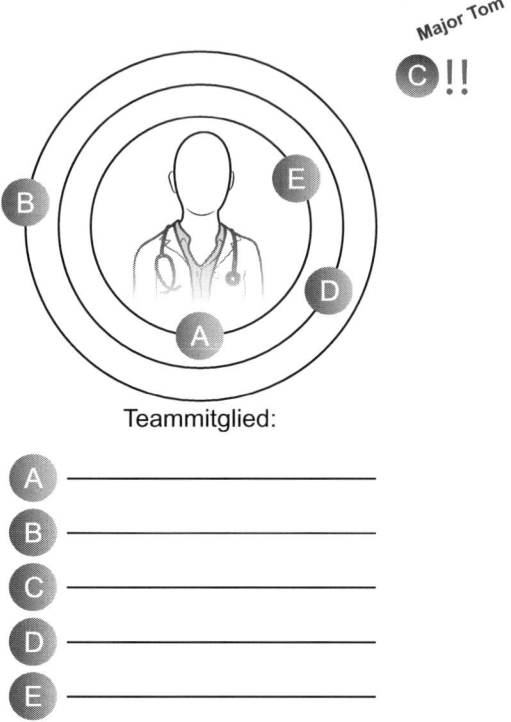

Teammitglied:

- A _____
- B _____
- C _____
- D _____
- E _____

Feedback als Chance für die persönliche Entwicklung

Dabei ist gerade eine funktionierende Feedback-Kultur, die alle Mitglieder des Teams einbezieht, für die Mitarbeiterführung und -entwicklung unverzichtbar: Die Mitarbeitenden wissen, wo sie stehen, sie brauchen nicht darüber zu spekulieren, wie sie und ihre Leistungen wahrgenommen werden, und erhalten gleichzeitig die Chance, sich zu entwickeln (▶ Kap. 9.1).

In der Praxis wird jedoch häufig kein Feedback gegeben oder es fällt zu knapp und zu destruktiv aus. Hinzu kommt, dass beim Gegenüber nicht immer das ankommt, was ursprünglich beabsichtigt war. Schließlich muss das, was gesagt wurde, nicht das sein, was der/die Gesprächspartner*in verstanden hat und schon gar nicht das, was eigentlich gemeint war.

Den Kern eines jeden Feedback-Gesprächs bilden gelungene Ich-Botschaften, die deutlich die Wahrnehmungen, Wirkungen und Wünsche aus der eigenen Sicht beschreiben (in Anlehnung an Schulz von Thun):

Feedback: Wahrnehmung, Wirkung, Wunsch

- Wahrnehmung: »Ich habe wahrgenommen, dass ...«
  Zahlen, Daten, Fakten nennen, ohne jede Bewertung
- Wirkung: »Es hat mich geärgert, dass ...«
  Beschreiben, welche Gefühle das Verhalten des/der Anderen bei einem selbst als Führungskraft auslöst (z. B. Irritation, Nachdenklichkeit, Überraschung, Besorgnis, Verärgerung, ...)

- Wunsch: »Ich wünsche mir von Ihnen, dass ...«
  Kurz-, mittel- oder langfristige Erwartungen klar an den/die Andere*n formulieren

In einem Feedback-Gespräch spielt aktives Zuhören eine wichtige Rolle. Droht das Gespräch durch überbordende negative Emotionen einer/eines Beteiligten aus dem Ruder zu laufen, kann durch aktives Zuhören wirksam gegengesteuert werden. Wichtige Instrumente hierfür sind:

Aktiv zuhören

- innere Haltung (»Ich will mein Gegenüber verstehen.«)
- offene, positive und zugewandte Körpersprache, inkl. Blickkontakt, Kopf nicken
- mit eigenen Worten zusammenfassen
- Fragen stellen (»Wer fragt, der führt.«)
- emotionale Gesprächsinhalte verbalisieren (»Gefühle spiegeln«)
- Absprachen treffen
- Perspektiven aufzeigen

Geübte *Feedback-Geber*innen* verzichten auf Verurteilungen oder verallgemeinernde Abrechnungen und achten darauf, dass Empfänger*innen nicht ihr Gesicht verlieren. Erfahrene *Feedback-Nehmer*innen* hingegen werten die Rückmeldung nicht als Angriff und verschanzen sich nicht hinter Rechtfertigungen und Begründungen. Stattdessen wird das Feedback dankend entgegengenommen und nach einer Denkpause kann die Entscheidung getroffen werden, was davon angenommen wird – und was nicht.

Feedback ist ein wichtiges Führungsinstrument, dessen idealtypische Form Max Frisch treffend beschrieb: »Wenn Du jemanden Rückmeldung gibst, schlage sie ihm nicht wie einen nassen Lappen um die Ohren, sondern halte sie ihm wie einen Mantel hin, in den er hineinschlüpfen kann« (frei nach Max Frisch).

1.7.2 Partnerschaftliche Kommunikation im Klinikalltag

Der regelmäßige und intensive Dialog im Klinikalltag stützt sich auf folgende Grundpfeiler:

Etablierte Besprechungsroutine entlastet

- *Team- und Abteilungsgespräche* zur regelmäßigen Information über Themen, die für alle Mitglieder des Teams gleichermaßen relevant sind, insbesondere die Leitungskonferenz zwischen Chef- und Oberärzt*innen.
- *Vier-Augen-Gespräche* zur Besprechung von Entwicklungszielen und Hemmnissen oder Problemen, evtl. auch zur Analyse von Reifegraden.
- *Briefing-/Debriefing-Gespräche* vor und nach Schichtbeginn zur Schaffung eines Wir-Gefühls.
- *Zielvereinbarungs- bzw. Mitarbeiterjahresgespräche* zur jährlichen Vereinbarung von Entwicklungszielen. Sie sind ein zentrales Instrument der

Mitarbeiterführung und -entwicklung und werden daher ausführlicher im folgenden Abschnitt dargestellt.

Zielvereinbarungs- und Mitarbeiterjahresgespräche

Zielvereinbarungs- und Mitarbeiterjahresgespräche geben Orientierung

Zielvereinbarungs- bzw. Mitarbeiterjahresgespräche sind wichtige Meilensteine einer dialogorientierten Zusammenarbeit zwischen Führungskräften und Mitarbeitenden. Diese werden damit stärker in das Klinikgeschehen eingebunden, ihre Eigeninitiative und ihr Verantwortungsbewusstsein werden ausgebaut. Sie kennen die wesentlichen Ziele ihrer Klinik/Abteilung, wissen, welchen konkreten Beitrag sie zum Erreichen des Gesamtziels leisten, und konzentrieren ihre Kräfte auf das Wesentliche.

Zielvereinbarungs- bzw. Mitarbeiterjahresgespräche sind auch eine Zusammenfassung vieler Feedback-Gespräche, die im Laufe des Jahres geführt wurden. Sie umfassen im Wesentlichen fünf Bausteine (siehe auch Checkliste in ▶ Kap. 9.3.1):

1. Perspektiven und Zufriedenheit am Arbeitsplatz
2. Erreichte Ziele
3. Zukünftige Ziele
4. Maßnahmen zur Erhaltung und Entwicklung der fachlichen und mentalen Leistungsfähigkeit
5. Feedback-Runde
   - zur grundsätzlichen Zusammenarbeit von Führungskraft und Mitarbeitenden
   - zum Gespräch

Klinikweite Einführung ist mitbestimmungspflichtig

Um Zielvereinbarungs- bzw. Mitarbeiterjahresgespräche flächendeckend für die ganze Klinik als glaubhaftes Führungsinstrument zu etablieren, ist es wichtig, alle Hierarchiestufen einzubinden und die Gespräche top-down zu führen, z. B. Geschäftsführung → Chef- → Ober- → Assistenzärzt*in. In Fällen der klinikweiten Etablierung sind sie mitbestimmungspflichtig, d. h. sie werden anhand eines einheitlichen Gesprächsleitfadens geführt bzw. dokumentiert, der im Einvernehmen mit dem Personalrat entwickelt wurde. In Fällen, in denen Mitarbeitergespräche nicht klinikweit etabliert sind, können sie von Leitungskräften dennoch als informelles Führungsinstrument genutzt werden und auf einem »weißen Blatt« festgehalten werden.

Mit jedem/jeder Mitarbeitenden wird pro Jahr ein Zielvereinbarungs- bzw. Mitarbeiterjahresgespräch geführt – im Idealfall gegen Ende des Kalenderjahres. Der Termin wird im Vorfeld abgestimmt. Zielvereinbarungsgespräche – für deren Dauer etwa 90 Minuten störungsfreie Zeit eingeplant werden sollte – unterscheiden sich deutlich von anderen, informellen Gesprächen.

Nach vier Monaten findet ein Review-Gespräch (20 bis 30 Minuten) statt, in dem die Zielerreichung überprüft wird und ggf. neue Ziele vereinbart werden. Regelmäßige Vier-Augen-Gespräche (10 bis 15 Minuten) informieren über Etappenziele, eventuelle Hemmnisse oder Erfolge.

Zielvereinbarungs- bzw. Mitarbeiterjahresgespräche werden von dem/der disziplinarischen Vorgesetzten geführt. Mit der Gesprächsvorbereitung und dem sicheren Umgang mit diesem Führungsinstrument trägt er/sie wesentlich zum Gelingen des Gespräches bei. Aber auch der/die Mitarbeitende muss sich vorbereiten, anderenfalls wird das Gespräch abgebrochen und auf einen späteren Termin verschoben.

Beim strukturierten Ablauf von Zielvereinbarungs- bzw. Mitarbeiterjahresgesprächen unterstützen Gesprächsunterlagen, die in einigen Kliniken bereits standardmäßig eingesetzt werden. Sie umfassen im Wesentlichen:

Vorbereitungsbogen: Er dient einerseits als schriftliche Einladung zum bereits vereinbarten Termin, zum anderen beschreibt er alle Themen und Fragen, die im Gesprächsverlauf erörtert werden. Um dem/der Mitarbeitenden die ausreichende Vorbereitung zu ermöglichen, sollte dieser spätestens eine Woche vor dem Gespräch übermittelt werden.

Gesprächsleitfaden: Er umfasst alle Themenbereiche und dient gleichzeitig als Protokollbogen.

Diese Unterlagen bilden die Basis jeden Zielvereinbarungs- bzw. Mitarbeiterjahresgespräches. Sie werden an die klinikspezifischen Erfordernisse angepasst und dienen beiden Seiten zur Gesprächsvorbereitung, -strukturierung und -dokumentation.

Der Erfolg eines Zielvereinbarungsgesprächs hängt entscheidend davon ab, ob es gelingt, die Klinikziele deutlich und begreifbar zu machen und sie im Aufgabenspektrum des/der Mitarbeitenden konkret zu verankern. Abhängig vom Reifegrad hat der/die Mitarbeitende die Möglichkeiten, seine/ihre künftigen Ziele mitzubestimmen, er/sie kennt den eigenen Arbeitsplatz am besten. Die Führungskraft hingegen weiß um die übergreifenden Erwartungen an das Aufgabengebiet und lässt diese erläuternd einfließen.

Klinikziele im Aufgabenspektrum des Mitarbeitenden verankern

Gesprächseckpunkte und Vereinbarungen werden in Abstimmung mit dem/der Mitarbeitenden schriftlich im Protokollbogen fixiert – ebenso eventuelle Meinungsverschiedenheiten. Am Ende des Gesprächs bringen die Gesprächspartner*innen mit ihrer Unterschrift die Vollständigkeit und Richtigkeit ihrer Aussagen zum Ausdruck; der/die Mitarbeitende erhält eine Kopie des Protokollbogens. Dieser Protokollbogen dient beiden Gesprächspartner*innen als Arbeitsmittel bei der Verfolgung der abgestimmten Ziele und Aufgaben sowie zur Vorbereitung auf folgende Gespräche.

Zielvereinbarungs- bzw. Mitarbeiterjahresgespräche ziehen Bilanz, sie ersetzen nicht den intensiven Dialog im Klinikalltag.

1.8 Fazit

Mitarbeiterführung bedeutet für jede ärztliche und pflegerische Führungskraft ein zeitliches Investment, das im fordernden Klinikalltag erbracht werden muss. Doch diese Investition besteht nicht darin, mehr, sondern wirksamer zu arbeiten. Dafür ist es notwendig, sich und andere richtig zu führen. Denn aktives Führungshandeln entlastet – sich selbst, das Team und die Patient*innen. Die Grundlage bilden die Einsicht, dass es nötig ist, und der Wille, es zu tun.

2 Rollen- und Verhaltensprofile

*»Verhalten ist wie ein Handschuh, den ich über meine Finger streife.
Der Handschuh macht das, was meine Finger machen.
Das heißt, ich bin nicht mein Verhalten, sondern ich steuere es.«*
Werner Fleischer

Die fachlich anspruchsvolle Tätigkeit Ärztlicher Leitungskräfte umfasst zwangläufig auch den engen Kontakt mit den unterschiedlichsten Menschen: Mit dem Team, mit Patient*innen und deren Angehörigen, den Kolleg*innen aus angrenzenden Bereichen sowie der Klinikleitung. Sie alle haben ihre eigenen Erwartungen und Verhaltensmuster. Um dieser – über das medizinische Fachwissen hinausgehenden – Herausforderung dauerhaft gerecht zu werden, sind drei Aspekte von Bedeutung:

1. Das Bewusstmachen und Annehmen der eigenen Rolle.
2. Das rollenadäquate Verhalten.
3. Die Berücksichtigung der Verschiedenartigkeit von Persönlichkeitsprofilen, das Erkennen des Verhaltensprofils bei sich und anderen sowie das darauf abgestimmte Verhalten.

Kurz: Das Wissen um Rollen- und Verhaltensprofile wird zu einer wichtigen Schlüsselkompetenz und Sozialtechnik bei der Bewältigung der sozialen Herausforderungen in der Klinik.

2.1 Begriffsklärung: Was ist eine Rolle?

Der Begriff »Rolle« ist abgeleitet vom altgriechischen Schauspiel, in dem ein Akteur ein von Thema und Inhalt vorgeschriebenes Verhalten zeigt. In der Sozialpsychologie wird unter Rolle die Summe erwarteter Verhaltensweisen verstanden, die an den Inhaber einer bestimmten sozialen Position gerichtet sind. In erster Linie wird in sozialen Systemen die Rolle anhand des Berufs bzw. der ausgeübten Tätigkeit festgelegt (Nerdinger, 2013).

In ihrem Beruf haben Menschen in der Regel mehrere Rollen inne und stehen somit unterschiedlichen Erwartungen gegenüber, die durchaus zu Rollenkonflikten führen können.

Rollenanalyse schafft Verständnis

Zu einer Rolle gehört immer (mindestens) ein Gegenstück: Eine*n Chefärzt*in gibt es nicht ohne Ober- und Assistenzärzt*innen, Ärzt*innen nicht ohne Patient*innen. Die Berücksichtigung dieses Aufeinander-bezogen-Seins von Rolle und Komplementärrolle ist wichtig für das Verständnis von Prozessen in sozialen Strukturen (Rechtien, 2013).

Das Rollenverhalten wird jedoch nicht nur von gegenseitigen Erwartungen bestimmt, sondern auch von den Vorstellungen des/der Rolleninhaber*in darüber, wie diese Rolle auszugestalten ist – dem sogenannten Rollenselbstbild (Rechtien, 2013).

Beispiel: Das Rollenverhalten eines Assistenzarztes ruft bei der Oberärztin ein darauf bezogenes Rollenverhalten hervor. Stellt sich der Assistent z. B. als »klein« und wenig selbstsicher dar, provoziert er damit bei der Oberärztin ein sehr bestimmendes und stark tonangebendes Verhalten. Das wiederum führt dazu, dass sich der Assistent in seinem Verhalten bestätigt fühlt.

2.1.1 Rollenerwartungen

Rollenerwartungen resultieren in erster Linie aus der beruflichen Position und haben mit der Person des/der Rolleninhaber*in nur wenig zu tun. So ändern sich z. B. bei einem Wechsel in eine Leitungsposition auch die Erwartungen an den/die Stelleninhaber*in.

Beim adäquaten Umgang mit Erwartungen helfen folgende grundlegende Betrachtungen (Hofbauer, 2012): Erwartungen …

- sind Hoffnungen, Wünsche und Ansatzpunkte und nicht zu verwechseln mit einer strikten Handlungsanweisung, die erfüllt werden muss.
- sind Information über die Sichtweise des Umfelds.
- können Hinweise auf Mängel oder Missstände sein.
- werden unter Umständen mit Fakten verwechselt.
- stehen teilweise in einem Widerspruch zueinander.
- sind die Messlatte für das Umfeld.

Erwartungen der Umwelt bedürfen der Reflexion

Für die Entwicklung eines klaren Rollenselbstbildes ist es wichtig, die Erwartungen, die das Umfeld an die Rolle hat, möglichst gut zu kennen und eine eigene Einstellung dazu zu entwickeln. Beruflicher Erfolg, insbesondere der von Leitungskräften, hängt in einem hohen Maße davon ab, wie auf die Erwartungen unterschiedlicher Personen und Gruppen reagiert wird: Welche Erwartungen nehme ich ernst, welche weniger und welche beachte ich nicht? Auf welche Erwartungen muss ich wie reagieren? Das sind die Kernfragen, mit denen sich Erwartungen priorisieren lassen.

Eines sollte dabei klar sein: Alle Erwartungen sind nicht zu erfüllen. Aber je genauer man die Erwartung an die Rolle kennt, umso besser kann das Verhalten der Umwelt eingeschätzt und desto besser kann dazu eine eigene Position bezogen werden. Eine solche Rollenreflexion schützt zum einen davor, sich von den Erwartungen anderer verunsichern zu lassen. Zum anderen verhindert sie, sich einseitig auf eine Position einzulassen, ohne die Auswirkungen auf andere zu bedenken (Hofbauer, 2012).

2.1.2 Rollenkomplexität – im Spannungsfeld unterschiedlicher Erwartungen

Fragt man Mediziner*innen nach ihrem Rollenverständnis, sehen sie sich in erster Linie als Menschen im Dienst der Gesundheit, die zum Wohle ihrer Patient*innen tätig sind. Doch Ärzt*innen, die im aktuellen gesundheitspolitischen Umfeld in einer Klinik arbeiten und dort eine Leitungsposition innehaben, managen als Schnittstellenverantwortliche weitreichende Prozesse. In jedem Einzelfall sind sie für die diagnostischen und therapeutischen Maßnahmen verantwortlich und müssen dafür zu sorgen, dass Patient*innen ggf. in andere klinische Abteilungen weitergeleitet werden. Gleichzeitig dürfen sie die damit verbundenen ökonomischen Aspekte nicht aus den Augen verlieren und müssen ihrer Dokumentationsverpflichtung nachkommen. Aus dieser komplexen und anspruchsvollen Arbeitsaufgabe resultieren viele Rollenerwartungen unterschiedlicher Personengruppen:

Analyse der Rollenerwartungen

Erwartungen …

- der Geschäftsführung, der Ärztlichen bzw. kaufmännischen Leitung
- der Kolleg*innen anderer Stationen/Kliniken
- anderer Berufsgruppen
- der einzelnen Mitarbeitenden
- des Teams
- der Patient*innen und Angehörigen
- des familiären Umfeldes
- an sich selbst

Bei dieser Vielzahl unterschiedlicher Erwartungen entstehen beinahe zwangsläufig Situationen, in denen Erwartungen nicht erfüllt werden können oder sich widersprechen. Die Folge sind Rollenkonflikte.

Rollenkonflikte

Ein Beispiel aus der Notaufnahme: Ein Patient mit unklaren Schmerzen im Brustbereich wird in die Notaufnahme eingeliefert. Er erwartet eine schnelle und umfassende Diagnose und Therapie unter Einbeziehung aller zur Verfügung stehenden Mittel. Der Notfallmediziner hat die Erwartung an sich selbst, eine möglichst gut abgesicherte Diagnose zu stellen. Aus medizinischer Sicht wäre dafür die Erhebung mehrerer kostenintensiver Laborwerte hilfreich, jedoch ist diese Maßnahme aus Kostengründen nur in Ausnahmefällen vorgesehen. Die Kaufmännische Leiterin erwartet eine möglichst kostengünstige Behandlung. Es prallen drei unterschiedliche, sich zum Teil widersprechende Erwartungen aufeinander.

Der Umgang mit einer großen Rollenkomplexität und den damit verbundenen unterschiedlichen Rollenerwartungen ist mit dem Berufsbild eines/einer Mediziner*in unweigerlich verbunden – auch die Tatsache, dass daraus mitunter Rollenkonflikte entstehen. Wer sich der Herausforderung, die dieser Beruf mit sich bringt, stellen will, sollte sich diesen Umstand bewusst machen und die unterschiedlichen Erwartungen möglichst genau kennen, um eine eigene Position dazu zu entwickeln. Im Folgenden werden die wichtigsten Erwartungen kurz skizziert.

Erwartungen der Geschäftsführung, der Ärztlichen und kaufmännischen Leitung

Geschäftsführer*innen erwarten kaufmännische Kompetenz

Eine Geschäftsführung hat die Interessen der gesamten Klinik im Blick. Sie ist für das finanzielle Gesamtergebnis verantwortlich und muss für die Erreichung der Klinikziele sorgen. Das Bestreben ist es, das Zusammenwirken der einzelnen Bereiche möglichst so zu organisieren, dass der langfristige Erfolg der Klinik gesichert ist. Im Fokus ihrer Aufmerksamkeit steht daher die gesamte Organisation.

Von den Mitarbeitenden in den Fachkliniken bzw. deren Leitung wird erwartet, dass sie ...

- sich mit den Klinikzielen identifizieren,
- auf hohem fachlichen Niveau arbeiten,
- Qualitätsstandards einhalten,
- ihren Arbeitsbereich sicher beherrschen,
- patientenorientierte Versorgung leisten und dabei auf Wirtschaftlichkeit achten,
- klinik- bzw. stationsübergreifend gut zusammenarbeiten,
- interdisziplinär und interprofessionell zusammenarbeiten,
- sparsam mit den Ressourcen Zeit und Geld umgehen,
- Konflikte alleine lösen.

Bei der Bewertung einer Situation stellen sich Geschäftsführer*innen immer die Frage: Wie wirkt sich diese Entscheidung auf die gesamte Klinik bzw. auf das EBITDA (Ergebnis vor Zinsen, Steuern und Abschreibungen) der Klinik aus?

Vor diesem Hintergrund fordern Geschäftsführer*innen und ärztliche Direktor*innen von der Leitung einer klinischen Abteilung kaufmännisches Denken und Handeln.

Erwartungen der Leitungskräfte/ärztlichen Kolleg*innen anderer Stationen bzw. Kliniken

Die Leitungskräfte bzw. Kolleg*innen anderer Stationen erwarten kollegiales Verhalten, Kooperationsbereitschaft und Informationsweitergabe. Der eigene Bereich soll dabei weitgehend unangetastet bleiben, »Hineinregieren« wird nicht geduldet. Allzu forsches Auftreten oder Allianzen in Richtung Klinikleitung sind verpönt. Hingegen erwarten sie gegenüber der Klinikleitung ein möglichst gemeinsames und solidarisches Auftreten.

Wer neu in der Leitungsposition ist, sollte daher erst einmal die Bereitschaft zu solidarischem Handeln signalisieren und sich in Einzelgesprächen mit den Erwartungen der Kolleg*innen vertraut machen. Jedoch gilt es, das schnelle Verbünden zu vermeiden. Vorher sollte erst analysiert werden, welche Erwartungen und welche Positionen die anderen Leitungskolleg*innen haben und worin die eigenen Ziele bestehen.

Mitarbeitende anderer Klinikbereiche erwarten Kollegialität

Erwartungen der einzelnen Mitarbeitenden

Die Erwartungen der Mitarbeitenden beziehen sich einerseits auf die Beziehung zur Leitungskraft und sind andererseits aufgaben- und sachbezogen (Hofbauer, 2012). Grundsätzlich wünscht sich jede*r Mitarbeitende Anerkennung, Unterstützung, Anleitung, Verständnis, Gerechtigkeit und Feedback. Die Leitungskraft soll sicher auftreten und gleichzeitig entgegenkommend sein. Während das Team als Ganzes Gerechtigkeit erwartet, wünscht sich ein*e einzelne*r Mitarbeitende*r insgeheim ein klein wenig Bevorzugung (Hofbauer, 2012).

Bei einer Beförderung vom Assistenten zum Oberarzt erwarten die ehemaligen Kolleg*innen z. B., dass die neue Leitungskraft – wie früher auch – ein guter Kumpel ist und vielleicht schon mal ein Auge zudrückt. Für die Abnabelung vom alten Team ist für eine aus den eigenen Reihen rekrutierte Leitungskraft die offizielle Inthronisation wichtig. Damit wird ihre neue Rolle für alle Mitarbeitenden deutlich und sichtbar, sodass es ihnen leichter fällt, sich von alten Erwartungen zu lösen.

Die Mitarbeitenden erwarten Anerkennung und Gerechtigkeit

Erwartungen des Teams

In Kliniken hat der Zusammenhalt im Team eine große Bedeutung. Die berufsgruppenübergreifende Zusammenarbeit steht im Vordergrund, das Handeln ist stark ergebnis- und prozessorientiert, in einigen Bereichen, z. B. in der Notaufnahme, ist die Überbetonung vorhandener hierarchischer Strukturen verpönt. Obwohl die Teams einer Station bzw. klinischer Abteilung aufgrund des Schichtsystems nur sehr selten gemeinsam anwesend sind, erwarten alle ein gutes Zusammenspiel, reibungslose Übergaben und funktionierenden Informationsfluss. Von der Leitungskraft wünschen sie sich Präsenz – unabhängig von der jeweiligen Schicht. Eine fest etablierte Besprechungsstruktur sowie die Informationsweitergabe in E-Mails und Protokollen sind wichtige Führungsinstrumente. Gleichzeitig erwarten die Mitarbeitenden von der Leitung, dass sie sich aktiv in das Tagesgeschäft einmischt und die Bodenhaftung nicht verliert. Von Leitungen, die die Position neu übernommen haben, erwartet das Team Problemlösungen, ohne zu tief in die Struktur einzugreifen. Gutes und Angenehmes sollen erhalten bleiben, Defizite und Mängel sollten beseitigt werden – und das alles bitte mit Vorsicht und Fingerspitzengefühl.

Das Team erwartet ein gutes Zusammenspiel

Erwartungen der Patient*innen und Angehörigen

*Patient*innen erwarten Einfühlungsvermögen*

Patient*innen und Angehörige nehmen die Schwere der Erkrankung sowie die geplanten medizinischen Maßnahmen und Behandlungsabläufe anders wahr als die Klinikmitarbeitenden. Ungeachtet der Tatsache, dass sie generell kurze Wartezeiten und eine möglichst hohe Behandlungsqualität erwarten, haben sie zwangsläufig eine andere Einstellung zu den medizinischen Maßnahmen und erwarten, dass sich Ärzt*innen und Pflegekräfte möglichst gut in ihre Situation und Sichtweise hineinfühlen. Abhängig von ihrem Persönlichkeitsprofil wünschen sich Patient*innen und ihre Angehörige ein an ihre individuellen Bedürfnisse angepasstes Maß an Information, Aufklärung, Beistand und Trost.

Die Zufriedenheit von Patient*innen und deren Angehörigen mit der medizinischen und sozialen Behandlung wird auch von der Klinikleitung erwartet – insbesondere in der Notaufnahme, die erheblichen Einfluss auf das Image der Klinik hat. Insofern werden Patient*innen zum Impulsgeber der Prozesse – bei gleichzeitiger Notwendigkeit der Beachtung wirtschaftlicher Rahmenbedingungen.

Erwartungen des familiären Umfelds

Das familiäre Umfeld erwartet Zuwendung

Zeitliche Belastungen aufgrund des Schichtdienstes, starke psychosoziale Beanspruchungen und ein hohes Maß an Verantwortung kennzeichnen die Tätigkeit in der Klinik. Nicht immer sind diese Tätigkeitsmerkmale mit den Erwartungen des familiären Umfeldes in Einklang zu bringen. Ausgesprochene und auch unausgesprochene Forderungen des familiären Umfelds, die mit dem Klinikalltag nur schwer zu vereinbaren sind, können schnell zu Rollenkonflikten führen. Allerdings basieren Lebenserfolg und -zufriedenheit langfristig nicht in erster Linie auf den Geschehnissen in der Klinik, sondern hauptsächlich auf der Unterstützung durch Familie und Partnerschaft.

Erwartungen an sich selbst

Eigene Denk- und Verhaltensmuster bestimmen die Erwartungen an sich selbst

Die Erwartungen an sich selbst lassen sich am ehesten unmittelbar verändern. Es liegt an uns selbst, wie hoch wir die Messlatte legen. Allerdings wird die persönliche Erwartungshaltung stark von der eigenen Persönlichkeit sowie den Verhaltens- und Denkmustern beeinflusst. Zum Beispiel wird eine Leitungskraft, der es wichtig ist, bei ihren Mitarbeitenden beliebt zu sein, eher bereit sein, zugunsten ihres Teams zu entscheiden.

Je besser die Erwartungen an sich selbst reflektiert werden und die Faktoren bekannt sind, die diese Erwartungen bestimmen, umso einfacher ist es, eine Rolle anzunehmen und aktiv auszugestalten. Diese Klärung und Reflexion der eigenen Erwartungen ist insbesondere für Führungskräfte ein wichtiger Prozess.

2.2 Umgang mit Rollenkonflikten

Die Vielfalt dieser unterschiedlichen Erwartungen macht auch deutlich, dass Erfolg (als Leitungskraft) in enger Beziehung zu der Wahrnehmung und Bewertung des Umfeldes steht. Das heißt, Erfolg hängt nicht nur von konkreten Ereignissen ab, sondern auch von der Einschätzung des Rollenhandelns durch andere. Umso wichtiger ist es, die eigene Aufgabe und das Handeln klar darzustellen und Erfolge zu kommunizieren.

Je weniger die Erwartungen des Umfeldes mit dem eigenen Handeln übereinstimmen, desto stärker treten Rollenkonflikte zutage, sie können sich folgendermaßen darstellen (Neuberger, 1995):

Konflikte in der Person – Die Erwartungen an sich selbst sind widersprüchlich. Beispiel: Ein Oberarzt will im Team beliebt sein, will aber eine unpopuläre Entscheidung der Chefärztin durchsetzen.

Konflikte mit Mitarbeitenden oder anderen Funktionen – Die Erwartungen anderer widersprechen sich. Beispiel: Das Assistent*innen-Team erwartet Fairness und Gleichbehandlung bei der Verteilung der Dienste. Ein von familiären Problemen beeinträchtigter Kollege erwartet hingegen Rücksichtnahme und fordert zwei Dienste weniger.

Konflikte mit den eigenen unterschiedlichen Rollen – Aus verschiedenen Rollen resultieren unterschiedliche Erwartungen, die sich widersprechen. Beispiel: Als Ärztliche Leitungskraft soll die Verantwortung möglichst umfassend wahrgenommen werden, als Mutter oder Vater soll möglichst viel Zeit mit der Familie verbracht werden.

Konflikte mit der Rolle – Die Rollenerwartungen passen nicht mit dem Selbstbild zusammen. Die persönlichen Anschauungen stehen im Widerspruch zum persönlichen Handeln. Beispiel: Aufgrund der Vorgaben der Klinikleitung, die vorgegebene Grenz-Verweildauer einzuhalten, wird ein 90-jähriger Patient entlassen, obwohl aus sozial-medizinischer Sicht ein stationärer Verbleib bis zur Sicherstellung einer häuslichen Betreuung empfehlenswert gewesen wäre.

Um Rollenkonflikten vorzubeugen oder sie zu lösen, ist es wichtig, sich die unterschiedlichen Erwartungen klar zu machen und sie zur priorisieren. Dabei ist folgendes Raster (Hofbauer, 2012) hilfreich:

> Diskrepanz zwischen Erwartungen des Umfeldes und dem eigenen Handeln führt zu Rollenkonflikten

> Erkennen der unterschiedlichen Erwartungen beugt Rollenkonflikten vor

Unterschiedliche Arten von Erwartungen				
Erwartungen, die nicht unbedingt erfüllt werden müssen.	Erwartungen, die offen abgelehnt werden.	Erwartungen, bei denen der eigene Standpunkt noch geklärt werden muss.	Erwartungen, die offen angenommen und umgesetzt werden.	Erwartungen, die erfüllt werden, ohne dies vorab zu verkünden.

Tab. 6: Priorisierung von Erwartungen

Grundlagen

Der Umgang mit Rollen und den damit verbundenen Erwartungen ist vielschichtig und komplex. Insbesondere für Leitungskräfte ist es wichtig, ihre Rolle zu reflektieren und Rollenklarheit zu gewinnen. Dabei helfen die Kenntnisse über unterschiedliche Verhaltensprofile. Mit ihnen lassen sich das eigene Verhalten und das anderer Menschen besser einschätzen. Das war seit jeher die Sehnsucht von Menschen. Schon die alten Griechen unterteilten in vier Temperament-Typen: Choleriker, Sanguiniker, Melancholiker und Phlegmatiker. In Abbildung 5 werden daher die Grundzüge des DISC-Verhaltensprofils dargestellt.

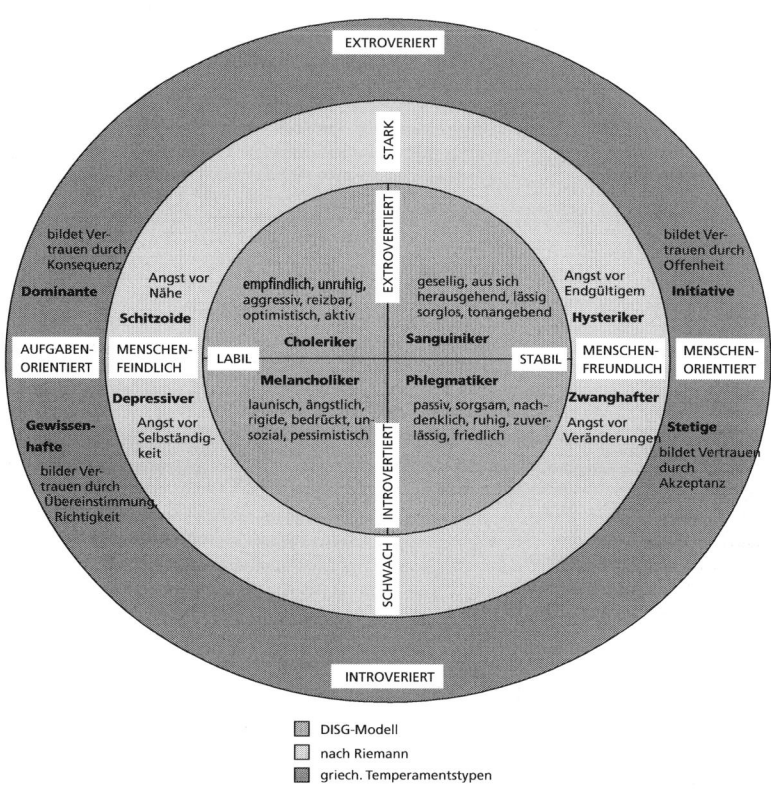

Abb. 5: Persönlichkeitsmodelle

2.3 Begriffsklärung: Was ist ein Verhaltensprofil?

Die Summe der Merkmale einer Person bildet deren Persönlichkeit. Ein Teil dieser Merkmale ist erkennbar, ein anderer bleibt meist unsichtbar unter der Oberfläche. Die unausgesprochenen Gedanken und nicht gezeigten Gefühle bleiben verborgen, sichtbar ist das Verhalten eines Menschen (Dauth, 2012). Beobachtbares Verhalten lässt sich mithilfe diagnostischer Testverfahren und Verhaltensbeobachtung zu spezifischen Verhaltensmustern zusammenfassen, die von der Persönlichkeit eines Menschen beeinflusst werden.

Diese sogenannten Verhaltensprofile lassen sich mithilfe von Fragebögen (Tests) ermitteln. Sie formen aus allen beurteilten Verhaltensweisen, deren Einschätzung ein*e Teilnehmer*in vornimmt, ein zusammenhängendes Profil. Zwar sind solche Verhaltensprofile immer nur ein Versuch, der wahren Persönlichkeit eines Menschen nahezukommen, dennoch haben sie ihre Berechtigung. Denn sie helfen, die eigenen Verhaltensweisen zu erkennen, sie systematisch zu reflektieren und mit anderen Menschen und neuen Situationen besser umgehen zu können.

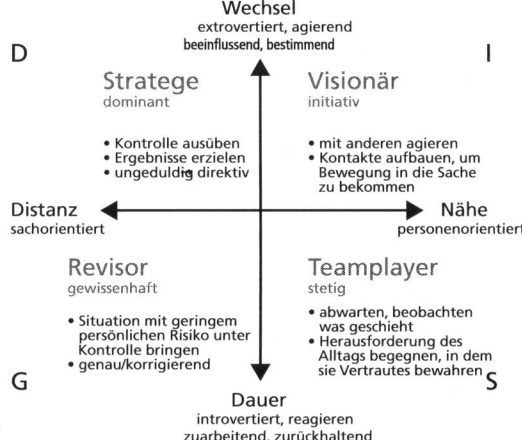

Abb. 6: Verhaltensschwerpunkte nach DISC

2.3.1 Was ist das DISC-Verhaltensprofil?

Das DISC-Verhaltensprofil basiert auf den Forschungsergebnissen des amerikanischen Psychologen Moulton Marston. Er ging in den 1920er-Jahren der Frage nach, welche Emotionen Menschen zeigen und wie sie sich darin unterscheiden. Dabei fand er vier Verhaltenseckpfeiler: Dominanz, Antrieb, Unterwerfung und Ordnungsmäßigkeit. Sie bilden die theoretische Basis des DISC-Modells. Inzwischen wurden das DISC-Modell weiterentwickelt sowie Fragenbögen und Auswertungsmethoden verfeinert und die vier Grundverhaltensstile erhielten eine etwas andere Interpretation und Bezeichnung: *dominance, initiative, steadiness und conscientiousness* – kurz DISC.[1]

---

[1] Aus rechtlichen Gründen verwenden wir in der Benennung des Modells die englischen Begriffe und damit für Gewissenhaftigkeit das englische Wort *conscientiousness* und damit die Kurzform *DISC-Modell*. Inhaltlich sind keine Unterschiede vorhanden.

Was zeichnet die vier DISC-Verhaltensstile aus?

Die Beschreibungen der Verhaltensstile sind modellhaft und bilden das reale Verhalten nur vereinfacht ab, selbstverständlich gibt es Zwischentöne und Mischformen.

Dominanter Verhaltensstil – Angst vor Kontrollverlust

D wie dominant – Dominante Menschen legen ein hohes Tempo vor, verfolgen mit viel Energie ihren Weg und versuchen, ihre Ziele durchzusetzen. Sie möchten ihr Umfeld bestimmen – mitunter auch auf Kosten anderer. Gleichzeitig schützen sie sich vor zu viel Nähe. Dominanten Menschen ist es wichtig, ihre Umgebung positiv zu beeinflussen, indem sie sichtbar Ergebnisse erzielen. Übertriebene Gefühle haben dabei zunächst keinen Platz. Ist das Ziel erreicht, ist der öffentliche Applaus sehr wichtig, er macht für sie den Sieg erst perfekt. Eindeutigkeit in der Kommunikation und Verlässlichkeit im Verhalten zeichnen dominante Menschen aus. Diese beiden Verhaltensweisen erwarten sie auch von anderen. Risikofreude ist ein typisches Merkmal dominanter Personen. Sie fühlen sich stark und anderen überlegen, daher neigen sie mitunter zur Selbstüberschätzung. Möglicher Kontrollverlust macht ihnen Angst. Konflikten weichen sie grundsätzlich nicht aus, sondern wollen sie schnell aus der Welt schaffen, dabei kann ihre Direktheit bisweilen in Aggression umschlagen.

Initiativer Verhaltensstil – Angst, nicht mehr im Mittelpunkt zu stehen

I wie initiativ – Initiative Menschen erfreuen andere mit ihrer Fröhlichkeit und Leichtigkeit. Auch sie wollen aktiv Einfluss nehmen auf andere Menschen, Situationen, Aufgaben und Projekte. Doch anders als dominante Menschen nehmen sie dazu Kontakt mit ihrem Umfeld auf. Sie möchten gestalten und verändern, aber gemeinsam mit anderen. Soziale Anerkennung spornt initiative Menschen an. Dabei übertreiben sie mitunter in ihrem Buhlen um Akzeptanz. Beziehungsaufbau und -pflege ist für initiative Menschen sehr wichtig, atmosphärische Störungen wirken auf sie lähmend. Sie schauen auf das, was verbindet; Anerkennung und Zuneigung ist für sie von höchster Bedeutung. Diese nicht zu bekommen, macht ihnen Angst. Das Einhalten strenger Zeitvorgaben, Routine- oder Detailarbeiten – all das fällt initiativen Menschen enorm schwer. Konflikten gehen sie gerne aus dem Weg, andererseits möchten sie ihr Umfeld aber aktiv mitgestalten. So stehen sie bisweilen in einem inneren Zwiespalt: ausweichen oder kontern? Gleichzeitig möchten sie andere Menschen gerne beschwichtigen und kritische Situationen entschärfen.

Stetiger Verhaltensstil – Angst vor Veränderungen oder vor Harmonieverlust

S wie stetig – Mit ihrer feinfühligen und mitfühlenden Art erledigen sie beständig und zuverlässig auch lästige Arbeiten. Stetige Menschen sind freundlich und gegenüber ihrem Umfeld grundsätzlich positiv eingestellt. Sie legen großen Wert darauf, freundlich zu sein und ordnen sich dafür auch freiwillig unter. Für sie ist es in Ordnung, wenn andere die Führung übernehmen. Als warmherzige Zuhörer vermitteln sie eine ungezwungene und angenehme Atmosphäre. Ein gutes Betriebsklima geht sehr oft auf stetige Menschen zurück: Sie sind sich für unliebsame Aufgaben nicht zu schade, sind geduldig und nicht leicht aus der Fassung zu bringen, beteiligen sich nicht an Tratsch und Klatsch. Konflikten gehen sie am liebsten aus Weg, da diese ihnen Angst machen. Allerdings haben auch sie einen eigenen

Standpunkt, von dem sie nicht so leicht abzubringen sind. Jedoch vertreten sie ihre Meinung sehr viel weicher im Ton. Doch trotz ihrer leiseren Töne möchten stetige Menschen wahrgenommen und wertgeschätzt werden. Unvorhergesehene Momente, die schnelles Reagieren erfordern, und Veränderungen jeder Art sind eine große Herausforderung für sie.

C wie »conscientious« – *gewissenhaft* – Gewissenhafte Menschen tauchen gerne voll in ihre Arbeit ab, sie können sehr gut alleine arbeiten und agieren sehr konzentriert. Sie verhalten sich reserviert und nach der Devise »erst denken, dann handeln«. Insbesondere wird ihre nüchterne Art von ihrem Umfeld sehr geschätzt. Ihr Durchhaltevermögen ist enorm. Sie sind sehr gründlich in der Analyse von Problemen, jedoch hapert es bisweilen an der schnellen Entwicklung von Lösungsmöglichkeiten. Die Entwicklung komplexer Prozesse bei gleichzeitig hohen Qualitätsstandards ist ihre Stärke. Beziehungen zu anderen Menschen bauen Gewissenhafte am liebsten über die Sachebenen auf, da fühlen sie sich sicher. Unklare Situationen sind für sie schwierig, wenn daraus auch noch Kritik an ihrer Leistungsfähigkeit entsteht, erschüttert sie das ganz besonders. Sie versuchen daher, auf keinen Fall Fehler zu machen. Was sie oftmals in Terminnot bringt. Dieser Zeitdruck stresst gewissenhafte Menschen mehr als alle anderen Verhaltenstypen. Sie arbeiten gerne unter geregelten Bedingungen und bevorzugen schriftliche Arbeitsanweisungen. In Konflikten halten sie sich zunächst zurück. Hält der Konflikt aber an, beginnen sie, sich mit detailliertester Argumentation zu verteidigen.

Gewissenhafter Verhaltensstil – Angst vor Fehlern

Verhaltensmuster erkennen und einordnen

Eine Klassifizierung der Verhaltensmuster ist selten einfach, zumal ausgeprägte Prototypen sehr selten sind. Vielmehr sind Mischformen der Normalfall. In der Regel sind mehrere Begegnungen nötig, bevor eine Verhaltenstendenz erkennbar ist.

Ein wichtiges Hilfsmittel beim Erkennen unterschiedlicher Verhaltensmuster ist die Konzentration auf zwei soziale Grundbedürfnisse, in denen es bei den vier Verhaltenstypen interessante Überschneidungen gibt:

Soziale Grundbedürfnisse: Verbundenheit und Kontrolle

- Das soziale Bedürfnis nach Verbundenheit.
- Das soziale Bedürfnis nach Kontrolle.

Je nach Verhaltenstyp sind diese beiden Bedürfnisse in unterschiedlicher Dimension ausgeprägt. Bezogen auf die vier Grundverhaltensstile ergibt sich folgendes Modell (Dauth, 2012):

Die Verbundenheitsdimension drückt aus, in welchem Maße eine Person versucht, mit anderen verbunden oder eher für sich sein möchte. Zum Beispiel, ob ein Arzt nach einer misslungenen Reanimation ein ausführliches Debriefing braucht oder sich nach einem kurzen Gespräch lieber zurückzieht.

Die Kontrolldimension beschreibt, in welchem Maße eine Person entweder versucht Kontrolle auszuüben oder bereit ist, sich der Kontrolle anderer anzupassen. Zum Beispiel ein Oberarzt, der die Dokumentation bis ins Detail überprüft, selbst aber nicht bereit ist, sich kontrollieren zu lassen.

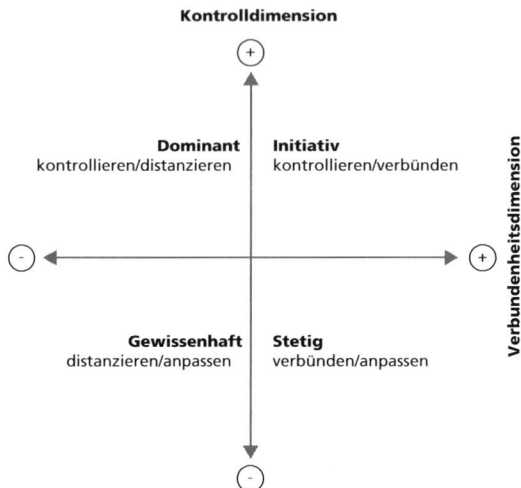

Abb. 7: Bedürfnisse der vier Grundverhaltenstypen

2.3.2 Praktische Umsetzung

Im Klinikalltag lässt sich das Wissen um verschiedene Verhaltensprofile auf unterschiedliche Weise nutzen: im Umgang mit Mitarbeitenden und Kolleg*innen, bei Konflikten im Team, in der Kommunikation mit Patient*innen und Angehörigen sowie bei der Reflexion des eigenen Verhaltens. Die Orientierung an den beiden Verhaltensdimensionen »Kontrolle« und »Verbundenheit« führt dabei in der Praxis zu schnellen Ergebnissen. Die dominant und die initiativ Veranlagten sind Nachbarn auf der Kontrollachse und bevorzugen beide eine hohe Geschwindigkeit. Initiativ und stetig Veranlagte verstehen sich in ihrer Art der sozialen Verbundenheit.

Beispiel: Ein stetig veranlagter Oberarzt geht zu seinem dominant veranlagten Chefarzt, weil er ein paar organisatorische Entscheidungen benötigt, darunter auch zu einem kritischen Thema. Der Oberarzt möchte nicht gleich mit der Tür ins Haus fallen und beginnt zunächst über unwichtige Dinge zu sprechen. Der Chefarzt fühlt sich gestört. Er arbeitet an einem wichtigen Projekt und möchte mit seiner Arbeit vorankommen. Nach den ersten Sätzen des Oberarztes hat er den Eindruck, dass der ihn mit seinen unwichtigen Themen die Zeit stiehlt. Er wendet sich wieder seiner Arbeit zu und macht so unmissverständlich klar, dass das Gespräch damit für ihn beendet ist. Obwohl noch kein kritisches Thema angesprochen wurde, stehen die beiden unterschiedlichen Verhaltensstile bereits zu Gesprächsbeginn wie eine Mauer zwischen den beiden Menschen und verhindern den eigentlichen inhaltlichen Austausch.

In der Praxis fehlt häufig das Wissen über die Ursache solcher Kommunikationsprobleme. Dabei geht es keinesfalls darum, die unterschiedlichen Verhaltensprofile zu bewerten oder gar abzuwerten. Es gibt kein gutes oder schlechtes Verhalten. Es gibt kein richtiges oder falsches Verhalten. Allenfalls ein zur Situation passendes oder unpassendes Verhalten. So gilt es, die Unterschiedlichkeiten und Gemeinsamkeiten zu erkennen und darauf abgestimmte Aktionspläne für das eigene Verhalten sowie für den angepassten Umgang mit Menschen anderer Verhaltensstile zu entwickeln. Auf diese Weise lässt sich das Zusammenspiel der unterschiedlichen Verhaltensprofile wesentlich verbessern. Stärken werden gestärkt, Entwicklungsmöglichkeiten genutzt.

Aktionsplan für dominante Menschen

Dominante Personen brauchen andere Menschen, die für sie die Vor- und Nachteile ihrer Pläne abwägen, deren Risiken abschätzen und berechnen. Damit sie ihre Stärken noch besser entfalten können, brauchen sie schwierige, herausfordernde Aufgaben sowie die Einsicht, dass andere Menschen im Gesamtprozess wichtig und nötig sind. Die Kommunikation mit dominanten Menschen sollte kurz und knapp sein und sich auf Zahlen, Daten, Fakten beziehen. Ein gutes gegenseitiges Verständnis entsteht dann, wenn das Anliegen ohne große Umschweife klar gemacht werden kann.

Dominante Menschen bevorzugen Zahlen, Daten, Fakten und bauen Distanz auf

Aktionsplan für initiative Menschen

Initiative Personen brauchen andere Menschen, die sich auf eine Aufgabe konzentrieren und sich an Fakten orientieren. Für die vollständige Entfaltung ihrer Stärken brauchen sie klare Zeitvorgaben und -kontrollen sowie Objektivität im Entscheidungsprozess. Da initiative Menschen aufgeschlossen und leicht zugänglich sind, ist es leicht, mit ihnen ins Gespräch zu kommen. Ihre Vorliebe, gerne von sich zu erzählen, lässt sich sehr gut nutzen. Um die gute Gesprächsstimmung nicht zu kippen, sollte man sich vor negativen Äußerungen oder Feedbacks dazu »die Erlaubnis holen«: »Ich bitte um Ihr Verständnis, wenn ich jetzt … Ist das in Ordnung?«

Initiative Menschen erzählen gern von sich und lieben den Wandel

Aktionsplan für stetige Personen

Stetige Menschen brauchen andere Personen, die schnell auf unerwartete Änderungen reagieren und die bewusst auf die mit einer neuen Aufgabe verbundenen Herausforderungen zusteuern. Damit sich ihre Stärken besser entfalten können, ist es wichtig, dass sie sich auf Veränderungen ausreichend vorbereiten können. Darüber hinaus benötigen sie Bestätigung der eigenen Person. Aufgrund ihrer Menschenfreundlichkeit gelingt es schnell, mit stetigen Kolleg*innen Kontakt aufzunehmen. Jedoch sollte man sich für Gespräche mit ihnen Zeit einplanen und Druck oder Hektik vermeiden.

Stetige Menschen haben eine Sehnsucht nach Harmonie und Beständigkeit

Veränderungsprozesse sollten in kleinen Schritten (»homöopathischen Dosen«) angekündigt und langfristig angelegt sein.

Aktionsplan für gewissenhafte Personen

Gewissenhafte Menschen hassen Fehler oder Ungenauigkeit bei sich und anderen

Gewissenhafte Menschen brauchen andere Personen, die ihren eigenen Verantwortungsbereich erweitern und die wichtige Aufgaben delegieren wollen. Gewissenhafte entfalten ihre Stärken am besten bei der Erledigung von Aufgaben, die Konzentration und Präzision sowie sorgfältige Planung erfordern. Um mit Gewissenhaften in Kontakt zu treten, sollte die Geschwindigkeit gedrosselt und die Sachlichkeit erhöht werden. Die Konzentration auf fest umgrenzte Sachthemen und die Darstellung beweisbarer Fakten sowie ein hoher Anspruch an Fehlerfreiheit und Genauigkeit erleichtern die Kommunikation.

2.4 Fazit

Rollenreflexion gibt Sicherheit im Umgang mit anderen

Die Klarheit der eigenen Rolle als Chef- oder Oberärzt*in ist eine wichtige Voraussetzung, um im fordernden Alltag in der Klinik nicht von der Vielzahl der unterschiedlichen Erwartungen, die von den verschiedenen Rollenkomplementären geäußert werden, erdrückt zu werden. Je besser die eigene Rolle reflektiert wird, umso größer wird die Sicherheit im Umgang mit anderen Menschen. Das Grundwissen über unterschiedliche Verhaltensprofile hilft im Umgang mit Stärken und Entwicklungsmöglichkeiten bei sich selbst und anderen. Darüber hinaus dient es der Prävention von vermeidbaren Konflikten. Das spart Energie.

3 Teamarbeit und Teamentwicklung

»Zusammenkunft ist ein Anfang.
Zusammenhalt ist ein Fortschritt.
Zusammenarbeit ist der Erfolg.«
Henry Ford

In Kliniken und Krankenhäusern – und ganz speziell im OP, in der Notaufnahme und auf der Intensivstation – ist das Zusammenspiel im Team besonders wichtig. Zügig und reibungslos muss im Notfall die Zusammenarbeit der unterschiedlichen Berufsgruppen funktionieren. Gegenseitiges Vertrauen ist genauso wichtig wie ein gemeinsames Ziel: Eine schnelle und gute medizinische Versorgung von Patient*innen.

Doch ein Team entsteht nicht automatisch, wenn mehrere Individuen zusammenarbeiten. Schon der griechische Philosoph Aristoteles wusste, dass »das Ganze mehr ist als die Summe seiner Teile«. Deshalb bedarf es der Teambildung, damit aus Fachkräften aller Berufsgruppen mit unterschiedlichen Qualifikationen und Persönlichkeiten ein gut funktionierendes Team wird.

Verantwortlich für die Bildung und Entwicklung eines Teams ist die Leitungskraft. Es gehört zu ihren Führungsaufgaben, die Mitarbeitenden zu einem Team zu formieren und für eine gute Zusammenarbeit zu sorgen.

Ob Uni-Kliniken, konfessionelle Häuser, kommunale Krankenhäuser oder auch private Kliniken – nicht nur Ärzt*innen sind hervorragend ausgebildet; auch Pflegekräfte sind heute oftmals professionelle Spezialist*innen mit Organisationstalent, medizinisch-pflegerischem Fachwissen und Beratungskompetenzen.

Für die Führungskraft gilt es nun, alle auf einer individuellen Ebene »abzuholen«, niemanden auszugrenzen und dafür zu sorgen, dass alle sich auf Augenhöhe begegnen. Denn sind Pflegekräfte und Ärzt*innen ausgebrannt und erschöpft, fühlen sie sich nicht verstanden oder ernstgenommen, so reagieren sie mit schlechter Laune und einer deutlich spürbaren Überarbeitung – das merken auch die Patient*innen; die Stimmung könnte in der ganzen Station kippen.

Die Stimmung im Team überträgt sich auf die Patientinnen und Patienten. Häufig besonders gut zu spüren ist das in der Psychiatrie – sowohl in der Kinder- und Jugend-, als auch in der Erwachsenenpsychiatrie. Herrschen in Teams starke Spannungen, sind die Patient*innen sich selbst und anderen gegenüber aggressiver oder ihr Krankheitsbild verschlimmert sich.

> Die Stimmung im Team überträgt sich

3.1 Gruppe oder Team?

Eine Gruppe ist kein Team

Ohne Zweifel kann die Zusammenarbeit in einer Gruppe mühselig und anstrengend sein. Unterschiedliche Einzelpersonen mit verschiedenen Verhaltensprofilen (▶ Kap. 2) werden in der Klinik zu einer Zwangsgemeinschaft zusammengeführt. Gemeinsam müssen sie unter Zeitdruck nur schwer vorhersehbare, komplexe Aufgaben bewältigen: die Behandlung und Rettung von Patient*innen. Dafür ist es wichtig, dass sie sich als Team und nicht nur als Gruppe verstehen. Doch worin besteht der Unterschied zwischen einem Team und einer Gruppe?

Die Gegenüberstellung macht deutlich, dass die Höchstleistungen, die im Klinikalltag erbracht werden müssen, nur mit einem gut eingespielten Team möglich sind.

Tab. 7: Merkmale von Gruppen und Teams (nach Krüger, 2012)

	Gruppe	Team
Wie werden die Interessen verfolgt?	Die meisten verfolgen ihre eigenen Interessen.	Alle ziehen an einem Strang.
Was sind die Ziele?	Die gemeinsamen Ziele sind unklar, jede*r verfolgt eigene Ziele.	Alle verfolgen dieselben Ziele.
Welchen Stellenwert hat die Zugehörigkeit?	Die Zugehörigkeit zur Gruppe ist nachrangig.	Die Zugehörigkeit zum Team hat oberste Priorität.
Wie sind die Strukturen?	Die Strukturen sind unklar und unverbindlich.	Die Strukturen sind eindeutig und verbindlich.
Wie ist die Motivation?	Die Motivation ist extrinsisch (»man muss«).	Die Motivation ist intrinsisch (»man will«).
Welcher Kommunikationsstil wird gepflegt?	Es wird teilweise offen, teilweise verdeckt kommuniziert.	Es wird offen kommuniziert, die benötigten Informationen stehen zur Verfügung, es wird Feedback gegeben.
Wie ist das Vertrauensverhältnis?	Es herrscht wenig Vertrauen untereinander und in die Gruppe.	Das Vertrauen untereinander und in das Team ist stark ausgeprägt.

3.2 Grundbedingungen von Teams

Voraussetzungen, damit sich ein Team als solches fühlt

In Untersuchungen wurden folgende Grundbedingungen herausgearbeitet, die erfüllt sein müssen, damit sich ein Team tatsächlich als solches fühlt (Bender, 2009):

Gemeinsame Ziele: Sie sind die Basis, damit ein Team seine Aufgaben erfüllen kann.

Kommunikation und Interaktion: Die Teammitglieder müssen die Möglichkeiten zur direkten Interaktion haben – sie sehen sich regelmäßig und sprechen miteinander. Dieser Aspekt geht über den Informationsaustausch hinaus. Auch wenn der grundsätzlich gewährleistet ist, müssen die Teammitglieder die Möglichkeiten zum regelmäßigen, direkten Kontakt haben.

Persönliche Motivation: Die Teammitglieder eint eine ausgeprägte persönliche Motivation nach Leistung, kontinuierlicher Verbesserung und persönlicher Erfüllung.

Aufgaben und Rollenklarheit: Jedes Teammitglied hat eine eindeutige Aufgabe und Rollenzuweisung und kennt seinen Platz im Team.

Aufgabenspezifische Klarheit: Die Teammitglieder können ihre Arbeitskraft nur dann auf ihre spezifischen Aufgaben konzentrieren, wenn

- die Erwartungen, Ziele und Position klar sind,
- die individuellen Kenntnisse und Fähigkeiten zur Aufgabe passen,
- alle erforderlichen Informationen, Tools, Geräte usw., die zur Erfüllung der Aufgabe erforderlich sind, bereitgestellt werden.

Emotionale Verbundenheit: Um sich als Team zu fühlen, brauchen die Mitglieder eine Verbundenheit auf emotionaler Ebene. Dabei geht es um ein positives Grundgefühl gegenüber den Kolleg*innen im Team (»Die sind okay und ich bin okay«). Das ist wichtig, um aufkommende Konflikte besser bewältigen zu können.

Positionierung nach außen: Innerhalb des Teams gibt es eine klare Absprache hinsichtlich der Beziehung und Schnittstellen zu anderen Teams, Stationen, zur Klinikleitung, zu Patient*innen und Angehörigen. Dabei geht es nicht um Abgrenzung, sondern um die Klärung der externen Erwartung an das Team sowie die Erwartung des Teams an die Umgebung.

Akzeptanz: Die gegenseitige Akzeptanz ist die Grundlage für die Identifikation mit dem Team.

3.3 Teamentwicklung

Es gibt verschiedene Maßnahmen und Möglichkeiten, mit denen Teams entwickelt werden können. Eine Voraussetzung ist, dass Leitungskräfte ihr Team wie ein Wagenrad sehen (▶ Abb. 8a–g), das sie mit Antriebsenergie voranzutreiben haben. Für die Stabilität sorgen die einzelnen Teammitglieder. Maßgeblich beeinflusst wird der Zustand eines Teams von transparenten Zielen und qualitativ guten Beziehungen. Davon hängt entscheidend ab, ob das Gesamtsystem vorwärts kommt: Bricht eines der Räder, gerät der ganze Wagen, sprich das Gesamtsystem, ins Schlingern.

Teams funktionieren wie ein Wagenrad

Abb. 8a:
Das Team als Wagenrad

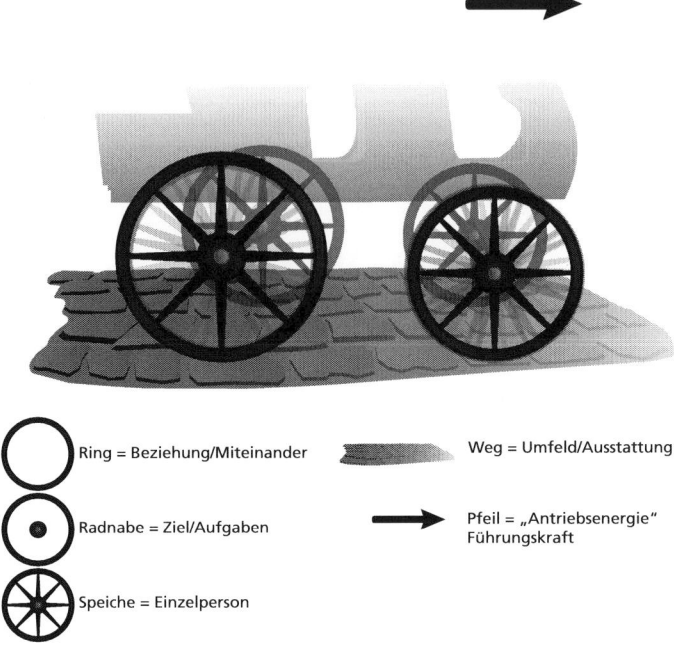

3.3.1 Das Teamrad im Detail

Abb. 8b:
Wenn Mitarbeitende wegbrechen...

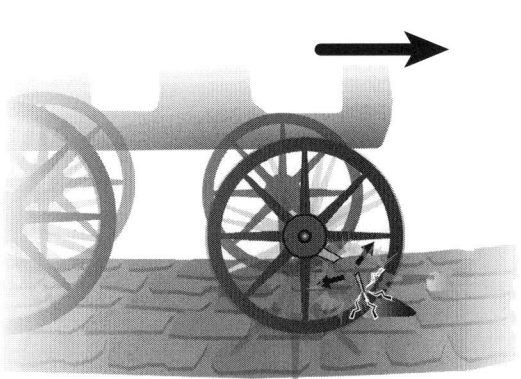

Die Speiche steht für Mitarbeitende/Teammitglieder. Sie beinhaltet damit auch

- Qualifikation,
- soziales Verhalten,
- Personalschlüssel.

Das Rad ist nur stabil, wenn alle Speichen stabil sind. Alle Mitarbeitenden im Klinikteam sind also wichtig. Wir können es uns nicht leisten, dass eine*r im Team durchhängt, sich ausgegrenzt fühlt oder sich entzieht.

Jede*r ist wichtig

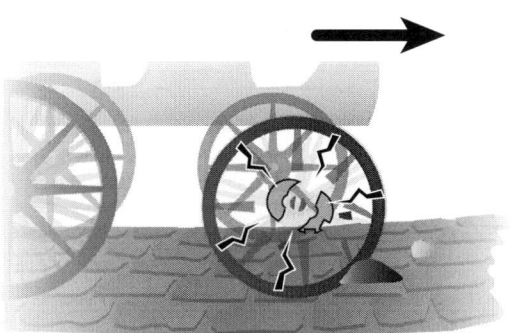

Abb. 8c:
Wenn die Ziele verloren gehen...

Die Nabe symbolisiert Ziele, Verantwortlichkeiten und Aufgaben. Dazu gehören

- Klarheit,
- Transparenz,
- Verbindlichkeit.

Ohne den Mittelpunkt der Radnabe können die einzelnen Speichen nicht fokussiert auf einen Punkt zulaufen. Menschen arbeiten und reden aneinander vorbei, wenn der Mittelpunkt fehlt. Gemeinsame Ziele verbinden im Klinikalltag.

Gemeinsame Ziele verbinden

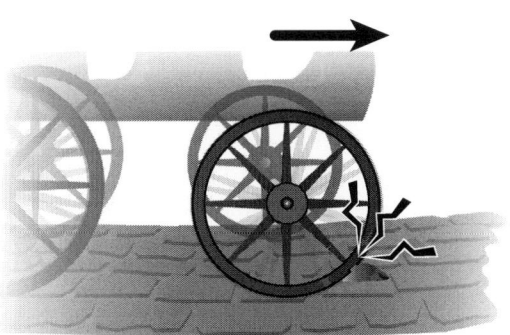

Abb. 8d:
Wenn das Miteinander Schaden nimmt...

Der Ring steht für die Beziehungen im Team, das Miteinander und damit auch für

- Informationsfluss,
- Feedbackverhalten,
- Fehlerkultur,
- Konfliktkultur,
- Vertrauen.

Gute Teambildung schweißt zusammen

Wenn der Ring eine Schwachstelle hat, kann ein einzelner Stein von außen den Ring zum Brechen bringen. Eine gute Bindung zwischen den einzelnen Teammitgliedern schweißt auch im Angesicht von Krisen zusammen. Stabile Beziehungen geben außerdem ein Wir-Gefühl und schaffen Identifikation.

Abb. 8e: Wenn die Ausstattung mangelhaft ist…

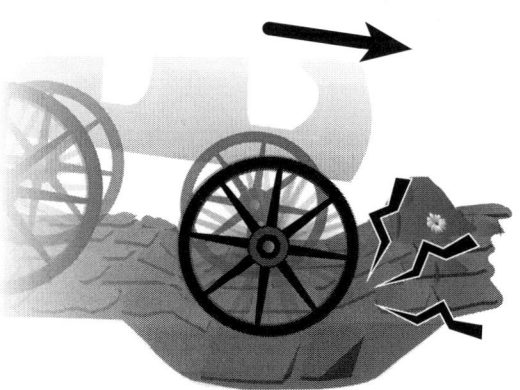

Der Weg steht für die Rahmenbedingungen und Ausstattung, wie beispielsweise

- technische Ausstattung,
- Zuweiserbindung,
- Schnittstellen,
- Aufbaustruktur,
- Prozessqualität.

Die richtige Ausstattung ist elementar

Wenn der Pfad steinig und schwer zu befahren ist, ist das Vorankommen erschwert, vor allem, wenn die richtige Ausstattung fehlt. Es ist die Aufgabe jeder Führungskraft, diese Steine aus dem Weg zu räumen und in ihrem Bereich für eine optimale Ausstattung zu sorgen bzw. dafür zu kämpfen, denn optimale Rahmenbedingungen fördern den Erfolg.

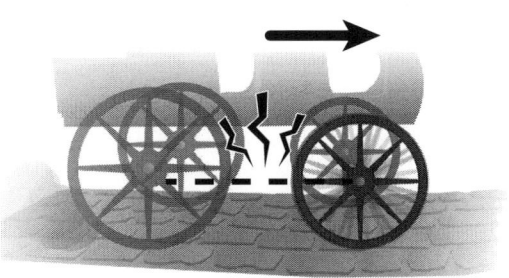

Abb. 8f:
Wenn es in den Schnittstellen hakt…

Der Austausch zwischen den Rädern am Wagen beschreibt die Schnittstellen zwischen verschiedenen Teams und damit

- Absprachen und Regeln,
- eine eindeutige und konstruktive Kommunikation,
- Über- und Weitergabe von Ressourcen, Patient*innen und Informationen,
- Beziehungen und Bindungen zu anderen Teams.

Haben die Räder am Wagen unterschiedliche Drehmomente, schlingert der gesamte Wagen. Manche Räder schleifen dann hinterher, andere hängen in der Luft. Genauso ist es in einer Klinik, wenn zwischen unterschiedlichen Teams, Bereichen, Stationen oder Abteilungen eine schlechte oder keine Abstimmung existiert: Es kommt an den Schnittstellen immer wieder zu Fehlern, Verzögerungen, Überlastungen und Mängeln. Ein gutes Team hat nicht nur sich und die eigenen Mitglieder im Blick, sondern auch seine Verbindungen und Schnittstellen zu anderen Teams. Dies gilt insbesondere auch im Hinblick auf die berufsgruppenübergreifende Zusammenarbeit.

Den Blick auf Andere schärfen

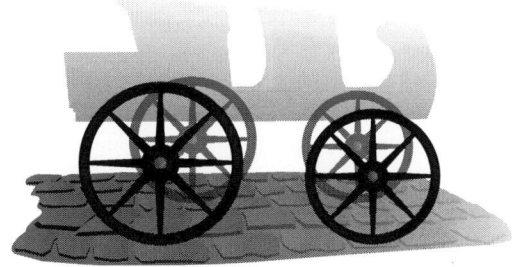

Abb. 8g:
Wenn die Führung fehlt, steht das Rad still…

Die Energie auf dem Rad gibt den Antrieb, Steuerung, Richtung und wichtige Impulse. Sie steht für

- Führung,
- Steuerung,
- Koordination.

Alle müssen zusammen funktionieren

Ist die Führungskraft nicht präsent, droht das Team zu stagnieren. Als erstes gehen gemeinsame Standards und Werte verloren.

Dreht sich ein einzelnes Rad nicht vernünftig mit, wird es mitgezogen und unter Umständen nimmt der Ring schaden. Das heißt: Ist keine Führung vorhanden, die die Energie auf alle Räder verteilt, gehen sehr schnell das Miteinander und das Wir-Gefühl verloren. Deshalb ist es wichtig, dass sich eine Führungskraft immer wieder die Frage stellt: Bin ich präsent, setze ich mich ein für die Umsetzung von Werten und Standards, gebe ich Feedback?

3.3.2 Vom Team zum Top-Team

Die Performance ist mehr als die Summe der individuellen Höchstleistungen der einzelnen Teammitglieder. Die Eigenschaften eines Teams – im Gegensatz zu einer Arbeitsgruppe – können nach einem Harvard Business Review Artikel von Katzenbach und Smith (Juli 2005) durch Folgendes definiert werden:

- Die Führungsrollen sind verteilt.
- Die Mitglieder haben individuelle bzw. gemeinsame Verantwortung.
- Es besteht ein Teammotiv, das auch gleichzeitig ein Zielmotiv ist.
- Es gibt individuelle und kollektive Aufgabenbereiche.
- Es gibt Aufgaben, die nur im Tandem funktionieren.
- Leistungen werden gemessen durch kollektive Arbeitsprodukte.
- Nötige Diskussionen werden so lange geführt, bis eine Lösung erreicht wurde.

Top-Teams sind nicht nur effektiver, effizienter und stabiler, sondern zeichnen sich durch weitere besondere Eigenschaften aus:

- Das Team hat ein bestimmtes Teamziel, das selbstbestimmbar ist.
- Alle haben einen Teamplayer-Anspruch.
- Es bestehen nicht nur kommunikative, sondern auch meta-kommunikative Kompetenzen. Man redet also auch darüber, wie man miteinander redet und umgeht.
- Eine körperliche und mentale Resilienz ist vorhanden.
- Das Team übernimmt individuelle und gemeinsame Verantwortung. Jedes Teammitglied übernimmt Verantwortung für das Ergebnis, welches von dem Team als Ganzes erreicht wurde.
- Das Team arbeitet ergebnisorientiert; nicht das individuelle, sondern das gemeinsame Arbeitsprodukt zählt.
- Das Team hat Diskussionen und Entscheidungsfindungen, die nicht zeitlich begrenzt sind. Man arbeitet wirklich zusammen. Das Team pulsiert mit teaminterner Kommunikation.

- Alle geben einander konstruktives Feedback bezüglich der gemeinsamen Arbeit und des Verhaltens. Die Teammitglieder haben keine Angst vor Konflikten.
- Jedes Teammitglied kann in einem bestimmten Bereich den größtmöglichen Wert hinzufügen.
- Jedes Teammitglied richtet persönliche Ziele an den Teamzielen aus.
- Führung findet innerhalb des Teams statt und es bestehen geteilte Führungsrollen. Es gibt eine Autonomie auf Aufgaben- und Gruppenebene.
- Das Team trifft sachlich gerechtfertigte Entscheidungen. Effizienz wird direkt durch die Beurteilung des kollektiven Arbeitsproduktes gemessen.
- Das Team selbst bringt fortlaufend Impulse zur Verbesserung zur Sprache und ist bereit zu investieren, um besser zu werden.
- Das Team selbst erreicht die Implementierung von Innovations- oder Instandhaltungsarbeitsaufgaben. Teammitglieder teilen aktiv ihre Ideen und dem Team sind die Beziehungen außerhalb des Teams wichtig.
- Alle sind darauf vorbereitet, zusammenzuarbeiten. Es gibt gesunde Einstellungen innerhalb des Teams.
- Teambuilding-Maßnahmen sind Routine und machen allen Spaß.
- Teammitglieder sind in der Lage, das schwächste Teil des Teams zu identifizieren und dementsprechend einzugreifen – unabhängig davon, ob es sich um einen Prozess handelt, der nicht funktioniert, oder ein Teammitglied, das keine an den Teamansprüchen gemessene Leistung erbringt.
- Das Team ist in der Lage, Konflikte innerhalb des Teams zu lösen.
- Das Team hat den Willen, exzellent zu sein.
- In schwierigen Zeiten wird die Zusammenarbeit intensiviert. Jedes Teammitglied hat eine starke Loyalität zu dem Team.

Gute Beispiele für Top-Teams finden sich etwa in Transplantationseinheiten in Kliniken, die teilweise bis zu 20 Stunden lang miteinander auf engstem Raum arbeiten. Hier ist genau festgehalten, wer wann was macht. Jede*r ist top, aber gleichzeitig sind sie nur gemeinsam in der Lage, das Ziel zu erreichen. »Das Ganze ist mehr als die Summe seiner Teile.«

Top-Teams funktionieren auch unter Extrembelastungen

3.3.3 Extrembelastungen für ein Top-Team

Im Jahr 2016 probten drei Frauen und drei Männer das Leben auf dem Mars – in einer simulierten Raumstation auf Hawaii. Ihr Container hatte einen Durchmesser von zwölf Metern. 365 Tage lebten die sechs Wissenschaftler*innen auf engstem Raum – ohne Sonne, Frischluft, Obst und Gemüse. Duschen durften sie acht Minuten lang – pro Woche. Ziel war es, neben der Erforschung verschiedenster wissenschaftlicher und medizinscher Phänomene vor allem herauszufinden, ob die Crew über eine so lange Zeit auf extrem engem Raum zusammenleben könne – und immer noch als Team funktioniere. Die Extremsituation habe alle Teilnehmenden an ihre Grenzen gebracht, berichteten die Teilnehmenden hinterher. Es sei auch immer wieder zu Konflikten gekommen – oft über gleiche Themen. Aber am Ende haben sich alle jedes Mal im Interesse der Sache wieder zusammengerauft. Die Erkenntnis: Nur wer als Top-Team funktioniert, kann auch gemeinsam zum Mars fliegen.[2]

Dieses Beispiel zeigt, dass ein Team nur dann lange, kontinuierlich und erfolgreich funktioniert, wenn

- eine hohe Ausgeglichenheit bei den Teammitgliedern besteht,
- Aufgaben klar verteilt sind,
- gegenseitige Wertschätzung und Förderung gelebt wird,
- jede*r bemüht ist, Spannungen abzubauen,
- offene Gespräche zum Informationsfluss geführt werden,
- klare Strategien und Ziele bestehen,
- alle einander im Einzelnen annehmen und erstnehmen können, mit dem Wunsch, gut zusammenzuarbeiten,
- starkes gegenseitiges Vertrauen besteht,
- hohes Problemlösungspotenzial vorhanden ist,
- alle Rollen klar verteilt sind,
- ein Konfliktmanagement besteht und funktioniert,
- die Anerkennung vorhandener Entwicklungsmöglichkeiten gegeben ist.

Teambildung in Kliniken scheitert oft daran, dass keine gemeinsamen Visionen und Strategien bestehen. Wer sich als Führungskraft die Mühe macht und die eigenen Mitarbeitenden fragt, was wohl die Ziele und Pläne einer Klinik oder eines Krankenhauskonzerns sind, wird leider oft genug feststellen: Viele Menschen wissen nicht, wofür und für wen sie arbeiten. Die Philosophie ihres Unternehmens ist ihnen unbekannt, Leitbilder und Führungsgrundsätze sind veraltet oder interessieren nicht.

Wer Leistung fordert, muss Sinn geben

Aller Anfang ist schön, aber wichtig ist die Kontinuität – auch hier gilt: Geben Sie Gas, damit die Räder nicht ins Trudeln geraten. Wer Leistung von einem Team fordert, muss den Teammitgliedern Sinn geben. Gemeinsame Zielentwicklung und die Vereinbarung von Zielen sind mehr als sinnstiftend.

3.3.4 Phasen der Teamentwicklung

Teams entwickeln sich in Phasen: Forming, Storming, Norming, Performing

Ein Team ist kein starres Konstrukt. Vielmehr verändert es sich im Laufe der Zeit: Mitglieder verlassen die Teams, neue Kolleg*innen kommen hinzu, es entstehen vielleicht zunächst nur Spannungen, ggf. erwachsen

---

[2] Quelle: https://www.welt.de/wissenschaft/article157889061/Auf-dem-Mars-leben-heisst-einmal-duschen-pro-Woche.html

aus diesen dann aber im Laufe der Zeit Konflikte oder es werden Allianzen geschmiedet, die andere ausgrenzen. Die Entwicklung von der Gruppe zum Team lässt sich in vier idealtypische Phasen einteilen (Tuckmann, 1965), die von der Teamleitung beobachtet und aktiv gestaltet werden müssen:

1. Orientierungsphase: Forming
Die Teamstruktur ist noch von Unsicherheiten geprägt. Die Gruppenmitglieder probieren noch aus, welches Verhalten akzeptabel ist, und sind auf der Suche nach ihrer Position innerhalb des Teams. Die Abhängigkeit von der Leitung ist groß. In dieser Phase sollten Teilaufgaben und Regeln klar definiert sein, um Orientierung zu geben. Außerdem sollten alle Mitglieder die Möglichkeit bekommen, einander ausgiebig kennenzulernen und sich miteinander zu vernetzen und auszutauschen.

2. Konfrontationsphase: Storming
Nachdem sich die Gruppe etabliert hat, folgt eine zweite Phase, die geprägt sein kann von Turbulenzen und Konflikten. Meinungen polarisieren, Konkurrenz und Machtverhalten zwischen den Gruppenmitgliedern werden sichtbar, innerhalb der Gruppe wird nun um die eigene Position gerungen. In dieser Phase entstehen mitunter auch Konflikte mit der Leitung. Besonders in dieser Phase kann zeitweise eine enge Führung notwendig sein, damit Sie als Führungskraft die Zielverfolgung im Blick behalten und Ihre Vorstellungen und Rollen- sowie Aufgabenzuteilungen durchsetzen können.

3. Kooperationsphase: Norming
Das Team einigt sich auf Spielregeln, Werte und Normen. Der Widerstand gegenüber der Teamführung wird abgebaut, teaminterne Konflikte reduzieren sich. Es entsteht ein Wir-Gefühl. Das Verhalten im Hinblick auf die Arbeitsaufgaben ist durch offenen Austausch von Meinungen und Gefühlen gekennzeichnet. Auch hier kann noch miteinander in der Sache gerungen werden, wie diese Regeln und Werte ausschauen sollen, nach denen sich das Team richten soll.

4. Wachstumsphase: Performing
Jetzt ist das Team im besten Fall solide aufgestellt. Personelle Probleme sind gelöst oder entschärft. Das Team ist auf seine Aufgaben und das Erreichen seiner Ziele fokussiert. Alle arbeiten gemeinsam am Erreichen geteilter Ziele unter der akzeptierten Führung ihrer Führungskraft.

Die Übergänge zwischen diesen Phasen sind fließend. Die Entwicklung eines Teams verläuft nicht zwingend linear von Phase eins bis vier. Veränderungen im Team können zu Rückschritten oder raschen Fortschritten in der Teamentwicklung führen. Ein Neuzugang, der das Team erweitert, kann diese Dynamik genauso beeinflussen wie der Weggang eines Teammitglieds.

In allen Phasen kann es zu Konflikten und Krisen kommen – die sich deutlich von Phase zu Phase unterscheiden. Darauf gehen wir im Weiteren dieses Buches noch ein (▶ Kap. 3.4.4).

Es geht nicht ohne Geduld

Teams entwickeln sich in Phasen und es braucht Geduld, um ein stabiles Team zu schaffen. Auf Veränderungen innerhalb der Gruppe muss eine Teamleitung vorbereitet sein und sollte stets reagieren.

Nutzen Sie das dargestellte Teamrad, um systematisch zu prüfen, wie es zu einem bestimmten Zeitpunkt gerade um Ihr Team bestellt ist. Wie ist der Zusammenhalt im Team? Sind die Ziele für alle klar? Wer braucht momentan mehr oder gar besondere Aufmerksamkeit? Was erschwert aktuell Ihre Arbeit?

3.4 Teambildung

Selten gibt es für Teams eine Stunde null, in der eine Teamleitung unter einer Vielzahl von Kandidat*innen die perfekt zueinander passenden Mitglieder auswählen kann. In den allermeisten Fällen müssen Führungskräfte mit den vorhandenen Gegebenheiten klarkommen. Dazu gehören unter anderem die Existenz bestehender Untergruppen und eine feste Verteilung verschiedenster Aufgaben und Rollen. Hinzu kommt in der Regel eine nicht vorhandene oder sehr begrenzte Anzahl möglicher personeller Alternativen. Kurz: Meist muss ein Team mit den vorhandenen Mitarbeitenden erst gebildet werden. Doch unabhängig davon, ob es schon ein bestehendes Team gibt oder ein Team neu zusammengestellt wird, steht am Beginn eines Teambildungsprozesses immer die Überlegung: Stimmt die Mischung unterschiedlicher Teammitglieder bzw. wie erreichen wir diese? Dazu müssen folgende Fragen geklärt werden:

Die richtige Mischung im Team

- Wer ist die richtige Teamleitung?
- Welches Potenzial haben die einzelnen Teammitglieder?
- Wie groß muss das Team sein, um langfristig leistungsfähig zu bleiben?
- Wie soll das Team zusammengesetzt werden?

3.4.1 Anforderungen an die Teamleitung

Teamleitung beinhaltet soziale Verantwortung

Chefärzt*innen haben Führungsverantwortung für alle Mitarbeitenden; gegenüber den eigenen die disziplinarische, gegenüber Mitarbeitenden anderer Berufsgruppen eine fachliche. Es wird erwartet, ein Team nicht nur zu führen, zusammenzuschweißen und weiterzubilden, sondern auch Coaching-Aufgaben zu übernehmen. Die Leitung eines Teams ist also kein Geschenk, sondern eine Fleißaufgabe mit langfristigen Verpflichtungen, die neben fachlichen auch starke menschliche und soziale Komponenten tragen.

Erfahrungen beweisen: Menschen nehmen eine Anstellung an, weil sie sich für den Job interessieren – und gehen, weil sie

- sich von Vorgesetzten nicht gut behandelt fühlen,
- die Erwartungen der Chefärzt*innen nicht kennen,
- zu wenig Feedback bekommen,
- sich nicht ausreichend informiert fühlen,
- sich nicht ausreichend in Entscheidungsprozesse eingebunden fühlen,
- sich im Team allein gelassen fühlen,
- sich weder angenommen noch wohl fühlen.

Auch wenn jemand nicht gleich kündigt – wer unzufrieden ist, ist nicht mehr so leistungsstark und »infiziert« unter Umständen andere Kolleg*innen oder auch die gesamte Atmosphäre mit der Unzufriedenheit.

Unabhängig davon, in welcher Entwicklungsphase sich ein Team befindet, gehört es zu den zentralen Aufgaben einer Leitungskraft,

- das Team zu koordinieren,
- das Team zu moderieren,
- Konflikte zu lösen,
- die Möglichkeit zu geben, Fachwissen zu erlangen,
- Erfahrungen zu sammeln,
- die Motivation des Teams auf die gemeinsamen Ziele zu lenken,
- das Selbstbewusstsein des Teams zu stärken,
- für die entsprechende Ausstattung zu sorgen,
- das Team im Außenverhältnis zu repräsentieren,
- das Team zu schützen,
- als Hauptansprechpartner*in zu fungieren, gerade auch für neue Informationen oder Veränderungen, die von extern an das Team herangetragen werden,
- der erste Anlaufpunkt für Sorgen, Ängste und Nöte der Teammitglieder zu sein, da diese Auswirkungen auf Teamgefüge und Leistungsfähigkeit haben können.

3.4.2 Teamkoordination

Die Leitungskraft ist dafür verantwortlich, die Aufgaben im Team klar zu definieren und auch die interprofessionelle Zusammenarbeit möglichst effektiv und reibungslos zu gestalten.

Klarheit im Team schaffen

Dafür müssen innerhalb des Teams

- Ziele und Abläufe geklärt und transparent vereinbart sein,
- Aufgaben verteilt sein,
- Abläufe kontinuierlich verbessert werden,
- Schnittstellen zu angrenzenden Bereichen definiert und klar geregelt sein.

3.4.3 Teammoderation

Teamleitung als Moderator

In vielen Klinikbereichen, wie in Notaufnahmen oder auf Intensivstationen, funktioniert die Zusammenarbeit nicht unbedingt nach einem streng hierarchischem Führungsmodell, sondern die Teammitglieder arbeiten durch eine hohe Identifikation selbstständig und Hand-in-Hand. Damit diese Selbstständigkeit so bleibt, sollten Entscheidungen immer transparent kommuniziert werden. Deshalb haben Leitungskräfte auch die Aufgabe, das Team in Entscheidungen mit einzubeziehen und Veränderungen, Neuerungen und Probleme offen zu kommunizieren. Dazu gehören,

- Probleme in der Teamkommunikation zu erkennen und zu beheben,
- sich bei Sachdiskussionen auf das Prozessgeschehen zu konzentrieren,
- sicherzustellen, dass Argumente zusammengetragen, analysiert und abgewogen werden,
- Zwischenergebnisse festzuhalten,
- ein Endergebnis zu sichern,
- Ziele nicht aus den Augen zu verlieren und weitere Bearbeitungen anzustreben.

3.4.4 Konfliktlösung

Konflikte auf der Sach- und auf der Beziehungsebene

Konflikte gehören unweigerlich zur Teamarbeit und Teamentwicklung dazu. In den einzelnen Teamentwicklungsphasen entstehen immer wieder typische Konflikte, an denen sich der Entwicklungsprozess des Teams ablesen lässt. Konflikte treten auf der Sach- und der Beziehungsebene auf.

Typische Ursachen für Konflikte auf der Sachebenen:

- Gemeinsame Ziele sind nicht klar formuliert.
- Es werden Ziele verfolgt, die miteinander konkurrieren oder sich widersprechen.
- Es besteht keine Einigung über Vorgehensweisen und Methoden.

Typische Ursachen für Konflikte auf der Beziehungsebene:

- Die Rollenverteilung ist nicht eindeutig.
- In der Beziehung zwischen Leitung und Team existieren Spannungen.
- Zwischen den Teammitgliedern kommt es zu Reibereien.

In der Praxis ist es meist schwierig, die Prozesse innerhalb eines Teams eindeutig als Konflikte auf der Sach- oder Beziehungsebene zu identifizieren. Häufig verbergen sich hinter sachbezogenen Konflikten Positions- oder

Machtkämpfe. Hinter einem Streit, in dem es im ersten Blick um medizinische Fachkompetenzen geht, verbergen sich mitunter Schwierigkeiten auf der Beziehungsebene.

Die Teamleitung sollte daher auf die kleinsten Signale achten und versuchen, die eigentlichen Ursachen des Konflikts zu ermitteln. Konflikte, die nicht erkannt oder »unter den Teppich gekehrt« werden, brodeln oftmals unterschwellig weiter. Werden sie jedoch konstruktiv bewältigt, bringen sie die Gruppe einen großen Schritt weiter auf ihrem Weg zu einem gut funktionierenden Team.

In den im Abschnitt »Phasen der Teamentwicklung« (▶ Kap. 3.3.4) beschriebenen Phasen treten typischerweise aus unterschiedlichen Gründen Konflikte auf. Um als Ärztliche Leitungskraft aktiv damit umgehen zu können, ist es wichtig zu wissen, welche Konfliktanlässe in den jeweiligen Teamentwicklungsphasen typisch sind und wie sie gelöst werden können.

Orientierungsphase: Forming – Auf der Suche nach der eigenen Position probieren die Teammitglieder aus, wie weit sie gehen können – häufig auch in subtiler Weise. Werden sich anbahnende Konflikte bereits in dieser Phase erkannt und thematisiert, lassen sich heftigere Auseinandersetzungen in der Konfrontationsphase vermeiden.

Konfrontationsphase: Storming – Häufig ringen die Teammitglieder um ihre Stellung im Team, Macht- und Konkurrenzverhalten sind stark ausgeprägt. Das gegenseitige Abtasten der Teammitglieder kann leicht in offene Feindseligkeit umschlagen. Das Eingreifen der Leitung ist jetzt unabdingbar – ggf. auch mit einem Hinweis darauf, dass Konfliktparteien das Team verlassen müssen.

Kooperationsphase: Norming – Konflikte reduzieren sich erkennbar – vorausgesetzt, sie wurden erkannt, angesprochen und befriedet. Anderenfalls schwelen sie unbemerkt weiter, um sich z. B. beim Aushandeln von Regeln erneut zu entladen.

Wachstumsphase: Performing – Obgleich das Team in dieser Phase optimal aufgestellt ist, kann es jetzt zu Konflikten kommen, z. B. weil Ermüdungs- und Sättigungserscheinungen auftreten (Krüger, 2012) und die Motivation abflacht, sich mit der Entwicklung des Teams zu beschäftigen. Kommen jetzt neue Teammitglieder hinzu oder brechen alte, nicht ausreichend thematisierte Konflikte wieder auf, kann es leicht zu einem Rückfall in die Konfrontationsphase kommen.

Obwohl Konflikte meist als unangenehm und belastend empfunden werden, beinhalten sie auch eine Chance. Sie verhindern Stagnation, führen zu neuen Lösungen, grenzen Gruppen voneinander ab, schaffen Identität und Gemeinschaftserlebnisse, bewirken Veränderungen und bauen Feindbilder ab.

Teamleitung muss Neutralität wahren

Für eine Leitungskraft kommt es bei der fairen Schlichtung auf folgende Punkte an:

- oberstes Prinzip: Neutralität und eine Allparteilichkeit bewahren,
- schnelle Reaktion,
- nachhaltigen Druck auf Lösungsentwicklung ausüben,
- vor dem Dialog mit den Konfliktparteien: Analyse des Konflikts,
- Ursachen und Hintergründe des Konflikts genau identifizieren,
- allen Beteiligten zuhören,
- offene Kommunikation mit allen Beteiligten ist der Schlüssel zur Konfliktlösung.

Konfliktanalyse schafft Klarheit

Bei der Konfliktanalyse ist die Klärung einiger Fragen von zentraler Bedeutung:

1. Wie ist der Konflikt entstanden?
2. Wie nehmen die Konfliktparteien ihre Situation wahr?
3. Welche Streitpunkte werden vorgebracht?
4. Welche Beweggründe gibt es?
5. Welche Stufe der Eskalation hat der Konflikt erreicht?
6. Wie stellt sich die individuelle Situation der Konfliktparteien dar?
7. Welche Ansatzpunkte zur Konfliktlösung sind erkennbar?

Konfliktmoderation

Nach der Analyse des Konflikts hat eine Führungskraft die schwierige Aufgabe der Konfliktmoderation. Obwohl in Konfliktsituationen die Fronten häufig verhärtet sind und beide Parteien versuchen, die Teamleitung auf eine Seite zu ziehen, müssen Konflikte nachhaltig gelöst und befriedet werden, um die Handlungsfähigkeit des Teams nicht zu gefährden. Die folgenden Leitsätze sind dabei hilfreich:

- Das Gespräch konstruktiv auf Ziele ausrichten, statt alte Geschichten »aufzuwärmen«.
- »Vorschussvertrauen« hervorheben, statt Misstrauen zu fördern.
- Auf Beweglichkeit positiv eingehen, statt gegen Sturheit anzukämpfen.
- Übergeordnetes Interesse benennen, statt auf Partialinteresse einzugehen.
- Gewinn für beide Seiten betonen, statt relative Vorteile für die eine oder andere Seite.
- Helfen, die »Gesichter« der Parteien zu wahren, statt Demaskierungen zuzulassen.

Das Ziel ist immer das Erarbeiten einer gemeinsamen Konfliktlösung, bei der jede Partei etwas aufgibt (▶ Abb. 9), ohne das Gefühl zu bekommen, verloren zu haben.

Gelingt es dem/der Chefärzt*in nicht, den Teamkonflikt innerhalb kurzer Zeit zu klären, muss eine unparteiische dritte Person hinzugezogen werden, um als Mediator*in bei der Konfliktlösung zu unterstützten. Manche Konflikte sind besonders schwierig, da sie schon zu lange dauern.

3.4.5 Teamrepräsentation

Die Ergebnisse eines Klinik-Teams müssen immer wieder präsentiert werden, z. B. vor der Geschäftsführung. Dafür sollte eine Leitung

- Vorträge überzeugend gestalten,
- Zusammenhänge verständlich darstellen,
- sachorientiert und diplomatisch verhandeln.

Aber auch an den Schnittstellen zu anderen Bereichen müssen Teamleitungen immer wieder die Interessen und Forderungen des eigenen Teams repräsentieren – als Verhandlungsführer*in für das eigene Team, ohne dabei die Klinikinteressen insgesamt aus den Augen zu verlieren. Keine einfache Aufgabe – um sie zu meistern, sollte die Teamleitung in der Lage sein,

- die Arbeit des eigenen Teams zu präsentieren und selbstbewusst dessen Interessen zu vertreten,
- die Arbeit des eigenen Teams im übergeordneten Zusammenhang zu sehen,
- mit Einwänden und Kritik souverän umzugehen,
- kompromissfähig zu sein, ohne Terrain zu verschenken,
- Konflikte mit der Klinikleitung oder angrenzenden Bereichen konstruktiv bewältigen zu können.

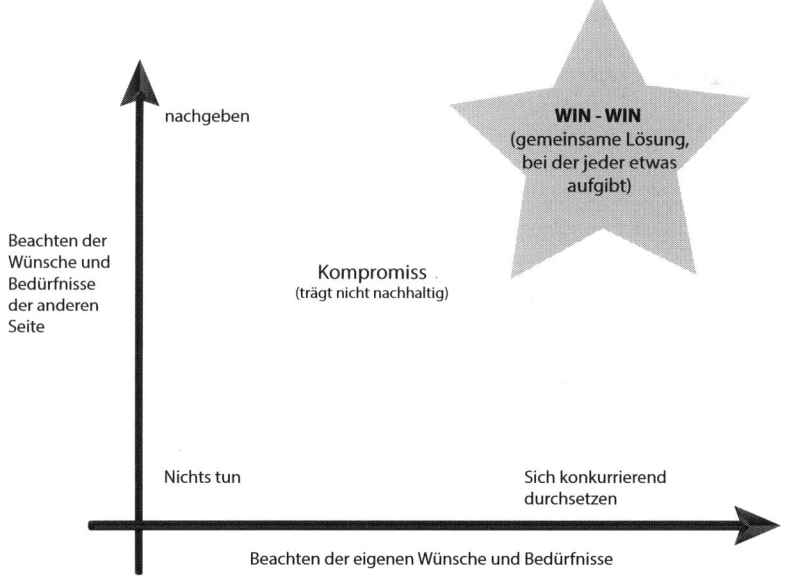

Abb. 9: Lösung von Konflikten

Eine Konfliktlösung ist am nachhaltigsten, wenn sie gemeinsam entwickelt wurde und jeder etwas aufgibt.

3.5 Kompetenzen der Teamleitung

Fähigkeiten der Teamleitung reichen über Fachwissen hinaus

Die Leitung eines Teams ist keine leichte Aufgabe. Um ihr Tag für Tag gewachsen zu sein, sind – abgesehen von exzellentem medizinischem Fachwissen – folgende Kernkompetenzen wichtig (Krüger, 2012):

- die Bedürfnisse und Spannungen im Team erkennen
- Zugang zu den Teammitgliedern bekommen
- Kooperationsfähigkeit, um intern und extern effizient zusammenarbeiten zu können
- Visionen und Ziele glaubhaft und motivierend vermitteln
- Integrationsfähigkeit, um aus unterschiedlichen Persönlichkeiten ein Team zu formen bzw. aus unterschiedlichen Interessen eine synergetische Leistung zu entwickeln
- den Informationsfluss gewährleisten

Kaum eine Führungskraft bringt von vornherein alle Kompetenzen in optimaler Ausprägung mit. Aber: All diese Fähigkeiten lassen sich entwickeln und ausbauen. Dabei ist es wichtig, die eigenen Fähigkeiten möglichst realistisch einschätzen zu können. Kein leichtes Unterfangen. Eine Grundvoraussetzung ist Selbstreflexion. Die in Kapitel 2 beschriebenen Aspekte unterstützen dabei (▶ Kap. 2).

3.6 Die Mischung im Team

Entwicklung von Top-Teams

Ein Klinik-Team muss sehr komplexe Aufgaben erfüllen. Damit es die von ihm erwarteten Spitzenleistungen kontinuierlich erbringen kann, ist es das Ziel einer Leitungskraft, es zu einem Top-Team zu entwickeln. Doch das gelingt nur, wenn die Mischung der Teammitglieder stimmt. Dabei sind drei Faktoren entscheidend (Krüger, 2012):

- die fachliche Qualifikation
- die Persönlichkeitsprofile
- die Teamfähigkeit jedes einzelnen Teammitglieds

Bei der Zusammenstellung von Teams werden häufig zwei Fehler gemacht, die den Teamerfolg gefährden (Bender, 2009):

1. Teams werden in Bezug auf die Persönlichkeitsprofile zu homogen zusammengestellt. Beispiel: In einem Team werden überwiegend Ärzt*innen eingestellt, die das gewissenhafte Arbeiten in klaren Strukturen

bevorzugen. Initiative Persönlichkeiten, die etablierte Abläufe hin und wieder infrage stellen, fehlen hingegen. In einer solchen Zusammensetzung hat ein Team nur wenig Antrieb, Neuerungen zu entwickeln und Strukturen auf den Prüfstand zu stellen.
2. Die Teammitglieder werden so ausgesucht, dass sie die Schwächen der Teamleitung ausgleichen sollen. Beispiel: Eine Teamleitung, die zu dominantem Verhalten neigt und mit hohem Tempo Ziele verfolgt, sucht für das eigene Team überwiegend stetig arbeitende Ärzt*innen aus, in der Hoffnung, dass diese ihn/sie bei der Erreichung der Ziele unterstützen und der Leitung wenig Kritik entgegenbringen. Diese auf den ersten Blick Erfolg versprechende Strategie birgt jedoch die Gefahr, dass die Leitung ungehindert autokratisch agiert und keine anderen Menschen oder Meinungen neben sich duldet, mit denen die Vor- und Nachteile des eigenen Handelns reflektiert werden können.

Beide Fehler haben zur Folge, dass die Leistungen des Teams in einigen Bereichen sehr stark und in anderen Bereichen schwach sein werden. Insgesamt bleibt die Teamleistung damit hinter ihren Möglichkeiten zurück. Daher ist es wichtig, dass die Ärztliche Leitungskraft eine Teamkultur schafft, die die Verschiedenartigkeit der Mitarbeitenden fördert, sodass ein sich gegenseitig stützender, voneinander lernender Organismus entsteht. Grundlegende Kenntnisse über die Merkmale unterschiedlicher Verhaltensprofile unterstützen dabei.

Verschiedenartigkeit der Teammitglieder fördern

3.6.1 Sind wirklich alle gleich?

Unterschiedliche Spezialisierungen der Mitarbeitenden stellen Teams vor die Herausforderung, immer, zu jeder Tages- und vor allem Nachtzeit – unabhängig von der Zusammensetzung – stabil arbeits- und leistungsfähig zu sein. Gemeinsam einen Berg an Arbeit zu bewältigen und auf Augenhöhe zu agieren, ist dabei nicht immer leicht. Ein Klinikteam setzt sich aus ganz unterschiedlichen Mitgliedern zusammen. Dazu kommt auch die Tatsache, dass seit 2013 begonnen wurde, die Pflege zu diversifizieren: Eine Schicht setzt sich heute nicht selten aus leitenden Ärzt*innen, Assistenzärzt*innen, examinierten Pflegekräften, Krankenpflegehelfer*innen, Versorgungsassistent*innen, Stationssekretär*innen und Schüler*innen zusammen. Dabei gelingt es nicht immer, mit den einzelnen Gruppen auf Augenhöhe zu arbeiten.

Der Teamgedanke an sich ignoriert allerdings nicht die unterschiedlichen Qualifikationen, er ergibt sich aus dem Verhalten untereinander. Das heißt: Alle sind auf Augenhöhe in der Kommunikation bei gleichzeitiger Akzeptanz der unterschiedlichen Qualifikationen. Wer lernt, auf diese Weise miteinander umzugehen, wird nicht mehr von oben herab handeln, sondern gleichberechtigt agieren. Jede*r im Team ist wichtig. Das merkt ein gutes Team besonders in Stresssituationen, bei Unterbesetzung oder hohem Patient*innenaufkommen. Wenn sich alle untereinander wertschätzen und die Potenziale und Einsatzmöglichkeiten jedes und jeder Einzelnen richtig eingeschätzt werden, ist ein gutes Team auch für Ausnahmefälle besser gestärkt und vorbereitet. Aufgrund des Mangels an Pflegekräften werden viele Teams heute gelegentlich erweitert um Medizinische Fachangestellte (MFA) oder – besonders in Notaufnahmen – um Rettungsassistent*innen. Werden diese Arbeitsgruppen ohne notwendige Integrationsmaßnahmen und Schulungen nur zusammengewürfelt, sind oftmals große Spannungen zwischen all diesen Berufsgruppen spürbar. Hier ist ein hoher Führungsaufwand nötig, um Ressentiments und Vorurteile abzubauen und alle Beteiligten zu einem Team zusammenzuführen.

Wertschätzendes Miteinander

Seien Sie stets freundlich, achtsam, professionell und respektvoll im Umgang miteinander – über alle Qualifikationen hinaus. Nicht trotz, sondern gerade wegen unterschiedlichster Qualifikationen ist eine wertschätzende Kommunikation auf Augenhöhe absolut notwendig.

Um ein gutes Team zu formen, das sich eventuell sogar zu einem Top-Team entwickeln kann, sind verschiedene Aspekte zu beachten:

1. Das Team muss zusammenpassen. Dazu gehört Geschick bei der Personalauswahl. Leider hinken Kliniken hier der freien Wirtschaft viele Jahre hinterher. Der bestehende Personalmangel erschwert den Auswahlprozess um ein Vielfaches. Allerdings gilt: Jede*n zu nehmen, der/die kommt, kann ein gutes Team unter Umständen sogar zerstören. Wer aufgrund des Charakters oder mangelnder fachlicher Qualifikationen nicht passt, hat in einem funktionierenden Team nichts zu suchen. Bei hoher Transparenz derartiger Personalentscheidungen trägt ein Team lieber den weiteren Ausfall und die damit verbundene Mehrbelastung als jemanden, der/die nicht ins Team passt.
2. Überzeugen durch gute Führung. Dazu gehört, eventuell vorhandene Veränderungswiderstände zu überwinden, den Mitarbeitenden immer wieder die Schätze aufzuzeigen, die auf dem Weg zum Team noch nicht gehoben wurden, und ggf. bei Bedarf auch mit gewisser Autorität zu führen, wenn beispielsweise existenzielle Werte verletzt werden (Verbindlichkeit von Absprachen, gegenseitige Unterstützung, …).
3. Das Potenzial der Mitarbeitenden erkennen und fördern. Verantwortung für die konsequente und nachhaltige Weiterbildung und Entwicklung für diejenigen Mitarbeitenden zu übernehmen, die das Potenzial haben, durch zusätzliche Qualifikationen das Team zukünftig noch besser zu unterstützen.
4. In einem guten Team redet niemand schlecht über die Leistungen anderer – weder im eigenen noch zwischen verschiedenen Teams. Stärken und Potenziale sollen erkannt und ausgebaut werden. Mit großer Konsequenz müssen Führungskräfte Mitarbeitende ansprechen, die Kolleg*innen anderer Berufsgruppen – oder auch der eigenen – abwerten. Hier muss massiv gegengewirkt werden.

3.6.2 Teamfähigkeit prüfen

Teamfähigkeit ist zugleich Ergebnis und Voraussetzung gelungener Teamentwicklung. Denn nur, wenn ein gewisses Maß an Teamfähigkeit überhaupt vorhanden ist, lässt sie sich entwickeln, sodass die zielorientierte Zusammenarbeit mit anderen gelingt. Speziell in Kliniken und Krankenhäusern ist Teamfähigkeit eine wichtige Voraussetzung. Mitarbeitende, die den Begriff Team für eine Abkürzung für »Toll, ein anderer macht's« halten, sind fehl am Platz. Schließlich gilt es, möglichst schnell und wirksam zum Wohl der Patient*innen einzugreifen – und die eigenen Eitelkeiten dem Notfall unterzuordnen.

Ob jemand in ein Klinikteam passt, hängt nicht nur von der individuellen Teamfähigkeit ab, sondern auch davon, wie mit den speziellen Anforderungen im Arbeitsumfeld – Hektik, Chaos, Unvorhergesehenes, hohe medizinische Anforderungen, viel Druck von außen, wenig Unterstützung, aufgeregte Patient*innen und Angehörige – umgegangen wird.

Fähigkeiten der Teammitglieder mit den Anforderungen des Arbeitsumfelds abgleichen

Das Prüfen der Teamfähigkeit ist nicht nur eine Aufgabe der Leitung, sondern auch eines jeden Mitglieds: Alle Mitglieder sollten sich selbst nach der persönlichen Eignung für die Herausforderungen eines Teams hinterfragen. Beispielsweise sollten sich Assistent*innen, die überlegen, dauerhaft in einem Notaufnahme-Team zu arbeiten, fragen, ob es ihrem Persönlichkeitsprofil entspricht, in einem so eng verzahnten, auf Schnelligkeit und Hochleistung angelegten Team mitzuwirken und ob sie gleichzeitig mit dem fordernden Arbeitsalltag klarkommen. Denn beide Faktoren – das Team und die Rahmenbedingungen – sind unveränderbar.

3.7 Teamorganisation

Für die erfolgreiche Arbeit des Teams und seine wirkungsvolle Entwicklung ist es wichtig, die folgenden Fragen zu klären:

1. Wer hat die Verantwortung im Team?
   Mit eindeutigen Absprachen darüber, wer die Verantwortung für das Team und dessen Entwicklung trägt, werden die Verantwortungsbereiche festgelegt und die Rollen verteilt.
2. Wie fügt sich das Team in die Klinik ein, wie sind die Schnittstellen zu anderen Bereichen?
   Es reicht nicht aus, Organisationseinheiten einfach zu Teams zu erklären. Sie müssen in die bestehende Organisation eingefügt und mit Organigrammen, Stellen- und Aufgabenbeschreibung, Zielvereinbarungen und Budgets zu einer handlungsfähigen Einheit entwickelt werden.

3. Welche Handlungsspielräume braucht das Team?
Ablaufbedingt hat ein Team einen bestimmten Rahmen, in dem es seine Handlungsspielräume entwickeln kann. Um die Teamentwicklung zu begünstigen und die Leistungen des Teams zu fördern, sollten die Handlungsspielräume für das Team möglichst weitreichend sein. Grundsätzlich braucht jedes Team Führung.
4. Wie wird die tägliche Arbeit organisiert?
Zu den Basisanforderungen der Organisation gehört die Ausstattung des Arbeitsbereiches mit geeigneten Geräten, Räumlichkeiten, Kommunikationsmitteln usw. Es gehört zu den Koordinationsaufgaben der Leitung, initial für das Funktionieren der Organisation zu sorgen und im Sinne der Selbstorganisation an das Team zu delegieren.

3.7.1 Teamziele

Zielklarheit, Zieltransparenz und Zielverbindlichkeit bestimmen die Teamidentität

Ein wichtiges Merkmal von Top-Teams, wie sie in Kliniken zu finden sind, ist die konsequente Verfolgung von Zielen. Zielklarheit, Zieltransparenz und Zielverbindlichkeit sind wesentliche Bestandteile der Teamidentität. Eine klare Zielorientierung verhindert Desorientierung und dient der Weiterentwicklung. Daher sollten Ziele für alle verständlich formuliert und einvernehmlich vereinbart werden. Dabei gilt es auch, die folgenden Begleitumstände im Blick zu behalten (Hollmann, 2010):

- Sind die gewählten Vorgehensweisen, z. B. abgestimmte Standard Operating Procedures (SOPs), für die Zielerreichung hilfreich?
- Werden die Präferenzen und Fähigkeiten der Teammitglieder optimal genutzt?
- Sind die Funktionen und Aufgaben im Team sinnvoll verteilt?
- Werden die vereinbarten Spielregeln, z. B. wöchentliche Teamsitzungen, eingehalten?

Details zur Entwicklung, Formulierung und Erreichung von Zielen sind im Kapitel 5 beschrieben (▶ Kap. 5).

3.7.2 Lernpotenziale entwickeln

Die Arbeit im Team lernen die Mitglieder durch praktische Erfahrung. Um das Team jedoch weiterzuentwickeln, bedarf es strukturierter und geplanter Intervention der Leitung, die erst Lernprozesse der einzelnen Teammitglieder ermöglichen, denn im Laufe der Zeit ändern sich die Anforderungen an das Team.

Lernmaßnahmen planen und umsetzen

Im ersten Schritt wird dazu der Lernbedarf ermittelt. Es ist Aufgabe der Leitungskraft zu prüfen, wer fachliches Wissen und Fertigkeiten noch auf den erforderlichen Standard im Team bringen muss und wer sich spezialisieren und höher qualifizieren kann. In Absprache mit dem Team werden im zweiten Schritt entsprechende Maßnahmen geplant. Im dritten Schritt geht es dann an die konkrete Umsetzung der geplanten Lernmaßnahmen. Im Idealfall entsteht so ein Fortbildungsplan für alle Teammitglieder mit 14-tägigen internen sowie externen Fortbildungen.

3.8 Teamführung – die Dynamik im Team konstruktiv nutzen

Ein Team ist keine amorphe Masse. Es besteht aus unterschiedlichen Einzelpersonen mit verschiedenen Persönlichkeitsprofilen und Reifegraden. Daher ist es völlig normal, dass jedes Team einer eigenen Dynamik unterliegt, die sich aus dem Zusammenspiel der einzelnen Teammitglieder ergibt. Für die Leitungskraft ist es wichtig, die Stärken und Entwicklungsmöglichkeiten ihrer Mitarbeitenden in fachlicher und sozialer Hinsicht genau beurteilen zu können, um ihr Team möglichst gut zu steuern.

Stärken und Schwächen der Teammitglieder kennen und berücksichtigen

Darüber hinaus hilft es der Leitung, die Rollen der einzelnen Teammitglieder einschätzen zu können. Denn in jedem Team gibt es Führer*innen, Förderer, Beschützer*innen und Bewahrer*innen. Gerade im Konfliktfall ist es notwendig, das Handeln der einzelnen Teammitglieder vor dem Hintergrund ihrer Rolle zu beurteilen, um aktiv und wirkungsvoll eingreifen zu können. Allerdings sollte die Leitungskraft im Konfliktfall nicht voreilig handeln, denn nicht aus jeder kleinen Reiberei wird gleich ein ausgewachsener Konflikt. Wenn sich jedoch abzeichnet, dass innerhalb des Teams keine Lösung möglich ist oder z. B. ein Teammitglied gezielt gemobbt wird, ist dringend das Eingreifen des Leitenden geboten. Das Ziel ist es, allen Teammitgliedern die Konfliktpotenziale und Ursachen bewusst zu machen.

Das Lösen von Konflikten ist nicht ausschließlich eine lästige Pflichtübung, sondern trägt maßgeblich zur Funktionsfähigkeit und Entwicklung des Teams bei (▶ Kap. 3.4.4).

3.8.1 Das funktionierende Team

In einem Top-Team herrscht eine Atmosphäre des Vertrauens. Es gehört zur Führungsaufgabe, die Impulse für ein positives Klima innerhalb des Teams zu setzen. Dazu gehört:

Vertrauen bestimmt die Leistungsfähigkeit des Teams

- Der Umgang miteinander ist ehrlich und aufrichtig.
- Die Aufgaben und Abläufe sind zuverlässig verteilt.
- Die Teammitglieder verfolgen ein gemeinsames Ziel.
- Es herrscht eine gut funktionierende Kommunikation.
- Veränderungen werden als Chance betrachtet.
- Probleme und Konflikte werden sofort geklärt.

Damit die Funktionsfähigkeit eines Teams erhalten bleibt, müssen die Binnenbeziehungen immer wieder überprüft werden. Mit einer Bindungsanalyse (▶ Kap. 1) kann die Führungskraft sehr leicht die Bindung zu einzelnen Teammitgliedern erheben.
Je enger die einzelnen Teammitglieder zusammenstehen, umso leistungsfähiger ist das Team.

3.8.2 Riskante Teamdynamiken

Perfekt ist es, wenn eine neue Führungskraft ein motiviertes, positives und offenes Team übernimmt, das vorurteilsfrei und gerne den Arbeitsalltag gemeinsam meistert. Allerdings sieht die Realität oftmals anders aus.

Ein Team ist niemals ein starres Konstrukt, sondern ständig in Bewegung. Was heute gut funktioniert hat, kann morgen schon scheitern. Ein einfaches Missverständnis in der Kommunikation kann zu einem Konflikt zwischen zwei Menschen führen – schon leidet das ganze Team unter der angespannten Stimmung. Und Teams sind niemals gleich. Es gibt ganz unterschiedliche Teamdynamiken, die getragen sind von Individuen und die neue Kolleg*innen und Leitungskräfte vor ganz unterschiedliche Herausforderungen stellen können.

3.8.2.1 Das unerfahrene Team

Hochmotiviert, schnell dabei, begeisterungsfähig – aber leider noch »grün hinter den Ohren«: Oftmals sind es frisch zusammengewürfelte Gruppen, die sich erst noch finden müssen. Gerade fertig mit dem Studium oder unerfahren im Teamwork steht eine neue Teamleitung vor ganz besonderen Herausforderungen: Die unterschiedlichen Talente, Interessen und Vorlieben müssen analysiert und gebündelt werden, um die nötigen Positionen richtig zu besetzen. Außerdem sollte langfristig eine gesunde Balance geschaffen werden zwischen dem Halten der hohen Motivation und den Standards, Regeln und Vorgaben, die zur täglichen Routine gehören.

Die große Chance bei einem so frischen Team besteht darin, gemeinsam Ziele zu artikulieren und das Formen der Standards zu einem erinnerungswürdigen Ereignis zu gestalten. Ein Kick-off-Termin bietet eine wunderbare Gelegenheit, eine stabile Basis für die gemeinsame Zukunft zu schaffen. Am Anfang ist das Abklopfen der gegenseitigen Erwartungen von Führungskraft und Team aneinander wichtig. Herausforderungen liegen für die Führungskraft unter anderem in einer notwendigen hohen Flexibilität und dem intensiven Arbeits- und Zeitaufwand bezüglich der Teamphasen und Teambildungsmaßnahmen.

Einfach ist es nie   Auch wenn es anfangs scheinbar reibungslos läuft, zeigt die Erfahrung, dass es immer wieder zu stürmischen Phasen kommen kann. War jedoch die Ausgangsposition stabil und zeigt die Führungskraft von Beginn an eine hohe Präsenz und gibt klare Richtlinien und Leitplanken vor, in denen sich das Team finden kann, stehen die Chancen gut, Start-Turbulenzen zu überstehen und fest zusammenzuwachsen.

3.8.2.2 Das depressive Team

Das depressive Team ist getragen von einer mentalen Haltung, die darüber klagt, gestellte Aufgaben kaum zu schaffen. Die Mitglieder fühlen sich fremdbestimmt, glauben, sie müssten funktionieren, und finden grundsätzlich alles schwer und belastend. Depressive Teams – so die Regel – lassen sich nicht aufmuntern und die Grundstimmung ist nicht zu verändern. Im Gegenteil: Jeder Versuch, positive Stimmung zu erzeugen, treibt das Team noch stärker in die depressive Verstimmung.

Die Gründe sind ernst zu nehmen und müssen analysiert werden. Einfach nur gute Laune und positive Energie einzufordern, funktioniert genauso wenig wie bei depressiven Menschen. Die Ansätze sind ähnlich wie in der Psychotherapie: Es geht darum, das Verhalten zu spiegeln, Raum zu geben, Zeit zu lassen, zu reden. Diese Teams aufzuteilen, um die depressive Dynamik zu durchbrechen, wäre eine Lösung – vor allem, wenn die Gründe in Überforderung oder strukturellen Problemen liegen. Auch das Herauslösen einer Einzelperson, die möglicherweise ursächlich für die schlechte Stimmung verantwortlich ist, ist möglich, um das Team zu schützen und den anderen eine Chance zu geben, sich ohne den »Störenfried« neu auszurichten. Voraussetzung ist aber immer eine genaue Analyse vor der Entscheidungsfindung: Gibt es Mobbing? Ist das Team wirklich überlastet? Gibt es eine Chance, das Team mithilfe eines Mediationsprofis wieder in die Spur zu bringen? Können die Prozesse verbessert werden?

Eine andere Möglichkeit, depressive Teams zu unterstützen, besteht darin, durch neue Menschen frische Impulse hineinzubringen. Wie gesagt: Teambildung ist ein dynamischer Prozess. Kommt jemand Neues hinzu, muss er oder sie sich nicht nur integrieren; auch alle anderen müssen sich neu auf diese Person ausrichten. Jemand, der unbelastet ist, neue Perspektiven und Sichtweisen auf die Dinge hat und ohne Scheuklappen und mit frischem Wind agiert, kann heilsam sein für ein depressives Team und Veränderungsprozesse in Gang setzen, die zu neuen Einsichten bei allen führen. Es kann bei solchen Teams allerdings auch passieren, dass ein hochmotivierter Neuling nach kurzer Zeit »glattgeschliffen« und infiziert wird von der depressiven Grundstimmung. Um dem entgegenzuwirken, kann es notwendig sein, dass der oder die »Neue« durch die Führungskraft mit regelmäßigen Gesprächen geschützt und gleichzeitig ermuntert wird, die zu Beginn noch unverfälschte Perspektive auf die Dinge im Team kundzutun.

Eine solche Dynamik in Gang zu setzen ist ein mächtiges Werkzeug und es bedarf daher einer guten Abwägung der Vor- und Nachteile sowie Antizipation möglicher Verläufe. Eine solche Überlegung sollte auch personal-

Neue Menschen verändern Teamdynamiken

strategisch untermauert sein, d. h. es muss genau überlegt werden, wer mit welchen Eigenschaften ins Team integriert und wer anderswo positioniert wird.

3.8.2.3 Die mauernden Teamvarianten

Hier finden sich unterschiedliche Varianten einer Teamdynamik. Gleich ist allen, dass sie eng zusammenstehen und Veränderungen, Maßnahmen und Personen von außen ablehnen bzw. diesen besonders kritisch gegenüberstehen.

Unterschiede finden sich in der Art der Ausprägung: Bei der glorifizierenden Variante hält sich das Team für extrem leistungsfähig. Man glaubt, keine Fehler zu machen, beschönigt die eigenen Leistungen; Selbstbild und Fremdbild weichen deutlich voneinander ab. Für Außenstehende, die genauer hinsehen, ist diese Diskrepanz deutlich wahrnehmbar. Dieses Team kann auch dazu neigen, ehemalige Chefärzt*innen und Leitungskräfte zu glorifizieren.

Eine neue Leitung hat kaum eine Chance, die Position zu besetzen. Sie stößt immer wieder auf Gegenwehr. Aussagen wie »Früher haben wir das aber so und so gemacht« oder »Auf Dr. XY konnten wir uns blind verlassen« machen es schwer, sich zu integrieren und zu positionieren. Ein Lösungsansatz könnte sein, kein Wort über eventuelle Vorgänger zu verlieren oder sie auf keinen Fall durch Bemerkungen abzuwerten.

Das verharrende Team ist gekennzeichnet durch große Verbundenheit in der Gruppe. Subjektiv empfundene Störfaktoren werden ignoriert und sogar bekämpft, man wehrt sich gegen Veränderungen und lehnt sogar Weiterentwicklungen ab.

Beim verschlossenen Team potenzieren sich die Eigenschaften: Hier werden weder fachliche oder strukturelle Veränderungen noch neue Leitung akzeptiert.

Diese Strömungen können so weit gehen, dass Leitungskräfte aufgeben, weil sie keine Akzeptanz finden. Ist so ein Prozess bereits einmal erfolgreich gewesen, spürt das Team eine gruppendynamische Macht, diese »Meuterei« immer wieder – und mit Erfolg – einzusetzen.

Konsequenz und Soziogramme können helfen

Ein Lösungsansatz kann die Übertragung neuer Aufgabenbereiche an einzelne Teammitglieder sein, um den persönlichen und individuellen Horizont zu erweitern und die Gruppe auf diese Art zu öffnen. Neue Mitarbeitende, die in dieses Team integriert werden, müssen von Führungskräften mit besonderer Aufmerksamkeit begleitet und geschützt werden. In der Regel ist zu empfehlen, niemals jemanden allein in schwierige Teams zu schicken, sondern besser gleich eine Gruppe aus zwei oder drei Kolleg*innen, die sich kennen, schätzen und gegenseitig stärken können. Auch Ehrlichkeit und Informationen sind wichtig: Denn ist »den Neuen« die spezielle Teamdynamik bekannt, sind sie besser gewappnet gegen eventuelle Angriffe und können sich gemeinsam stärker positionieren.

Eine andere gute Strategie ist es, alles Vorangegangene zunächst zu akzeptieren und zu analysieren und sich niemals abwertend oder respektlos über Vorgänger*innen zu äußern. Das Führen von Einzelgesprächen kann die Gruppendynamik entschärfen. Treffen Sie feste Vereinbarungen, deren Einhaltung die Leitungskraft sicherstellt. Eine Ansprache samt Abwertung in bzw. vor der Gruppe würde den Zusammenhalt noch verstärken. Hilfreich kann es auch sein, durch ein Soziogramm herauszufinden, wer die Meinungsmacher*innen sind und wie diese für Veränderungen und Weiterentwicklungen gewonnen werden können. Die Leitungskraft darf solche Teams nicht einfach laufen lassen, sondern muss immer auch in Einzelgesprächen herausfinden, welche Ansätze helfen, das Team aus der jetzigen Konstellation heraus weiter zu entwickeln. Gerade bei schwierigen Teams ist es nicht geraten, mit ihnen in Konkurrenz zu treten, sondern durch gezielte Analysen Ansatzpunkte für Veränderungen zu finden. Das Aufbrechen solcher Dynamiken ist für die Führungskraft anstrengend und mitunter auch sehr belastend. Trotz allem braucht eine Führungskraft eine hohe Präsenz: Stellen Sie sich den Problemen und Herausforderungen, zeigen Sie sich Ihren Leuten und bleiben Sie konsequent.

Auch wenn es unter diesen Umständen schwerfällt, sind berechtigtes Lob und Anerkennung für gute Leistung und bisher Erreichtes ein weiteres wichtiges Element auf dem Weg zu einer konstruktiven Lösung. So kann es Stück für Stück gelingen, sich als Führungskraft zu positionieren und sich Akzeptanz zu erarbeiten.

Lob auch wenn es schwierig ist

3.8.2.4 Das fraktionierte Team

Im fraktionierten Team haben sich Unter-Teams gebildet. Diese können aus der gleichen Meinung zu einem Sachthema, einer gewichtigen Veränderung, aus Ablehnung der Führungskraft oder einer anderen Person in der Gruppe resultieren. Dahinter steckt nicht zwingend ein bösartiger Wille, sondern häufig Sorgen, Ängste, Unmut, Vorurteile, Veränderungswiderstände oder einfach auch nur individuelle Sympathien oder Antipathien gegenüber anderen. Mitarbeitende scharen sich dabei um einen oder zwei für sie charismatische Personen, von denen sie sich Schutz und Unterstützung erhoffen. Nicht selten bleibt es nicht bei einer Untergruppe, sondern es bilden sich weitere, die wiederum einen Gegenpart zum anderen Unter-Team bilden. Natürliche Anlässe für Untergruppen sind auch Generations- (Alt versus Jung), Erfahrungs- und Herkunftsunterschiede sowie subjektiv erlebte gemeinsam geteilte Schicksale.

In allen Fällen können über eine systematische Analyse der Beweggründe Einzelner sowie die Erstellung eines Soziogramms die Schlüsselpersonen bzw. die Meinungsmachenden identifiziert werden. Maßnahmen können dann Einzelgespräche, Teamsupervisionen, veränderte Schichteinsatzpläne, Feedback und/oder Kritikgespräche sein. Welche Intervention gewählt wird, ist abhängig davon, wie stark die Auswirkun-

Bei Schwierigkeiten besteht Handlungsbedarf

gen der Unter-Teams für das Leistungsverhalten, das Sozialverhalten und das emotionale Gefüge des Gesamtteams sind. Behindert das Unter-Team die Einheit oder das Zusammenwachsen des Kern-Teams, besteht Handlungsbedarf. Es ist nicht auszuschließen, dass die Leitungskraft das fraktionierte Team zum Erreichen der Ziele oder zum Gelingen des Ganzen einsetzen kann: So kann man ein Unter-Team von neuen Mitarbeitenden durchaus damit beauftragen, den Einarbeitungsleitfaden zu überarbeiten oder Kolleg*innen, die sich gegen den Einsatz internationaler Kolleg*innen stemmen, damit beauftragen, ein Event zu planen, das die Integration fördert.

3.9 Kommunikation im Team

Partnerschaftliche Kommunikation fördert Zielerreichung

Die wesentliche Voraussetzung für die Funktionsfähigkeit des Teams ist die offene und partnerschaftliche Kommunikation (▶ Kap. 1). Um sich über allgemeine Themen abzustimmen, sind regelmäßige Teambesprechungen unerlässlich. Damit sie zeitlich in einem verträglichen Rahmen bleiben, sollten sie straff geführt und strukturiert werden. Sie sind für alle Teammitglieder verbindlich; nur wichtige Gründe rechtfertigen es, fernzubleiben. Allerdings sind Teambesprechungen nicht das alleinige Führungsinstrument. Sie dienen nur der Information über die Themen, die für alle Teammitglieder gleichermaßen bedeutsam sind. Keinesfalls entbinden sie von der Pflicht, die Teammitglieder, abhängig von ihren jeweiligen Reifegraden, zu führen. Zusätzlich tragen Briefing- und Debriefing-Gespräche bei Schichtbeginn und -ende sowie regelmäßige bilaterale Feedback-Gespräche zum Funktionieren des Teams bei.

Briefing-Gespräch bei Schichtbeginn für zwei bis drei Minuten: Welche Teammitglieder sind heute da? Was liegt an (Ausstrahlen von Zuversicht)?

Debriefing-Gespräch bei Schichtende für zwei bis drei Minuten: Danke für die Zusammenarbeit. Was haben wir geschafft? Ggf. Klärung von Restthemen des Tages.

3.9.1 Teamfunktion und Burn-out-Prävention

Steigende Zahlen von Patient*innen, wachsende Aufgabenvielfalt, Rentabilitätsdruck – die Anforderungen an Kliniken sind groß. Wer sie dauerhaft bewältigen will, muss sich davor schützen, auszubrennen. Schätzungen gehen davon aus, dass inzwischen 30 % aller Ärzt*innen unter Burn-out-Symptomen leiden (Bergner, 2010).

Funktionierende Teams reduzieren das individuelle Stressempfinden

Funktionierende Teams tragen wesentlich dazu bei, das individuelle Stressempfinden zu reduzieren. Arbeitsteilung, gemeinsame Verantwortung und soziale Unterstützung haben großen Anteil an der Burn-out-Prävention.

Jedoch funktioniert diese Pufferfunktion nur dann, wenn innerhalb des Teams positive Strukturen und Abläufe vorhanden sind. Eine Identifikation des Teams mit den vorhandenen Defiziten kann leicht zu gruppenbezogenen Burn-out-Symptomen führen. Schnell überträgt sich dann die Unzufriedenheit und Erschöpfung eines Teammitglieds auf die anderen. Burn-out resultiert also auch aus dem sozialen Umfeld.

Umso wichtiger ist es für Führungskräfte, den Schutz der Teammitglieder im Sinne der Fürsorgepflicht als Führungsaufgabe zu erkennen und wahrzunehmen. Dazu gehört:

- Erkennen, wie es den Mitarbeitenden geht
- Belastungen Einzelner ernst nehmen
- Arbeitsleistung anerkennen
- Gemeinschaftsgefühl stärken
- für Fairness, Respekt und Gerechtigkeit sorgen
- Wertschätzung ausdrücken
- mit Mitarbeitenden Prioritäten durchgehen und evtl. neu festlegen
- Optimieren von Prozessen und Abläufen, die zu viel Zeit kosten

3.10 Fazit

Die Wirkung von Teams kann sehr unterschiedlich sein. Ein Team, das gegen die Leitungskraft oder einzelne Teammitglieder arbeitet, macht auf Dauer die Arbeit unerträglich. Ein schlecht funktionierendes Team sorgt für zusätzlichen Stress. Ein gut funktionierendes Team dagegen gibt allen Mitgliedern und der Leitungskraft ein hohes Maß an Sicherheit.
Insbesondere in Krankenhäusern ist ein funktionierendes Team wichtig, um tagtäglich das geforderte Leistungspensum erbringen zu können und Patient*innen gegenüber Ruhe und Sicherheit auszustrahlen, ohne dabei auszubrennen.

4 Change Management

»Wenn der Wind der Veränderung weht, setzen die einen die Segel und die anderen bauen einen Windschutz.«
Chinesisches Sprichwort

»Nichts ist so beständig wie der Wandel.«
(Heraklit von Ephesus, 535–475 v. Chr.)

Dieser Satz ist Jahrtausende alt und heute mehr denn je in aller Munde. Und ohne Frage verändert sich das Umfeld, in dem Kliniken und Krankenhäuser agieren, mit stetig steigender Geschwindigkeit. Die Gründe dafür sind vielfältig:

- zunehmender wirtschaftlicher Wettbewerb
- unsichere gesundheitspolitische Rahmenbedingungen
- steigende Patientenzahlen
- zunehmende Informationsvielfalt auf fachlicher und organisatorischer Ebene

In der Konsequenz nimmt der daraus resultierende Druck zu, die klinikinternen Strukturen und Prozesse den aktuellen Veränderungen anzupassen. Dieser Veränderungsdruck ist in den meisten deutschen Kliniken spürbar.

Damit Veränderungen langfristig erfolgreich sind, müssen sie sorgfältig geplant und gesteuert werden. Welche Schritte dabei zu beachten sind und mit welchen Fallstricken zu rechnen ist, wird im Folgenden beispielhaft anhand der Organisationsstruktur von Notaufnahmen beschrieben, denn die Qualität der Notaufnahme hat maßgeblichen Anteil am Ruf der Klinik. Hier haben Notfallpatient*innen und deren Angehörige den ersten Kontakt mit einer Klinik, hier werden die ersten Behandlungsschritte eingeleitet. Das Interesse der Klinikleitungen, ihre Notaufnahme – angepasst an die Größe des Hauses und dessen Einzugsgebiet – zu einer möglichst leistungsfähigen Einheit zu entwickeln, ist daher groß. An deutschen Kliniken gibt es unterschiedliche Typen von Notaufnahmen (▶ Kap. 12.2.2), nur wenige sind optimal aufgestellt. Viele Kliniken haben daher in den nächsten Jahren in Bezug auf ihre Notaufnahme erheblichen Veränderungsbedarf – umfassende Change-Management-Kompetenz ist gefragt.

Change Management als Führungskultur

Beim Change Management geht es um die optimale Gestaltung des Weges vom Ausgangspunkt zum Ziel, z. B. von der dezentralen Notaufnahme zu einer zentralen Notaufnahme mit Basisinfrastruktur. Dabei umfasst Change Management nicht die inhaltliche Definition oder die Entwicklung eines

Ziels. Der Fokus liegt vielmehr auf der Gestaltung des Weges. Der Blick ist dabei nach innen gerichtet, auf die Menschen und die Strukturen in der sich wandelnden Organisation (Lauer, 2010).

Die Umsetzung von Veränderungen ist jedoch kein mechanischer Prozess. Vielmehr bedarf sie der aktiven Unterstützung von Menschen, die eigene Erfahrungen, Wünsche und Vorstellungen besitzen und gleichzeitig in die sozialen und fachlichen Strukturen eingebettet sind. Daher kann es keine einfache Rezeptur geben, wie der Wandel erfolgreich gesteuert werden kann. Allerdings ist der Einsatz unterschiedlicher Führungstools erforderlich. Gleichzeitig bedarf es eines Führungsverständnisses, das die Führungskraft nicht als autonome*n Gestalter*in definiert, sondern Change Management als eine Sozialtechnik und – in der Konsequenz – als Führungskultur sieht, in der die Betroffenen beteiligt werden.

Change Management kann proaktiv veranlasst sein, beispielsweise um auf künftige Herausforderungen besser vorbereitet zu sein, oder aber als direkte Reaktion auf eine krisenhafte Entwicklung erfolgen.

Unabhängig davon, wodurch ein Change-Management-Prozess indiziert wird, setzen die dazugehörigen Methoden auf drei verschiedenen Ebenen an (Lauer, 2010):

1. *Individuen*: Ohne die aktive Mitarbeit der beteiligten Menschen ist keine Veränderung möglich. Ihre Fähigkeiten, sich den neuen Herausforderungen anzupassen, und ihre positive Einstellung zu den Zielen des Wandels haben großen Einfluss auf den Change-Management-Prozess.
2. *Klinikstrukturen*: Sie umfassen die Aufbau- und Ablauforganisation sowie die Strategien und Ressourcen. Auf dem Papier ist ihr Wandel relativ häufig. Jedoch können die informellen Strukturen häufig mit den formellen Veränderungen nicht Schritt halten.
3. *Klinikkultur*: Sie beeinflusst die Einstellungen, Werte und informellen Regeln des Umgangs mit den Veränderungen. Change-Management-Prozesse, die die Unternehmenskultur nicht berücksichtigen, gestalten sich in der Praxis häufig als schwierig oder sogar unmöglich.

> Ebenen der Veränderung: Menschen, Strukturen, Kultur

Wer einen Change-Management-Prozess erfolgreich steuern und führen will, muss die Widerstände und Hemmnisse sowie die Erfolgsfaktoren (▶ Kap. 4.4) beachten, die auf diesen drei Ebenen von zentraler Bedeutung sind.

4.1 Was löst Veränderungen aus?

Veränderungen können zweifach ausgelöst werden: Zum einen durch erforderliche Anpassung an Veränderungen im Umfeld der Klinik, z. B. durch Mitbewerber*innen (externe Auslöser). Zum anderen, weil innerhalb der

> Auslöser von Veränderungen

Klinik veränderte Strukturen und Prozesse erforderlich sind, beispielsweise durch die Zusammenführung mehrerer Notfallambulanzen zu einer Zentralen Notaufnahme (interne Auslöser). Allerdings sind nicht immer beide Auslöser exakt voneinander abzugrenzen, mitunter bedingen sie sich gegenseitig.

4.1.1 Externe Auslöser

Anpassung an gesundheitspolitische Entscheidungen und regionale Gegebenheiten

Kliniken und insbesondere Notaufnahmen stehen in direktem Austausch mit ihrer Umwelt. Gesundheitspolitische Entscheidungen geben die Rahmenbedingungen vor, regionale Gegebenheiten beeinflussen die Ströme von Patient*innen, eine große Bandbreite unterschiedlicher Patient*innen muss behandelt werden. Das bedeutet, dass Kliniken in einem ständigen Austausch mit ihrer Umwelt stehen – sie sind daher sogenannte »offene Systeme« (Reimann, 1985). Entscheidend ist, dass die Umwelt einer zunehmenden Dynamik unterliegt: Patient*innen werden älter, soziale Wertvorstellungen ändern sich, neue gesundheitspolitische Maßgaben verändern die betriebswirtschaftliche Situation der Kliniken, die Geschwindigkeit des medizinischen Fortschritts nimmt zu, moderne Kommunikations- und Informationstechnologien setzen neue Standards usw.

Unter diesen Umständen sind Kliniken gezwungen, auf die Veränderungen in ihrem Umfeld zu reagieren. Ohne Zweifel ist proaktives Handeln in diesem Zusammenhang die optimale Vorgehensweise – wie die rechtzeitige Einleitung von Veränderungen, bevor sie zwingend notwendig werden. Doch in zweifacher Hinsicht ist dieser Anspruch nicht immer leicht umzusetzen. Zum einen sind die Änderungen im Klinikumfeld, wie beispielsweise gesundheitspolitische Rahmenbedingungen, nicht immer gut vorherzusehen. Zum anderen liegt es nicht unbedingt in der Natur von Menschen in sozialen Systemen, Probleme proaktiv wahrzunehmen und Veränderungen zu initiieren (Lauer, 2010).

Zukunft gestalten ist Leitungsaufgabe

Das möglichst frühzeitige Erkennen externer Auslöser für Veränderungen ist daher ein zentraler Führungsanspruch, denn es gehört zur Aufgabe der Leitungskräfte, Zukunft zu gestalten.

4.1.2 Interne Auslöser

Häufig machen interne Entwicklungsprozesse Veränderungen notwendig. In diesen Fällen bedarf es keiner äußeren Veränderungsimpulse. Folgende Aspekte können als interne Auslöser eine Rolle spielen:

- insuffiziente Prozesse
- intransparente Strukturen
- unklare Aufteilung der Zuständigkeitsbereiche
- Mangel an Fachpersonal (Qualifikation und Anzahl der Beschäftigten)
- unzureichende räumliche, technische und finanzielle Ausstattung der Klinik

So entscheidet beispielsweise der Ruf der Notaufnahme wesentlich darüber, ob die Klinik von Rettungsdiensten angefahren wird. Sind z. B. lediglich mehrere dezentrale Notaufnahmen an verschiedenen Orten in der Klinik vorhanden und fehlt zudem eine Chest Pain Unit, wird im entsprechenden Notfall eher ein Haus angefahren, das über eine Zentrale Notaufnahme mit Chest Pain Unit verfügt. Der Klinik ohne dieses Angebot gehen somit regelmäßig Patient*innen verloren.

Es ist eine wichtige Führungsaufgabe, solche inneren Auslöser möglichst früh zu erkennen. Dafür bedarf es der regelmäßigen Selbstreflexion und der Überprüfung der gesetzten Klinikziele.

4.2 Warum Veränderungen nicht initiiert werden

Häufig führt erst eine akute Krise dazu, Veränderungen einzuleiten. Leider ist dieser Zeitpunkt in vielen Fällen jedoch bereits zu spät. Ist nämlich der Handlungsdruck schon sehr groß, sind zum einen die Handlungsspielräume meist sehr eingeschränkt. Zum anderen bleibt auch nur wenig Zeit, die beteiligten Mitarbeitenden auf den Veränderungsprozess vorzubereiten. Die Ursachen für das (zu) späte Einleiten von Veränderungen sind unterschiedlicher Natur. Oft ist eine Mischung aus mehreren Faktoren daran beteiligt (Lauer, 2010):

Großer Handlungsdruck lässt wenig Zeit und Spielraum

- die handelnden Personen (individuelle Ursachen, Machtinteressen)
- die Klinik als Ganzes (kollektive Ursachen)
- Bemühungen zur Kostenvermeidung (wirtschaftliche Ursachen)
- Unsicherheit bezüglich der Wirksamkeit der Veränderung (Komplexität)

Die folgenden Abschnitte gehen auf diese Faktoren genauer ein.

4.2.1 Individuelle Ursachen

Kliniken und Veränderungen werden von Menschen geführt und gestaltet. Sie handeln und reagieren auf der Basis verhaltenswissenschaftlich erklärbarer Prinzipien, die sich eher an der Entscheidungsverschleppung bzw. der Veränderungsvermeidung orientieren. Eine wesentliche Erklärungshilfe für dieses Verhalten liefert das Konzept der Vermeidung kognitiver Dissonanz und das sogenannte Satisficing-Verhalten.

Veränderungsvermeidung ist zwar menschlich, schadet jedoch langfristig

Vermeidung kognitiver Dissonanz:
Dieses Konzept geht zurück auf Leon Festinger (1957) und zählt zu den Grundlagen kognitiver Psychologie. Im Kern besagt es, dass Menschen nach

Akute Krisen können zu Veränderungen führen

einer möglichst harmonischen Denkwelt streben, in der sich Bewusstseinsinhalte (Kognitionen) nicht widersprechen. Kommt es jedoch zu widersprüchlichen Wahrnehmungen, wird dies als ein unangenehmer Zustand empfunden, den es zu vermeiden gilt. Greift man die beschriebene Klinik mit den dezentralen Notaufnahmen und der fehlenden Chest Pain Unit auf, muss die Information, dass der Klinik aufgrund ihrer Ausstattung Patient*innen verloren gehen, im Widerspruch zu den bisherigen Annahmen und Handlungen der Klinikleitung stehen – kognitive Dissonanz ist entstanden. Die Akzeptanz dieser Information würde eine Reflexion und ggf. eine Änderung des bisherigen Verhaltens nach sich ziehen. An dieser Stelle kommt jedoch das Konzept der Vermeidung kognitiver Dissonanz ins Spiel. Es beschreibt zwei unterschiedliche Mechanismen, wie Menschen mit Dissonanzen umgehen: Einerseits versuchen sie, die widersprüchlichen Informationen auszublenden. Zum Beispiel werden dissonante Informationen einfach nicht wahrgenommen oder sie werden abgewertet, in dem etwa die Informanten infrage gestellt werden. Anderseits werden Dissonanzen heruntergespielt, indem aktiv nach Informationen gesucht wird, die das bisherige Denken und Handeln unterstützen. Das führt z. B. dazu, dass gezielt Berater*innen und Gesprächspartner*innen gesucht werden, deren Zustimmung man sicher sein kann. Das Konzept der Vermeidung kognitiver Dissonanz erklärt auch, warum in akuten Krisenphasen schließlich dennoch Veränderungen erfolgen. Nämlich dann, wenn die Dissonanzen ein Maß übersteigen, an dem es einfacher ist, die bisherige Position aufzugeben.

Satisficing-Verhalten:
Die Theorie des Satisficing-Verhaltens geht auf den Nobelpreisträger für Wirtschaftswissenschaften, Herbert A. Simon, zurück. Ihr Kern ist die Annahme, dass das menschliche Gehirn nur etwa fünf bis neun Sinneseindrücke gleichzeitig verarbeiten kann (Zimbardo, 2004). An die Grenze dieser Verarbeitungsfähigkeit zu gehen, ist mit psychischem Stress verbunden.

Komplexes Denken macht Stress

Daher versucht der Mensch, komplexem Denken eher aus dem Weg zu gehen. Ist jedoch eine Vorgehensweise gefordert, bei der mehrere Entscheidungsalternativen durchgespielt und simultan hinsichtlich relevanter Kriterien bewertet werden müssen, erfolgt in der Praxis häufig lediglich eine Prüfung der bereits bekannten Möglichkeit anhand weniger Kriterien. In der Folge werden Alternativen ausgewählt, die zwar befriedigend sind, nicht aber für Optimierung sorgen. Zusätzlich fangen Menschen erst dann an, nach Alternativen zu suchen, wenn ein hohes Maß an Unzufriedenheit eingesetzt hat. In der Folge kommt es zu einer Verschleppung von längst fälligen Veränderungen.

Angst vor Machtverlust

Machtinteressen:
Das Vermeiden von Veränderungen geht oft mit einer Angst vor Machtverlust einher oder damit, persönliche Machtinteressen wahren zu wollen. Bei der Implementierung einer interdisziplinären Zentralen Notaufnahme (ZNA) wird der Chefarzt der Chirurgie seinen chirurgisch-notfallmedizinischen Anteil an die ZNA abgeben müssen, was die Angst auslösen könnte, innerhalb der ZNA an Einfluss und Macht zu verlieren.

Transitionprozesse:
Aufgrund geplanter personeller Veränderungen werden Veränderungen nicht mehr initiiert oder die Umsetzung wird dem/der Ausscheidenden nicht mehr zugetraut. Plant ein*e Chefärzt*in, die Klinik in absehbarer Zeit zu verlassen, um beispielsweise in den Ruhestand zu gehen, werden oftmals notwendige Veränderungen nicht mehr umgesetzt. Es kann aber auch sein, dass der/die Ausscheidende zwar Veränderungen anstoßen will, da aber alle wissen, dass ein Ende in Sicht ist, ist er oder sie in der Position einer »Lame Duck«, der nicht mehr zugetraut wird, noch etwas zu bewegen.

4.2.2 Kollektive Ursachen

Im Hinblick auf die kollektiven Ursachen, die zur Verhinderung von Veränderungen beitragen, kann zwischen der Organisationsstruktur und der Unternehmenskultur unterschieden werden.

So ist z. B. in Kliniken, in denen Veränderungen nur von der oben angesiedelten Zentrale initiiert werden können und in denen die bürokratischen Regeln eine große Bedeutung haben, kaum mit einer großen Veränderungsbereitschaft zu rechnen.

Aber auch Kliniken mit einer partnerschaftlichen Unternehmenskultur tun sich häufig schwer damit, Veränderungsprozesse einzuleiten. Obgleich eine solche Unternehmenskultur enorme positive Auswirkungen hat, weil einheitliche Wertvorstellungen die Kommunikation der Beschäftigten erleichtert und eine erhöhte Motivation durch ein homogenes Umfeld erzeugt wird (Lauer, 2010), lassen sich unerwünschte Nebenwirkung in Bezug auf Veränderungsprozesse feststellen. Denn das Bestehende wird in partnerschaftlichen Unternehmenskulturen von allen gutgeheißen. Es zu verändern, scheint in krassem Widerspruch zur geschätzten Unternehmenskultur zu stehen. Auf der anderen Seite führt das Partnerschaftliche der Kultur auch zu einem guten Klima, dessen Vorteile für Veränderungsprozesse genutzt werden können (Stern, 2005).

> Unternehmenskultur beeinflusst die Veränderungsbereitschaft

4.2.3 Wirtschaftliche Ursachen

Veränderungen verursachen in den meisten Fällen Kosten. Zum einen, weil Veränderungen selbst Geld kosten, zum anderen, weil sie unter Umständen Investitionen, die erst vor Kurzem getätigt wurden, überflüssig machen.

> Veränderungen verursachen Kosten

In der Regel ist schon vor Beginn eines Veränderungsprozesses klar, dass Kosten anfallen. Selten kommt es vor, dass Veränderungen weniger Kosten nach sich ziehen als zu Beginn erwartet. Andererseits sind die Erträge des Wandels unsicher – sie beruhen lediglich auf Annahmen und Schätzungen. Aus diesem Grund wird sehr häufig auf Veränderungsprojekte verzichtet. Dabei werden allerdings die sogenannten Opportunitätskosten außer Acht gelassen. Dieser Begriff aus der Betriebswirtschaft beschreibt Kosten, die nicht real entstehen, sondern Erträge, die man nicht hat, weil man sich für eine andere Art der Verwendung der Mittel entschieden hat.

Unterlassene Veränderungen führen langfristig zu Verlusten

Bei unterlassenen Veränderungen bezeichnen die Opportunitätskosten den entgangenen Ertrag aus entgangenen Möglichkeiten. So führen unterlassene Veränderungen wirtschaftlich bestenfalls zur Stagnation, häufig aber in eine wirtschaftliche Krise.

Wenn Veränderungen die bisherigen Kosten überflüssig machen, kommt der zweite Kostenaspekt ins Spiel, der häufig verhindert, dass Wandel initiiert wird. Zum Beispiel wird eine Klinik, die vor Kurzem erst in eine neue internistische Aufnahmestation investiert hat, nicht bereit sein, in eine interdisziplinäre Notaufnahme zu investieren.

4.2.4 Komplexität

Angst vor den Folgen

»Never touch a running process!« Diese Begründung wird sehr oft ins Feld geführt, um einen überfälligen Veränderungsprozess nicht in Gang zu setzen. Dahinter steckt häufig die Angst vor den unabsehbaren Folgen von Veränderungen. So sind z. B. Notaufnahmen, unabhängig davon, wie sie organisiert sind, komplexe Systeme, die möglichst reibungslos funktionieren müssen – zum Wohle der Patient*innen und des Rufs der gesamten Klinik. Eine Veränderung kann unabsehbare Folgen haben, intern wie extern. Eine Garantie, dass z. B. der Neubau einer zentralen interdisziplinären Notaufnahme ein Erfolg wird, gibt es nicht. So wird mitunter die Sorge vor der Komplexität der Situation zum Killer notwendiger Veränderungen: »Was wir haben, wissen wir …?« Oder in der Mitte des Change-Prozesses, wenn Aufwand und Auswirkung der Veränderung auf Einzelpersonen deutlich werden, heißt es nicht selten: »Wenn das die Lösung des Problems ist, dann möchte ich mein Problem zurück.«

4.3 Warum Veränderungen scheitern

Widerstand der Mitarbeitenden ist Hauptursache des Scheiterns

Die Gründe, warum notwendige Veränderungen erst gar nicht in die Wege geleitet werden, sind im vorherigen Kapitel dargestellt (▶ Kap. 4.2). Aber auch bereits initiierte Change-Prozesse scheitern sehr häufig. Eine Befragung des Hernstein Instituts, an der 1.000 deutschsprachige Unternehmen teilnahmen, kam zu dem Ergebnis, dass 38 % der Veränderungsprozesse als gescheitert betrachtet werden müssen. Die Studie nennt dafür folgende Ursachen (Schott und Wick, 2005):

1. Widerstand der Mitarbeitenden (30 %)
2. Mangelhafte Prozesssteuerung (25 %)
3. Zu schnelles Veränderungstempo (20 %)
4. Unklare Zielsetzung (12 %)

In der Praxis sind es häufig alle Betroffenen, von den Assistent*innen über die Pflegekräfte bis zu Ober- und Chefärzt*innen, die geplanten Veränderungen kritisch gegenüberstehen. Während Geschäftsführung und Klinikleitungen in der Regel die Rollen als Treiber eines anvisierten Veränderungsprojekts einnehmen, kommt dem Widerstand der nachgeordneten Hierarchieebenen eine große Bedeutung hinsichtlich des Projekterfolges zu. Hinzu kommt, dass die komplexe Organisationsform medizinischer Fachabteilungen eine multiprofessionelle Personalausstattung erfordert. Neben dem ärztlichen und pflegerischen Personal sind noch administrative Kräfte, Hilfskräfte wie Reinigung und Transportdienst beschäftigt, die im Organigramm der Fachabteilung nicht abgebildet werden, aber in den Veränderungsprozess involviert sind. Unter diesen Umständen können informelle Netzwerkstrukturen entstehen, die sich nicht an Hierarchieebenen orientieren und eine eigene Dynamik entwickeln. Die Dynamik eines informellen Netzwerks kann einerseits erheblichen Widerstand erzeugen, andererseits lässt sie sich im Sinne des Veränderungsvorhabens nutzen. Daher konzentriert sich erfolgreiches Change Management auch auf die Führung von Netzwerken.

Informelle Netzwerke nutzen

4.3.1 Widerstände – Ursachen und Erscheinungsformen

Bei genauerer Betrachtung liegen oft keine gravierenden Gründe für den Widerstand vor. In den meisten Fällen kommt es weder zu Entlassungen, Gehaltskürzungen oder Entmachtungen, dennoch wird die Veränderung abgelehnt. Eine weitaus größere Rolle spielen Widerstände, die nicht auf offenkundigen Nachteilen basieren, sondern deren Ursachen viel mehr im psychologischen Bereich zu suchen sind:

Ablehnung des Unbekannten – Menschen neigen dazu, ihre Umwelt nach Unterschieden einzuteilen. Auch wenn mehr als 90 % Gemeinsamkeiten vorliegen, sind es die zehn Prozent unterschiedlicher Merkmale, die Angst machen (Wagner, 2001).

Angst vor Unbekanntem

Missverständnisse in der Kommunikation – Probleme bei der Kommunikation von Veränderungen rufen sehr leicht Widerstände hervor. Das liegt daran, dass Kommunikation grundsätzlich sehr störanfällig ist. Denn zwischen dem, was der/die Sender*in einer Nachricht mitteilen will, und dem, was der/die Empfänger*in der Nachricht versteht, kann eine große Diskrepanz bestehen. Schließlich muss das, was gesagt wurde, nicht das sein, was der oder die Gesprächspartner*in verstanden hat und schon gar nicht das, was eigentlich gemeint war. Beispiel: Die inhaltliche Botschaft, dass die Einführung der Triage die Wartezeiten verkürzt und somit Spannungen im Wartebereich abbaut, wird überhört, weil der Appell an die Mitarbeitenden, nun triagieren zu müssen und damit Verantwortung zu übernehmen, Angst auslöst.

Unklare Kommunikation

Hinsichtlich ihrer Erscheinungsform lassen sich folgende Formen von Widerständen unterscheiden:

Aktiver verbaler Widerstand	*Widerspruch* – Er kann von sachbezogener Gegenreaktion über Polemik bis hin zu Vorwürfen reichen. (Doppler, 2002). Häufig spielen auch Wut und Ärger über die Veränderung in diese Reaktion mit hinein. Häufig suchen Menschen, die auf diese Weise reagieren, nach Kolleg*innen, mit denen sie gemeinsam schimpfen und die sie auf ihre Seite ziehen können. Eine typische Aussage ist:»Das funktioniert doch nie« (Czichos, 1990).
Aktiver nonverbaler Widerstand	*Aufregung* – Hierunter fallen Spekulationen, fehlende Orientierung und Gerüchte. Menschen, die auf diese Weise auf Veränderungen reagieren, ist häufig das Gefühl dafür abhandengekommen, wo sie hingehören und wofür sie arbeiten. Mitunter fühlen sie sich verloren und allein gelassen (Czichos, 1990).
Passiver verbaler Widerstand	*Ausweichen* – Zwar erfolgt verbaler Widerstand, aber oft ist dieser nicht direkt auf die Veränderung bezogen, sondern äußert sich in Scheingefechten oder im sich Entziehen (Doppler, 2002).
Passiver nonverbaler Widerstand	*Lustlosigkeit* – Sie ist die am wenigsten sichtbare Form des Widerstands. Häufig sind Unaufmerksamkeit, provozierte Langsamkeit, Augenrollen, Müdigkeit oder Fehlzeiten wichtige Indizien für die mangelnde Akzeptanz des Veränderungsprozesses (Doppler, 2002).

4.3.2 Bewertung von Widerständen

Widerstände sind normal	Widerstände sind völlig normale Reaktionen auf Veränderungen. Auch bei Change-Management-Prozessen, die sorgfältig geplant wurden, sind sie nicht auszuschließen. Widerstände sind daher nicht das eigentliche Problem, sondern vielmehr der falsche Umgang mit ihnen.
Widerstände sind anzunehmen, zu verstehen und konstruktiv aufzulösen	Widerstände sind ein Signal für Ängste und/oder Probleme. Sie mit disziplinarischen Mitteln zu bekämpfen, erzeugt in der Praxis häufig offenen Widerspruch (▶ Kap. 4.3.1). Veränderungen können jedoch nur gelingen, wenn zumindest große Teile der Klinik hinter ihnen stehen. Wer jedoch Veränderungen gegen die Widerstände der beteiligten Mitarbeitenden durchsetzen will und mit disziplinarischen Mitteln reagiert, setzt nicht nur den Erfolg des Projekts aufs Spiel, sondern provoziert häufig auch innere oder tatsächliche Kündigungen – eine Reaktion, die sich gegenwärtig keine Klinik leisten kann und sollte. Wie stattdessen adäquat mit Widerständen umgegangen werden kann, wird in Kapitel 4.4.2 beschrieben.

4.3.3 Weitere Faktoren des Scheiterns

Unzureichende Führung	Widerstände sind zwar die wichtigste, aber nicht die alleinige Ursache dafür, dass Veränderungen scheitern. Eine weitere bedeutende Ursache ist die mangelhafte Prozesssteuerung, wie die Autoren der Hernstein-Studie herausgefunden haben (vgl. S. 75). Hierzu zählt auch die unzureichende Führung des Veränderungsprozesses. Häufig beklagen die von Veränderungen betroffenen Menschen fehlende Orientierung und Zielklarheit (▶ Kap. 7). Beides sind wesentliche Voraussetzungen, um Sicherheit und Verlässlichkeit

zu geben und weitere Widerstände vorzubeugen. Mit welchen Mitteln das gelingen kann, wird im Folgenden ausführlich dargestellt.

4.4 Erfolgsfaktoren des Change Managements

Am Anfang eines Change-Management-Prozesses steht in der Regel eine Person, die die Veränderungen initiiert hat und sie als Projektverantwortliche*r vorantreibt. Entscheidend für den Veränderungserfolg ist, dass sie einen auf den Wandel gerichteten Führungsstil pflegt, den Informationsfluss nach allen Seiten sicherstellt und eine Vision in Bezug auf das Veränderungsprojekt hat. Diese Vision gilt es dann, mittels geeigneter Kommunikation den Beteiligten nahezubringen und sie entsprechend am Veränderungsprozess zu beteiligen. Flankierend werden Kompetenzdefizite mit geeigneten Personalentwicklungsmaßnahmen ausgeglichen.

Projektverantwortliche*r als Treiber des Veränderungsprozesses

4.4.1 Erfolgsfaktor Führungspersönlichkeit

Veränderung braucht Führung – und zwar während des gesamten Prozessverlaufes, von der Initiierung durch die »Mühen der Ebene« bis hin zum Projektabschluss. Es reicht bei Weitem nicht aus, etwa mit einer flammenden Rede die bevorstehenden Veränderungen zu verkünden, um anschließend die volle Identifikation aller Beteiligten zu erwarten und für den Rest des Veränderungsprojekts vorauszusetzen.

Veränderung braucht Führung

Leitungskräfte, die einen solchen Veränderungsprozess erfolgreich steuern, sind verantwortlich für (Lauer, 2010):

- die effiziente Organisation und Planung des Wandlungsprozesses.
- das Wecken der Veränderungsbereitschaft bei nahezu allen, die am Prozess des Wandels beteiligt sind.
- die Vermittlung von Orientierung während des Veränderungsprozesses.
- die Aufrechterhaltung der Motivation im laufenden Prozess des Wandels – bei sich selbst und den Mitarbeitenden.

Die idealtypische Führungskraft im Hinblick auf einen Veränderungsprozess misst der Motivation und Inspiration ihrer Mitarbeitenden eine hohe Bedeutung bei. Sie versteht sich als Visionär*in, die als authentisches Vorbild für das einsteht, was sie von anderen erwartet. Zielgerichtet und mit Willenskraft ausgestattet, plant und steuert sie den Veränderungsprozess bis zu seinem erfolgreichen Abschluss.

Führungskraft als Vorbild und Coach

In der Praxis ist eine solche Kombination von Eigenschaften bei einer einzelnen Person äußerst selten anzutreffen. Daher empfiehlt sich insbesondere bei großen und langfristigen Veränderungsprojekten die Implementation eines sorgfältig zusammengestellten Projektteams – idealerweise bestehend aus starken Vertretungen aller betroffenen Berufsgruppen bzw. Funktionsbereiche. Es wird von der Führungskraft geleitet, Einzelaufgaben werden jedoch zielgerichtet an die entsprechend geeigneten Teammitglieder delegiert.

4.4.2 Erfolgsfaktor Informationsfluss

Gespräche als Katalysator

Gespräche, in denen Informationen fließen, sind der entscheidende Erfolgsfaktor in Change-Management-Prozessen. Das ist insofern selbstverständlich, als dass Gespräche die Basis jeglichen Führungshandelns sind – sie sind das zentrale Werkzeug, mit dem Einfluss auf das Verhalten anderer Menschen genommen werden kann.

Zwar reichen Gespräche allein nicht aus, um Veränderungen erfolgreich zu steuern, aber sie sind der Katalysator des Wandels und haben dabei folgende Aufgaben:

- Übermittlung von Informationen
- Schaffung von Transparenz
- Erkennen und Abschwächen von Widerständen, sodass Ängste genommen werden
- Rückkopplung über Projekterfolge
- Unterstützung der sozialen Integration

Diese Kommunikation ist jedoch ein störanfälliges System (► Kap. 4.4.2, Abschnitt »Kommunikation in den Phasen des Veränderungsprozesses«). Sie ist interpretationsbedürftig und daher leicht Auslöser von Konflikten. Die Beachtung einiger Grundlagen (Claßen, 2005) sorgt dafür, dass sie ihre Wirkung nicht verfehlt.

Zielgruppenorientiert kommunizieren

1. Wirksame Gespräche passen sich hinsichtlich des Inhalts und des Sprachstils an die jeweilige Zielgruppe an.

Persönliches Gespräch (Vier-Augen-Gespräch)

2. Es ist der wichtigste Kommunikationskanal und ermöglicht spontanes Nachfragen und Erläutern. Gleichzeitig schafft es Vertrauen.

Zeitnah und gleichzeitig informieren

3. Damit keine Gerüchte und Spekulationen entstehen, sollten alle Betroffenen schnell und zeitgleich informiert werden. Die Projektverantwortlichen behalten so die Informationshoheit.

Mutig informieren

4. Auch die unangenehmen Seiten des Veränderungsprozesses sollten nicht verschwiegen werden. Wer offen und ehrlich auch über die Unwägbarkeiten und Mühen spricht, die mit den Veränderungen unter Umständen einhergehen, sorgt für Transparenz und Glaubhaftigkeit.

Hochrangig kommunizieren

5. Die Bedeutung des Veränderungsprojekts und die Wertschätzung der daran Beteiligten werden unterstrichen, wenn eine möglichst hohe Klinikvertretung die Erstinformation übernimmt und auch im Projektverlauf

regelmäßig über Erfolge und Zwischenstände berichtet. Routinemäßig kann die Kommunikation dann kaskadenförmig und dialogisch in den einzelnen Bereichen verlaufen.
6. Um deutlich zu machen, dass Zwischenziele erreicht wurden und sich die Mühe der Beteiligten lohnt, sollten Erfolge im Projektverlauf unverzüglich kommuniziert werden.

Erfolge schnell kommunizieren

Kommunikation in den Phasen des Veränderungsprozesses

Häufig wird in der Startphase eines Veränderungsprojekts deutlich mehr kommuniziert, während im Verlauf des Projekts weniger Informationen fließen und seltener auf die Beteiligten eingegangen wird. Doch Gespräche sind in jeder Projektphase von entscheidender Bedeutung. Denn häufig entstehen erst im Projektverlauf Bedenken und Widerstände. Sie gefährden entscheidend den Projekterfolg (siehe Phase 4). Gegen diesen Widerstand zu kämpfen, kostet viel Zeit und Energie und verspricht selten Erfolg. Wesentlich zielführender ist es, mit dem Widerstand zu arbeiten. Je genauer die Projektverantwortlichen die grundlegenden Bedenken und Ängste kennen, die jeder Veränderungsprozess mehr oder weniger hervorruft, umso besser können sie diese mit entsprechenden Maßnahmen abfedern. Im Wesentlichen sind Veränderungsprozesse und die unterschiedlichen Anforderungen an die Kommunikation durch folgende sechs Phasen mit charakteristischen Fragen gekennzeichnet (nach Blanchard):

Stetige Kommunikation im Verlauf des Veränderungsprozesses

Phase 1: Fragen zur Veränderung

- Worin besteht die Veränderung?
- Welche Gründe machen sie erforderlich?
- Wie stark und wie schnell muss sich die Klinik ändern?
- Was ist, wenn wir uns nicht verändern?

Die betroffenen Mitarbeitenden brauchen volle Transparenz. Sie müssen die Gründe für die Veränderung kennen und brauchen Antworten auf ihre Fragen: Wie? Mit wem? Ab wann? Bis wann? Wichtig sind Vorbilder, eine Vorstellung von der Zukunft und kleine Pilotprojekte, die den Prozess zum Laufen bringen.

Gründe für Veränderung erklären

Phase 2: Fragen zu persönlichen Folgen

- Wie wirkt sich die Veränderung auf mich persönlich aus?
- Was kommt dabei für mich persönlich heraus?
- Wie werde ich befähigt?
- Welche neuen Fertigkeiten muss ich erlernen?

Diese Bedenken sollten keinesfalls pauschal behandelt oder abgetan werden. Die Befürchtungen der Mitarbeitenden können sehr unterschiedlich sein.

Folgen der Veränderungen erklären

Daher sind Einzelgespräche, die Mut und Zuversicht vermitteln, das adäquate Mittel, um ihnen zu begegnen.

Phase 3: Fragen zur Umsetzung

- Wie wird die Veränderung gesteuert?
- Was muss ich zuerst tun, was sind die nächsten Schritte?
- Was ist, wenn ich es nicht schaffe? Bei wem bekomme ich Unterstützung?

Umsetzung der Veränderung erklären

Ein genauer Zeit- oder Umsetzungsplan gibt Antworten auf diese Fragen. Damit er tatsächlich verstanden wird, sollte er genau durchgesprochen und erklärt werden. Die Mitarbeitenden brauchen neben einer Überprüfung ihrer Leistung und anschließendem Feedback auch eine Leitungskraft, die ihnen Begeisterung und Optimismus für die Veränderung vermittelt.

Phase 4: Fragen zu den Auswirkungen

- Worin bestehen die Vorteile?
- Ist es die Mühe wert?
- Was passiert, wenn es schiefgeht?

Auswirkungen der Veränderung erklären

Die regelmäßige Auswertung der Projektfortschritte sowie eine Analyse der Erfolge und der Schwachstellen sorgen für Klarheit. Werden darüber hinaus z. B. Oberärzt*innen beauftragt, über konkrete Veränderungen und die daraus resultierenden Effekte zu berichten, wirkt sich das positiv auf die Akzeptanz des Veränderungsprozesses aus. Ebenso wichtig sind Ereignisse und Rituale, die die Veränderungen im Klinikalltag verankern.

Phase 5: Fragen zur Zusammenarbeit

- Wer sollte noch beteiligt oder eingebunden werden?
- Wie machen wir das bekannt?
- Wie kann ich mit anderen zusammenarbeiten?

Aspekte der Zusammenarbeit erörtern

Diese Zweifel können Leitungskräfte mit der planvollen Zusammenstellung von Teams ausräumen. Innerhalb dieser Teams sollte ein regelmäßiger Erfahrungsaustausch stattfinden. Für den Projektverlauf und die Identifikation ist es vorteilhaft, wenn auftretende Probleme innerhalb der Teams möglichst selbstständig gelöst werden.

Phase 6: Fragen zu Verbesserungen

- Wie können wir die Veränderungen noch weiter entwickeln?
- Können wir die ursprüngliche Idee verbessern?
- Was sollten wir darüber hinaus noch besser machen?

In dieser Phase benötigen die Mitarbeitenden Ermutigung, den Status quo zu überprüfen und infrage zu stellen. Ein Auswertungsworkshop und die Etablierung eines kontinuierlichen Verbesserungsprozesses sind wichtige Maßnahmen, um Ideen zu fördern und Ober- und Assistenzärzt*innen einzubinden.

Veränderungen weiter verbessern

Die sechs skizzierten Phasen verlaufen nicht statisch in genau dieser Reihenfolge. Oftmals sind Rekursionsschleifen erkennbar. Allerdings lassen sich an der Entwicklung der Fragestellungen sehr gut die Fortschritte des Projekts ablesen sowie der Grad, in welchem Maß es gelungen ist, die Mitarbeitenden auf dem Weg zur Veränderung mitzunehmen.

4.4.3 Erfolgsfaktor Ziele

In Kapitel 5 wird dargelegt, welche Bedeutung Ziele haben, wie sie entwickelt, formuliert und erreicht werden (▶ Kap. 5.1). Für das Gelingen eines Veränderungsprozesses sind Ziele in zweierlei Hinsicht von großer Bedeutung:

1. Ziele beschreiben klar und eindeutig die Richtung der geplanten Veränderung und schaffen damit Orientierung. Für die am Veränderungsprozess beteiligten Mitarbeitenden sind klare, transparente und verbindliche Ziele von großer Bedeutung. Nur dann können sie verstehen, wozu das Ganze dient und warum der Weg in diese neue Richtung eingeschlagen wurde.

   Ziele geben Orientierung

2. Die in Punkt 1 beschriebenen Aspekte haben gleichzeitig enorme Auswirkungen auf die Motivation. Erst wenn die Beteiligten erkennen können, dass ein erkennbares und lohnenswertes Ziel angestrebt wird, ist ihnen der Sinn ihres Handelns klar und sie setzen sich für das Veränderungsprojekt ein. Im Vordergrund steht dabei die intrinsische Motivation. Sie entsteht, weil die Sinnhaftigkeit der eigenen Anstrengung erkannt werden kann (Lauer, 2010). Daher gilt nicht nur in Veränderungsprozessen für Chef- und Oberärzt*innen sowie für Geschäftsführende und Vorstandsmitglieder: Wer Leistung fordert, muss Sinn bieten.

   Ziele geben Sinn und motivieren

Insbesondere im Change-Prozess ist es entscheidend, dass die Ziele nach ihrer Formulierung ihre verändernde Kraft auch tatsächlich entwickeln. Nur dann werden sie ihrer Kernaufgabe – nämlich der Initiierung des Wandels – auch gerecht. Um das sicherzustellen, ist die regelmäßige Zielkontrolle wichtig, mit der Inhaltspunkt für Inhaltspunkt überprüft wird, inwieweit der als Ziel bzw. Teilziel formulierte Zustand bereits erreicht wurde.

Zielerreichung kontrollieren

4.4.4 Erfolgsfaktor Partizipation

Partizipation bezeichnet die Einbeziehung aller Beteiligten in den Veränderungsprozess – auch die Mitarbeitenden multiprofessioneller Teams, die im Organigramm der Fachabteilung nicht dargestellt sind. Idealerweise beginnt sie bereits mit der Analyse und schließt Konzeption und Umsetzung mit ein. Am Erfolg eines Change-Management-Prozesses hat Partizipation wesentlichen Anteil an der:

- *Erhöhung der Motivation:* Partizipation eröffnet allen Beteiligten die Möglichkeit, selbst etwas zu gestalten. Damit wachsen die intrinsische Motivation und die Identifikation.
- *Verringerung von Widerständen:* Erleben sich die Beteiligten als Akteur*innen und nicht als Figuren, die auf dem Spielfeld nur hin und her geschoben werden, verringern sich Widerstände maßgeblich.
- *Wissensverbreitung:* Aktive Beteiligung hat wesentlichen Einfluss auf die Kommunikation (▶ Kap. 4.3). Aufgrund der Einbeziehung in den Veränderungsprozess ist die zeitnahe Kommunikation automatisch gewährleistet.

Dauerhafte Einbeziehung

In der Praxis wird der Anspruch der Partizipation von den Mitarbeitenden häufig als rein kosmetische Maßnahme empfunden, mit der autoritär durchgesetzte Veränderungen kaschiert werden sollen. Projektverantwortliche empfinden Partizipation häufig als Gratwanderung: zu wenig erzeugt Widerstand, zu viel führt zum Verlust des Führungsanspruchs. Folgende Punkte geben Orientierung (Lauer, 2010):

Ernsthafte Beteiligung

1. Damit die Partizipation glaubwürdig bleibt, muss sie dauerhaft gewährt werden. Dabei können die zugelassenen Freiheitsgrade durchaus variieren. Generell sollte sich der Grad der Partizipation an den Reifegraden der Mitarbeitenden orientieren (▶ Kap. 1).

Zielgruppengerechte Einbeziehung

2. In der Praxis macht es wenig Sinn, alle Hierarchieebenen gleichermaßen an der Ausrichtung des Veränderungsprojekts zu beteiligen. Das bedeutet jedoch nicht, dass Mitarbeitende nachgeordneter Hierarchieebenen vom kommunikativen Prozess des Wandels ausgeschlossen werden. Ganz im Gegenteil, sie werden mittels Information und Feedback-Möglichkeiten in den Veränderungsprozess einbezogen.

Einbeziehung planen

3. Vor Beginn des Veränderungsprojekts sollte klar festgelegt werden, wer wann und in Bezug auf was einbezogen wird. Diese Planung wird zu Beginn des Projekts kommuniziert. Auf diese Weise lässt sich Gerüchten und Widerständen sehr gut vorbeugen.

Zu den wichtigsten Methoden der Partizipation zählen Workshop ähnliche Verfahren der Gruppenmoderation – unter Umständen mit Unterstützung neutraler Moderator*innen – und Mitarbeiterbefragungen.

4.4.5 Erfolgsfaktor Personalentwicklung

Personalentwicklung erhöht die Motivation

Personalentwicklung hat die Veränderung bzw. Verbesserung individueller Kompetenzen – Wissen, Können, Verhalten und Einstellung – zum Ziel (Jung, 2001). Sie hat am Erfolg eines Veränderungsprozesses erheblichen Einfluss:

- Veränderungen bedingen häufig, dass sich die Anforderungen an den/die Einzelne*n verändern. Unter diesen Voraussetzungen ergibt sich der Bedarf zur Weiterqualifizierung.   *Abbau von Qualifikationsdefiziten*
- Eröffnet die Veränderung dem/der Einzelnen die Chance auf Weiterbildung, wirkt sich dies unter Umständen positiv auf dessen Veränderungsbereitschaft aus.   *Erhöhung der Motivation*

Damit Personalentwicklung wirksam werden kann, sollte sie proaktiv, nachhaltig und individuell sein. Weitere Details sind im Kapitel 1 beschrieben.

Obwohl Personalentwicklung dem Wohl der Mitarbeitenden dienen soll, löst sie bei einigen große Sorgen aus: »Schaffe ich das?«, »Was passiert, wenn nicht?« Diese und ähnliche Fragen werden vor allem von Mitarbeitenden gestellt, für die das Lernen ungewohnt ist. Umsichtige Personalentwicklung geht auf diese Fragen ein. Generell gilt: Personalentwicklung ist »Chefsache«. Sie gewährleistet, dass zu jeder Zeit der/die richtige Mitarbeitende mit der richtigen Qualifikation im Klinikteam für die passende Tätigkeit mit Erfolg eingesetzt werden kann.

4.4.6 Erfolgsfaktor Projektmanagement

Change Management und Projektmanagement sind untrennbar miteinander verbunden (Lauer, 2010). Insofern haben die strukturierte Projektplanung bzw. -vorbereitung, die Projektdurchführung sowie das Projektcontrolling maßgeblichen Anteil am Erfolg eines Veränderungsprojekts. Da aber Projektmanagement ein eigenständiges Fachgebiet ist, beschränkt sich dieser Abschnitt auf die für das Veränderungsmanagement notwendigen Aspekte.   *Projektmanagement gibt Orientierung*

Ein strukturiertes Projektmanagement sorgt maßgeblich für Orientierung im Veränderungsprozess:

- Reduktion der Komplexität durch Definition wichtiger Maßnahmenbereiche und deren Gliederung in einzelne Teilprojekte.
- Definition von klaren Zielen und Zuordnung von Verantwortlichkeiten.
- Monetäre und personelle Ressourcen werden den Verantwortlichen zur Verfügung gestellt.
- Das Erreichen von Zielen und die Einhaltung von Terminen werden sichergestellt.

Zu den Voraussetzungen für eine erfolgreiche Projektorganisation zählen folgende Aspekte:

- Der Lenkungsausschuss wird von Mitgliedern der Entscheidungsebene besetzt. Seine Aufgabe ist es, rechtlich verbindliche Vereinbarungen zu treffen und ggf. Problemlösungen zu entwickeln, die auf der operativen Ebene nicht erarbeitet werden können.   *Lenkungsausschuss*

Personalauswahl	• Für das Gelingen eines Veränderungsprojekts ist es entscheidend, dass die geeignetsten Kräfte mit dessen Leitung und Mitarbeit betraut werden und nicht die, die über Zeitressourcen verfügen. Neben der ausreichenden fachlichen und sozialen Kompetenz ist auch die Motivation, sich dieses Projekts anzunehmen, von ausschlaggebender Bedeutung. Die Projektleitung ist für die operative Planung und Steuerung verantwortlich. Sie wird offiziell mit dieser Aufgabe betraut.
Projektteams bilden	• Ein schneller Zusammenhalt der Gruppe und die gute Abstimmung untereinander sind wichtige Voraussetzung für das effiziente gemeinsame Arbeiten. Da Projektteams meist mit Mitarbeitenden unterschiedlicher Berufs- und Funktionsgruppen zusammengestellt werden, sind sie anfällig für Konflikte. Es ist Aufgabe der Projektleitung, Konflikte möglichst frühzeitig zu erkennen und gegenzusteuern.
Ressource Zeit	• Müssen Veränderungsprojekte zusätzlich zum Tagesgeschäft erledigt werden, ohne dass ausreichend Zeit dafür zur Verfügung steht, kommt es schnell zu Überlastung und Demotivation. Um das zu verhindern, müssen entweder zusätzliche zeitliche Kapazitäten bereitgestellt oder Prioritäten überprüft und neu gesetzt werden.
Planung und Überwachung	• Für den Erfolg eines jeden Projekts ist die Planung und Überwachung unabdingbar. Ein Projektplan und dessen Überwachung geben Orientierung innerhalb des Projekts. In ihm sind Projektstart, Meilensteine im Projektverlauf sowie das Projektende eindeutig definiert. Gleichzeitig sollte er ausreichend Flexibilität zulassen. Denn gerade im Verlauf größerer Projekte kommen neue Informationen und Einflussgrößen hinzu, die eine Veränderung der Planung erfordern.
Projektkommunikation	• Die zentrale Bedeutung von Kommunikation im Veränderungsprozess ist in Abschnitt »Kommunikation in den Phasen des Veränderungsprozesses« ausführlich beschrieben.

Eine wesentliche Voraussetzung für das Gelingen eines Veränderungsprojekts ist eine veränderungsoffene Organisation, die bereit ist, permanent zu lernen und sich weiter zu entwickeln.

4.5 Fazit

In der gegenwärtigen Situation stehen viele Kliniken unter großem Veränderungsdruck. Entscheidend für ihren Erfolg ist, wie professionell sie die Veränderungen steuern. Ein strukturiertes Veränderungsmanagement ist die wesentliche Voraussetzung, um den Widerständen der Mitarbeitenden und mangelhafter Prozesssteuerung – den beiden häufigsten Ursachen für das Scheitern von Veränderungen – entgegenzuwirken.

5 Ziel-, Zeit- und Selbstmanagement

> »Wer nicht genau weiß, wohin er will, der darf sich nicht wundern,
> wenn er ganz woanders ankommt.«
> Mark Twain

Ziel-, Zeit- und Selbstmanagement ist eine Schlüsselkompetenz, die für Ärzt*innen immer wichtiger wird, um den dauerhaft steigenden Anforderungen gerecht zu werden. Doch bei vielen sind die Kompetenzen in diesem Bereich zu wenig ausgeprägt. Das ist nicht weiter verwunderlich, denn im Rahmen der medizinischen Ausbildung wird diese Schlüsselqualifikation noch immer nicht vermittelt. Und auf den ersten Blick scheint ein gutes Ziel-, Zeit- und Selbstmanagement für Klinik-Mitarbeitende nur bedingt von Bedeutung zu sein – schließlich sind die vielfältigen Arbeitsinhalte und -aufgaben häufig von äußeren Einflüssen abhängig. Das schnelle Reagieren auf medizinische Erfordernisse ist es, was im Krankenhaus vordringlich wichtig ist. Die Forderung nach einem guten Ziel-, Zeit- und Selbstmanagement wirkt da für den einen oder anderen beinahe wie ein Anachronismus.

Die Hoheit über das Handeln behalten

Doch gerade in Arbeitsbereichen wie beispielsweise der Intensivstation oder der Notaufnahme, in denen ein Team unter Druck eine Vielzahl komplexer Aufgaben bewältigen muss, gewinnt zielorientiertes Vorgehen an Bedeutung – und zwar für Leitungskräfte ebenso wie für jede*n einzelne*n Mitarbeitende*n. Denn wer in diesem Arbeitsumfeld erfolgreich bestehen will, ohne auszubrennen, muss in der Lage sein, sich selbst zu führen. Nur so behält man die Hoheit über das eigene Handeln und kann als »Selbstgestalter*in« ein aktiver Teil des Geschehens sein. Die Grundlage dafür liefert ein funktionierendes Ziel-, Zeit- und Selbstmanagement.

5.1 Zielmanagement

Tagtäglich strömt eine nicht planbare Anzahl komplexer Arbeitsaufgaben auf das Klinik-Team ein, Zeitdruck bestimmt häufig das Geschehen, die volle Aufmerksamkeit wird auf die konkrete Aufgabe gerichtet. Unter diesen Umständen werden Ziele gar nicht erst formuliert oder rücken leicht in den Hintergrund. Oft führt lediglich das vage formulierte Ziel »Ich gebe mein Bestes« als Lotse durch den Tag.

In den Wirren des Alltags Prioritäten setzen

Doch je klarer Ziele definiert und formuliert werden, umso leichter ist es, in den Wirren des Alltags Prioritäten zu setzen.

Wirtschaftsunternehmen haben die Vorteile von Zielen längst erkannt. Und auch immer mehr Kliniken nutzen Zielvereinbarungen als Führungsinstrument – insbesondere in Bezug auf ihre Leitungskräfte. Aber unabhängig davon, ob individuelle Lebens- und Karriereziele formuliert werden oder Ziele als Managementinstrument eingesetzt werden sollen, die folgenden Grundregeln des Zielmanagements liefern eine Orientierungshilfe.

5.1.1 Warum Ziele wichtig sind

Unterschiedliche Forschungsergebnisse belegen eindeutig, dass Menschen, die Ziele haben, ihre Leistungen besser einschätzen können und gleichzeitig auch bessere Leistungen erbringen (Nonis, 2003).

Ziele als Bezugsrahmen, an dem sich das Handeln ausrichtet

Hingegen bewirkt Ziellosigkeit, dass keine Pläne für das weitere Vorgehen gemacht werden. In der Folge bleiben Erfolgserlebnisse aus, weil nicht klar ist, welches Ziel erreicht werden soll und was konkret als Erfolg definiert wird. Daraus wiederum resultieren Enttäuschungen und ein sinkendes Selbstwertgefühl. Am Ende dieser Abwärtsspirale stehen Motivations- und Antriebslosigkeit – die die Zielsetzung in noch weitere Ferne rücken lassen (Knoblauch, 2012). Kurz: Ziele sind der Bezugsrahmen, an dem sich unser Handeln ausrichtet. Sie haben gleichermaßen Einfluss auf unsere private und persönliche Lebensplanung.

Menschen werden von Zielen motiviert

Mit den Vorteilen bewusster Zielsetzung befassen sich mehrere Theorien. Die wohl bekannteste und anerkannteste wurde von Locke und Latham (1990) entwickelt. Sie gingen der Frage nach, warum manche Menschen ihre Arbeit besser erledigen als andere, obwohl ihre Fähigkeiten, ihr Wissen und die situativen Umstände vergleichbar sind. Dabei legten sie die Hypothese zugrunde, dass die Motivation ein Grund für diese Unterschiede sein müsse, und kamen zu folgenden zentralen Ergebnissen:

- Menschen werden von Zielen motiviert.
- Schwierige, herausfordernde Ziele führen zu besseren Leistungen als mittlere oder leicht erreichbare Ziele.
- Herausfordernde und genaue spezifische Ziele führen zu besseren Leistungen als allgemeine Ziele.
- Wird das Ziel verstanden, besteht kein Unterschied zwischen selbst gesetzten und zugewiesenen Zielen.

Trotz dieser nachgewiesenen Effekte vermeiden viele Menschen das Formulieren von Zielen. Zu häufig haben sie erlebt, dass ihre Ziele der Wirklichkeit ohnehin nicht standhalten können. Doch nur wer ein Ziel hat, kann Abweichungen erkennen und von Fall zu Fall entscheiden, wie er damit umgeht. Unter Umständen sind Anpassungen oder Änderungen von Zielen erforderlich. Eine erfolgreiche Zielentwicklung lässt das selbstverständlich zu und hält nicht unerbittlich an einem formulierten Ziel fest.

Für Leitungskräfte ist das Zielmanagement in zweierlei Hinsicht von großer Bedeutung: Einerseits dient es der persönlichen Lebens- und Karriereplanung. Andererseits schaffen Leitungskräfte, denen es gelingt, mit ihren Mitarbeitenden Ziele zu setzen und deren Erreichung in überschaubaren Schritten zu vereinbaren, eine wichtige Grundlage für einen effizienteren Arbeitsalltag: Mitarbeitende gewinnen Sicherheit, ihre Flexibilität und Initiative am Arbeitsplatz zu entfalten. Damit ist eine wichtige Voraussetzung geschaffen, ihnen mehr Verantwortung und damit Gestaltungsmöglichkeiten zu übertragen und so die Leitungskraft zu entlasten. Leitungskräfte, die die an sie gestellten Anforderungen im Dialog mit ihren Mitarbeitenden zu Teamzielen entwickeln, machen sich und das Team erfolgreich und effizient. Zugleich werden sie auf diese Weise eher als Führungskraft anerkannt.

Ziele machen erfolgreich

5.1.2 Ziele entwickeln

In der hochkomplexen, sich schnell verändernden Gesellschaft werden Ziele selten von Einzelkämpfer*innen erreicht. Unabhängig davon, ob es sich um individuelle oder Klinikziele handelt, sind Menschen erforderlich, die die Zielerreichung unterstützen. Deshalb ist es wichtig, die Meinung derer, die von den Plänen betroffen sind, zu kennen.

Die Entwicklung von Zielen ist eingebettet in einen Prozess, der für den persönlichen Erfolg ebenso verantwortlich ist wie für den Erfolg als Leitungskraft.

Dabei gilt es, nicht nur kurzfristige Ziele zu bestimmen, sondern langfristig zu gestalten. Dieser Prozess ergibt sich aus dem Zusammenspiel mehrerer Faktoren:

Zielentwicklung ist ein Prozess: Mission, Vision, Strategie

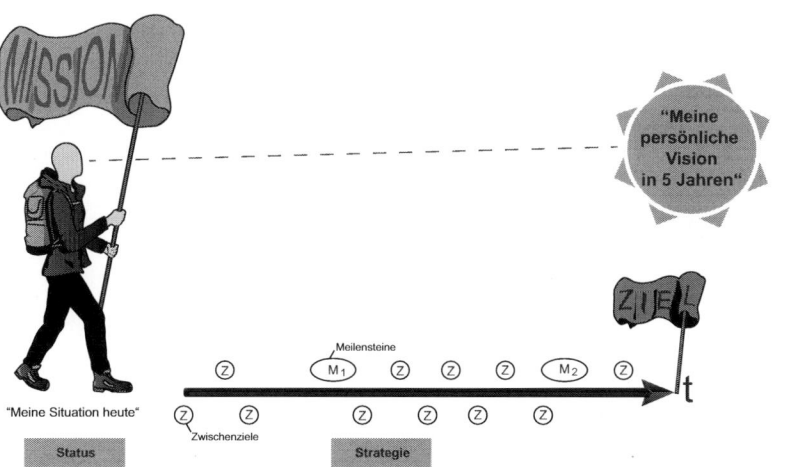

Abb. 10: Mission – Vision – Strategie

- Mission
  Fragen:
  - Was sind meine Werte, Haltungen, Standards?
  - Warum muss es meine Stelle/Position geben?
  - Welche Anforderungen werden an meine Leistungen und die meiner Mitarbeitenden gestellt?
  - An welchen Werten möchte ich mich orientieren?
  - Was ist der Unterschied zu anderen Stellen/Positionen?
  - Was ist mein Alleinstellungsmerkmal?
- Vision
  Fragen:
  - Wie soll mein Verantwortungsbereich in fünf Jahren aussehen?
  - Wie viele Mitarbeitende arbeiten in »meiner« Klinik?
  - Wie sind die Aufgaben verteilt?
  - Wie hat sich die Zusammenarbeit in fünf Jahren entwickelt?
  - Was sollen andere über meinen Verantwortungsbereich sagen?
  - Was möchte ich in fünf Jahren selbst stolz erzählen?
- Strategie
  Fragen:
  - Welche Ziele und Meilensteine muss ich entwickeln und verfolgen, um der Mission und Vision näherzukommen?
  - Sind Fort- oder Weiterbildungen erforderlich?
  - Wie müssen Strukturen und Prozesse verändert werden?

Zielklarheit – Zieltransparenz – Zielverbindlichkeit

Zum Erreichen einer Vision bedarf es der Definition mehrerer Einzelziele entlang der Zeitachse. Diese Ziele wiederum werden von Unterzielen bzw. Meilensteinen markiert. Ein Ziel bezeichnet dabei immer den konkreten Zustand einer Idee oder eines Wunsches in der datierten Zukunft. Das Erreichen dieses Zustands ist wünschenswert, lohnend und notwendig. Aber ob wir ein Ziel erreichen, hängt wesentlich davon ab, wie es definiert ist. Für Leitungskräfte, die zielgerichtet führen, sind drei Faktoren entscheidend:

- Zielklarheit – wissen, was ich will.
- Zieltransparenz – sagen, was ich will.
- Zielverbindlichkeit – sicherstellen, dass alle sich mit dem Ziel identifizieren und die Mitarbeitenden und ich gemeinsam versuchen, es im Alltag zu erreichen.

Anforderungen an das Ziel klären

Sehr oft werden Ziele mit Aufgaben oder Maßnahmen verwechselt oder sie kommen über das Stadium eines guten Vorsatzes nicht hinaus. Das lässt sich mit einigen Vorüberlegungen zur Anforderung an das jeweilige Ziel sehr leicht umgehen. Mit der Beantwortung einiger W-Fragen können die Konturen eines Ziels sehr gut herausgearbeitet werden:

1. Was soll erreicht werden?
2. Wie viel soll erreicht werden?
3. Wie soll das Ziel erreicht werden?

4. Wer soll das Ziel erreichen?
5. Wann soll das Ziel erreicht werden?
6. Wo soll das Ziel erreicht werden?
7. Aus welchen Gründen soll das Ziel erreicht werden?
8. Welchen Nutzen haben wir von der Zielerreichung?

Grundsätzlich lassen sich drei Gruppen hierarchisch gegliederter Ziele unterscheiden. Die erste und wichtigste Gruppe ist die der Grundsatzziele. Sie sind von weitreichender Bedeutung und langfristig gültig. Zur zweiten Gruppe zählen die strategischen Ziele, sie haben in der Regel eine mittelfristige Gültigkeit von drei bis fünf Jahren. Von ihnen leitet sich die dritte Gruppe ab: die operativen Ziele (Jahresziele/Projektziele). Sie sind überschaubar und relativ kurzfristig umzusetzen. Darüber hinaus ist es wichtig, die unterschiedliche Ausrichtung von Zielen zu beachten, d. h. zwischen Sach- und Verhaltenszielen zu unterscheiden.

Grundsatzziele – strategische Ziele – operative Ziele

5.1.3 Ziele formulieren

Nachdem ein Ziel definiert ist, muss es formuliert werden. Dabei stellt die SMART-Regel nach Locke und Latham (1990) eine gute Orientierungsmöglichkeit dar:

SMART-Regel für die Zielformulierung

S   *wie spezifisch:* Das Ziel sollte den gewünschten Endzustand möglichst eindeutig in der Sprache der Betroffenen benennen und dieser sollte zielgruppenadäquat kommuniziert werden.
M   *wie messbar:* Das Ziel muss messbar sein und eine Weiterentwicklung markieren – Kennziffern, Quoten und Zahlen statt vage formulierter Erwartungen.
A   *wie attraktiv:* Das Ziel sollte anziehend sein und Sinn vermitteln, damit es (von den Mitarbeitenden) akzeptiert werden kann.
R   *wie realistisch:* Das Ziel sollte mit eigenen Kräften erreichbar und umsetzbar sein. Dabei kann es sich dennoch um ein ambitioniertes Ziel handeln, da insbesondere herausfordernde Ziele eine große Sogwirkung haben.
T   *wie terminiert:* Das Ziel sollte zu einem konkreten Termin (Tag) gesetzt werden, um die Erreichbarkeit überprüfen zu können.

Damit Ziele leichter angenommen werden können, brauchen sie eine positive und motivierende Formulierung, am besten im Präsens, so als sei das Ziel bereits erreicht. Verneinende und negative Satzkonstruktionen wirken hingegen hemmend (Knoblauch, 2012). Wer die eigenen Zweifel formuliert, verneint bereits im Vorfeld den Erfolg.

Ziele positiv formulieren

Um Zielen die nötige Verbindlichkeit zu geben, werden sie schriftlich formuliert – unabhängig davon, ob es sich um persönliche Ziele oder um Ziele hinsichtlich der Mitarbeitendenführung handelt. Das Prinzip der Schriftlichkeit hat zudem noch weitere Vorteile. Zum einem zwingt es dazu, das Ziel noch einmal zu präzisieren, zum anderen dient es der besseren Kontrolle der Zielerreichung.

Beispiel: »Bis zum 31.12. sind alle Mitarbeitende der Notaufnahme in der Triagierung ausgebildet, ist die Pilotphase abgeschlossen und die kontinuierliche Triagierung der Patient*innen ist fester Bestandteil des Alltags in der Notaufnahme« Oder: »Bis zum 30.06. hat sich die durchschnittliche Wartezeit von vier Stunden auf zwei Stunden reduziert.«

5.1.4 Ziele erreichen

Die große Herausforderung des Zielmanagements liegt in der konkreten Umsetzung. Häufig werden formulierte Ziele im Alltag nicht umgesetzt, weil der Zeitdruck zu groß, die Strukturen zu starr, das Ziel zu groß ist oder die Ernsthaftigkeit und Verbindlichkeit nicht klar sind.

Ziele in kleine, konkrete Maßnahmen zerlegen

Um diese Falle zu umgehen, werden Ziele in kleine, konkrete Maßnahmen zerlegt, die im Alltag leicht und schnell umgesetzt werden können. So entsteht das positive Gefühl, bereits etwas getan zu haben: den ersten Schritt zum Ziel.

Zielüberprüfung am Ende des Jahres

Ein wichtiges Instrument, um Ziele zu erreichen, ist die Zielüberprüfung und -planung am Ende eines Jahres. Dafür bietet sich eine verlängerte Teambesprechung an, in der das vergangene Jahr im Hinblick auf die Fragen »Was ist gelungen?«, »Worauf sind wir stolz?«, »Wo haben wir Kräfte verloren?« beleuchtet wird. Mithilfe einer sogenannten SWOT-Analyse lassen sich

Strengths (Stärken)
Weaknesses (Schwächen)
Opportunities (Chancen)
Threats (Risiken)

systematisch herausarbeiten und Ziele für das nächste Jahr festlegen. Die Ergebnisse werden dann in den Mitarbeitergesprächen (▶ Kap. 1) verankert.

Besonders wirksam wird die Zielüberprüfung und -planung, wenn die erste Leitungsebene im Vorfeld der o. g. verlängerten Teambesprechung mithilfe einer sogenannten PEST-Analyse die Rahmendaten zu den äußeren Einflussfaktoren

Political
Economical
Social
Technological

erarbeitet hat.

5.2 Zeitmanagement

Der Begriff Zeitmanagement wird unterschiedlich definiert. Während Zeitmanagement herkömmlich mit bestimmten Instrumenten wie dem Schreiben von To-do-Listen oder der Planung von Aktivitäten gleichgesetzt wird, bezieht sich der Begriff im Allgemeinen auch auf den persönlichen Umgang mit Zeit. So unterscheiden sich Menschen, die Dinge fristgerecht erledigen können von Personen, die häufig zu spät kommen und viel Zeit mit unwichtigen Dingen verbringen (Weisweiler, 2013). Damit wird deutlich, dass unterschiedliche Verhaltensprofile (▶ Kap. 2) eine wichtige Rolle hinsichtlich des individuellen Zeitmanagements spielen.

Zeitmanagement ist eine Frage der Priorisierung

In den vergangenen Jahren haben sich die Zeitmanagementkonzepte verändert; während früher der Fokus auf Effizienz und Organisation lag, steht inzwischen die Wichtigkeit der Dinge im Vordergrund – Wichtiges von Unwichtigem zu unterscheiden bildet den Fokus modernen Zeitmanagements (Covey, 1992). Denn per se steht jedem Menschen täglich die gleiche Menge Zeit zur Verfügung – nämlich 24 Stunden. Keine Zeit für eine Sache zu haben, bedeutet daher, dass man sie bevorzugt in eine andere Sache investiert. Zeitmanagement ist also eine Frage der Priorisierung. Doch sinnvoll priorisieren kann nur, wer Ziele hat. Erfolgreiches Zeitmanagement basiert demnach im Wesentlichen auf gutem Zielmanagement.

5.2.1 Die Vorteile von Zeitmanagement

Persönliches Zeitmanagement ist ein wichtiger Baustein erfolgreichen Selbstmanagements. Die eigene Zeit zu managen ist ein Ausdruck dafür, sich gut organisieren zu können und die Dinge »im Griff« zu haben. Zeitmanagement wird somit zu einer Kernkompetenz – wenn auch aus unterschiedlichen Gründen (Weisweiler, Discherl, Baummandl, 2013): Im Klinikalltag fordern zunehmende Komplexität sowie Zeit- und Verantwortungsdruck von Mitarbeitenden und insbesondere Leitungskräften ein hohes Maß an Flexibilität. Das dauerhafte Standhalten dieser Anforderungen ist ohne gutes Zeitmanagement nicht möglich. Auch hinsichtlich der Verbindung der beruflichen und privaten Lebensbereiche spielen zeitbezogene Anforderungen eine wichtige Rolle: Haushalts- und Familienangelegenheiten, soziale Kontakte und Freizeitaktivitäten müssen »unter einen Hut gebracht« werden. Der in diesem Zusammenhang verwendete Begriff Work-Life-Balance umschreibt die Bemühungen, das Arbeits- und Privatleben mit seinen unterschiedlichen zeitlichen und planerischen Anforderungen in Einklang zu bringen.

Zeitmanagement als Ausdruck erfolgreichen Selbstmanagements

Erfolgreiches Zeitmanagement bedeutet, die eigene Zeit sowie die beruflichen und privaten Anforderungen zu beherrschen – anstatt sich von ihnen beherrschen zu lassen. Die zur Verfügung stehende Zeit muss für das Erreichen beruflicher und privater Lebensziele ganz bewusst eingesetzt werden.

Vom »Gejagten« zum »Jäger« werden

Nur dann entsteht ein ausgewogenes Verhältnis zwischen der Bewältigung der täglichen Aufgaben und der persönlichen Zufriedenheit und Entwicklung (Seiwert, 1992).

Zeitmanagement entlastet

Zeitmanagement eröffnet Wege,

- mehr Übersicht über Aufgaben zu gewinnen,
- Prioritäten setzen zu können,
- sich auf das Wesentliche zu konzentrieren,
- zielgerichteter delegieren zu können,
- größeren Handlungsspielraum zu erhalten (agieren statt reagieren),
- Stress zu bewältigen und abzubauen,
- Ziele konsequent zu erreichen,
- mehr Zeit für Privates und sich selbst zu gewinnen,
- zufriedener und motivierter zu sein,
- die Leistungsfähigkeit zu steigern.

5.2.2 Zeitfresser ermitteln und ausschalten

Selbst- und fremdverursachte Ablenkungen und Störungen erkennen

Bevor ein wirkungsvolles Zeitmanagement greifen kann, gilt es, Zeitfresser zu erkennen und auszuschalten. Zwar ergibt sich aus dem klinischen Aufgabenspektrum immer wieder, dass Erwartungen und Planungen über den Haufen geworfen werden, weil Patient*innen versorgt werden müssen. Speziell in Kliniken drückt sich erfolgreiches Zeitmanagement in erster Linie in der Haltung aus, das systemimmanente Chaos anerkennen und managen zu können. Dennoch gibt es Ablenkungen und Störungen, die wir selbst verursachen. Mit einer Selbstanalyse lassen sich Zeitfresser identifizieren. Die typischsten sind (Bischof, Bischof, Müller, 2012):

Zeitplanung

- unklare Zielsetzung
- Schwachstellen in der Tagesplanung
- Versuch, zu viel oder alles auf einmal zu tun
- keine an die Klinikabläufe angepassten Tagespläne und Aktivitätenlisten

Arbeitsstil

- keine schriftliche Fixierung (glauben, alles im Kopf behalten zu können)
- zu voller Schreibtisch
- defizitäres Ablagesystem
- viel Papierkram und Lesestoff
- Aufschieben unangenehmer Arbeiten
- viel Detailwissen haben wollen

Störung durch andere

- häufige telefonische Unterbrechungen
- langwierige, ergebnislose Besprechungen
- Privatgespräche
- Ablenkung von der Arbeit an Patient*innen

Persönliche Optimierungspunkte

- Hast, Ungeduld
- geringe Selbstmotivation
- Unfähigkeit »Nein« zu sagen
- unzureichende Selbstdisziplin
- Unentschlossenheit

Klinikinterne Zusammenarbeit

- unklare Verantwortlichkeiten
- mangelnde Koordination
- zu wenig Delegation
- unzureichende Informationen
- defizitäre Kommunikation
- Wartezeiten

Viele Leitungskräfte erledigen ihre »eigentlichen« Aufgaben erst nach offiziellem Dienstschluss. Tagsüber finden sie keine Zeit, weil zu viele Störfaktoren ihre Arbeit unterbrechen. Jede Unterbrechung bei der Bearbeitung einer Aufgabe verringert die Leistung. Um nach einer Unterbrechung an der gleichen Stelle weiterarbeiten zu können, bedarf es zusätzlicher Anlauf- und Bearbeitungszeit von ca. zehn bis zwölf Minuten. Addiert man diese »Aufwärmphasen«, entstehen erhebliche Zeitverluste. In diesem Zusammenhang kann auch das Prinzip der offenen Tür, das viele Leitungskräfte pflegen und das von den Mitarbeitenden meist sehr geschätzt wird, zu einem erheblichen Zeitfresser werden.

5.2.3 Wesentliches erkennen und Prioritäten setzen

Es gehört zum Grundprinzip von Kliniken und Krankenhäusern, dass sich Zeit nur bedingt planen lässt. So geben z. B. in der Notaufnahme die eintreffenden Patient*innen »den Takt« vor. Doch auch sie werden nicht einfach der Reihe nach behandelt. Vielmehr steht mit der Triagierung ein wirkungsvolles Instrument zur Priorisierung und Patientensteuerung zur Verfügung. Dennoch gilt es insbesondere für Leitungskräfte, die Aufgaben zu priorisieren, die über die Arbeit an Patient*innen hinausgehen. Dabei ist die Beachtung der nachfolgenden Prinzipien hilfreich.

Grundlagen

Wichtiges von Unwichtigem unterscheiden

Dringendes ist nicht immer wichtig und Wichtiges nicht automatisch dringend. Umso bedeutsamer ist es, Wichtiges von Unwichtigem zu unterscheiden. Aufgaben hinsichtlich ihrer Wichtigkeit zu unterschieden – sie zu priorisieren – verhindert, sich mit Unwichtigem zu verzetteln und sorgt gleichzeitig dafür, wichtige Aufgaben nicht zu vergessen. Der Schlüssel wirkungsvollen Zeitmanagements liegt darin, den geplanten Aktivitäten eine eindeutige Priorität zu verleihen (Seiwert, 1992).

Mit einer Prioritätenliste wird gewährleistet, dass

- zunächst die wichtigen Aufgaben erledigt werden,
- die Konzentration auf eine Aufgabe gerichtet ist,
- Aufgaben effektiver erledigt werden,
- gesetzte Ziele erreicht werden,
- Aufgaben, die von anderen erledigt werden können, delegiert werden,
- am Ende eines Planungszeitraums (z. B. Arbeitstag) die wichtigen Dinge erledigt sind,
- Aufgaben, an denen die persönliche Leistung gemessen wird, nicht unerledigt bleiben.

Bei einer wirkungsvollen Prioritätensetzung sind die folgenden beiden Instrumente hilfreich:

Die 80:20-Regel (Pareto-Prinzip)

Prioritäten setzen

Dieser Regel liegen die Beobachtungen des italienischen Ökonomen Vilfredo Pareto zugrunde. Er beobachtete im 19. Jahrhundert, dass 20 % der Bevölkerung 80 % des Volksvermögens besaßen. Dieser Sachverhalt lässt sich auch auf das Zeitmanagement übertragen: Oft werden mit 20 % strategisch richtig eingesetzter Zeit bereits 80 % des Ergebnisses erzielt:

- 20 % der Besprechungszeit bewirken 80 % der Ergebnisse
- 20 % der Schreibtischzeit ermöglichen 80 % des Arbeitserfolges

Leitungskräfte versuchen häufig, zu viel auf einmal zu tun, und laufen dabei Gefahr, sich in den einzelnen Aufgaben zu verzetteln. Am Ende eines Arbeitstages bleibt dann häufig das Gefühl, zwar viel gearbeitet, aber die wichtigen Dinge liegen gelassen oder nicht fertiggestellt zu haben. Wer jedoch viele Aufgaben und viele verschiedene Tätigkeiten erledigen muss, kann sich während eines bestimmten Zeitraums nur einer einzigen Sache widmen – dies allerdings konsequent und zielbewusst. Die Voraussetzung dafür ist, klare Prioritäten festzulegen und sich daran zu halten.

5 Ziel-, Zeit- und Selbstmanagement

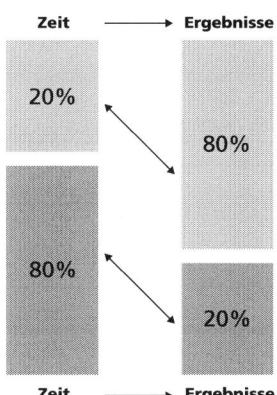

Abb. 11:
Konzentration auf das Wesentliche – das Pareto-Prinzip

Must – Can – Nice to have – die Rangfolge der Eisenhower-Matrix

Mit der »Must – Can – Nice to have«-Analyse lassen sich Aufgaben hinsichtlich ihrer Wichtigkeit und Dringlichkeit analysieren und einsortieren, sodass eine Rangfolge entsteht, welche Aufgaben wann bearbeitet werden müssen:

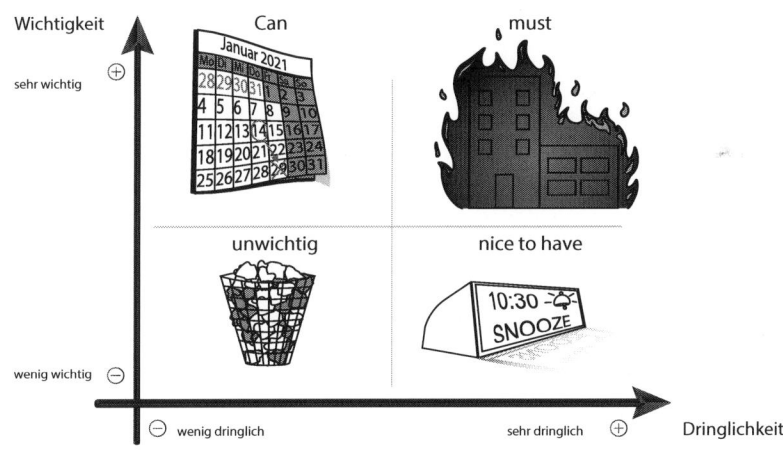

Abb. 12:
Wie setze ich Prioritäten? Die sogenannte »Eisenhower-Matrix«

A/Must: sehr wichtig, vorrangig behandeln
Diese Aufgaben haben absoluten Vorrang, sie sind dringend und wichtig. Ihre Erledigung duldet keinen Aufschub. Sie sind nicht delegierbar.

B/Can: auch delegierbar
B-Aufgaben sind wichtig, aber nicht so dringend, dass sie unmittelbar erledigt werden müssen. Sie können delegiert oder auch auf Termin gelegt werden.

C/Nice to have: Würde ich gerne machen
Es sind häufig Aufgaben, die man gerne übernehmen würde, weil sie Spaß machen oder Bestätigung bringen, die aber nicht wichtig sind.

Die »Must – Can – Nice to have«-Analyse dient nicht dazu, nur noch »Must«-Aufgaben zu erledigen. Vielmehr hat sie das Ziel, die Aktivitäten durch Prioritätensetzung in ein ausgewogenes Verhältnis und in eine richtige Reihenfolge zu bringen.

5.2.4 Zeit planen

Planungsprinzip der Schriftlichkeit

Zu den wichtigsten Instrumenten effektiven Zeitmanagements gehört das Erstellen von Zeitplänen. Sie sind der beste Weg, um aus dem Verhaltensmuster des bloßen Reagierens rauszukommen. Je komplexer eine Aufgabe ist, umso gründlicher sollte die Planung sein. Oberstes Planungsprinzip ist die Schriftlichkeit. Es hat wesentliche Vorteile:

- Der Kopf wird frei für das, was aktuell wichtig ist; es wird nichts vergessen.
- Es wird eine Art Vertrag mit sich selbst geschlossen, die Aufgaben werden eher erledigt.
- Die Planung erzeugt Verbindlichkeit bei Mitarbeitenden und anderen Partner*innen, mit denen zusammengearbeitet werden muss.
- Die schriftliche Planung ermöglicht Rückblick und Kontrolle.

Aktivitäten, Aufgaben und Termine werden auf Listen (analog oder digital) oder in einem Kalender festgehalten (Knoblauch, 2012).

Gleichartige Tätigkeiten bündeln

Die Zeitplanung wird deutlich erleichtert, wenn gleichartige Tätigkeiten gebündelt werden. Dabei sind folgende Blockbildungen hilfreich:

- Gespräche mit Mitarbeitenden
- Telefonate
- Korrespondenz
- Fachzeitungen durcharbeiten
- Strategische Aufgaben

Einen besonderen Produktivitätsgewinn bringt eine »stille Stunde«. Wie der Name schon sagt, wird diese Zeit dafür reserviert, um störungsfrei besonders anspruchsvolle strategische Arbeiten und unerwartete Gespräche mit Mitarbeitenden erledigen zu können. Konsequent wird diese Zeit mindestens einmal wöchentlich fest eingeplant und wie ein Besprechungstermin in den Kalender eingetragen. Die »stille Stunde« sollte so terminiert sein, dass Störungen möglichst ausgeschlossen werden können, z. B. an einer Tagesrandzeit.

Aktivitätenliste/To-do-Liste

In der Aktivitätenliste werden alle Aufgaben im eigenen Verantwortungsbereich festgehalten, die über die Betreuung der Patient*innen hinausgehen. Sie dient dazu, alle Aufgaben in der Übersicht darzustellen, Verzettelung vorzubeugen und sich auf laufende Kernaufgaben zu erinnern. Sie wird nach folgenden Grundregeln erstellt (Bischof, 2012):

Verzettelung vorbeugen, an Kernaufgaben erinnern

- Jede Aktivität im Verantwortungsbereich wird in der Aktivitätenliste erfasst und mit einem Fertigstellungstermin versehen.
- Allen Aktivitäten werden Prioritäten zugeordnet.
- Bei der Tages-, Wochen und Monatsplanung wird die Liste überprüft, neue Aktivitäten werden hinzugefügt.
- Am Ende eines Tages wird der nächste Tag geplant, am Ende einer Woche die nächste Woche und am Ende eines Monats der nächste Monat.
- Wurden Fertigstellungstermine überschritten, werden neue Termine festgelegt.
- Aktivitäten, die delegiert wurden, werden auch hinsichtlich ihrer Fertigstellungstermine überwacht.

Tagesplanung mit der ALPEN-Methode

Bei der Zeitplanung spielen Tagespläne eine wichtige Rolle. Sie enthalten nur das, was an jeweils einem Tag erledigt werden muss und kann. Je erreichbarer die gesetzten Ziele sind, desto mobilisierender sind sie (Bischof, 2012).

Den Tag mit der ALPEN-Methode planen

Tagespläne verschaffen einen schnellen Überblick und stellen sicher, dass nichts vergessen wird. Sie lenken den Blick auf das Wesentliche.

Mit der ALPEN-Methode (Bischof, 2012) lässt sich ein Tag ohne großen Zeitaufwand systematisch planen. Sie umfasst folgende fünf Stufen:

1. *Alles Aufschreiben:* Alle Aktivitäten (Termine, Aufgaben, Unerledigtes usw.) werden gesammelt.
2. *Länge schätzen:* Für alle Tätigkeiten wird der Zeitaufwand eingeschätzt.
3. *Pufferzeiten einplanen:* 60 bis 70 % der Arbeitszeit werden verplant, 30 bis 40 % werden für Unvorhergesehenes reserviert.
4. *Entscheiden:* Priorität festlegen – Aufgaben werden nach ihrer Wichtigkeit sortiert und eventuell delegiert.
5. *Nachkontrolle:* Am Ende des Tages wird der Plan überprüft. Unerledigtes wird auf einen der kommenden Tage übertragen oder in die Aktivitätenliste übernommen.

Wochenpläne erstellen

Grobplanung auf Wochenebene

Um die Aufgaben in Abhängigkeit ihrer Prioritäten besser in den Arbeitsalltag integrieren zu können, empfiehlt sich die Grobplanung auf Wochenebene. Sie bietet ausreichend Freiraum für Pufferzeiten, damit kurzfristige unerwartete Ereignisse aufgefangen werden können. Daher sollte auch die Wochenplanung so gemacht werden, dass nur ca. 60 bis 70 % der Zeit verplant werden.

Im ersten Schritt werden die Aufgaben mit den höchsten Prioritäten (A- und B-Aufgaben) eingeplant. Um diese Aktivitäten herum werden dann Aufgaben von untergeordneter Wichtigkeit (C-Aufgaben) herumgeplant. Viele von ihnen können in kleineren Zeitlücken erledigt werden. Entscheidend bei der Wochenplanung ist es, die wichtigsten Aufgaben zuerst zu planen, sodass diese erfolgreich untergebracht und erledigt werden können (Knoblauch, 2012).

5.3 Selbstmanagement

Selbstmanagement bedeutet, eigene Ressourcen zu aktivieren

Jeder Mensch praktiziert in irgendeiner Form Selbstmanagement. Doch nicht jeder ist effektiv dabei. Im gängigen Sprachgebrauch wird Selbstmanagement als eine Technik oder Strategie zur Selbstregulation gesehen, mit der es Menschen gelingt, ihre Umgebung zu strukturieren und Eigenmotivation aufzubauen (Weisweiler, 2013). Zu den grundlegenden Fertigkeiten des Selbstmanagements gehört das Setzen und Verfolgen von Zielen sowie das Steuern interner Prozesse, um Einfluss auf das eigene Verhalten zu nehmen.

Im Mittelpunkt wirksamen Selbstmanagements steht immer das Bemühen, das eigene Verhalten zielgerichtet zu gestalten. Dabei gilt es, sich unterstützende Bedingungen und Strategien zu schaffen, die der Zielerreichung dienen. Positives Selbstmanagement hängt eng mit der Aktivierung eigener Ressourcen zusammen.

5.3.1 Positive Fokussierung

Die Grundeinstellung zur Umwelt und auch die Einstellung, mit der Aufgaben angegangen werden, beeinflusst maßgeblich deren Erfolg bzw. Misserfolg. Verschiedene Untersuchungen haben nachgewiesen, dass Menschen Probleme wesentlich besser lösen konnten, wenn sie sich positiv (auf Bewältigung) statt negativ (auf Hilflosigkeit) fokussierten. Positive Fokussierungen sind z. B.: »Ich kann das« oder »Ich bin optimistisch«. Zu den negativen Fokussierungen gehören: »Das kann ich nicht« oder »Ich werde ohnehin scheitern«.

Positiv auf den Tag einstellen, bewusst auf den Feierabend einstimmen

Vor diesem Hintergrund legen zwei einfache Grundregeln einen wichtigen Grundstein positiven Selbstmanagements (Seiwert, 1992):

Vor Beginn des Arbeitstages:

- in Ruhe positiv auf den Tag einstellen
- den am Vorabend erstellten Tagesplan hinsichtlich Wichtigkeit und Dringlichkeit durchgehen
- für die Schwerpunktaufgaben (A-Aufgaben) die nötigen Vorbereitungen treffen und Unterlagen bereitlegen

Am Ende des Arbeitstages:

- Soll-Ist-Abgleich des Tagesplans vornehmen
- Unerledigtes auf den nächsten Tag übertragen
- Tagesplan für den nächsten Tag erstellen
- den Wert des Tages für das eigene Leben reflektieren
- auf den Feierabend einstimmen

5.3.2 Effektiv mit anderen zusammenarbeiten

Unsere Selbstorganisation wird sehr leicht durch die Zusammenarbeit mit anderen Menschen durcheinandergebracht. Mit den entsprechenden Strategien und Techniken lässt sich jedoch wirksam gegensteuern.

Erfolgreich »Nein« sagen

Im Klinikalltag gibt es immer wieder Situationen, in denen uns andere Menschen ohne wichtigen Grund Zeit rauben. Vielleicht nur, um ein kurzes Schwätzchen zu halten oder um unliebsame Aufgaben zu übertragen. Dagegen hilft das einfache Wort »Nein«. Denn wer nur noch »Ja« und niemals »Nein« sagt, wird keine Zeit mehr finden, um die eigenen Aufgaben und Ziele zu verwirklichen. Ein »Nein« kann so formuliert werden, dass es niemanden brüskiert. Dazu kann dem Gegenüber Interesse an dessen Anliegen signalisiert werden, gleichzeitig wird ihm aber auch deutlich gemacht, dass aufgrund der eigenen Aufgabenstellung zunächst keine Ressourcen dafür zur Verfügung gestellt werden können (Knoblauch, 2012).

Wer auch mal »Nein« sagt, findet Zeit für die Verfolgung eigener Ziele

Gespräche vorbereiten

Häufig dauern Gespräche und Sitzungen sehr lange, ohne dass am Ende ein greifbares Ergebnis herauskommt. Leitungskräfte, die über ein gutes Selbstmanagement verfügen, sind in der Lage, solchen unproduktiven Gesprächen vorzubeugen. Sie arbeiten bei der Vorbereitung von Gesprächen mit der Formulierung von Zielen.

Unproduktive Gesprächen vorbeugen

Die Vorteile der Gesprächsvorbereitung sind (Bischof, 2012):

- Aufgrund der Zielformulierung werden wesentliche Informationen und Standpunkte der Gesprächspartner*innen leichter erkennbar.
- Die wesentlichen Gesprächsinhalte bleiben im Blickpunkt, Zufallsdiskussionen entstehen nicht so leicht.
- Überraschende und Stress verursachende Wendungen des Gesprächs werden weitgehend vermieden.

Führen durch Delegation

Delegation gehört zu den Schlüsseltätigkeiten von Leitungskräften. Ihr Nutzen ist beträchtlich (Seiwert, 1992).

Entlastung und Zeitgewinn durch Delegation

Delegation …

- sorgt für Entlastung und Zeitgewinn.
- hilft, die Fachkenntnisse der Mitarbeitenden zu nutzen.
- fördert die Initiative, Kompetenz und Selbstständigkeit der Mitarbeitenden.

Allerdings liegen erfolgreicher Delegation drei wichtige Prinzipien zugrunde:

1. Die Leitungskraft muss »loslassen« können.
2. Die Reifegrade der Mitarbeitenden (▶ Kap. 1) in Bezug auf die zu übernehmende Aufgabe müssen beachtet werden.
3. Abhängig vom jeweiligen Reifegrad muss die Leitungskraft mehr oder weniger stark kontrollierend eingreifen.

Erfolgreiche Delegation setzt also Bereitschaft und Fähigkei zu delegieren voraus. Wer nicht effektiv delegiert, betreibt kein effektives Selbstmanagement. Die folgende Checkliste gibt wichtige Anhaltspunkte:

- Was ist zu delegieren (Ergebnis – Erwartung/Ziel)?
- An wen wird delegiert?
- Beherrscht er/sie die Aufgabe?
- Warum soll er/sie es tun?
- Wie soll er/sie es tun?
- Welcher Zeitrahmen wird vorgegeben?
- Wie wird die Umsetzung kontrolliert?

Effektive Delegation beschränkt sich nicht nur auf Mitarbeitende, sondern richtet sich auch an andere Abteilungen und Berufsgruppen oder interne Servicestellen (Personalabteilung, Medizin-Controlling usw.).

Umgang mit E-Mails

Obgleich E-Mails inzwischen seit Jahrzehnten als Kommunikationsmittel zur Verfügung stehen, werden sie noch immer nicht effektiv genutzt. Mit einigen Grundregeln lässt sich die E-Mail-Bearbeitung zeitsparend organisieren und professionalisieren (Bischof, 2012):

E-Mail-Bearbeitung professionalisieren

Ablegen und speichern: Für den Posteingang und für die Dateien im Anhang wird eine klare Ablagestruktur festgelegt. Aufgaben und Kontakte werden in den dafür vorgesehenen Ordnern der Mailprogramme abgelegt. Der digitale Ablagebaum entspricht dem analogen in den Schränken.

Bearbeiten des Posteingangs: Wer aufgrund der eigenen Aufgabenstellung nicht sofort jede Mail beantworten muss, sollte die visuellen oder optischen Signale, die den Eingang einer neuen Mail ankündigen, ausschalten. Häufig reicht es aus, die E-Mails maximal dreimal täglich zu fixen Terminen abzurufen. Um eine E-Mail nicht viele Male anschauen zu müssen, sollte dann auch Gelegenheit bestehen, den Posteingang zu bearbeiten. Grundregel: »Jede E-Mail wird nur einmal angefasst.« Aus E-Mails und daraus entstehenden Aufgaben lassen sich Termine machen.

- *Entscheidung treffen:* Nachdem eine Mail gelesen ist, sollte sie beantwortet, gelöscht, abgelegt, weitergeleitet oder terminiert werden. Oberstes Gebot dabei: Erledige es gleich richtig.
- *Eindeutige Betreffzeile:* Eine eindeutige Angabe in der Betreffzeile erleichtert dem/der Empfänger*in das Erfassen des Themas und verhindert, dass die Mail als Spam aussortiert wird.
- *Kurzfassen:* Lange Mails sind für Empfänger*innen häufig ärgerlich und werden in der Bearbeitung aufgeschoben. Besser: Verschiedene Themen in verschiedenen Mails ansprechen. Damit wird das Risiko des Vergessens reduziert.
- *Grammatik und Rechtschreibung:* Korrekte Rechtschreibung und Grammatik erleichtern die Bearbeitung der Mail und halten den respektvollen Umgang aufrecht. Schließlich gehen die Mails an Mitarbeitende, Vorgesetzte oder Geschäftspartner*innen.
- *Denken vor dem Senden:* Bei spontanen Mails bestimmen oft Emotionen den Ton. Der eigentliche Inhalt verschwindet unter Umständen dahinter. Sobald die Mail gesendet ist, kann sie in der Regel nicht wieder zurückgeholt werden.
- *Regel-Funktionen nutzen:* Ablageregeln (z. B. alle Mails von XY in Unterordner XY sortieren) sorgen für Übersichtlichkeit im Posteingang.
- *Höflich bleiben:* Die E-Mail-Kommunikation wird in ihrer Wirkung häufig unterschätzt. Der Stil sollte immer höflich bleiben. Die fristgerechte Beantwortung ist selbstverständlich. E-Mails sollten freundlich eingeleitet und abgeschlossen werden, dazu gehören eine Anrede- sowie eine Grußformel. Eine E-Mail-Signatur ist im beruflichen Umfeld üblich und erleichtert die Kontaktaufnahme.

Umgang mit Smartphones und Kliniktelefonen

Smartphones als Hilfsmittel einsetzen

Smartphones gehören inzwischen zum Standard. Wir nutzen sie, um besser erreichbar zu sein. Im Sinne eines aktiven Selbstmanagements und zur Belastungsreduktion sind jedoch einige Verhaltensregeln zu bedenken. Während einer Untersuchung an Patient*innen oder im Gespräch Anrufe anzunehmen oder gar SMS zu schreiben, ist schlichtweg unhöflich und keineswegs patientenorientiert. Denn wer den Umgang mit dem Smartphone nicht strukturiert, schafft sich damit sehr leicht einen zusätzlichen Zeitfresser – aus einem Hilfsmittel wird so schnell eine Geißel.

- *Erreichbarkeit*: Fixe Anrufzeiten schützen Beziehungen und das Privatleben. Der Klingelton kann ausgeschaltet werden. Nicht jeder Anruf, jede SMS oder E-Mail muss sofort angenommen werden. Nachrichten können zu bestimmten Zeiten abgerufen werden. Bei Abwesenheit, in Besprechungen oder in »stillen Stunden« können Anrufweiterleitungen eingeschaltet werden.
- *Rückrufe*: Damit Rückrufe gelingen, empfiehlt es sich, sie in einem definierten Zeitfenster zu erbitten oder eigene Rückrufzeiten zu blockieren.

5.3.3 Den Arbeitsplatz professionell organisieren

Ein aufgeräumter Arbeitsplatz erhält die Motivation

Der Arbeitsplatz ist ein Ort, an dem es Spaß machen sollte zu arbeiten. Idealerweise finden sich am Arbeitsplatz nur die Hilfsmittel, die tatsächlich benötigt werden. Doch die Realität sieht meist anders aus: Auf dem Schreibtisch türmen sich Unterlagen und Patientenakten, die Ordner in den Schränken platzen aus allen Nähten. Solche Arbeitsplätze sind ein Quell der Ablenkung und der Demotivation – speziell in Situationen, in denen eine Leitungskraft nach einer stressigen Krisenintervention, z. B. einer Reanimation im Schockraum, in ein solches Büro kommt. Ein strukturiertes Ablagesystem hat hingegen erheblichen Nutzen:

- Unterlagen können schnell einsortiert und wiedergefunden werden.
- Stellvertreter*innen, Kolleg*innen oder Mitarbeitende finden sich leichter zurecht.
- Als Leitungskraft hat man alle Vorgänge besser im Blick – die Ablage wird zum Führungsinstrument.

Aufbau eines Wiedervorlagesystems

Wiedervorlagesystem entlastet

Um sicherzustellen, dass Vorgänge pünktlich wieder in die Aktivitätsplanung integriert werden, werden sie in einer Wiedervorlage zwischengelagert. Ein Wiedervorlagesystem kann in Papierform oder elektronisch geführt werden. In beiden Fällen wird für einen zu bearbeitenden Vorgang ein Wiedervorlagedatum festgelegt, an dem er dann erneut bearbeitet wird.

Die Papier-Wiedervorlage besteht aus zwei Teilen: einem Tagesteil mit je einer Mappe (1 bis 31) pro Tag sowie einem Monatsteil mit je einer Mappe (1 bis 12) pro Monat. Am Ende eines Tages wird die Wiedervorlage für den nächsten Tag aufgelöst und in die Tagesplanung integriert. Am Ende eines Monats wird die Wiedervorlage des nächsten Monats den einzelnen Tagen zugeordnet. Ein gut funktionierendes Wiedervorlagesystem ist ein wichtiges Führungsinstrument. Es sorgt dafür, dass Projekte und Vorgänge sowie Absprachen mit Mitarbeitenden und der Geschäftsführung nicht aus dem Blick geraten und hält so den Kopf frei für andere wichtige Führungsaufgaben. Termingerecht ist alles in der Wiedervorlage Abgelegte wieder präsent und kann so gezielt kontrolliert und gesteuert werden.

Aufbau eines Ablagesystems

Viele Ablagesysteme sind unsystematisch aufgebaut. Häufig ist die Ablage im Computer anders organisiert als im Papierordnersystem. Das führt zu unterschiedlichem Ablageverhalten und zu Verwirrung. Häufig entsteht eine Fülle unsystematisch archivierter Dokumente. Viel Zeit geht später beim Suchen verloren.

Ablagesystem strukturieren und vereinheitlichen

Beim Aufbau einer Ablage sind folgende Grundregeln hilfreich:

- Kernaufgaben analysieren
- thematische Hauptblöcke bilden (nicht mehr als zehn), z. B. Mitarbeitende, Projekte, Verantwortungsbereiche
- Unterstrukturen bilden, z. B. Ordnung von A bis Z

5.3.4 Balancing

Unser Leben lässt sich in vier Bereiche einteilen. In jedem dieser Bereiche tragen wir Verantwortung. Um dauerhaft leistungsfähig und zufrieden zu sein, müssen wir uns in einem ausgewogenen Verhältnis um alle Lebensbereiche kümmern – zumindest in einem Zeitraum von vier bis fünf Jahren. Größere Defizite in einem Bereich wirken sich langfristig auf die Zufriedenheit und die Leistungsfähigkeit in allen anderen Bereichen aus.

Balance der unterschiedlichen Lebensbereiche herstellen

Die vier Lebensbereiche und ihre zentralen Bedürfnisse lassen sich folgendermaßen charakterisieren:

- Beruf/Karriere/Entwicklung
    - Was ist meine Tätigkeit in fünf Jahren?
    - Wie erhalte ich mir meinen Marktwert – als Mediziner*in, Chefärzt*in, Wissenschaftler*in?

- Welche Qualifizierung muss ich zusätzlich machen, um meinen Werdegang abzurunden (medizinisches und managementorientiertes Know-how)?
- Wie pflege ich mein Netzwerk?
- Funktion/Stelle
  - Was will ich in meinem Verantwortungsbereich in diesem Jahr erreichen? Was ist in vier bis fünf Jahren?
  - Welche »Baustellen« muss ich in welcher Priorität und wie bearbeiten?
  - Wie schaffe ich eine Struktur, die mich und meinen Verantwortungsbereich dabei unterstützt, die gestellten Anforderungen zu bewältigen?
  - Welche Mindeststandards im Ziel-, Zeit- und Selbstmanagement setze ich mir?
- Familie/Partnerschaft/Kinder
  - Wie pflege ich die Beziehung zu Lebens- oder Ehepartner*in und meinen Kindern aktiv?
  - Welche familiären Schlüssel-Events muss ich unbedingt wöchentlich, monatlich und jährlich einplanen? (z. B. Geburtstage)
  - Welche gemeinsamen Ziele habe ich mit meinem/meiner Lebens- oder Ehepartner*in für die nächsten Jahre vereinbart?
  - Wie unterstütze ich meine*n Frau/Mann als Mutter/Vater und Hausfrau/-mann? Und: Wie gestalte ich die Wochenenden mit meiner/meinem Partner*in, dass sie sich deutlich von der Woche abheben?
- Ich/Mich
  - Weiß ich aus Medienberichten, was in der Welt außerhalb meiner Klinik los ist (Politik, Wirtschaft, Gesellschaft und Kultur)?
  - Was tue ich für meine sportliche Fitness?
  - Wie ernähre ich mich gesund?
  - Wie pflege ich aktiv meine Beziehungen zu Freund*innen und Bekannten?
  - Wann war ich zum letzten Mal im Kino oder im Theater?

5.4 Fazit

Die täglich abgeforderten Spitzenleistungen, die Ärzt*innen und Pflegekräfte erbringen müssen, sind mit enormen psychischen und mentalen Belastungen verbunden. Dauerhaft sind sie nur möglich, wenn es gelingt, im Verlauf von drei bis vier Jahren alle Lebensbereiche möglichst in Balance zu bringen. Je besser diese Balance funktioniert, umso wirksamer schützt sie vor dem dauerhaften Gefühl, »ausgebrannt« zu sein – ein gut funktionierendes Ziel-, Zeit- und Selbstmanagement ist die wesentliche Voraussetzung dafür.

6 Stress – jetzt erst recht handeln

»Die Kunst des Ausruhens ist ein Teil der Kunst des Arbeitens.«
John Steinbeck

Im Umgang mit Stress ist die Ärztliche Leitungskraft einerseits selbst als Person angesprochen, andererseits aber auch als Führungskraft, die im Rahmen des Führungsprinzips das Stressverhalten und -empfinden der Mitarbeitenden im Auge behalten und konstruktiv beeinflussen sollte.

Als der bekannte österreichisch-kanadische Mediziner Hans Selye in den 1950er-Jahren den Begriff Stress prägte und die These formulierte »Stress bestimmt unser Leben« (1957), ahnte er vermutlich nicht, wie trefflich er damit das Lebensgefühl in unserer heutigen Leistungsgesellschaft beschreiben würde. Damals waren die von ihm beschriebenen Stress-Symptome weitgehend unbekannt und kaum jemand fühlte sich von der eigenen beruflichen Situation gestresst (Linneweh, 2002).

Längst ist der Begriff Stress der Nische der psychosomatischen Medizin entwachsen. Im Alltag wird er nicht eindeutig und mitunter inflationär verwendet. Einerseits sprechen wir von Stress, wenn wir dessen auslösende Bedingungen beschreiben, z. B. Zeitdruck (»Die ständige Hektik stresst mich«). Andererseits benutzen wir den Begriff, um unsere Reaktion auf diese auslösenden Faktoren oder unseren Zustand zu benennen: »Das ist so belastend, ich bin gestresst.« Stress scheint inzwischen in unserem beruflichen und privaten Umfeld allgegenwärtig zu sein.

Doch Stress ist nicht ausschließlich eine Erscheinung unserer modernen Industriegesellschaft. In der Geschichte hat es ihn immer gegeben: im täglichen Überlebenskampf in Kriegen, Hungersnöten, Seuchenzügen.

Allerdings sind der Stresspegel und das damit einhergehende Gefährdungspotenzial in der heutigen Gesellschaft höher als zuvor. Als wesentliche Stressoren lassen sich zusammenfassen:

Stressoren in der Arbeitswelt

- Die technologischen und ökonomischen Veränderungen im Gesundheitsbereich laufen immer schneller ab.
- Die Menge an Informationen und Angeboten nimmt mit hoher Geschwindigkeit zu, Reizüberflutung ist die Folge.
- Die unterschiedlichen Anforderungen an Alltagsleben in der Klinik, Beruf und Familienleben lassen sich oft nur schwer miteinander verbinden.

- Der Stellenwert der Erwerbsarbeit hat sich in unserer Gesellschaft stark gewandelt: Sie dient neben dem Lebenserwerb auch dem sozialen Status, der Anerkennung, der Lebenszufriedenheit usw.
- Die Arbeitswelt ist stärker auf den Dienstleistungsaspekt fokussiert. Soziale und emotionale Kompetenzen werden daher immer wichtiger.
- In vielen Kliniken führen wirtschaftlicher Druck, anhaltende Restrukturierungsprozesse und Personalengpässe zu einer Intensivierung der Arbeit für den Einzelnen.
- Die Anforderungen an Klinikärzte verändern sich massiv: Die Zahl der Patient*innen nimmt ebenso zu wie die Bandbreite der Indikationen sowie die Multimorbidität.

Diesen Stressfaktoren kann sich kaum ein berufstätiger Mensch in unserer Industriegesellschaft entziehen und insbesondere in Kliniken bestimmen sie den Arbeitsalltag. Dennoch ist ihnen niemand völlig hilflos ausgeliefert, denn den Umgang mit Stress und den Schutz vor seinen negativen Folgen können Ärzt*innen sehr wohl steuern und beeinflussen.

6.1 Was ist Stress?

In der Literatur taucht immer wieder die Unterscheidung zwischen Eustress und Distress auf, die auf die Stressforschung von Hans Selye zurückgeht. Dabei beschreibt Eustress positiven Stress im Sinne einer Herausforderung, die nötig ist, um maximale Leistungen erbringen zu können. Die Bezeichnung Distress hingegen kennzeichnet schlechten, unerwünschten Stress, der belastet und unter Umständen sogar schadet.

Diese Unterteilung spielt in der modernen Stressforschung nur noch eine untergeordnete Rolle, weil die unmittelbare Stressreaktion als aversiv, also keineswegs positiv definiert wird. Zwar hat die gelungene Bewältigung von Stresssituationen durchaus positive Folgen, jedoch wird dieser Effekt eher als Herausforderung definiert denn als Eustress (Bartholdt, Schütz, 2010).

Stress ist eine individuelle Angelegenheit

In der modernen Stressforschung geht man inzwischen davon aus, dass Stress eine sehr individuelle Angelegenheit ist. Die Faktoren, die Stress auslösen, sind von Mensch zu Mensch höchst verschieden. Zum Beispiel nehmen einige Kolleg*innen das laute Ticken einer Uhr gar nicht wahr, während sich andere davon gestört fühlen. Erst wenn eine bestimmte Situation bei einer großen Anzahl von Menschen eine Stressreaktion hervorruft, spricht man von einem Stressor (Binnewies, 2006). Ob Situationen, Objekte oder Reize zu Stressoren werden, hängt also nicht von objektiven Merkmalen wie z. B. Intensität oder Häufigkeit ab.

Besonders intensiv ist das Stresserlebnis in solchen Situationen, in denen es für uns subjektiv bedeutsam ist – also dann, wenn wir wichtige Ziele und Motive bedroht sehen (Bartholdt, 2010). Ein weiterer wichtiger Faktor bei der subjektiven Bewertung einer Situation ist die Kontrollierbarkeit der Situation. Sind wir uns sicher, eine gestellte Anforderung bewältigen zu können, selbst wenn wir uns dafür sehr anstrengen müssen, erleben wir das nicht als Stress. Erwarten wir aber, dass sich die Situation nur schwer oder gar nicht meistern lässt, entsteht Stress. Unkontrollierbar erscheinen uns insbesondere Situationen, die uns neu sind, schlecht vorhersehbar oder schwer zu durchschauen sind (Hasselhorn, 2007).

Diese subjektive Stressbewertung liegt dem transaktionalen Stressmodell zugrunde, das Lazarus und Folkman (1984) entwickelt haben. Es betrachtet Stresssituationen als komplexe Prozesse der Auseinandersetzung mit den Belastungen und Anforderungen. Bedeutsam für die Bewertung des Stressgehalts einer Situation sind die persönlichen Gedanken, Empfindungen und Überlegungen eines Menschen in einer konkreten oder auch imaginären Situation.

Das transaktionale Stressmodell unterscheidet zwischen zwei Arten der Stressbewertung.

Primäre Bewertung: Die Situation wird in Bezug auf das eigene Wohlergehen bewertet – ist sie irrelevant, positiv oder stressreich. Lediglich wenn eine Situation als stressreich bewertet wird, ist eine Anpassungsreaktion erforderlich. Dabei werden drei Bewertungskriterien für die Situation zugrunde gelegt: schädigend, bedrohlich oder herausfordernd.

Sekundäre Bewertung: Sie betrachtet, welche Bewältigungsmöglichkeiten in Bezug auf den Stressor vorhanden sind. Erscheinen die vorhandenen Fähigkeiten und Möglichkeiten zur Bewältigung als ausreichend, erlebt man keinen Stress.

Diese Bewertungen erfolgen nicht immer bewusst. Vielfach sind sie unbewusst und reflexhaft. Vor allem die emotionalen Aspekte einer Stressreaktion unterliegen häufig nicht unserer Kontrolle.

Beispiel: Dr. Müller arbeitet seit einigen Monaten als Anästhesist in der Zentralen Notaufnahme. Morgens wird er von der Ärztlichen Leitung der ZNA gebeten, am Nachmittag in deren Büro zu kommen. Das ist bisher noch nie vorgekommen. Dr. Müller gerät in Stress. »Warum gerade heute?« Er überlegt, was er wohl falsch gemacht haben könnte. Ob es damit zu tun haben könnte, dass er in der vergangenen Woche zweimal ein wenig zu spät zum Dienst kam? Oder ob sein Kollege dem Chef wohl doch von seinem Beinahe-Fehler bei der Versorgung der Herzinfarkt-Patientin erzählt hat? Sein Puls wird schneller. Immer mehr Zweifel kommen auf. Ob ihn sein Chef heute vielleicht sogar abmahnen wird? Als Dr. Müller am Nachmittag mit feuchten Händen und flauem Gefühl im Magen vor dem Büro seines Chefs steht, hat er kaum noch den Mut, anzuklopfen.

Wenn er nun freundlich begrüßt wird und ihm mitgeteilt wird, dass man mit seiner Arbeit sehr zufrieden ist, sich freut, wie gut er sich in das Team einfügt und ihm anbietet, im Rahmen der Zertifizierung im Projektteam mitzuarbeiten, wird er bei der nächsten Gesprächseinladung wesentlich ruhiger reagieren und keine Stressreaktion mehr erleben.

Arten der Stressbewertung

Fazit: Insbesondere im Vorfeld unbekannter Situationen, in denen die Bewältigungsmöglichkeiten unklar erscheinen, neigen wir zu überzogenen, persönlichen Gedanken, die das Stresserleben erheblich verschärfen.

6.1.1 Vier Dimensionen der Stressreaktion

Stressreaktionen zeigen sich auf unterschiedlichen Ebenen:

Körperliche Ebene. Die physiologische Reaktion auf Stress ist in der modernen Arbeitswelt eine zwiespältige Angelegenheit (McEwen, 2008). Kurzfristig führt sie zu Anpassungen, die dem Körper helfen, auf einen Stressor zu reagieren. Sie dient der Mobilisierung von Energiequellen und der Erhöhung der Widerstandskräfte gegen Infektionen. Langfristig können körperliche Stressreaktionen jedoch schädliche Folgen haben. Halten nämlich Belastungen an oder kehren immer wieder, wird die körperliche Stressreaktion über einen längeren Zeitraum aufrechterhalten – allmähliche Erschöpfungszustände und langfristig gesundheitliche Beeinträchtigungen können entstehen.
_{— Körperliche Stressreaktion}

Kognitive Ebene. Zunächst verändert sich die Wahrnehmung der Stressreaktion, die Aufmerksamkeit fokussiert sich auf die Reize, die in der Stresssituation wichtig erscheinen. Das Denken wird auf den Stressor gerichtet, die Gedanken kreisen nur noch um ihn (Kaluza, 2007). Objektivität geht verloren und irrationale Denkmuster entstehen.
_{— Kognitive Stressreaktion}

Emotionale Ebene. Negative Emotionen kennzeichnen die unmittelbare Reaktion auf Stress (Kaluza, 2007): Unzufriedenheit, Ärger, Wut, Unruhe, Nervosität, Unsicherheit, Angst zu versagen, Hilflosigkeit, Ohnmacht sind die häufigsten emotionalen Reaktionen auf Stress.
_{— Emotionale Stressreaktion}

Behaviorale Ebene. Das beobachtbare Verhalten verändert sich in Stresssituationen auf unterschiedlichste Weise. Manche Leute trommeln mit den Fingern. Andere versuchen, um Zeit zu sparen, mehrere Aufgaben gleichzeitig zu erledigen. Im zwischenmenschlichen Bereich wird schneller aggressives Verhalten gezeigt.
_{— Behaviorale Stressreaktion}

6.2 Stress in Kliniken und Krankenhäusern

Im Arbeitskontext der Kliniken und Krankenhäuser gibt es zahlreiche Stressquellen: Kurz gesagt – Stress ist unweigerlich mit dem Berufsbild des/der Klinikärzt*in verbunden. Das Anforderungsprofil an das Personal ist extrem breit gefächert: Exzellentes fachliches Können ergibt im Zusammenspiel mit gut ausgeprägten sozialen Fähigkeiten das Idealbild des/der

Mediziner*in. Ein funktionierendes Team, das auch unter Stress Hand in Hand zusammenarbeitet und fachlich sowie sozial kompetent die unterschiedlichsten Patient*innen versorgt und behandelt – das ist der Anspruch, dem sich jede Klinik stellen muss. Schließlich ist jede klinische Abteilung ein Aushängeschild für das gesamte Haus. Die gemachten Erfahrungen brennen sich meist sehr lange in das Gedächtnis von Patient*innen und Angehörigen ein und tragen wesentlich zum Ruf der Klinik bei.

In einem solchen Arbeitskontext ist es zwangsläufig, dass die unterschiedlichen Stressoren nicht isoliert voneinander auftreten. Vielmehr wirken sie gemeinsam und beeinflussen einander (Bartholdt, Schütz, 2010).

Beispiel: Unklare Verantwortlichkeiten und widersprüchliche Anweisungen führen dazu, dass Teammitglieder Probleme haben, miteinander zu kommunizieren und zu kooperieren. So entsteht ein enormer zusätzlicher Stressor mit einem großen Risikopotenzial hinsichtlich der Patientensicherheit.

Generell lassen sich folgende Stressoren im Arbeitskontext unterscheiden (Richter, Hacker 1998 und Bartholdt, Schütz, 2010), die auch in Kliniken eine wichtige Rolle spielen:

Gegenseitige Beeinflussung verschiedener Stressoren

Tab. 8: Stressoren im Arbeitskontext

Kontext	Stressor
Arbeitsaufgabe	• qualitative und quantitative Überforderungen • Zeitdruck, Überstunden, mangelnde Planbarkeit des Arbeitszeit-Endes • große Intensität (hohe Konzentrationsnotwendigkeit) • Informationsüberlastung • Probleme in der Arbeitsorganisation (z. B. fehlendes Material, unvollständige Informationen, Arbeitsunterbrechungen) • problematisches Führungsverhalten der Leitungskraft
Arbeitsrolle	• Verantwortung • Konkurrenzverhalten • fehlende Anerkennung • Konflikte mit Vorgesetzten oder Mitarbeitenden
Physische Bedingungen	• Umgebungsbedingungen (z. B. Lärm, Lichtverhältnisse) • Körperhaltung (langes Stehen, schweres Heben)
Soziale Stressoren	• Betriebsklima • Umgang mit (schwierigen) Patient*innen und Angehörigen • Konflikte mit Kolleg*innen • Mobbing
Organisationale Bedingungen	• schwierige Informationspolitik • strukturelle Veränderungen in der Klinik • unklare Abläufe und Prozesse
Persönlicher Rahmen	• Angst vor Aufgaben, Misserfolg, Sanktionen • ineffiziente Handlungsstile • fehlende Eignung oder Erfahrung • Konflikte zwischen Arbeit und Privatleben

Insbesondere den sozialen Stressoren kommt in Kliniken und Krankenhäusern eine besondere Bedeutung zu – speziell die soziale Interaktion mit Patient*innen und Angehörigen ist ein Aspekt der Tätigkeit, auf den Mediziner*innen und Pflegekräfte mitunter nur wenig vorbereitet werden. Die Herausforderung besteht für sie darin, mit Mimik, Stimme und Gestik ein Gefühl von Sicherheit und Souveränität zum Ausdruck zu bringen – auch wenn eine große innere Anspannung besteht, ob die medizinischen Herausforderungen bewältigt werden können (Zapf, 2004). Eine solche Kontrolle der eigenen Gefühle wird als Emotionsarbeit bezeichnet. Besonders belastend ist Emotionsarbeit dann, wenn die emotionale Dissonanz besonders groß ist – z. B. freundlich zu sein, wenn sich ein*e Patient*in arrogant oder aggressiv verhält.

6.2.1 Belastungen von Leitungskräften

Zu diesen allgemeinen Belastungen, mit denen alle Mitarbeitenden der Klinik konfrontiert sind, stehen Leitungskräfte noch zusätzlichen Anforderungen gegenüber. Ihnen wird nicht nur hervorragende fachliche Kompetenz abverlangt, gleichzeitig setzt man bei ihnen nahezu permanent hohen Einsatz voraus (Linneweh, 2002):

Aufgabenvielfalt und Zeitdruck
- Aufgabenvielfalt und Zeitdruck führen zu überdurchschnittlichen Leistungen. Wichtige Führungsaufgaben treten immer wieder hinter fachliche Aufgaben zurück. Zunehmend werden Entscheidungen in nichtmedizinischen Aufgabenbereichen abverlangt.

Betriebswirtschaftliche Ziele
- Die Umsetzung betriebswirtschaftlicher Ziele erfordert fachfremdes Know-how sowie intellektuelle Beweglichkeit, Risikobereitschaft und Durchsetzungsvermögen.

Führungsverantwortung
- Leitungskräfte haben eine permanente Führungsverantwortung ihren Mitarbeitenden gegenüber. Um dieser Herausforderung gerecht zu werden, bedarf es sozialer Kompetenzen und Qualifikationen im Bereich Mitarbeiterführung.

Organisationale Veränderungen
- Organisatorische Veränderungen führen häufig zu veränderten Rahmenbedingungen, die die eigene Situation und unter Umständen die der Mitarbeitenden betreffen und entsprechend kommuniziert werden müssen.

Leitungskräfte, die eine Führungsaufgabe übernehmen, ohne sich die Anforderungen, die auf sie zukommen, bewusst zu machen oder zu prüfen, ob sie die erforderlichen Voraussetzungen dafür mitbringen, nehmen ihre Arbeitssituation meist schon nach kurzer Zeit als überfordernd und als ständige Stressquelle wahr. Diese Anspannung und Überforderung wirken sich schnell auf die Mitarbeitenden aus. Sie haben nicht nur negative Auswirkungen auf das Klima innerhalb des Teams, sondern sie erhöht auch das Belastungspotenzial für Mitarbeitende und Kolleg*innen.

6.3 Ressourcen im Umgang mit Stress

Die Ressourcen, die uns zur Verfügung stehen, beeinflussen sehr stark, ob und in welchem Maß wir Stress erleben (Laux, 1996). Dabei wird zwischen internen und externen Ressourcen unterschieden: Über interne Ressourcen (auch als personale Ressourcen bezeichnet) verfügen wir selbst, z. B. in Form von beruflicher Qualifikation, sozialen Kompetenzen oder Stressbewältigungsstrategien. Externe Ressourcen hingegen ergeben sich aus der Arbeitssituation, z. B. soziale Unterstützung oder Handlungsspielräume (Bartholdt, 2010).

Interne und externe Ressourcen im Umgang mit Stress

In ihrer Gesamtheit werden alle Bemühungen, Stresssituationen zu bewältigen, abzumildern oder zu beenden als Coping bezeichnet – unabhängig vom Erfolg dieser Bemühungen (Zapf, Semmer, 2004). Die im Folgenden vorgestellten Ressourcen zur Stressbewältigung sind nicht unabhängig voneinander zu betrachten. Vielmehr beeinflussen sie sich gegenseitig. Je flexibler und an die jeweilige Situation angepasster sich das Bewältigungsverhalten erweist, desto wirksamer ist es (Bartholdt, 2010).

6.3.1 Interne Ressourcen

Die Wahrnehmung, Bewertung und Bewältigung von Stresssituationen ist von Mensch zu Mensch sehr verschieden. Die internen bzw. personalen Ressourcen entscheiden darüber, wie eine Person Stress reduziert, ihn konstruktiv bewältigt und dessen Auswirkungen abmildert (Bartholdt, 2010).

Kompetenzen. Zur beruflichen Position passende fachliche und soziale Kompetenzen sind die Grundvoraussetzung, um qualitative Überforderungen vorzubeugen. Beispiel: Junge Assistent*innen erleben die Intensivstation häufig als enorm stressend, weil sie sich fachlich nicht kompetent genug fühlen, um die anspruchsvollen Aufgaben bewältigen zu können.

Passende fachliche und soziale Kompetenzen

Selbstwert. Mit diesem Begriff ist eine grundsätzlich positive Einstellung gegenüber der eigenen Person gemeint (Schütz, 2005). Geringer Selbstwert ist zugleich Folge und Quelle von Stress: Misserfolge werden sich selbst zugeschrieben und als persönliches Versagen interpretiert und auf andere Situationen übertragen. So entsteht die Annahme, generell erfolglos zu sein. Aufgrund solcher Schlussfolgerungen werden Stresssituationen als unkontrollierbar erlebt. Beispiel: Mediziner*innen mit geringem Selbstwert neigen dazu, den Tod eines Menschen, der trotz aller medizinischen Anstrengung nicht abwendbar war, als persönliches Versagen zu werten und diese Erfahrung auf andere Situationen zu übertragen.

Geringer Selbstwert ist zugleich Folge und Ursache von Stress

Kontrollüberzeugung. Das Konzept der Kontrollüberzeugung (Rotter, 1954) geht davon aus, dass sich Menschen grundlegend darin unterscheiden, ob ihre Situation/ihr Leben durch ihr eigenes Verhalten oder durch äußere

Beeinflussbarkeit der Ereignisse

Umstände bestimmt wird. Menschen mit Kontrollüberzeugung gehen davon aus, dass die Ereignisse in ihrem Leben ihrer persönlichen Beeinflussung unterliegen und von ihrer Kompetenz oder ihrem Engagement abhängen. Somit ist die Kontrollüberzeugung eine wichtige Ressource zur Stressbewältigung, da eine Situation häufig erst dann als bedrohlich empfunden wird, wenn man annimmt, sie nicht bewältigen zu können. Beispiel: Eine Medizinerin, die ihren ersten Nachtdienst absolviert und davon überzeugt ist, die bevorstehenden Ereignisse aufgrund ihrer fachlichen Kompetenz gut kontrollieren zu können, wird diese neue Situation nicht als bedrohlich empfinden.

Kohärenzerleben. Dieser von Antonovsky (1977) geprägte Begriff beschreibt ein grundlegend positives Gefühl des Vertrauens, das die individuelle Wahrnehmung und Interpretation von Ereignissen global beeinflusst. Kohärenzerleben besteht aus den Komponenten

- Verstehbarkeit einer Herausforderung,
- dem Gefühl, die Herausforderung handhaben zu können,
- dem Gefühl von aktiver Gestaltungsmöglichkeit des eigenen Schicksals.

Positives Gefühl des Vertrauens

Menschen mit einem ausgeprägten Kohärenzerleben werten Stresssituation eher als Herausforderung und weniger als Bedrohung. Beispiel: Um die extremen Herausforderungen z. B. in einer Zentralen Notaufnahme dauerhaft bewältigen zu können, ist dieses Gefühl der Grundsicherheit von großer Bedeutung. Daher empfiehlt es sich für Leitungskräfte bei der Personalauswahl – neben den fachlichen Qualifikationen – auch diesen Aspekt zu berücksichtigen.

6.3.2 Externe Ressourcen

Die wichtigsten externen Ressourcen sind soziale Unterstützung und Kontroll- bzw. Handlungsspielräume.

Verlässliche Unterstützung durch andere

Soziale Unterstützung. Diese bedeutende externe Ressource der Stressbewältigung hat quantitative und qualitative Komponenten. Der quantitative Aspekt erstreckt sich auf die strukturellen Voraussetzungen der sozialen Unterstützung – z. B. das Vorhandensein eines sozialen Netzwerkes oder die ausreichende Anzahl von Kolleg*innen (Bartholdt, 2010). Der qualitative Aspekt berücksichtigt hingegen, ob die Hilfe von anderen tatsächlich erbracht wird. Er ist für die Stressbewältigung bedeutsamer. Wichtig: Fühle ich mich im Klinik-Team gehalten? Kann ich mich auf die Unterstützung meiner Kolleg*innen verlassen? Zeigt mein*e Chef*in Interesse für mein derzeitiges Belastungsempfinden? Bietet er oder sie mir Unterstützung an?

Handlungsspielräume. Die Beeinflussbarkeit der verschiedenen Aspekte ist eine wichtige externe Ressource innerhalb des Stressprozesses. In der

Literatur werden dafür verschiedene Begriffe synonym gebraucht: Gestaltungs- und Entscheidungsspielraum, Freiheitsgrade oder Autonomie sind die gängigsten. Der wahrgenommene Handlungsspielraum hat erheblichen Einfluss auf die Bewertung von Stressoren: je größer der Handlungsspielraum, desto seltener werden potenzielle Stresssituation als Bedrohung wahrgenommen – auch dann, wenn die Spielräume nicht ausgeschöpft werden (Bartholdt, 2010). Wichtig: Sind die Verantwortlichkeiten und Zuständigkeiten in der Klinik geregelt? Weiß jede*r genau, was er/sie zu tun hat?

Die Größe des Handlungsspielraums beeinflusst die Bewertung von Stress

> Fazit: Ärzt*innen, die gut mit Stress umgehen können,
>
> - ist bewusst, dass Veränderungen ein normaler Bestandteil des Lebens sind.
> - nehmen ihre Umwelt als beeinflussbar wahr.
> - sehen sich in der Lage, Einfluss auszuüben.
> - vertrauen darauf, dass sich ihre Anstrengungen lohnen.
> - interpretieren ihre Umwelt eher positiv.

6.4 Stressbewältigung: Agieren statt reagieren

Für die meisten Menschen ist ihre berufliche Tätigkeit über viele Jahre hinweg das Zentrum ihres Lebens. Das gilt insbesondere, je stärker sie mit ihrem Beruf identifiziert sind und je größer ihre berufliche Verantwortung ist.

Obgleich der berufliche Erfolg für soziales Ansehen, gesicherten Lebensstandard, Erfolgserlebnisse und soziale Sicherheit sorgt, wird die Berufstätigkeit im Laufe der Jahre für viele zu einer Stressquelle, die die Gesundheit und Lebenszufriedenheit bedroht (Linneweh, 2002). Häufig nehmen dann in der Folge Engagement, Einsatz- und Lebensfreude ab – anfangs noch langsam und unbemerkt. Hingegen nehmen Gereiztheit, Nervosität und psychosomatische Beschwerden zu. Unter Umständen reichen die Wochenenden und Urlaube nicht mehr aus, um zu regenerieren und neue Energie zu schöpfen (Linneweh, 2002). Doch die Tatsache, dass unser individuelles Stresserleben bestimmt wird von unseren Gedanken, Empfindungen und Überlegungen sowie von der Wirksamkeit unserer internen und externen Ressourcen, birgt die realistische Chance der gezielten Beeinflussbarkeit. Je mehr wir erkennen, dass wir den Stressoren nicht so hilflos ausgeliefert sind, wie wir annehmen, desto wirksamer ist die Stressprophylaxe.

Stressoren lassen sich beeinflussen

Berufsbedingter Stress hat häufig die Ursache, dass wir nicht oder nicht ausreichend gelernt haben, uns selbst zu führen. Gleichzeitig ist die

Fähigkeit, sich selbst zu führen, eine wichtige Voraussetzung, um andere Menschen führen zu können.

Um dem Stress zu entgehen, verfallen wir daher häufig in Verhaltensmuster, die in ihrer Konsequenz sogar kontraproduktiv sind:

- Taktung des Arbeitstages ohne Pausen
- Arbeitstage werden nicht im Voraus strukturiert
- Prinzip der Schriftlichkeit wird nicht angewandt (z. B. tägliche To-do-Listen)
- keine funktionierenden Ordnungssysteme
- Multitasking: erledigen mehrere Aufgaben gleichzeitig, jedoch ohne volle Konzentration
- nicht »Nein« sagen und sich abgrenzen können
- versuchen, alles selbst zu erledigen; nicht delegieren oder auf die Unterstützung kompetenter Kolleg*innen und Mitarbeitender zurückgreifen
- kein ausreichender Ausgleich im Privatleben: beruflich ein Profi – privat ein Amateur

Ein Teil der Arbeitsbelastung in Kliniken ist vermeidbar, wenn Ärztlichen Leitungskräften die Möglichkeiten bewusst wären, mit denen sie ihr eigenes Arbeitsverhalten und das ihrer Mitarbeitenden sowie ihre Arbeitshaltung verbessern können.

Wirksames Stressmanagement im Arbeitskontext hat das Ziel,

- für sich selbst, aber auch für andere im beruflichen Umfeld, die Bedingungen für psychisches Wohlbefinden am Arbeitsplatz zu schaffen und zu erhalten.
- den Umgang mit vermeidbaren Stressoren zu verbessern und die persönlichen Ressourcen zu erhöhen.

6.5 Persönliches Arbeitsverhalten

Am Ende des Arbeitstages das Gefühl zu haben, die gestellten Arbeitsanforderungen erfolgreich bewältigt zu haben, ist für viele eher die Ausnahme als die Regel. Vorherrschend ist vielmehr die Praxis, Wichtiges in der allgemeinen Hektik nicht erledigt oder verschoben zu haben.

Zeitdruck und Hektik zählen zu den größten Stressoren des Arbeitsalltags in Kliniken und Krankenhäusern. Ohne Zweifel lassen sich viele dringliche Arbeitsaufgaben auch nur »reaktiv« bewältigen. Aber insbesondere im Aufgabenspektrum der Leitungskräfte gibt es zahlreiche Aufgaben, die nach

»aktivem« Handeln verlangen. Doch gerade Menschen, die sich bereits in einem Zustand großer Anspannung befinden, haben oft das Gefühl, nur unter Druck produktiv sein zu können. Sie schieben Wichtiges so lange vor sich her, bis es schließlich dringlich geworden ist. Doch damit erzeugen sie einen Zustand, in dem sie nur noch reagieren, aber nicht mehr agieren können – am Ende fehlen die Zeit und die Distanz, um eine optimale Entscheidung treffen zu können (Linneweh, 2002).

Daher basiert wirksame Stressreduktion auf zwei zentralen Säulen: *Proaktives Handeln führt zu Stressreduktion*

- Bereits in der Gegenwart als wichtig erkennen, was in der Zukunft dringlich sein wird.
- Problemlösungen bereits dann angehen, wenn sie als wichtig erkannt wurden.

Die wichtigsten Schritte auf dem Weg zu einem stressfreien Arbeitsverhalten lassen sich folgendermaßen zusammenfassen (► Kap. 5):

Ziele setzen. Ziele wirken strukturierend, motivierend und fördern die Suche nach wirksamen Strategien, um sie zu erreichen. Allerdings sollte beim Setzen von Zielen Folgendes beachtet werden: konkrete Inhalte thematisieren, die realistisch sind und terminiert werden. Gleichzeitig sollten sie positiv formuliert sein. Das Ziel »Ich werde in Zukunft nicht mehr mein Sportprogramm ausfallen lassen« besser umformulieren in »Sonntagmorgens gehe ich regelmäßig zum Sport.« *Zielmanagement*

Umgang mit Zeit reflektieren. Aktuelle Probleme im Umgang mit Zeit werden ermittelt und individuelle Ansatzpunkte für ein wirksames Zeitmanagement reflektiert. *Zeitmanagement*

Prioritäten setzen. Zeit ist ein begrenztes Gut, daher ist das Setzen von Prioritäten unerlässlich. Dafür ist eine Unterscheidung zwischen der Wichtigkeit und Dringlichkeit der Arbeitsaufgaben bedeutsam. Dringliche Aufgaben müssen sofort erledigt werden, wichtige Aufgaben tragen zum Erreichen bedeutsamer Ziele bei. Beide Dimensionen sind allerdings unabhängig voneinander zu betrachten. Höchste Priorität erhalten Aufgaben, die sowohl dringlich als auch wichtig sind. *Priorisieren*

Zeit planen. Die realistische Planung von Zeit trägt dazu bei, Hektik und Zeitdruck zu vermeiden. Das oberste Prinzip dabei ist die Schriftlichkeit. Weitere wichtige Planungsprinzipien sind die realistische Einschätzung des Zeitaufwands für einzelne Aufgaben, die Reservierung von Pausen und Pufferzeiten für Unvorhergesehenes. Die Praxis der »offenen Bürotür« wird abgelöst durch das Festlegen verlässlicher Sprechzeiten. Besprechungen und Gespräche werden von vornherein in ihrer Dauer begrenzt. Das Übertragen von Arbeitsaufgaben, die die Erledigung des eigentlich Wichtigen unmöglich machen, können mutig mit einem »Nein« abgelehnt werden. *Realistische Zeitplanung*

Delegation *Konsequent delegieren.* Angepasst an die Reifegrade der Mitarbeitenden werden Aufgaben konsequent übertragen. Dabei werden alle mit klaren Anweisungen und den benötigten Informationen ausgestattet. In eventuellen Zwischenterminen werden Informationen über den Fortgang ausgetauscht und ggf. aufgetauchte Probleme besprochen.

Zweifelsohne sind Leitungskräfte einer besonders hohen Stressbelastung ausgesetzt. Um ihr dauerhaft standhalten zu können, ist es hilfreich, folgende Aspekte auf den Prüfstein zu stellen:

- die Anforderungen, die mit der erreichten Position verbunden sind, realistisch einschätzen
- diesen Anforderungen die Bilanz der eigenen Fähigkeiten, Kompetenzen und Ressourcen gegenüberstellen
- eventuell vorhandene Wissens- und Kompetenzlücken oder auch zu hohe Erwartungen an sich selbst korrigieren

6.5.1 Kognitive Strategien der Stressbewältigung

Bei der Stressbewältigung spielen auch kognitive Strategien eine nicht zu unterschätzende Rolle. Ihr liegen drei zentrale Annahmen zugrunde:

- Was wir denken, beeinflusst unsere Gefühle und unser Handeln.
- Wir können unsere Gedanken beobachten und verändern.
- Kognitive Veränderungen bewirken Verhaltensänderungen

Stress-verschärfende Gedanken erkennen und verändern

Dass wir eine Situation als gefährlich und bedrohlich und somit als stressend wahrnehmen, basiert auf unseren kognitiven Bewertungsprozessen. Allerdings muss diese Einschätzung nicht der Realität entsprechen. Mit der Veränderung der kognitiven Bewertung ist es möglich, realitätsferne Bewertungen so zu verändern, dass sie nicht bedrohlicher erscheinen als sie sind. Das Erkennen und Verändern von Stress verschärfenden Gedanken ist daher ein wirksames Mittel der Stressbewältigung.

Folgende Fragen können dabei hilfreich sein (Bartholdt, 2010):

- Was denkt jemand, für den oder die diese Situation weniger belastend ist als für mich?
- Was werde ich im Rückblick über diese Situation denken?
- Wie wichtig ist diese Situation wirklich für mich?
- Was könnte schlimmstenfalls passieren?
- Wie wahrscheinlich ist es, dass dieser schlimmste Fall eintritt?
- Habe ich eine ähnliche Situation schon einmal bewältigt?

In Stresssituationen lassen wir uns häufig von destruktiven Gedanken dominieren: »Das schaffe ich nie!« Viel hilfreicher ist es jedoch, sich selbst positiv zu beeinflussen. So lässt sich der Gedanke »Das klappt doch nicht« umwandeln in »Erst einmal versuchen.«

6.6 Fazit

Stress ist ein Bestandteil des Lebens. Ihn möglichst vermeiden zu wollen, ist keine zielführende Strategie – schon gar nicht im Berufsalltag von Mediziner*innen. Stattdessen entscheiden die persönlichen Ressourcen, wie jede*r Einzelne konkret mit Stress umgeht. Manchmal hilft aber ein schlichter Perspektivwechsel. Denn es gibt durchaus Argumente für Stress:

- Stress hilft, Entscheidungen zu treffen.
- Stress optimiert Arbeitsabläufe.
- Stress stärkt die Zusammenarbeit.
- Stress fördert Ideen und innovative Lösungen.
- Stress ist ein Erfolgsfaktor.

Eine Ärztliche Leitungskraft muss sich bewusst sein, dass sie im Rahmen des Fürsorgeprinzips aktiv zur Stress-Reduktion bei ihren Mitarbeitenden beitragen kann. Im Vorfeld muss jedoch ausgeschlossen werden, dass sie selbst ein entscheidender Stressfaktor für andere ist und als solcher eventuell sogar vom ganzen Team so wahrgenommen wird. Dies ist ein Sachverhalt, der nur im Gespräch mit den Betroffenen geklärt werden kann.

Praxis

7 Prinzipien der Mitarbeiterführung

7.1 Führungsprinzipien

Umgangssprachlich wird der Begriff Prinzipien sowohl positiv (»seinen Prinzipien treu bleiben«) als auch negativ (»so ein Prinzipienreiter«) verwendet. Letztlich geht es in beiden Fällen lediglich um die Bewertung von Verhalten, nicht aber um Prinzipien an sich. Unter Prinzipien sind Grundsätze zu verstehen, die zeitlos gültig sind und sich nicht am Zeitgeist oder gesellschaftlichen Strömungen orientieren. Doch was haben Prinzipien mit wirksamer Führung zu tun und warum ist es für Leitungskräfte wichtig, ihr eigenes Führungsverhalten entlang von Führungsprinzipien zu entwickeln?

Führungsprinzipien haben die Funktion von Fixpunkten, an denen sich das eigene Führungsverhalten ausrichtet. Sie wirken wie Verträge, die man mit sich selbst schließt. Im oftmals hektischen Führungsalltag ist es hilfreich, sich auf sie zu besinnen – insbesondere in schwierigen Situationen. Aber auch den alltäglichen Umgang mit Mitarbeitenden, Kolleg*innen, Vorgesetzten und Patient*innen durchziehen Führungsprinzipien wie rote Fäden. Je besser es Ärztlichen Leitungskräften gelingt, ihre Führungsprinzipien in ihrem Verhalten auszudrücken, umso verlässlicher, berechenbarer und souveräner werden sie von ihrem gesamten beruflichen Umfeld wahrgenommen. Welche konkreten Führungsprinzipien gibt es und wie drücken sie sich im Verhalten Ärztlicher Leitungskräfte aus?

Führungsprinzipien sind Verträge mit sich selbst

7.1.1 Das Führungsprinzip »Vorbild«

Vorbild in Haltung und Pflichterfüllung – hinter diesem preußisch klingenden Führungsprinzip verbirgt sich der wichtigste Anspruch, den Leitungskräfte an sich stellen sollten. Das Führungsprinzip basiert auf der Theorie des sogenannten »Lernen am Modell«, die der Psychologe Albert Bandura in den 1950/60er-Jahren entwickelte. Seine Lerntheorie besagt, dass Menschen von Vorbildern lernen und deren Verhalten unbewusst nachahmen, wenn es zu einem vom Lernenden gewünschten Effekt führt. Dabei ist es völlig unerheblich, ob sich das Vorbild positiv oder negativ verhält.

»Lernen am Modell«

Leitungskräfte werden im Moment ihrer Beförderung zu Vorbildern für ihre Mitarbeitenden. Sie stehen von nun an auf einem Podest und damit unter ständiger Beobachtung. Ihr berufliches Umfeld registriert sehr genau, wie sie ihre Führungsrolle ausgestalten. Dabei geht es in erster Linie nicht

Führungskräfte stehen auf einem Podest

um fachliche Kompetenz. Im Fokus der Umwelt stehen vielmehr Werte und Standards sowie die gesteckten Ziele und mit welcher Mission, Vision und Strategie sie erreicht werden sollen (▶ Kap. 5). Aber auch das alltägliche Verhalten der/des Vorgesetzten steht unter Beobachtung: Werden Termine eingehalten? Setzt er oder sie die Hygienevorschriften konsequent um? Erscheint er oder sie pünktlich zu den Visitenzeiten? Das gesamte Verhalten der Führungskraft wird nun aus einem anderen Blickwinkel betrachtet.

Insbesondere Leitungskräfte, die aus den eigenen Reihen befördert wurden oder zum ersten Mal Führungsverantwortung übernehmen, werden sehr kritisch beäugt. Das ist ein natürlicher Effekt, der aber sehr oft unterschätzt und nicht bedacht wird. Die ehemaligen Kolleg*innen schauen sehr genau, wie sich der/die »Aufsteiger*in« in der neuen Führungsrolle verhält und ob er/sie ihr überhaupt gerecht wird.

Mitarbeitende kopieren das Verhalten der Vorgesetzten

Mitarbeitende beobachten das Verhalten ihrer Vorgesetzten nicht nur, sie lernen auch davon und kopieren es. In der Praxis lassen sich dafür viele Beispiele finden: Kommen Chef oder Chefin häufig unpünktlich in den OP oder zur Besprechung, erscheinen bald auch die ersten Mitarbeitenden nicht mehr rechtzeitig. Hält sich die Leitungskraft nicht immer strikt an die Hygienevorschriften, wird auch das Team nachlässiger.

Das eigene Führungsverhalten reflektieren

Daher lautet die wichtigste Frage, die sich Leitungskräfte immer dann stellen sollten, wenn es Schwierigkeiten, Widerstände oder Konflikte gibt: Wie verhalte ich mich? Bin ich Teil der Lösung oder Teil des Problems? Das eigene Verhalten zu reflektieren und zu hinterfragen ist eine der wichtigsten Aufgaben wirksamer Führung. Sie führt oft zu sehr einfachen sowie verblüffenden Antworten und Lösungen.

Die Umsetzung des Führungsprinzips »Vorbild in Haltung und Pflichterfüllung« bedarf übrigens keiner aufwendigen Erklärung. Vielmehr wird das Verhalten, das von den Mitarbeitenden (ebenso wie vom gesamten beruflichen Umfeld) erwartet und gewünscht wird, einfach vorgelebt.

7.1.2 Das Führungsprinzip »Verteilungsgerechtigkeit«

Das Führungsprinzip der Verteilungsgerechtigkeit bezieht sich auf zwei Aspekte:

Menge und Qualität der Arbeit gerecht verteilen

1. *Die Qualität und Menge der zu erledigenden Arbeit* wird auf alle Mitarbeitenden im Verantwortungsbereich gleichmäßig verteilt. Das heißt, auch unbeliebte Aufgaben werden von allen im Team übernommen. Besonders qualifizierte Mitarbeitende erhalten keine Sonderbehandlung und werden nicht von der Erledigung unangenehmer Arbeiten befreit. Außerdem achten Leitungskräfte genau darauf, dass kein Ungleichgewicht hinsichtlich der Menge der zu bearbeitenden Tätigkeit entsteht. Sobald sie hinsichtlich der Arbeitsqualität oder -menge Veränderungen bemerken, die die Verteilungsgerechtigkeit gefährden, greifen sie ein.

Präsenz und Aufmerksamkeit gerecht verteilen

2. *Die Präsenz und die Aufmerksamkeit der Leitungskraft* wird auf alle Mitarbeitenden im Verantwortungsbereich gerecht verteilt. Leitungskräfte

achten sehr genau darauf, dass ihr Augenmerk und ihre Zeit für persönliche Gespräche, die sie den verschiedenen Mitarbeitenden widmen, den gleichen Umfang haben. Dabei gilt es, vorhandenen persönlichen Sympathien bzw. Antipathien nicht nachzugeben, sondern alle Teammitglieder konsequent gleich zu behandeln.

Insbesondere für Leitungskräfte, deren Führungsspanne und Teams sehr groß sind, ist die Einhaltung der Verteilungsgerechtigkeit nicht immer einfach. Ohne es zu bemerken oder auch es zu wollen, wenden sie sich im hektischen Klinikalltag immer denselben, ihnen sympathischen Mitarbeitenden oder den Mitgliedern derselben Clique zu und tauschen sich schwerpunktmäßig mit ihnen aus oder bevorzugen sie bei der Aufgabenverteilung. Solches Verhalten wird von den anderen Teammitgliedern sehr wohl bemerkt. Sie fühlen sich vernachlässigt und ziehen sich daraufhin bewusst von ihrem Vorgesetzten zurück. Das ist keine gute Entwicklung – weder für die Leitungskraft noch für die Teammitglieder. Das Führungsprinzip der Verteilungsgerechtigkeit hilft, dem entgegenzuwirken.

Sympathie und Antipathie im Führungsverhalten ausblenden

7.1.3 Das Führungsprinzip »Fürsorgepflicht«

Leitungskräfte haben gegenüber allen Mitarbeitenden ihres Verantwortungsbereiches eine Fürsorgepflicht. Diese Fürsorgepflicht bezieht sich auf alle klinikinternen Aspekte, für die sie zuständig sind. Konkret bedeutet das unter anderem, Leitungskräfte

Fürsorgepflicht gegenüber den Mitarbeitenden

- achten darauf, ob ein Teammitglied z. B. nach einem Schockraumeinsatz »durchhängt«, und machen ein entsprechendes Gesprächsangebot.
- bereiten ihre Mitarbeitenden sorgfältig auf bevorstehende Veränderungen vor.
- sorgen dafür, dass alle im Team ihre Arbeit in der dafür vorgesehenen Zeit erledigen können, anderenfalls schaffen sie Abhilfe.
- kümmern sich um Leistungsträger*innen, die klaglos zahlreiche Überstunden machen, und sorgen mit ihnen gemeinsam für eine Lösung.
- befähigen ihre Mitarbeitenden dazu, vorhandene Talente zu nutzen.

Leitungskräfte, die das Führungsprinzip »Fürsorge« befolgen, achten aktiv auf ihre Mitarbeitenden und sprechen sie direkt an, wenn sie bemerken, dass jemand Schwierigkeiten hat. Gleichzeitig haben sie ein offenes Ohr; wenn jemand sie beispielsweise über zu hohe Arbeitsbelastung oder eine persönliche Krise informiert, nehmen es ernst und entwerten es nicht als harmlose Befindlichkeitsstörung.

7.1.4 Das Führungsprinzip »Informationsfluss«

Informationen kanalisieren

Die Menge an Informationen, die täglich auf uns einströmt, ist immens. Daher sind Leitungskräfte dafür verantwortlich, die für ihre Mitarbeitenden relevanten Informationen zu kanalisieren, d. h.: Sie tragen dafür Sorge, dass ihre Mitarbeitenden die erforderlichen Informationen

- auf dem richtigen Weg,
- in der richtigen Menge,
- zur richtigen Zeit erhalten.

So ist es z. B. nicht notwendig, alle Informationen per E-Mail zu versenden (▶ Kap. 5, Abschnitt »Umgang mit E-Mails«). Die Übermittlung von Informationen per Mail oder in anderer Schriftform wird nur dann in Erwägung gezogen, wenn bewusst ein Vorgang geschaffen werden soll. In allen anderen Fällen ist die mündliche Weitergabe des Sachverhalts vorzuziehen.

Über Veränderungen strukturiert informieren

Insbesondere bei anstehenden Veränderungen ist der strukturierte Informationsfluss von großer Bedeutung (▶ Kap. 4). Hier gilt es, die erforderlichen Informationen rechtzeitig bereitzustellen und für Transparenz zu sorgen. Gelingt das nicht, ruft das bei den Mitarbeitenden Widerstand hervor, weil sie sich nur unzureichend informiert fühlen.

Zur Sicherstellung des Informationsflusses gehört auch, dass sich die Teilnehmenden von Leitungsgremien am Ende jeder Sitzung fragen: Was geben wir an die Mitarbeitenden weiter? In welcher Form? Mit welchem Wording? Was bleibt zunächst vertraulich im Führungskreis?

Allerdings sind Mitarbeitende nicht in Bezug auf ihr eigenes informelles Informationssystem (»Flurfunk«) zu unterschätzen. Denn in der Regel wissen die Teammitglieder mehr, als Chef*innen ihnen erzählt haben.

7.1.5 Das Führungsprinzip »Fairness«

Alle Mitarbeitenden fair behandeln

Fairness ist eine Werthaltung, die generell im Umgang mit Menschen gilt. Das Führungsprinzip Fairness bedeutet für Leitungskräfte, sich den Mitarbeitenden gegenüber redlich zu verhalten. Die Situationen, in denen es zum Tragen kommt, sind mannigfaltig, meist handelt es sich jedoch um problembehaftete Sachverhalte. Die folgenden Beispiele machen deutlich, was hinter diesem Führungsprinzip steckt.

Fair sein heißt beispielsweise,

- den Mitarbeitenden eine Chance zu geben, direkt Stellung zu nehmen und sie nicht aufgrund der Informationen, die von anderen kommen, vorzuverurteilen.
- den Erklärungen, die jemand für sein Verhalten liefert, zuzuhören.
- sich bei Schwierigkeiten eines Teammitglieds mit der Erledigung der Arbeit zu fragen: Habe ich den/die Mitarbeitende*n ausreichend dazu befähigt, diese Aufgabe zu übernehmen?

- finanzielle Mittel (z. B. für Teilnahmen an Kongressen oder Fort- und Weiterbildungen) an alle Mitarbeitenden gerecht zu verteilen.
- Entscheidungsgründe zumindest transparent machen.

Beim Führungsprinzip »Fairness« kommt es, ebenso wie beim Führungsprinzip »Verteilungsgerechtigkeit«, darauf an, die eigenen Sympathien und Antipathien gegenüber den Mitarbeitenden nicht zum Impulsgeber für das Führungshandeln werden zu lassen. Fairness hat jede*r Mitarbeitende in jeder Situation verdient.

7.1.6 Das Führungsprinzip »Respekt, Wertschätzung, Achtsamkeit«

Hinter den drei Begriffen Respekt, Wertschätzung und Achtsamkeit verbirgt sich eine innere Haltung. Anders ausgedrückt: Eine Haltung des Herzens. Alle drei Begriffe beziehen sich in erster Linie auf die eigene Person. In ihrem Ursprung sind sie ein säkularisierter Ausdruck des Bibelzitats »Liebe deinen Nächsten wie dich selbst.« Denn nur, wer im Umgang mit sich selbst respektvoll, wertschätzend und achtsam ist, kann dies auch im Umgang mit den eigenen Mitarbeitenden sein.

Haltung des Herzens

Es lohnt sich also, diese Führungsprinzipien zu reflektieren und sie am besten sogar schriftlich festzuhalten. Im hektischen Klinikalltag ist es sehr hilfreich, sich an ihnen zu orientieren, sich regelmäßig auf sie zu besinnen und das eigene Verhalten immer wieder mit ihnen abzugleichen. Auf diese Weise wird das Führungshandeln nicht der Beliebigkeit überlassen, stattdessen erhält es einen für alle verlässlichen Rahmen.

7.2 Führung und Macht

Macht ist ein Begriff, der bei Menschen unterschiedliche Assoziationen auslöst. Häufig ist er negativ besetzt – Machtherrschaft, Machtübernahme, Machtspiele, solche Nominalkomposita haben eine abwertende Konnotation. Es gibt nur wenige Menschen, die sich offen bekennen, Macht zu haben und diese bewusst auszuüben. Welchen Zusammenhang aber haben Führung und Macht, und ist wirksame Führung überhaupt ohne die Ausübung von Macht möglich?

»Macht ist omnipräsent, eindringend in soziale Beziehungen jeden Gehalts: sie steckt überall drin« (Popitz, 1992). Dieses Zitat des Soziologen Heinrich Popitz macht deutlich, wie selbstverständlich das Vorhandensein von Macht das gesamte soziale Miteinander prägt: Eltern üben Macht gegenüber ihren Kindern aus, Ärzt*innen gegenüber Patient*innen, Streikende gegenüber ihren Arbeitgeber*innen. Immer, wenn Menschen

Macht ist Bestandteil aller sozialen Beziehungen

versuchen, Einfluss auf das Verhalten anderer auszuüben, wird Macht ausgeübt.

Macht hat auch Schattenseiten. Vermutlich kennt jede*r das Gefühl der Machtlosigkeit, wenn man sich einer mächtigeren Person unterordnen muss, obwohl z. B. deren Anweisungen nicht nachvollziehbar sind, oder das Gefühl der Ohnmacht, wenn ein*e Patient*in partout keine Compliance zeigt.

Leitungskräften wird Macht verliehen

Macht ist also generell ein komplexes Thema, das sich durch alle Lebensbereiche zieht. Mit der Übernahme von Führungsverantwortung bekommt Macht jedoch eine zusätzliche Dimension, denn Leitungskräften wird ganz offiziell Macht verliehen. Macht, die ganz konkret an ihre Führungsaufgabe gekoppelt ist.

Den eigenen Umgang mit Macht hinterfragen

Vor diesem Hintergrund ist es für Leitungskräfte wichtig, ihren Umgang mit Macht zu hinterfragen und sich dabei auch über das richtige Maß der Machtausübung klar zu werden und mit welchen Mitteln Macht durchgesetzt werden kann. Viele Führungskräfte, insbesondere wenn sie zum ersten Mal Führungsverantwortung übernehmen, tun das nicht. Daher haben sie oft ein ambivalentes Verhältnis zur Macht. Einige wollen gar keine Macht ausüben, weil ihnen das als unzulässiger Eingriff in die Freiheit anderer Menschen erscheint, andere wiederum trumpfen mit ihrer Macht auf und scheuen auch vor Machtmissbrauch nicht zurück. Häufig ist auch zu beobachten, dass Leitungskräfte von einem Extrem in das andere fallen. Mit wirksamem Führen hat das nichts zu tun.

Denn Führen bedeutet, Einfluss auf das Verhalten von Menschen zu nehmen, ihnen den Sinn ihrer Aufgabe aufzuzeigen, ihnen mittels Zielen eine Richtung zu weisen und sie entsprechend ihren Voraussetzungen und Aufgaben zu entwickeln. Einzig und allein zum Wahrnehmen dieser Aufgabe wurde Leitungskräften Macht verliehen (▶ Kap. 1).

Macht darf nur verbunden mit Führungsposition ausgeübt werden

Niemals darf die mit der Führungsposition verbundene Entscheidungs- und Gestaltungsmacht sowie die disziplinarische Macht losgelöst von der Leitungsfunktion ausgeübt werden. Geschieht dies, geht es lediglich um persönliche Machtausübung und in der Konsequenz um Machtmissbrauch.

Es ist also ausschließlich ihre Position, auf der die Macht von Leitungskräften beruht. Macht ist nichts weiter als ein Instrument, das nur dazu dient, die Aufgaben entlang des Führungskreislaufs auszuüben (▶ Kap. 1):

- Ziele, Aufgaben, Zuständigkeiten klar regeln und vereinbaren.
- Die Umsetzung der vereinbarten Ziele, Aufgaben, Zuständigkeiten beobachten und kontrollieren.
- Fragen klären, Probleme lösen und gleichzeitig die Mitarbeitenden befähigen, die vereinbarten Ziele, Aufgaben, Zuständigkeiten zu erreichen und zu bewältigen.
- Feedback (positiv und negativ) geben und nehmen.

Ein derartiges Ausüben von Macht erwarten nicht nur die Klinikleitung, sondern auch die Mitarbeitenden. Denn ihnen ist es wichtig, von ihren Vorgesetzten Orientierung, Sinn und Halt zu bekommen.

Neben der strikten Kopplung an die Leitungsfunktion spielen noch weitere Aspekte eine wichtige Rolle im Umgang mit Macht:

Macht basiert auf einer offenen Gesprächskultur

- Macht basiert auf einer offenen Gesprächskultur.
- Die Mittel der Machtausübung müssen transparent und fair sein.
- Kritik an der Macht muss möglich sein.

Was aber ist zu tun, wenn die genannten Aspekte keine Beachtung finden? Wie kann man sich ungerechtfertigter Machtausübung bzw. Machtmissbrauch entziehen? Dann hilft nur die stufenweise Anwendung dieser Maßnahmen:

1. Feedback geben.
2. Achsen schmieden und als Gruppe agieren.
3. Orientierung an dem auf Hans-Curt Flemming zurückgehenden Zitat: »Es gibt viele Gründe, alles beim Alten zu lassen. Nur einen einzigen, etwas zu ändern: Man hält es nicht mehr aus.« Daraus folgt in letzter Konsequenz das Verlassen des Feldes.

Der richtige Umgang mit Macht verlangt also ein hohes Maß an Verantwortungsbewusstsein. Aber wer sich ohne Berührungsängste oder Allmachtfantasien mit ihr auseinandersetzt und Macht als einen Bestandteil der eigenen Führungsrolle reflektiert, macht den ersten Schritt, um zu erkennen, welche Dosis und welche Mittel die richtigen sind. Denn: Macht konsequent angewendet kann zu Machtmissbrauch führen - und das macht langfristig machtlos. Es ist nur eine Frage der Zeit.

7.3 Loyalität – wer sie fordert, muss Verantwortung übernehmen

Loyalität ist eine Tugend, die grundsätzlich alle Klinikmitarbeitenden, mehr oder weniger bewusst, von anderen erwarten: Chefärzt*innen von den Mitarbeitenden und der Geschäftsführung, Oberärzt*innen von Assistent*innen und Chefärzt*innen, Pflegeleitungen von ihren Pflegekräften und umgekehrt.

Doch Loyalität ist ein dehnbarer Begriff, dessen Auslegung eine große Spannweite zulässt. Während die einen unter Loyalität unbedingte Treue verstehen, verkörpert sie für andere Anstand und die Achtung der Interessen anderer. Kein Wunder, dass im Klinikalltag leicht Konflikte entstehen, wenn es um die Forderung nach Loyalität geht – was Chefärzt*innen als selbstverständliche Treue erachten, mag Oberärzt*innen wie »Kadavergehorsam« erscheinen.

Loyalität begleitet Leitungskräfte während ihrer gesamten Karriere

Ungeachtet der individuellen Interpretation des Begriffs ist Loyalität ein Aspekt, der Ärztliche Leitungskräfte während ihrer beruflichen Entwicklung kontinuierlich begleiten wird. Denn Loyalität ist der Nährboden für eine Atmosphäre, in der sich jede*r gehalten und eingebunden fühlt. Um Konflikte hinsichtlich eigener und fremder Loyalitätserwartungen zu entschärfen, ist die Beachtung einiger Grundprinzipien wichtig:

1. Loyalität funktioniert niemals in nur eine Richtung, wer sie fordert, muss selbst loyal sein. Einseitige Loyalität ist bei genauer Betrachtung kaum mehr als bloße Unterordnung.
2. Loyalität setzt Verantwortung voraus – für das einige Handeln und das der Mitarbeitenden. Loyalität ohne eigene Verantwortung führt lediglich zur Unterwerfung. Für Leitungskräfte heißt das, ihre Auffassung von Loyalität mit ihrem Verständnis von Verantwortung in Einklang zu bringen.
3. Loyalität entsteht auf der Basis von Vertrauen und nicht durch Druck oder Zwang. An einem Arbeitsplatz, an dem die Mitarbeitenden denjenigen vertrauen, für die sie arbeiten, entsteht Loyalität. Sie zeigt sich auf unterschiedliche Weise: Identifikation, Leistungsbereitschaft, Verlässlichkeit, Integrität und Engagement gehören dazu.
4. Loyalität erfordert Zivilcourage. Speziell in schwierigen Situationen ist Loyalität ein entscheidender Wert. Auch unter Druck oder bei Widerstand loyal zu bleiben, setzt Entschlossenheit und Haltung voraus.

Die Einhaltung dieser Grundprinzipien erscheint in der Theorie ziemlich einfach und erstrebenswert. Aber was macht es im Klinikalltag mitunter schwierig, loyal zu sein oder Loyalität fordern zu können?

Loyalität hat klinikübergreifende Dimension

Die Gefahr illoyalen Verhaltens ist dort am größten, wo es Menschen an Wertschätzung und Anerkennung mangelt und sie stattdessen Desinteresse und Enttäuschungen erleben. Ihnen fehlt es an Fairness und Bindung, die Abwanderung in die Illoyalität erscheint ihnen die logische Konsequenz. Dabei wird deutlich, dass Loyalität, obgleich sie einerseits eine individuelle Prinzipienfrage ist, zugleich eine klinikübergreifende Dimension hat. Daher ist es, unbenommen vom persönlichen Verhalten jeder einzelnen Leitungskraft, eine vordringliche Aufgabe der Klinikleitung, zusammen mit Chefärzt*innen und Pflegeleitung eine Führungskultur zu verankern und zu praktizieren, die auf gemeinsamen Werten basiert und das Ziel hat, die Klinik zu einem attraktiven Arbeitgeber zu machen. Eine solche Klinikkultur ist die Grundlage, auf der sich Loyalität entwickeln kann.

Ebenen des Loyalitätsanspruchs

Für die einzelnen, unabhängig ob Leitungskraft oder Mitarbeitende, können dennoch ganz konkrete Loyalitätskonflikte entstehen, die sich auf den folgenden drei Ebenen manifestieren:

Loialitätskonflikte

- mit sich und dem eigenen Gewissen

- mit Kolleg*innen
- zwischen verschiedenen Hierarchiestufen

Leitungskräfte müssen sich daher von Fall zu Fall die Frage stellen, auf welche Ebene sich ihr Loyalitätsanspruch bezieht: Auf die Klinikleitung, auf die Mitarbeitenden oder gar das eigene Gewissen? Insbesondere in Krisensituation oder bei Entscheidungen, die grundlegende Veränderungen nach sich ziehen, kann es zu konkreten Loyalitätskonflikten kommen, wie das nachfolgende Fallbeispiel deutlich macht.

Beispiel: In einer Geburtshilfe der Klinik A sind die Entbindungszahlen seit einiger Zeit leicht rückläufig. Die Klinik hat vor Kurzem erheblich in die Modernisierung der Abteilung investiert. Klinikleitung und Chefarzt entwickeln eine Lösungsstrategie: eine Kooperation mit der Geburtshilfe der benachbarten Klinik B. Dort stagnieren die Geburtenzahlen ebenfalls, jedoch ist die Abteilung kleiner und bei Weitem nicht so modern ausgestattet. Eine Fusion erscheint Klinikleitung und Chefärzt*innen beider Häuser als zukunftsweisendes Konzept.

Die Folgen wären: Schließung der unmoderneren Geburtshilfe in Klinik B, Übernahme einiger Schlüsselkräfte in Klinik A, dort müssen die Mitarbeitenden mit nur gering erhöhtem Stellenschlüssel etwa ein Drittel mehr Entbindungen bewältigen.

Obgleich beide Chefärzt*innen die Kooperation befürworten, entstehen für sie daraus Loyalitätskonflikte. Einerseits bleibt ihnen kaum eine Wahl, wenn sie die wirtschaftliche Not wenden und die dauerhafte Auslastung der modernisierten Geburtshilfe sichern wollen. Andererseits möchte keiner gegenüber den eigenen Mitarbeitenden die unpopuläre Entscheidung verkünden und vertreten.

Do not: Für die Chefärzt*innen ist die Versuchung groß, ihren Mitarbeitenden diese Veränderung als eine Entscheidung der Klinikleitung zu präsentieren, die sie nun lediglich ausführen müssen. Doch es ist ein Irrglaube, sich auf diese Weise die Loyalität der Mitarbeitenden verschaffen zu können. Es wirkt wenig glaubhaft und vertrauenserweckend, wenn sich eine Leitungskraft vor dem Team lediglich als Sprachrohr der Klinikleitung darstellt, ohne offensichtlich den eigenen Einfluss auf die Entscheidung geltend gemacht zu haben. Leitungskräfte, die sich vor ihren Mitarbeitenden nicht zu der von ihnen gleichfalls getroffenen Entscheidung bekennen, verschenken sehr viel Zeit, weil sie den Umsetzungsprozess verzögern und das Vertrauen von Klinikleitung und Mitarbeitenden gleichermaßen zerstören und Reputationen bei ihrem Team verlieren: »Der Chef kann sich nicht durchsetzen« oder »Unser Chef hat es nicht einfach, kann er uns noch schützen?«

Best Practice: Innerhalb des Entscheidungsgremiums beider Kliniken werden kritische Punkte offen und vertraulich besprochen. Alle Entscheidungsträger haben die Möglichkeit, ihre Bedenken zu thematisieren. Jede Diskussion ist möglich – kein Aspekt wird im Vorfeld »abgewürgt«. Erst der offene Diskurs ermöglicht, dass später alle Beteiligten die getroffene

Entscheidung loyal vertreten. Am Ende des Prozesses steht ein Commitment, das von jedem/jeder Entscheider*in mitgetragen wird und das beide Chefärzt*innen vor dem eigenen Team auch vertreten können und müssen.

7.3.1 Loyalität und Machtanspruch

Vorgesetztenposition allein ist kein Garant für Loyalität

Nur sehr selten offen thematisiert, doch unterschwellig präsent ist die Tatsache, dass noch immer viele Forderungen nach Loyalität auf dem Anspruch auf Machtausübung beruhen. Leitungskräfte, die glauben, allein aufgrund ihrer Position Loyalität einfordern zu können, ersticken jede Kritik, jedes Aufdecken von Fehlverhalten, jeden Verbesserungsvorschlag im Keim. Sie erzeugen eine Atmosphäre, in der es dauerhaft keine Akteure, sondern nur noch Claqueure gibt. Wer in einem solchen Umfeld gravierende Missstände oder Fehlverhalten bemerkt und aufdeckt, benötigt Zivilcourage. Schnell wird jemand sonst als Verräter*in geächtet und ausgegrenzt. Doch der Mut, diese und andere Missstände anzusprechen, ist richtig und wichtig: Mit diesem Verhalten wird Schaden von der Klinik abgewendet und das Verhalten ist – gegenüber den Kolleg*innen und der Klinik – loyal.

7.3.2 Loyalitätsgrenzen ausloten

Umgang mit Fehlern und Erfolgen

Es gehört zu den Aufgaben von Leitungskräften, mit ihren Vorgesetzten ebenso wie mit ihren Mitarbeitenden zu diskutieren, wie Loyalität konkret ausgestaltet sein soll und wo Loyalitätsgrenzen liegen – insbesondere dann, wenn es um Vertrauensverhältnisse geht, z. B. zwischen Chefärzt*innen und Leitenden Oberärzt*innen. Wichtig in diesem Zusammenhang ist auch der grundlegende Umgang mit Fehlern und Erfolgen. Dafür gibt es drei einfache Regeln:

1. Leitungskräfte übernehmen nach außen Verantwortung für die Fehler ihrer Mitarbeitenden. Im Innenverhältnis werden Fehler selbstverständlich angesprochen und von dem/der Verursachenden korrigiert bzw. alles wird für die künftige Vermeidung getan.
2. Leitungskräfte geben ihre Fehler zu, vertuschen sie nicht und schieben sie niemals ihren Mitarbeitenden in die Schuhe.
3. Leitungskräfte schmücken sich nicht mit den Erfolgen ihrer Mitarbeitenden.

Loyalität ist der Kitt, der die Teams zusammenhält, die für die tägliche Erbringung heutiger Hochleistungsmedizin unerlässlich sind. Es lohnt sich also, einige Gedanken daran zu verschwenden, wie diese vermeintlich selbstverständliche Tugend innerhalb des eigenen Verantwortungsbereichs ausgestaltet sein soll. Dazu gehört auch, die eigenen Loyalitätsprinzipien regelmäßig auf den Prüfstand zu stellen.

8 Mitarbeitende

8.1 Wenn aus »Ober-Fachärzt*innen« aktiv führende Oberärzt*innen werden

Das Potenzial von Oberärzt*innen hinsichtlich der Übernahme von Führungsaufgaben wird häufig zu wenig gefordert und gefördert. In der Klinikhierarchie ist über ihnen der/die Chefärzt*in verantwortlich für die medizinischen und strukturellen Abläufe, unter ihnen erledigen die Assistenzärzt*innen die Routinearbeit auf der Station und in der Ambulanz. Sie selbst konzentrieren sich darauf, »gute Medizin« zu machen und haben eher das Selbstverständnis einer/eines »Ober-Fachärzt*in« als das einer/eines aktiv führenden Oberärzt*in.

Doch der Ausbau der Oberärzt*innen-Rolle zur voll verantwortlichen Führungskraft wird aus mehreren Gründen immer wichtiger:

1. Die Aufgaben- und Führungsspanne von Chefärzt*innen ist mittlerweile sehr groß. Zum Teil liegen die Führungspannen zwischen 15 und 20 Mitarbeitenden. Solche Teamgrößen im Klinikalltag allein zu betreuen, ist schwierig. Oberärzt*innen können hier entlasten. Zudem haben Chefärzt*innen inzwischen viele Aufgaben übernommen, die weit über den klinischen Bereich hinausreichen. Auf die Rückendeckung aktiv führender Oberärzt*innen können sie daher kaum noch verzichten.
2. Kliniken, die ihre Oberärzt*innen fördern und entwickeln, profilieren sich als attraktive Arbeitgeber – sowohl für die Oberärzt*innen als auch für alle anderen Mitarbeitenden, die auf diese Weise zu jeder Zeit mehr Führung erfahren.
3. Die Übernahme von Führungsverantwortung trägt maßgeblich zur persönlichen Entwicklung der Oberärzt*innen im Hinblick auf Aufgaben mit höherer Verantwortung bei.
4. Von Oberärzt*innen, die sich auf eine Chefärzt*innenstelle in einer anderen Klinik bewerben, wird erwartet, dass sie Führungserfahrungen gesammelt haben.

Die Zeiten, in denen das Profil einer Klinik im Wesentlichen von der Persönlichkeit der/des Chefärzt*in bestimmt wurde, gehören inzwischen der Vergangenheit an. Der autoritäre Führungsstil, der ganze Generationen von

Kliniksteuerung im Leitungsteam

Ärzt*innen prägte, hat mehr und mehr ausgedient. Vor dem Hintergrund drohenden Fachärztemangels und in Verbindung mit einem gesamtgesellschaftlichen Wertewandel, setzt sich in der Kliniksteuerung zunehmend das Leitungsteam – bestehend aus Chef- und aktiv führenden Oberärzt*innen – durch. Eine interessante Lösung mit Vorteilen für alle Beteiligten.

Diesem modernen Konzept der Kliniksteuerung liegt eine zentrale These zugrunde: »Oberärzt*in zu sein heißt Führungskraft sein und als solche im Leitungsteam Verantwortung zu übernehmen.« Damit ist ein Paradigmenwechsel verbunden, der ein verändertes Rollenverständnis bei Chef- *und* Oberärzt*innen voraussetzt. Während Chefärzt*innen lernen müssen, Verantwortung abzugeben, müssen Oberärzt*innen im Gegenzug willens und in der Lage sein bzw. dazu befähigt werden, diese Verantwortung zu übernehmen. Das klingt einfach, erweist sich im Klinikalltag aber häufig als problematisch.

Im Wesentlichen lassen sich drei Szenarien beobachten:

1. Chefärzt*innen gehen davon aus, dass Oberärzt*innen mit der Übernahme dieser Funktion auch führen können und werden. Sie erwarten, dass Führungsverantwortung automatisch übernommen wird, ohne zu wissen, ob die neuen Oberärzt*innen die grundlegenden Führungsinstrumente überhaupt beherrschen. Vor diesem Hintergrund lassen sie ihre Oberärzt*innen mit einer Fülle unterschiedlicher Aufgaben allein.
Eine häufige Folge: Die Oberärzt*innen reagieren nach bestem Wissen und Gewissen unter dem Motto »Augen zu und durch!«. Das kostet Zeit und Energie. Aufgrund ihres fehlenden Führungs-Know-hows machen sie dann bereits in der Anfangszeit grundlegende Fehler, die sich später nur schwer korrigieren lassen. Für die Klinik wichtige Themen werden nicht weiterentwickelt. Assistent*innen fühlen sich auf der einen Seite allein gelassen, weil ihnen die dringend benötigte Führung durch den/die Oberärzt*in fehlt, auf der anderen Seite möchten sie ihn/sie nicht zusätzlich belasten.
2. Chefärzt*innen fällt es schwer, Führungsverantwortung an ihre Oberärzt*innen abzugeben. Sie halten deren Handlungsspielräume bewusst klein und vermeiden die Einbindung in strukturelle Entscheidungen. Die Gründe dafür reichen von Angst vor Machtverlust bis hin zu fehlendem Vertrauen in die Fähigkeiten der Oberärzt*innen.
Eine funktionierende Besprechungskultur, z. B. in Form von Leitungskonferenzen, ist nicht vorhanden. Mitarbeiterführung ist allein auf den/die Chef*in fixiert und findet, auch aufgrund der zu großen Führungsspanne, lediglich zwischen Tür und Angel statt.
Eine häufige Folge: Die Oberärzt*innen lassen den/die Chef*in machen, nutzen ihre Zeit für das, was ihnen Anerkennung und Bestätigung bringt: die Arbeit an den Patient*innen. Bezogen auf Fragen der Klinikentwicklung halten sie sich entweder frustriert raus (»Der Chef weiß sowieso alles besser«) oder sie grenzen sich geschickt ab (»Wann soll ich das noch machen?«). Aus latenten oder offenen Konfliktsituationen ziehen sie sich

zurück oder sie schmieden im schlimmsten Fall gemeinsam mit den Assistenzärzten eine Allianz gegen den/die Chef*in.
3. Oberärzt*innen wollen keine Führungsverantwortung übernehmen. Ihr Rollenverständnis gleicht eher dem einer/eines »Ober-Fachärzt*in«. Obwohl der/die Chefärzt*in bereit ist, Führungsverantwortung zu übertragen, erkennen sie nicht den damit verbundenen Nutzen und die Gestaltungsspielräume für sich oder die Klinik. Der vermeintliche Mehraufwand schreckt ab, besonders aber die Übernahme von Verantwortung. Ihr Bestreben ist es in erster Linie, gute Mediziner*innen zu sein. Ein solches Selbstverständnis ist oft bei Oberärzt*innen anzutreffen, die allein aufgrund ihrer Fachkompetenz aus den eigenen Reihen (»Kaminaufstieg«) befördert wurden. *Eine häufige Folge:* Chefärzt*innen fühlen sich von den Oberärzt*innen allein gelassen und nicht ausreichend entlastet; deshalb reagieren sie unzufrieden. Hingegen leiden Oberärzt*innen unter dem zunehmenden Unmut ihrer Leitung und orientieren sich zunehmend wieder an ihrem alten Kreis von Kolleg*innen der Assistent*innen.

8.1.1 Strategische Personalentwicklung

Mitarbeiterführung und Klinikmanagement erfordern Handwerkszeug, das niemandem in die Wiege gelegt wurde und das auch nicht im Fokus der medizinischen Ausbildung stand. Daher ist bei der Entwicklung eines/einer »Ober-Fachärzt*in« zum/zur aktiv führenden Oberärzt*in zunächst die Investition in Führungs- und Managementtrainings gefragt.

Die beschriebenen Szenarien machen deutlich, dass allein mit der Beförderung zum/zur Oberärzt*in oder der Willensbekundung des/der Chefärzt*in, Führungsverantwortung abzugeben, noch keine Rahmenbedingungen für eine*n aktiv führende*n Oberärzt*in geschaffen sind. Erkennbar wird auch, dass nicht jede*r Bewerber*in auf eine Oberarztposition das Persönlichkeitsprofil bzw. den wirklichen Wunsch oder die Reife hat, Führungsverantwortung zu übernehmen. Daher kommt es in Bewerbungsgesprächen – neben der medizinischen Qualifikation – auch darauf an, die Rollenanforderungen an die zu besetzende Oberarztposition deutlich zu machen und die dahingehenden Erwartungen an die Führungsleistung beider Seiten zu thematisieren. Denn nur, wenn aufgrund sorgfältiger Personalauswahl geeignete Kandidat*innen mit Führungswillen und -potenzial für die Position einer neu zu besetzenden Oberarztstelle gefunden wurden bzw. ein*e Assistent*in aus den eigenen Reihen so aufgebaut wurde, dass er oder sie sich mit dieser neuen Rolle identifizieren kann, ist der Grundstein für eine funktionierende Führungsstruktur gelegt.

Rollenanforderung an Oberärzt*innen klären

Führungspotenzial im Bewerbungsgespräch analysieren

Vorhandene Oberärzt*innen-Teams müssen mit Sorgfalt und Fingerspitzengefühl an diese gemeinsame Leitungsaufgabe herangeführt werden: Workshops, in denen die Situation der Klink analysiert, eine Vision der nächsten vier bis fünf Jahre entwickelt wird und Verantwortlichkeiten und Zuständigkeiten auf alle Leitungsschultern verteilt werden, haben sich als hilfreich erwiesen.

8.1.2 Delegation entlastet

Spezifisch und verbindlich delegieren

Häufig besteht bei Chefärzt*innen ein eher diffuser Wunsch nach Entlastung durch ihre Oberärzt*innen. Bei näherem Hinsehen wird deutlich, dass Aufgaben jedoch meist nur unspezifisch oder nicht personenbezogen delegiert werden. Ein Effekt, der sich leicht umgehen lässt – vorausgesetzt, Chefärzt*innen prüfen Aufgabengebiete und Ressorts im Hinblick auf Delegierbarkeit und übertragen diese, je nach Kompetenz und Neigung, eindeutig an die aktiv führenden Oberärzt*innen. Mittlerweile hat es sich in einigen Kliniken bewährt, folgende Aufgabenbereiche an Oberärzt*innen zu delegieren:

- *Personal:* Erstellung der Dienst- und Urlaubspläne, Einarbeitung, Rotationspläne (in Absprache mit den Sprecher*innen der Assistent*innen)
- *Arbeitszeiten:* Dokumentation der Dienstzeitentwicklung
- *Information/Kommunikation:* Entwicklung und Einhaltung einer funktionierenden Besprechungskultur
- *Fort- und Weiterbildung:* Koordination der erforderlichen Maßnahmen
- *Budget- bzw. Controlling:* Überprüfung der Budget-Einhaltung und Ansprechpartner*in für Controlling/Medizin-Controlling
- *Qualitätsmanagement:* Qualitätsbericht, Koordination durchzuführender Audits sowie Einhaltung und Weiterentwicklung von SOPs und Leitlinien
- *OP-Planung:* Erstellung der OP-Pläne, Einsatzplanung für die Ausbildung der Assistenzärzt*innen entsprechend des Facharzt-Curriculums

Werden diese Aufgaben an Oberärzt*innen übertragen, entbindet das Chefärzt*innen selbstverständlich nicht von der eigentlichen Führungsverantwortung, aber es bleibt wesentlich mehr Zeit, sich um immer wichtiger werdende Aufgaben im Außenverhältnis der Klinik zu kümmern.

Hinsichtlich der Verteilung der Aufgaben hat sich insbesondere in größeren Kliniken die Bildung von Oberärzt*innen-Tandems bewährt. Sie bestehen aus:

*Leitende Oberärzt*innen*

*Geschäftsführende Oberärzt*innen*

- Leitenden Oberärzt*innen z. B. mit den Aufgaben Personal, Arbeitszeiten, Information/Kommunikation, Fort- und Weiterbildung
- Geschäftsführende Oberärzt*innen, die z. B. die Aufgaben Budget- und Controlling, Qualitätsmanagement, OP-Plan-Erstellung übernehmen.

So können sich beide gegenseitig vertreten und zwei Oberärzt*innen können zur gleichen Zeit Führungserfahrung sammeln.

8.1.3 Führung top-down

Unabhängig davon, ob ein Oberärzt*innen-Tandem etabliert wird oder Führungsverantwortung auf eine*n Leitenden Oberärzt*in übertragen wird, trägt eine lebendige Besprechungskultur wesentlich zum Funktionieren bei.

Zu ihr gehören einerseits regelmäßige Jour-fixe-Gespräche (zwischen Chef- und Oberärzt*innen) und Leitungskonferenzen, in denen anhand einer festen Tagesordnung (inkl. Protokollführung) wiederkehrende relevante Leitungsthemen besprochen werden. Selbstverständlich finden diese auch statt, wenn der/die Chefärzt*in nicht im Haus ist; dann übernimmt ein*e aktiv führende*r Oberärzt*in die Gesprächsführung.

Darüber hinaus sind Mitarbeitergespräche ein zentrales Instrument, das top-down vom Chef- über die Ober- zu den Assistenzärzt*innen Klarheit über Ziele, Stärken, Schwächen, Entwicklungspotenziale und -bedarfe verschafft und mit denen konkrete Maßnahmen zur Umsetzung vereinbart werden.

Um den Assistenzärzt*innen eine verlässliche Anbindung zu geben, werden sie im Organigramm der Klinik einer/einem Oberärzt*in fest zugeordnet – auch wenn sie aufgrund der Rotation auf einer anderen Station eingesetzt und einer anderen Leitungskraft *fachlich* unterstellt sind. Diese*r übernimmt die Mentorenrolle, ist erste*r Ansprechpartner*in und gilt als *disziplinarisch* vorgesetzt. Insbesondere für Assistent*innen der sogenannten »Generation Y« ist diese verlässliche Anbindung über ein bis zwei Jahre wichtig und leistungsfördernd. Nach Absprache mit dem/der fachlichen Vorgesetzten führt der/die Oberärzt*in mit den Assistent*innen die Mitarbeitergespräche. Handelt es sich um Assistent*innen in Ausbildung, führen im Idealfall auch Chefärzt*innen als Weiterbildungsermächtigte und ein*e verantwortliche Oberärzt*in die Gespräche gemeinsam. Sie dienen gleichzeitig der Vorbereitung von Logbuch-Gesprächen, die dann in verkürzter Form durchgeführt werden können. Kliniken mit dieser Organisationsstruktur sind ein attraktiver Arbeitgeber, sie ziehen Bewerber*innen an und binden ihre Assistent*innen.

Die aktive Übernahme von Führungsverantwortung durch Oberärzt*innen schafft einen verlässlichen Rahmen für alle ärztlichen Fachkräfte in der Klinik, die gemeinsam in immer kürzerer Zeit immer mehr Patient*innen mit bester Medizin und menschlicher Fürsorge betreuen müssen. Ein solcher Rahmen sorgt für ein verbessertes Selbstmanagement und bewirkt so die Entlastung aller Beteiligten, trotz vielfältiger Veränderungsprozesse.

Besprechungskultur etablieren

*Jour-fixe-Gespräche zwischen Chef- und Oberärzt*in sind ein Muss*

*Assistent*innen fest einer/einem Oberärzt*in zuordnen (Mentor-Modell)*

8.2 Planvolle Einarbeitung neuer Assistenzärzt*innen

Vielen jungen Mediziner*innen fällt es inzwischen schwer, sich eine Karriere als Krankenhausärzt*in vorzustellen: Unkomfortable Arbeitszeiten, schlechte Bezahlung und fehlende Vereinbarkeit von Familie und Beruf sind nur einige Gründe für diese Entwicklung. Umso wichtiger ist es für jede Klinik, ihre Assistenzärzt*innen dauerhaft zu binden und zu entwickeln.

Der erste Schritt in diese Richtung ist die systematische und strukturierte Einarbeitung. Doch genau daran fehlt es in vielen Kliniken. Daher ist es kein Wunder, dass der Idealismus, mit dem die meisten jungen Assistent*innen ihren ersten Arbeitstag in der Klinik antreten, sehr schnell verflogen ist. Viele von ihnen beschreiben ihre Anfangszeit in der Klinik so:

- Die Einarbeitung in fachlicher und organisatorischer Hinsicht findet nicht statt.
- Oberärzt*innen sind nicht ansprechbar.
- Es gibt keinen funktionierenden Informationsfluss.
- Zum Teil müssen sie die Patient*innen alleine versorgen und ständig um die Abnahme durch Ober- oder Chefärzt*innen bitten. Das Ergebnis: Sie fühlen sich lästig.
- Chefärzt*innen scheinen über allem zu schweben und sind für Fragen und Probleme nicht ansprechbar.

Systematische Einarbeitung und aktives Mentoring

Fragt man junge Assistenzärzt*innen, was sie sich stattdessen wünschen, dann stehen die Antworten »informiert sein und ernst genommen werden« sowie »systematische Einarbeitung und aktives Mentoring« an oberster Stelle (▶ Kap. 8.3).

*Gewährleistung der Einarbeitung ist Aufgabe der/des Chefärzt*in*

Die erfolgreiche Einarbeitung und die Gewährleistung eines funktionierenden Informationsflusses gehören zu den Aufgaben der/des Chefärzt*in. Das bedeutet nicht, dass diese ausschließlich selbst erledigt werden müssen oder eine Führungskraft sich ständig um neue Mitarbeitende kümmern muss. Aber er oder sie sollte in der Klinik die notwendigen Strukturen für die planvolle Einarbeitung und Information verankern und dafür Sorge tragen, dass sie im Arbeitsalltag aktiv angewendet werden.

Die Einarbeitungsphase, die nach etwa drei Monaten zu 70 bis 80 % abgeschlossen ist, hat zum Ziel, dass neue Assistent*innen

- mit den Abläufen und Standards der Klinik vertraut sind,
- ihr Aufgabenspektrum und die Zuständigkeiten kennen,
- den Umgang mit den Geräten beherrschen,
- sich in die Klinik integriert und an sie gebunden fühlen,
- sich der »Dienstfähigkeit« nähern.

Sorgfältige Einarbeitung hat positiven Einfluss auf Klinikimage

Darüber hinaus hat eine strukturierte Einarbeitung wesentlichen Einfluss auf das Image der Klinik und ihrer Leitung. Denn motivierte und gut integrierte Mitarbeitende tragen ebenso zur positiven Außenwirkung bei wie zu einer geringen Fluktuation.

Eine erfolgreiche Einarbeitungsphase umfasst folgende Schritte, die sich im Klinikalltag sehr leicht umsetzen lassen – vorausgesetzt, der/die Chefärzt*in hat die erforderlichen Strukturen geschaffen:

1. Vor dem ersten Arbeitstag werden alle organisatorischen und kaufmännischen Details (Arbeitsvertrag, IT-Zugangscodes, Arbeitsplatz usw.) geregelt. Alle Teammitglieder sind über die Ankunft der/des neuen Assistent*in informiert.
2. Für die ersten sechs Wochen wird ein detaillierter Einarbeitungsplan (Stunden-Rhythmus) festgelegt.
3. In einem ausführlichen Einführungsgespräch stimmen Chef- und Assistenzärzt*innen ihre Erwartungen, Wünsche und Ziele miteinander ab. So kann Missverständnissen und Enttäuschungen bereits im Vorfeld vorgebeugt werden.
4. In einem Orga-Handbuch werden alle wichtigen organisatorischen Regelungen zusammengefasst. Seine Bedeutung und Handhabung wird im Einführungsgespräch erläutert. Es liegt als Print- oder Digitalversion vor.
5. Ein QM-Handbuch beschreibt zusätzlich die Standard Operating Procedures (SOPs) und medizinischen Abläufe. Es wird ebenfalls im Einführungsgespräch erörtert.
6. Jungen Assistent*innen wird ein*e Ober- oder ein*e erfahrener Assistenzärzt*in als Mentor*in zur Seite gestellt. Er oder sie wird Ansprechpartner*in für organisatorische, soziale und teilweise fachliche Fragen sein und ist ebenfalls beim Einführungsgespräch dabei. Mentor*innen begleiten die neuen Assistent*innen und entlasten auf diese Weise den/die Chefärzt*in. Auch wenn Assistent*innen aufgrund der Rotation auf einer anderen Station eingesetzt und einer anderen Leitungskraft fachlich unterstellt sind, bleibt die Zuordnung zum/zur Mentor*in bestehen. Wichtig ist, dass ein*e Mentor*in die notwendige Kompetenz für diese Aufgabe mitbringt. Dazu gehören nicht nur die fachliche Einigung, sondern auch pädagogisches und kommunikatives Geschick. Hinzu kommt, dass Mentor*innen Chefärzt*innen und der Klinik loyal gegenüber eingestellt sind.

Oberärzt*in als Mentor*in

Generell finden während der Einarbeitungsphase wöchentlich Gespräche (Dauer: ca. 20 Minuten) statt. Sie dienen dazu, sich gegenseitig über Fragen und Probleme zu informieren und dem/der Chefärzt*in alle Optionen, auch bis hin zur Kündigung vor Ablauf der Probezeit, offen zu halten. Gleichzeitig erfahren junge Assistenzärzt*innen, wo sie stehen und wie Leistungen bewertet werden. Ein solch enger Kontakt beugt Unsicherheiten auf beiden Seiten vor. Assistent*innen fühlen sich in der Klinik gut aufgehoben und betreut, sind fachlich und sozial schnell in die Klinik integriert und entwickelt erst gar nicht das Gefühl, allein gelassen zu werden oder lästig zu sein.

Enge Bindung beugt Unsicherheit vor

Ein Zwischengespräch nach drei Monaten gibt Feedback zur Leistungsentwicklung und zu eventuell vorhandenen Vorbehalten gegenüber dem/der neuen Mitarbeitenden. Bestehen Zweifel an der Eignung, gibt es in diesem Zwischengespräch einen Hinweis auf die Chance zur Fortsetzung oder auf die Beendigung der Zusammenarbeit, falls keine deutliche Verbesserung des Verhaltens eintritt.

Zwischengespräch nach drei Monaten

Nach Abschluss der Probezeit sollten regelmäßige Mitarbeitergespräche stattfinden, in denen unter anderem konkrete Meilensteine für die Facharztausbildung festgelegt und überprüft werden. Zwischendurch sorgt

Feedback immer wieder für Transparenz und eine Einschätzung der Leistung.

Diese einfachen Maßnahmen haben wesentlichen Einfluss auf die Motivation von Assistenzärzt*innen. Zudem gewinnt der Arbeitsplatz in der Klinik deutlich an Attraktivität – ein entscheidender Aspekt im Wettlauf um den künftig immer knapper werdenden ärztlichen Nachwuchs.

8.3 Die Millennials – fördern statt regieren

Derzeit erobern die sogenannten Millennials, auch Generation Y genannt, also die zwischen 1985 und 2000 Geborenen, den Arbeitsmarkt. Ihre Ansprüche an die Berufswelt scheinen auf den ersten Blick mit der Realität in den meisten deutschen Kliniken kaum vereinbar zu sein. Strenge hierarchische Strukturen, immer noch schlechte Vereinbarkeit von Familie und Beruf, dauerhaft hohe Arbeitsbelastung – das ist nicht das, was sich die gut ausgebildeten jungen Millennials als langfristige berufliche Perspektive vorstellen. Doch Kliniken muss es gelingen, auch für den Ärzt*innen-Nachwuchs der Generation Y ein attraktiver Arbeitgeber zu sein. Aber was ist es eigentlich, was die Millennials erwarten und was sie für Kliniken zu vermeintlich schwierigen Mitarbeitenden macht?

Mehrere Optionen offenhalten

Der Buchstabe »Y« wird im Englischen »why« ausgesprochen, und genau die Frage nach dem Warum ist ein Hauptmerkmal dieser Generation. Fasst man zusammen, wie Klaus Hurrelmann, Deutschlands bekanntester Jugendforscher und Autor zahlreicher Jugendstudien, die Millennials beschreibt (Hurrelmann, 2014), entsteht folgendes Bild: Die Generation Y ist mit einem großen Überangebot aufgewachsen. Gleichzeitig erschienen ihnen ihre Zukunftsperspektiven während ihrer gesamten Jugend unsicher. Krisen wie der 11. September 2001, die Erschütterung des Welt-Finanzsystems oder Fukushima haben sie zweierlei gelehrt: Nichts ist sicher *und* es geht immer irgendwie weiter. Sie verfolgen die Strategie, sich mehrere Optionen offenzuhalten.

Balance zwischen Berufs- und Privatleben ist wichtig

Ihre Leitfrage dabei: Was ist das Beste für mich? Ihr wichtigstes Ziel ist es, beruflich weit zu kommen und ihre Zukunft zu sichern. Aber sie ziehen Gestaltungsmöglichkeiten, eine gute Arbeitsatmosphäre und die Vereinbarkeit von Familie und Beruf einer steilen Karriere vor. Gut ausgebildet und auf alle Eventualitäten eingestellt, scheinen sie mit einer großen inneren Sicherheit und dem Gefühl, etwas Besonderes zu sein, durchs Leben zu gehen. Den Millennials ist bewusst, dass immer weniger Menschen mehr Arbeit leisten müssen – auch in deutschen Krankenhäusern. Sie wissen außerdem, dass der Arztberuf stressig ist. Und sie möchten sich nicht – wie die Generation ihrer Eltern – von ihrer Arbeit völlig vereinnahmen lassen. Ausreichend Zeit für ein Privatleben ist ihnen wichtig. Zwar wollen sie rund um die Uhr erreichbar sein, aber längst nicht für jede*n. Diese Ansprüche an ihr Berufsleben fordern sie auch sehr selbstbewusst ein.

In Schule und Hochschule haben Millennials erlebt, dass sie besser sind als die Absolvent*innen vor ihnen. Ihre Ausbildung fand in einem sehr verschulten und strukturierten System statt, das sie gelehrt hat, sich sehr schnell viel Wissen anzueignen und bei Prüfungen abzurufen (»Wissensbulimie«). Diese Einstellung übertragen sie auch auf das Berufsleben. »Sie gehen auch hier davon aus, besser zu sein als die bisherigen Arbeitnehmer, die nun zu ihren Kolleginnen und Kollegen werden.« (Hurrelmann, 2014, S. 75) Einerseits möchten sie gern Verantwortung übernehmen und ihr Wissen präsentieren, andererseits haben sie aber während ihrer gesamten Ausbildung kaum gelernt, selbstständig zu arbeiten, Entscheidungen zu treffen und Verantwortung zu übernehmen. Diese Einstellung führt schnell dazu, dass sie ihre Kompetenzen überschätzen und ihre neuen Ideen mit ihrer offenen und direkten Art, die ihnen häufig zu eigen ist, gegenüber Vorgesetzten und Kolleg*innen selbstbewusst vertreten.

Kompetenzen werden schnell überschätzt

Aus diesen Beschreibungen resultiert zum einen, dass Millennials dringend Leitungskräfte an ihrer Seite haben müssen, die sie wirksam führen. Zum anderen haben sie auch andere Ansprüche an ihre Vorgesetzten als die Assistent*innen-Generationen vor ihnen. Mit einer ausgeprägten hierarchischen Struktur, wie sie teilweise in Krankenhäusern immer noch die Regel ist, tun sich Menschen dieser Generation schwer. Sie wünschen sich Leitungskräfte, die sie, so wie sie es von ihren Eltern gewohnt sind, fördern und coachen. Ihre Wünsche lassen sich folgendermaßen zusammenfassen:

Wünsche und Erwartungen

- informiert sein und ernst genommen werden
- systematische Einarbeitung und aktives Mentoring
- professionelle Ausstattung
- angenehme Arbeitsatmosphäre
- klare Verantwortlichkeiten
- Verbindlichkeit (in fünf Jahren zum/zur Fachärzt*in)
- berechenbares Arbeitszeitende
- Perspektiven
- Rücksichtnahme auf individuelle Karriereplanung
- Zeit für Familie und Freunde
- Feedback
- Hilfestellung bei/vor der Übernahme von Verantwortung

Diese Beschreibungen machen deutlich, dass Kliniken ihre Führungsstrukturen und ihre Kultur überdenken müssen, wenn sie nicht riskieren wollen, dass ihnen die gut ausgebildeten, ambitionierten und sehr lernwilligen jungen Ärzt*innen der Generation Y reihenweise den Rücken kehren. Allerdings schlagen bislang die meisten Chef- und Oberärzt*innen oder Personalreferent*innen die Hände über dem Kopf zusammen, wenn ihnen junge Assistent*innen ihre Vorstellungen von Arbeitsinhalten, -abläufen und -zeiten darlegen. Aber von ihnen gehen viele wertvolle neue Impulse aus. Werden diese konstruktiv aufgenommen, kann ein Wertewandel gelingen, von dem längst nicht nur die Millennials profitieren: Das männerdominierte

Millennials geben wertvolle Impulse

Chefwesen mit strengen Hierarchien und ausgeprägtem Machtgerangel würde ebenso reduziert wie der überfordernde Anspruch, dauerhaft zu jeder Zeit einsatzbereit sein zu müssen.

Assistent*innen Mentor*innen zur Seite stellen

Wer verstehen will, wie die Generation Y »tickt«, und sie und ihr Potenzial an die Klinik binden möchte, darf das persönliche Gespräch mit Millennials nicht scheuen. Die Strategie, sich lediglich hinter Anweisungen und Direktiven zu verschanzen, um die Millennials auf diese Weise an die vorherrschende Klinikkultur anzupassen, ist zum Scheitern verurteilt. Dafür sind jungen Assistent*innen Werte wie Respekt, Anerkennung und Entwicklungsmöglichkeiten viel zu wichtig. Werden diese Werte in einer Klinik nicht erfüllt, sind sie schnell bereit, in eine andere zu wechseln – der bewerberorientierte Arbeitsmarkt hält für sie viele Stellenangebote bereit. »Eine lebenslange oder automatische Loyalität für einen Arbeitgeber ist bei ihnen nicht zu erwarten.« (Hurrelmann, 2014, S. 81) Es lohnt sich, die Millennials ernst zu nehmen und in sie zu investieren, denn ohne sie hat kaum eine Klinik eine Zukunft. Aber das erfordert eine moderne Klinikstruktur mit geringer Führungsspanne, in der auch Oberärzt*innen Führungsverantwortung übernehmen und den ihnen fest zugeordneten jungen Assistent*innen als verlässliche Ansprechpartner*innen und Mentor*innen zur Seite stehen (▶ Kap. 8.1).

Eine solche Struktur ist ein erster Schritt, um Bewerber*innen anzuziehen und Millennials (zumindest für einige Zeit) an die Klink zu binden. Letztendlich hat keine Klinik eine Chance, auf den Nachwuchs der Generation Y zu verzichten. Entscheidend ist vielmehr das Tempo, mit dem sich Kliniken auf die Ansprüche deren Ansprüche einstellen: Diejenigen, die es schneller schaffen, werden die Gewinner*innen sein im Wettlauf um die »besten Köpfe«.

Und dieser Wettlauf wird auch um die nachfolgende Generation fortgesetzt werden: Mit dem Beginn der 2020er strebt die Generation Z auf den Arbeitsmarkt. Geboren von 1999 bis 2012 ist sie ganz selbstverständlich mit digitalen Medien aufgewachsen und das heißt für Assistenzärzt*innen in Kliniken und Krankenhäusern: Sie erwarten, dass die KISS-Systeme auf höchst modernem Niveau funktionieren und von ihnen genutzt werden können. Damit erwarten sie auch eine Erleichterung in ihrer Arbeitswelt. Die Generation Z ist weitaus weniger identifiziert mit den Kliniken und sie kann durchaus schneller wechseln beziehungsweise ist bereit schneller zu wechseln, wenn sie das Gefühl hat, dass die Bedingungen des neuen Klinikums besser zu ihrem eigenen Lebenskonzept passen. Sie sehen ihre Karriere mit mehr Gelassenheit, streben eher nach immateriellen Gütern und legen gegebenenfalls einen größeren Fokus auf Freizeit und Familie. Bezogen auf ihre eigene Karriereentwicklung setzen sie weniger auf stringente und nahtlose Entwicklungen in ihrem Lebenslauf als eher auf die Möglichkeit, Neues auszuprobieren, gegebenenfalls Seitenwege zu gehen und sich als Ganzes in ihrer Persönlichkeit zu entwickeln. Ihre Vorgesetzten bewertet diese Generation nicht mehr so stark danach, ob jemand als Entrepreneur und Chefarzt mit einer neuen Indikation blenden kann, sondern sie messen seine Authentizität im Verhalten, ob er das, was er propagiert, auch wirklich selbst lebt.

8.4 Wer ist hier schwierig? Mitarbeitende oder Chef*innen?

Es gibt sie in jeder Klinik: nörgelnde, besserwisserische, unmotivierte, übersensible oder intrigante Kolleg*innen. Gründe, weshalb Mitarbeitende als schwierig wahrgenommen werden, lassen sich viele finden. Aber es gibt Wege, die den Umgang mit ihnen deutlich erleichtern.

8.4.1 Beispiel aus dem Klinikalltag

Ein Chefarzt ärgert sich seit Längerem über einen seiner Oberärzte. Der lehne Veränderungen und Neuerungen meist von vornherein ab und stecke mit seiner destruktiven Grundhaltung auch die Kolleg*innen an. Um unangenehme Aufgaben versuche er sich meist zu drücken. Jede sachliche Kritik treffe auf taube Ohren, so der Eindruck des Chefarztes. Inzwischen weiß er nicht mehr, wie er mit dem Oberarzt umgehen soll. Aus seiner Sicht ist die Basis für ein offenes und vertrauensvolles Gespräch zerstört. Daher hat er den Kontakt zu seinem schwierigen Oberarzt auf das fachlich erforderliche Mindestmaß reduziert und versucht, ihm möglichst aus dem Weg zu gehen.

Solche oder ähnliche Situationen sind wohl den meisten Ärztlichen Leitungskräften vertraut. Für sie ist der Umgang mit schwierigen Mitarbeitenden eine Herausforderung, der sie sich stellen müssen und die ihre Führungskompetenz stark fordert. Keine leichte Aufgabe und schon gar keine, die mit medizinischer Fachkompetenz oder Standardrezepten zu lösen ist. Kein Wunder, wenn Chefärzt*innen im ohnehin aufreibenden Klinikalltag im Umgang mit schwierigen Mitarbeitenden regelrechte Vermeidungsreaktionen entwickeln oder versuchen, das Problem durch schlichtes Aussitzen zu lösen. Das Ergebnis ist meist sehr ähnlich: Jemand aus dem Team wird als schwierig abgestempelt und ausgegrenzt – ein Teufelskreis beginnt.

Probleme thematisieren

Ist dieses Stadium erst einmal erreicht, lassen sich insbesondere frühe Unterlassungsfehler nur sehr schwer korrigieren. Häufig zeichnen sich Probleme bereits in der Probezeit ab, doch nur selten handeln Leitungskräfte bereits in dieser Phase konsequent. Stattdessen verbuchen sie erste Disharmonien gerne als Eingewöhnungsschwierigkeiten. Doch gerade frühzeitiges Gegensteuern durch konstruktives Feedback kann eine Eskalation wirkungsvoll verhindern.

Gleichgültig, welche Eskalationsstufe die Beziehung zu einem schwierigen Menschen bereits erreicht hat, die grundlegende Klärung der Situation ist nur durch aktives Führungshandeln der Leitungskraft möglich (▶ Kap. 9.2).

Im ersten Schritt ist es hilfreich, zunächst das eigene Führungsverhalten zu reflektieren und sich zu fragen, ob es ihn bzw. sie tatsächlich gibt – die grundsätzlich schwierigen Mitarbeitenden. Ist es vielleicht möglich, dass jemand in bestimmten Situationen nicht mit dem Umfeld zurechtkommt,

Was macht Mitarbeitende schwierig?

sich über- oder unterfordert, sich nicht ausreichend informiert oder respektiert fühlt? Im Arbeitsalltag werden Mitarbeitende schnell als schwierig wahrgenommen, wenn sie

- eine eigene Meinung haben,
- ihr Persönlichkeitsprofil offen zeigen,
- sich nicht der Mehrheit anschließen,
- Gegenvorschläge unterbreiten, die möglicherweise besser sind,
- eine kritische Grundhaltung gegenüber Veränderungen haben,
- fachliche Defizite haben, aber in der Gemeinschaft sozial anerkannt sind (oder umgekehrt).

Aber können solche Mitarbeitende vielleicht sogar sehr wertvoll sein, gerade weil sie sich nicht so schnell anpassen? Oder ist das eigene Führungsverhalten so ausgerichtet, dass es generell schwerfällt, mit nicht angepassten Teammitgliedern auszukommen? Das herauszufinden und darauf zu reagieren, ist die vordringlichste Führungsaufgabe im Umgang mit vermeintlich schwierigen Mitarbeitenden.

Situation gemeinsam analysieren   Im zweiten Schritt schließt sich dann eine gründliche Analyse der Situation an, die gemeinsam mit dem/der Betroffenen stattfindet. Schuldzuweisungen, Diskussionen oder Rechthabereien sind dabei tabu. Stattdessen erhalten beide Parteien die Möglichkeit, ausführlich ihre Sicht der Dinge darzustellen und schildern ihre persönlichen Wahrnehmungen. Die Leitungskraft sollte sich ein möglichst genaues Bild von der Situation des Gegenübers machen und dabei auch nach privaten Gründen oder nach zurückliegenden Entscheidungen innerhalb der Klinik fragen, bei denen sich der/die Mitarbeitende möglicherweise übergangen oder verletzt fühlte. Im Rahmen dieses Analyse-Gesprächs erhält er oder sie eine offene Rückmeldung zu den individuellen Leistungen, und die Leitungskraft beschreibt die Schwierigkeiten aus ihrer Perspektive. Zur präzisen Situationsanalyse gehört auch, dass die Leitungskraft ihr Handeln hinterfragt und überprüft, in welcher Weise ihr eigenes Verhalten frustrierend auf Mitarbeitende gewirkt haben könnte.

Ziele und Perspektiven vereinbaren   In der dritten Phase entwickeln beide Gesprächspartner*innen einen Lösungsweg und vereinbaren Ziele für die weitere Zusammenarbeit. Dabei werden mögliche Konsequenzen offen angesprochen. Wichtig ist, dass auch der/die Mitarbeitende die Möglichkeit erhält, eine aus seiner/ihrer Sicht praktikable Lösung zu formulieren. Für die weitere Zusammenarbeit sind regelmäßige Zielvereinbarungsgespräche ein wirkungsvolles Führungsinstrument, mit dem sich konkrete Perspektiven vereinbaren lassen und Transparenz und Verbindlichkeit für beide Seiten geschaffen werden kann.

Kündigung als letztes Mittel   Für den Fall, dass die aktive Aufarbeitung der Situation keine Wirkung zeigt, oder der/die Mitarbeitende daran nicht interessiert ist, muss auch die letzte Alternative in Betracht gezogen werden: Die Aufhebung des Arbeitsverhältnisses. Diese Möglichkeit zu früh zu erwägen ist ebenso falsch wie sie völlig auszuklammern. Sie sollte als allerletzte Maßnahme betrachtet werden, die erst ergriffen wird, wenn die aktive Steuerung der Führungsprozesse fehlschlägt. Hier gilt das Motto: Trennung, als letzte aller Türen, hat noch nie an alle geklopft. Häufig kann die Situation bereits durch ein Gespräch oder eine eindeutige Anweisung geklärt werden, in einigen wenigen Fällen ist eine Trennung (▶ Kap. 12.3) jedoch unumgänglich.

Eine solche Herangehensweise erfordert Zeit, Einfühlungsvermögen und Mut. Nicht immer ist eine schnelle Lösung garantiert. In der Konsequenz aber ist aktives Führungshandeln alternativlos, denn aussitzen oder vermeiden sind auf Dauer nicht nur kräftezehrend und demotivierend, sondern auch ein schlechtes Signal an die anderen Mitglieder des Teams. Sie beobachten nämlich sehr genau, wie ihr*e Chef*in mit Kolleg*innen umgeht, die sich nicht an die Standards halten. Sie ziehen daraus die Schlussfolgerung: So würde es der/die Chef*in auch mit mir machen. Im Extremfall schließen sich die Teammitglieder ihrem/ihrer betroffenen Kolleg*in an – dann ist das Team fraktioniert. So oder so ist das Handeln der Leitungskraft immer kulturprägend.

8.5 Graues Haar wird zur Regel – der Umgang mit älteren Mitarbeitenden

Junge Chef-, ältere Ober- oder Assistenzärzt*innen – die Konstellation ist längst keine Seltenheit mehr und es wird sie in Zukunft aufgrund des demografischen Wandels immer häufiger geben. Doch sie birgt naturgemäß ein gewisses Konfliktpotenzial, denn die Generationsunterschiede sind mitunter recht groß. Insbesondere hinsichtlich des Führungsstils, der Werte und Arbeitsweisen kommt es im Klinikalltag zu Unstimmigkeiten.

Generationsunterschiede bergen Konfliktpotenzial

8.5.1 Beispiel aus dem Klinikalltag

Über vier Monate arbeitet der neue Leiter der Notaufnahme nun in einem Krankenhaus der Maximalversorgung mit rund 800 Betten. Der 40-Jährige hat sich schnell eingelebt und eigentlich ist die Stimmung in seinem Team sehr gut. Jedoch kommt es immer wieder zu Reibereien mit zwei älteren Mitarbeitenden. Beide sind Ende fünfzig und seit mehr als zwanzig Jahren in der Notaufnahme. In dieser Zeit haben sie einige Umstrukturierungen und mehrere Vorgesetzte erlebt. Sie sind fachlich kompetent und machen ihre Arbeit sehr gewissenhaft – rein formal ist ihr Verhalten nicht zu beanstanden. Allerdings reagieren sie selbst auf kleinste Veränderungen zunächst ablehnend. Sie fühlen sich schnell in ihrer Kompetenz missachtet, viele Veränderungsvorschläge kommentieren sie mit Sätzen wie: »Ach, das haben wir schon mal versucht ...« oder »Wann sollen wir das denn noch schaffen?« Der Vorgänger des neuen Leiters beschrieb das Profil der beiden Mitarbeitenden

Defizitäres Bild älterer Mitarbeitenden überwinden

mit den Worten: »Die werden Sie nicht mehr ändern. Mit denen müssen Sie leben.« Der Leiter empfindet die beiden Ärzt*innen als anstrengend. Zusätzlich besorgt ihn, dass die ständigen Querelen sein eingespieltes Team spalten könnten. Inzwischen hat sich der Leiter sogar schon über mögliche arbeitsrechtliche Schritte informiert. Schließlich hat er die Aufgabe, seine Abteilung in eine interdisziplinäre Notaufnahme mit eigener Basisstruktur weiterzuentwickeln. Dabei kann er den zu erwartenden Widerstand der beiden gar nicht gebrauchen.

Doch aus arbeitsrechtlicher Sicht ist den beiden Mitarbeitenden nichts vorzuwerfen. Der Leiter muss also versuchen, sie so gut es geht in sein Team zu integrieren. Insbesondere angesichts des bevorstehenden Projekts ist es umso wichtiger, dass beide Seiten miteinander arbeiten und nicht gegeneinander.

Wünsche älterer Mitarbeitender

Zunächst kann ein Perspektivwechsel hilfreich sein. Denn fragt man ältere Mitarbeitende, was Sie sich von ihren Vorgesetzten wünschen, äußern die meisten von ihnen folgende Aspekte:

- Abbau des defizitären Altersbildes ihrer Vorgesetzten
- Anerkennung des bisher Geleisteten
- Bestandsaufnahme ihres fachlichen Know-hows
- klare Botschaft, dass sie gebraucht werden
- Übernahme einer Mentoren-Funktion für jüngere Assistent*innen
- volle Integration
- geduldiges Heranführen an neue Herausforderungen (veränderte Prozesse, neues Wissen etc.)
- informiert sein und ernst genommen werden

Konstruktiver Führungsdialog

Macht sich eine Leitung diese Wünsche klar, ist der erste Schritt für einen konstruktiven Führungsdialog mit älteren Mitarbeitenden gemacht (▶ Kap. 1 und 9.2). Dabei ist die Beachtung folgender Punkte wichtig:

1. Keine Klinik und auch kein Team kann es sich angesichts des Facharztmangels leisten, ältere Kolleg*innen aufs Abstellgleis zu schieben.
2. Auch ältere Mitarbeitende erhalten ein monatliches Gehalt, das sie zu einer Gegenleistung verpflichtet. Zielvereinbarungsgespräche helfen, die Identifikation zu steigern.
3. »Wer Leistung fordert, muss Sinn bieten.« In Bezug auf Veränderungen bedeutet das: informieren, Vorschläge berücksichtigen und Bedenken ernst nehmen.
4. Vorsicht vor einem defizitären Altersbild. Ältere Mitarbeitende sind nicht grundsätzlich weniger lern- oder entwicklungsfähig als jüngere Kolleg*innen. Aber auch sie wollen wertgeschätzt, gefordert und integriert werden. Und sie benötigen mehr Zeit.
5. In Feedback-Gesprächen (▶ Kap. 9.1) kann eine Leitung ältere Mitarbeitende dazu anhalten, das Know-how jüngerer Kolleg*innen zu akzeptieren und sich mit neuen Ideen konstruktiv auseinanderzusetzen.

Die Integrationsfähigkeit einer Leitungskraft wird somit zu einer wichtigen Schlüsselkompetenz. In dem eingangs beschriebenen Beispiel ist es gelungen, mit beiden Mitarbeitenden in einen konstruktiven Dialog zu kommen. Zuvor musste er jedoch sein Vermeidungsverhalten gegenüber beiden überwinden, um jede*n einzeln zu einem Feedback-Gespräch einzuladen. In diesen Gesprächen stellte sich heraus, dass beide Mitarbeitende das Verhalten ihres neuen Chefs als extrem dynamisch und schnell erleben. Sich an dieses für sie neue und sehr hohe Tempo zu gewöhnen und nur wenig Erklärung und Aufmerksamkeit zu bekommen, ist für sie ungewohnt. Sie fühlen sich abgewertet. Für den Leiter waren die offenen Worte seiner Mitarbeitenden zwar eine Überraschung, aber eine wichtige Erklärung für das abwehrende Verhalten der beiden. Ihm ist nun klar, dass er in seinem Führungsverhalten auf deren Bedürfnis nach ausführlicherer Information Rücksicht nehmen muss.

8.6 Umgang mit suchtkranken Mitarbeitenden

Suchterkrankungen sind ein wichtiges gesellschaftliches Problem, von dem auch Ärzt*innen betroffen sind. Obwohl es keine verlässlichen Daten zur Häufigkeit von Suchterkrankungen bei Ärzt*innen gibt, ist davon auszugehen, dass sie bei ihnen ebenso oft vorkommen wie in der allgemeinen Bevölkerung, nämlich mit einer Häufigkeit von ca. drei bis viereinhalb Prozent (Diefenbach, 2013).

»Ärzt*in und Sucht« als Problem

Dabei ist Alkohol der häufigste Auslöser von Abhängigkeitserkrankungen. Von den tatsächlich bekannt gewordenen Suchterkrankungen bei Ärzt*innen wurden 70 % durch Alkohol verursacht. Darüber hinaus wird vermutet, dass der Anteil von Medikamentenabhängigkeiten bei Ärzt*innen leicht über dem der Allgemeinbevölkerung liegt, was mit dem einfacheren Zugang und der berufsbedingten Nähe zu Medikamenten wie z. B. Benzodiazepinen oder Opioiden erklärt werden kann.

Ärzt*innen und Sucht gilt noch immer ein Tabuthema. Insbesondere Mediziner*innen haben einen hohen Anspruch an sich. Sie wollen uneingeschränkt in der Lage sein, andere Menschen behandeln zu können, und selbst keine Schwäche zeigen. Das erzeugt hohen Druck und erschwert zusätzlich den ohnehin schwierigen Umgang mit der Sucht. Scham, die Angst vor beruflichen Nachteilen und juristischen Folgen (Verlust der Approbation) sowie Sorgen um Vertrauensverlust bei Kolleg*innen, Vorgesetzten und Patient*innen vergrößern den Widerstand gegen die Diagnose. Tabuisierung und Verleugnung der Abhängigkeitserkrankung durch die Betroffenen und ihr Umfeld sind eine häufige Folge. Das Bemühen suchtkranker Ärzt*innen, zumindest in der Klinik nicht aufzufallen, ist sehr groß – schließlich wissen sie genau, wie viel für sie auf dem Spiel steht.

Sucht wird von Betroffenen und ihrem Umfeld oft verleugnet

Allerdings zwingt der hohe Anspruch an die sichere Patientenbehandlung die Leitungskräfte dazu, suchtkranke Ärzt*innen zu identifizieren, sie offen

Verdacht auf Suchterkrankung frühzeitig ansprechen

anzusprechen und ihnen eine fachgerechte Behandlung inkl. Nachsorgephase zu ermöglichen. In der Praxis ist dies jedoch ein schwieriges Unterfangen, das viel Feingefühl, eine gute Beobachtungsgabe sowie eine wohl überlegte Gesprächsführung verlangt. Ein häufiger Grund, der ein frühes Eingreifen der Leitungskraft oder eines/einer Kolleg*in verhindert, ist die Angst vor falschen Verdächtigungen. Daher gilt es zunächst, Auffälligkeiten und Veränderungen wahrzunehmen und diese anzusprechen. Folgende Beobachtungen geben einen Hinweis auf eine Suchterkrankung:

- Häufung einzelner Fehltage (vermehrt im Anschluss an das Wochenende)
- Entschuldigung durch Angehörige
- unübliche Unpünktlichkeit (z. B. bei Visiten, im OP)
- misstrauisches, reizbares, abgekapseltes Verhalten gegenüber Vorgesetzten und Kolleg*innen
- unangemessene Nervosität
- Stimmungsschwankungen
- nachlassende Qualität von Routinefertigkeiten und Fachwissen
- Leistungsschwankungen und -minderung
- mangelnde Konzentrationsfähigkeit
- Artikulationsschwierigkeiten (verwaschene Sprache)
- Nachlassen des gepflegten Aussehens/Auftretens

8.6.1 Grundlagen der Gesprächsführung

Für Leitungskräfte ist der Umgang mit suchtkranken Mitarbeitenden eine enorme Herausforderung, die in enger Abstimmung mit der Personalabteilung bewältigt werden sollte. Mitunter vergehen viele Jahre, bis eine Abhängigkeitserkrankung in der Klinik offenkundig wird. Die Betroffenen versuchen mit allen Mitteln, nicht ins Auge zu fallen, und sind häufig sehr einfallsreich, ihr fragwürdiges Verhalten scheinbar logisch zu erklären. Führungskräfte sollten deshalb bei einem Hinweis auf eine Suchterkrankung umso aufmerksamer sein und das Verhalten des/der Mitarbeitenden hinsichtlich der oben genannten Auffälligkeiten oder arbeitsvertraglichen Pflichtverletzungen zu überprüfen.

Bei akut berauschten oder intoxinierten Mitarbeitenden sofort aktiv werden

Fällt ein*e akut berauschte*r bzw. intoxinierte*r Mitarbeitende*r in der Klinik auf, der/die offensichtlich nicht in der Lage ist, die Arbeit ohne Gefahr für andere und sich selbst auszuführen, heißt es für den/die Vorgesetzte*n, unmittelbar aktiv zu werden. Hat er/sie aufgrund des äußeren Erscheinungsbildes des Mitarbeitenden den Eindruck, dass eine korrekte Ausführung der Arbeitsaufgabe nicht möglich ist, muss er/sie ihm/ihr kurzfristig die Beschäftigung verbieten. Dabei ist der Eindruck des/der Vorgesetzten maßgeblich. Das Hinzuziehen einer dritten Person, z. B. Mitglied des Personalrates, ist ratsam, um die Entscheidung abzusichern. In jedem Fall wird der Sachverhalt in einem Protokoll festgehalten und die Gründe für das momentane Beschäftigungsverbot werden genau dargelegt. Die Leitungskraft entscheidet je nach Zustand des/der betroffenen Mitarbeitenden, ob er/

sie nach Hause gebracht wird oder unter Aufsicht in der Klinik bleibt. Ist zu befürchten, dass der/die Mitarbeitende in berauschtem Zustand mit dem eigenen Pkw fährt, muss die Leitungskraft den Autoschlüssel einziehen.

Der Beobachtung eines solch akuten Fehlverhaltens folgt selbstverständlich sehr zeitnah ein Erstgespräch mit dem/der Betroffenen. Aber auch Verhaltensbeobachtungen, die keine unmittelbare Gefährdung erkennen lassen, aber dennoch auffällig sind, geben Anlass für ein zeitnahes Erstgespräch. Die Beobachtungen stehen zunächst im Mittelpunkt und bieten der Leitungskraft die Möglichkeit, das Gespräch auf einer sachlichen Ebene zu führen. Hinzu kommt dann die Vermutung der Leitungskraft, dass die Probleme möglicherweise im Zusammenhang mit einer Suchterkrankung stehen – auf eine konkrete Diagnose wird dabei unbedingt verzichtet.

Konkretes Fehlverhalten als Gesprächsanlass nehmen

Im Gesprächsverlauf gilt es, Betroffenen zu signalisieren, dass es keine Schande ist, an einer Suchterkrankung zu leiden, und dass es zur Fürsorgepflicht der Klinik gehört, Hilfsangebote zu unterbreiten. Im Erstgespräch erhalten Betroffene die Möglichkeit, den Verdacht einer vorliegenden Abhängigkeitserkrankung zu entkräften oder aber dieses Problem aktiv anzugehen. Das Gespräch wird dokumentiert. Bestätigt ein*e Mitarbeitende*r den Suchtmittelverdacht, wird dies in einer gesonderten Aktennotiz festgehalten. Das Ziel des Erstgesprächs ist es, dem/der Betroffenen im begründeten Einzelfall Grenzen zu setzen und einen Veränderungsprozess einzuleiten.

Fürsorgepflicht der Klinik darstellen

Das Suchtproblem eines/einer Mitarbeitenden ist selten mit einem einzigen Gespräch in den Griff zu bekommen. Zwar reicht in einigen Fällen schon das Erstgespräch als Auslöser, damit ein*e Betroffene die dringende Notwendigkeit der Verhaltensänderung einsieht – bisweilen kann es der erforderliche »Warnschuss« sein, nachdem z. B. die Mahnungen aus dem familiären Umfeld ohne Wirkung geblieben sind. In den meisten Fällen sind jedoch mehrere Gespräche erforderlich, unter Umständen sogar eine Kaskade von Interventionsmaßnahmen.

Mehrere Gespräche und Maßnahmen sind erforderlich

Interventionskaskade

In vielen Häusern, insbesondere in großen Kliniken, gibt es sogenannte Dienstvereinbarungen »Sucht«, die genau festlegen, wie sich Leitungskräfte im Umgang mit suchtkranken Mitarbeitenden verhalten sollen. Solche Dienstvereinbarungen enthalten klare Handlungsanweisungen, ihre Einhaltung ist für die Leitungskräfte verbindlich. In ihnen ist in der Regel ein mehrstufiges Verfahren festgelegt, das je nach Einrichtung unterschiedlich ausgestaltet ist. Im Wesentlichen umfasst es die untenstehenden Schritte, die auch für Häuser, die nicht über eine entsprechende Dienstvereinbarung verfügen, eine gute Orientierung bieten:

Falls vorhanden an Dienstvereinbarung »Sucht« halten

1. Stufe: Erstgespräch
   (Anwesende: Betroffene Person, Vorgesetzte)
   - Auffälligkeiten sachlich ansprechen
   - eindeutige Absprachen treffen

- Beratungsmöglichkeiten vorstellen
- Dokumentation und Kontrolle ankündigen
- Konsequenzen deutlich machen, wenn sich das Verhalten nicht ändert
- Folgegespräch vereinbaren
- Aktennotiz anfertigen

2. Stufe: Erweitertes Klärungsgespräch
(Anwesende: Betroffene Person, Vorgesetzte, Vertretung der Personalabteilung)
- Auffälligkeiten sachlich ansprechen
- Hilfsangebote machen und ggf. Auflagen zur Teilnahme vereinbaren
- Dokumentation und Kontrolle ankündigen
- arbeits- und dienstrechtliche Konsequenzen darstellen
- Konsequenzen deutlich machen, wenn sich das Verhalten nicht ändert
- Gesprächsprotokoll für alle Beteiligten

3. Stufe: Erstes Konfrontationsgespräch
(Anwesende: Betroffene Person, Vorgesetzte, nächsthöhere*r Vorgesetzte*r, Vertretung der Personalabteilung und der Mitarbeitervertretung)
- Auffälligkeiten sachlich ansprechen
- Schriftliche Verpflichtung zur Einleitung einer therapeutischen Maßnahme
- Dokumentation und Kontrolle ankündigen
- arbeits- und dienstrechtliche Folgen darstellen
- Konsequenzen deutlich machen, wenn sich das Verhalten nicht ändert
- erste Abmahnung aussprechen
- Gesprächsprotokoll für alle Beteiligten

4. Stufe: Zweites Konfrontationsgespräch
(Anwesende: Betroffene Person, Vorgesetzte, nächsthöhere*r Vorgesetzte*r, Vertretung der Personalabteilung und der Mitarbeitervertretung)
- Auffälligkeiten sachlich ansprechen
- erneute schriftliche Verpflichtung zur Einleitung einer therapeutischen Maßnahme
- Dokumentation und Kontrolle ankündigen
- arbeits- und dienstrechtliche Konsequenzen darstellen
- Konsequenzen deutlich machen, wenn sich das Verhalten nicht ändert
- Zweite Abmahnung mit Kündigungsdrohung aussprechen
- Gesprächsprotokoll für alle Beteiligten

5. Stufe: Kündigungsverfahren einleiten (▶ Kap. 12.3)

Gesprächsvorbereitung und Rahmenbedingungen

Gespräche gut vorbereiten

Alle diese Gespräche sind für Ärztliche Leitungskräfte sehr fordernd. Damit sie strukturiert verlaufen, ist es empfehlenswert, sich anhand folgender Fragen darauf vorzubereiten:

- Was soll mit dem Gespräch erreicht werden?
- Welches konkrete Fehlverhalten liegt vor?

- Was muss unbedingt angesprochen werden?
- Mit welchen Reaktionen der/des Betroffenen ist unter Umständen zu rechnen und was ist dann zu tun?

Damit das Gespräch möglichst konstruktiv verläuft und nicht in einem »Schlagabtausch« endet, ist die Beachtung dieser Aspekte wichtig:

Konstruktive Gesprächsatmosphäre schaffen

- Gespräch nur führen, wenn der/die Betroffen nüchtern und aufnahmefähig ist; ungestörte Gesprächsatmosphäre herstellen.
- Dem/der Betroffenen deutlich machen, dass es darum geht, ihm/ihr zu helfen.
- Konkretes Fehlverhalten beschreiben und daraus resultierende mögliche Folgen und Probleme für die Kolleg*innen und Patient*innen darstellen.
- Betroffene nicht von einer Suchterkrankung überzeugen, wenn diese im Gespräch geleugnet wird.
- Auf Vorwürfe und Ratschläge gegenüber dem/der Betroffenen verzichten.
- Die Gesprächsführung nicht aus der Hand geben und keine Diskussionen z. B. über Trinkgewohnheiten zulassen.

Die Angst vieler suchtkranker Ärzt*innen vor Existenzverlust und dem Ende der beruflichen Laufbahn verhindert einen offenen Umgang mit der Krankheit. Doch diese Befürchtung hält einer Überprüfung nicht stand (Mäulen, 1999). In der Regel sind weder die Klinikleitung noch vorgesetzte Ärztliche Leitungskräfte am beruflichen Aus suchtkranker Ärzt*innen interessiert. Betroffene können davon ausgehen, dass ihnen weitgehende Unterstützung und Hilfsangebote zur Verfügung stehen – von Seiten ihres/ihrer Arbeitgeber*in, von den Landesärztekammern sowie von Kliniken, die sich auf die Behandlung suchtkranker Ärzt*innen spezialisiert haben. Empfehlenswert ist die stationäre Entgiftung und Entwöhnung in einer Akutklinik, die auf die Bedürfnisse von Ärzt*innen spezialisiert ist. An den sechs- bis achtwöchigen Klinikaufenthalt schließen sich im Idealfall eine ambulante Psychotherapie und der Besuch von Selbsthilfegruppen an.

Vielfältige Hilfsangebote nutzen

Ob diese Hilfsangebote greifen können, darüber entscheiden Betroffene selbst, denn den Kampf gegen die selbstzerstörerischen Aspekte der Sucht muss letztendlich jede*r allein aufnehmen.

8.7 Ausländische Ärzt*innen – Willkommenskultur ist gefordert

Zahlreiche Kliniken haben Schwierigkeiten, ihre Fachärzt*innen-Stellen zu besetzen – besonders betroffen sind Häuser im ländlichen Raum. Ausländische Ärzt*innen schließen diese Lücke. In den vergangenen zehn Jahren ist ihre Zahl kontinuierlich gestiegen. Im Jahr 2013 waren laut Bundesärztekammer 35.893 ausländische Ärzt*innen in Deutschland gemeldet. Die meisten von ihnen sind in Krankenhäusern beschäftigt. Dort betrug 2013 der Anteil von Ärzt*innen mit Migrationshintergrund 12,2 % (Ärztestatistik 2013), die Mehrzahl kommt aus europäischen Staaten.

Anforderungen an die Berufserlaubnis

Ausländische Ärzt*innen benötigen eine Berufserlaubnis, um in Deutschland arbeiten zu dürfen. Das Bundesgesundheitsministerium hat in einer Rechtsverordnung festgelegt, welche Eignungs- und Kenntnisprüfungen sie erbringen müssen, um die begehrte Approbation zu erhalten. Die Vorgaben sind in der Approbationsordnung verankert und seit Januar 2014 gültig. Ärzt*innen, die ihren Abschluss in einem Land der Europäischen Union (EU), des Europäischen Wirtschaftsraums (EWR) oder der Schweiz gemacht haben, können in der Regel grundsätzlich mit einer Anerkennung rechnen. Sind jedoch wesentliche Ausbildungsunterschiede im Vergleich zu deutschen Mediziner*innen vorhanden, besteht die Möglichkeit, eine Eignungsprüfung zu absolvieren. Dabei handelt es sich um eine mündlich-praktische Prüfung mit Patientenvorstellung, die mindestens 30 Minuten dauert.

Bei Ärzt*innen aus sogenannten »Drittstaaten« wird zunächst geprüft, ob ihr Abschluss der deutschen Medizinerausbildung gleichwertig ist. Für den Fall, dass erhebliche Unterschiede bestehen und keine Berufspraxis zum Ausgleich vorgewiesen werden kann, ist eine Kenntnisprüfung erforderlich. Diese ebenfalls mündlich-praktische Prüfung mit Patientenvorstellung dauert mindestens 60 Minuten (Hibbeler, 2013).

Sprachkenntnisse sind Grundvoraussetzung

Die explizite Überprüfung von Sprachkenntnissen ist weder in der Eignungsprüfung noch in der Kenntnisprüfung vorgesehen. Doch Sprachkenntnisse sind die Grundvoraussetzung für die Verständigung mit den Patient*innen und die funktionierende Kommunikation mit den Kolleg*innen. In der Vergangenheit regelten die Bundesländer, auf welche Art ein Sprachnachweis erbracht werden musste. Meist reichte der Nachweis über das allgemeine Sprachniveau B2 (»gutes Mittelmaß«) entsprechend des Gemeinsamen Europäischen Referenzrahmens aus. Allerdings erwies sich dieses Sprachniveau im Klinikalltag als keinesfalls zufriedenstellend. Daher beschloss die Gesundheitsministerkonferenz im Juni 2014 in einem Eckpunktepapier ein formell und inhaltlich einheitliches Prüfungsverfahren, das den Anforderungen an den Arztberuf gerecht wird.

Fachsprachenprüfung erforderlich

Dementsprechend müssen nun ein allgemeines Sprachniveau auf Level B2 sowie das Fachsprachenniveau C1 (fortgeschrittene Kenntnisse) nachgewiesen werden. Damit soll sichergestellt werden, dass ausländische Ärzt*innen ihre Patient*innen ohne Rückfragen verstehen und sich spontan und fließend verständigen können, sodass die sorgfältige Erhebung einer Anamnese gewährleistet ist. Die Informationen über festgestellte Befunde, den weiteren Verlauf der Behandlung sowie über Vor- und Nachteile der geplanten Maßnahmen einschließlich alternativer Behandlungsmöglichkeiten müssen an Patient*innen bzw. deren Angehörige weitergegeben werden können, ohne deutlich erkennbar nach korrekten Vokabeln suchen zu müssen (Protschka, 2014). Um dieses Fachsprachniveau zu gewährleisten, werden spezielle Fachsprachenprüfungen durchgeführt, die aus folgenden drei Modulen bestehen:

- simuliertes Patientengespräch (20 Minuten)
- Anfertigen eines Arztbriefes (20 Minuten)
- Gespräch von Ärzt*in zu Ärzt*in (20 Minuten)

Je nach Bundesland muss der Test bei der für die Erteilung der Zulassung zuständigen Behörde oder der Landesärztekammer abgelegt werden.

Doch neben diesen formalen Anforderungen, die ausländische Ärzt*innen erfüllen müssen, um in Deutschland erfolgreich arbeiten zu können, sind auch die Kliniken gefordert, eine Willkommenskultur zu etablieren. Denn erst gelebte Integration bewirkt, dass die Ärzt*innen für eine längere Zeit gebunden werden können und es nicht zu Qualitätseinbußen kommt. Dazu gehört die Vermittlung klinikspezifischer Informationen wie z. B. die Aufgabenverteilung auf der Station, die Verwendung der üblicherweise verwendeten Medikamente und Materialien oder die Funktionsweise der Geräte. Darüber hinaus kann das Angebot eines klinikinternen vertiefenden Fachsprachtrainings während der Probezeit eine sehr gute Maßnahme zur besseren Integration sein. Die Inhalte eines solchen Trainings sollten auf medizinische Themen ausgerichtet sein: Anamnese, Diagnoseübermittlung, Arztbriefe, Aufklärungsgespräche usw. Aber auch auf kulturelle Unterschiede sollte eingegangen werden, damit es nicht zu Missverständnissen kommt. So ist es z. B. für einige ausländische Ärzt*innen nicht unbedingt selbstverständlich, sich als Neuankömmling auch bei den Pflegekräften vorzustellen. Ein weiterer kulturbedingter Aspekt, der häufig zu Missverständnissen führt, ist das Verhalten gegenüber weiblichen Führungskräften. Sie zu akzeptieren, fällt einigen ausländischen Ärzten nicht auf Anhieb leicht.

<small>Willkommenskultur etablieren</small>

Im Klinikalltag beklagen viele ausländische Ärzt*innen immer wieder, nicht ausreichend integriert zu sein. In der Folge fällt es ihnen schwer, ihre medizinische Kompetenz anzuwenden bzw. auszubauen und den fachlichen Austausch mit deutschen Kolleg*innen zu suchen. Häufig beschränken sich ihre Kontakte auf Kolleg*innen mit ebenfalls ausländischen Wurzeln.

<small>Wünsche ausländischer Ärzt*innen</small>

Um sich an ihrem Arbeitsplatz wohler zu fühlen, wünschen sich ausländische Ärzt*innen:

- informiert und ernst genommen zu werden.
- Wertschätzung für ihren Mut, in einem fremden Land und Gesundheitssystem zu arbeiten.
- Investition in ihre sprachliche Ausbildung bezogen auf klinisch-medizinische Prozesse.
- in gleicher Weise eingesetzt zu werden wie ihre Kolleg*innen.
- konsequentes Teambuilding und Führung (Feedback).
- Informiertheit über ihre ethnischen Wurzeln und eventuelle Mentalitätsunterschiede.

Ausländische Ärzt*innen sind aus der deutschen Kliniklandschaft nicht wegzudenken; insbesondere im ländlichen Raum tragen sie maßgeblich zur Sicherstellung der ärztlichen Versorgung bei. Je schneller sie integriert werden, umso besser – dabei ist jede*r Mitarbeitende gefordert. Doch es gehört zur Führungsaufgabe, eine Atmosphäre zu schaffen, in der eine Willkommenskultur gedeihen kann. Die wichtigste Voraussetzung dafür ist, jegliche Form von Ausgrenzung zu unterbinden. Darüber hinaus gilt es für Leitungskräfte, gegenüber ausländischen Mitarbeitenden die Grundsätze wirksamen Führungshandelns (▶ Kap. 1) anzuwenden, ebenso wie bei allen Mitgliedern ihres Teams. Dabei ist es bisweilen auch erforderlich, das Führungsverhalten an ggf. vorhandene kulturelle Unterschiede anzupassen und unter Umständen eine Wortwahl zu treffen, die keinen Interpretationsspielraum zulässt.

9 Gesprächsführung

9.1 Feedback – ein wirkungsvolles Führungsinstrument

Für den reibungslosen Ablauf im Klinikalltag sind Gespräche unerlässlich. Doch was nach einer Selbstverständlichkeit klingt, das hat im täglichen Miteinander seine Tücken. Zwar findet in der Hektik der täglichen Routine durchaus ein Informationsaustausch auf fachlicher Ebene statt, doch Feedback-Gespräche, die den Mitarbeitenden fachliche und soziale Orientierung über ihren Reifegrad geben, kommen meist zu kurz.

Dabei ist gerade eine funktionierende Feedback-Kultur, die alle Mitglieder des Teams einbezieht, ein wichtiges Mittel der Personalführung. Richtig eingesetztes Feedback gibt Sicherheit und vermittelt Zugehörigkeit. Denn alle wissen, wo sie stehen, müssen nicht darüber spekulieren, wie sie und ihre Leistungen wahrgenommen werden, und erhalten gleichzeitig die Chance, sich zu entwickeln. Das verbessert die Zusammenarbeit im Team und sorgt für Identifikation mit der Klinik. Zudem ist regelmäßiges Feedback ein hervorragendes Mittel zur Mitarbeiterentwicklung und -bindung – Aspekte, die angesichts des Mangels an ärztlichem Fachpersonal keine Klinik mehr vernachlässigen kann.

Feedback sorgt für Sicherheit und Zugehörigkeit

9.1.1 Selbst- und Fremdbild

Aber die Praxis sieht vielfach anders aus: Meist wird erst gar kein Feedback gegeben, oder es fällt viel zu knapp und zu destruktiv aus. Unter Umständen kommt es beim Gegenüber dann auch noch ganz anders an als ursprünglich beabsichtigt. Schließlich muss das, was gesagt wurde, nicht das sein, was der/die Gesprächspartner*in verstanden hat, und schon gar nicht das, was eigentlich gemeint war.

Ursache für die unterschiedlichen Wahrnehmungen von Gesprächsinhalten ist eine Diskrepanz zwischen Selbst- und Fremdwahrnehmung. Sie führt bei jedem Menschen zu mehr oder weniger großen sogenannten »blinden Flecken«, jenen Bereichen des Verhaltens, die von anderen sehr wohl wahrgenommen werden, einem selbst aber unbekannt sind.

Diskrepanz zwischen Selbst- und Fremdwahrnehmung

Das Modell des Johari-Fensters (▶ Abb. 13), das 1955 von den amerikanischen Sozialpsychologen Joseph Luft und Harry Ingham entwickelt wurde, verdeutlicht sehr anschaulich die Selbst- und Fremdwahrnehmung bekannter und unbekannter Persönlichkeits- und Verhaltensmerkmale.

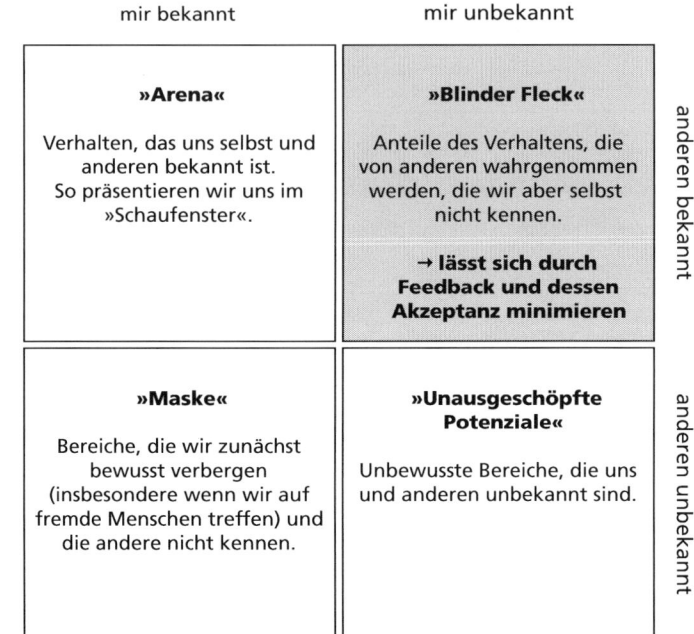

Abb. 13:
Das Johari-Fenster nach Joseph Luft und Harry Ingham

Zusätzlich zur Diskrepanz zwischen Selbst- und Fremdwahrnehmung wird Kommunikation dadurch erschwert, dass in jeder Botschaft, die der oder die Sender*in an eine*n Empfänger*in formuliert, vier unterschiedliche Ebenen stecken:

- Sachebene – ich sage etwas über den Inhalt
- Selbstoffenbarungsebene – ich sage etwas über mich
- Beziehungsebene – ich sage etwas über die Beziehung zu dem/der Gesprächspartner*in
- Appellebene – ich äußere Wünsche an den/die Gesprächspartner*in

Vier Ebenen der Kommunikation

Und auf genau diese vier Ebenen trifft eine Botschaft auch bei ihrem/ihrer Empfänger*in. Doch was als Botschaft beispielsweise auf der Sachebene gedacht war, kommt unter Umständen auf der Beziehungsebene des/der Empfänger*in ganz anders an.

Ein Beispiel macht es deutlich:
Der Oberarzt (Sender) sagt zu seinem Chef: »Das Meeting hat heute aber zu lange gedauert.«
Der Chef (Empfänger) antwortet: »Meinen Sie etwa, Sie hätten das bei all den wichtigen Themen schneller hinbekommen?«

Der Sender hat seine Botschaft auf der Appellebene formuliert: Ich wünsche mir kürzere Meetings! Die Antwort des Chefs lässt erkennen, dass bei ihm die Beziehungsebene angesprochen wurde. Er empfindet die Äußerung seines Mitarbeiters als Anmaßung und fühlt sich angegriffen.

Mit der Methode des regelmäßigen Feedback-Gebens und -Nehmens lassen sich zum einen »blinde Flecken« reduzieren und gleichzeitig Missverständnisse ausräumen – vorausgesetzt, es werden einige Grundregeln eingehalten und die Rückmeldungen werden akzeptiert.

9.1.2 Ich-Botschaften

Der Begriff stammt ursprünglich von dem US-amerikanischen Psychologen Thomas Gordon. Für ihn waren Ich-Botschaften in erster Linie authentische und bewertungsfreie Selbstoffenbarungen. Ich-Botschaften und aktives Zuhören sind wesentliche Bestandteile seiner Theorien und bilden den Kern eines jeden Gesprächs. Im Wesentlichen geht es in einem Feedback-Gespräch darum, deutlich Wahrnehmung, Wirkung und Wünsche bzgl. des Leistungs-, Sozial- oder Führungsverhaltens einer/eines Mitarbeitenden in einer Situation zu beschreiben.

Den Kern eines jeden Feedback-Gesprächs bilden gelungene Ich-Botschaften, die deutlich die Wahrnehmungen, Wirkungen und Wünsche aus der eigenen Sicht beschreiben:

Wahrnehmung, Wirkung, Wunsch

- »Ich habe wahrgenommen, dass ...« Zahlen, Daten, Fakten neutral benennen, ohne Bewertung des Sachverhaltes
- »Es hat mich geärgert, dass ...« beschreiben, welche Gefühle das Verhalten des/der Anderen bei der Leitungskraft auslöst (z. B. Irritation, Enttäuschung, Ärger)
- »Ich wünsche mir von Ihnen, dass ...« kurz-, mittel- oder langfristige Erwartungen an den Mitarbeiter formulieren

9.1.3 Geber- und Nehmerqualitäten

Gesprächskulturen folgen bestimmten Grundsätzen und können geübt werden. Konkret zeichnen sich geübte Feedback-Geber*innen und -Nehmer*innen durch folgende Qualitäten aus:

Geberqualitäten

- Ich-Botschaften formulieren, d. h. ich rede über das, was bei mir (an Gefühlen) ausgelöst wurde
- Gespräche unter vier Augen, persönlich und in direkter Ansprache führen
- Vermeidung verallgemeinernder Abrechnungen
- Beobachtungen werden konkret benannt, Verhalten genau beschrieben

- Reaktionen und Empfindungen werden beschrieben, die das Verhalten des/der Anderen bei einem selbst auslösen
- eigene Ziele und Wünsche klar formulieren
- auf Wertungen und Vorurteile verzichten
- sich auf ein Thema beschränken, nicht »alles in einen Topf werfen«
- die passende Situation wählen, Zeit und Ort bestimmen
- darauf achten, dass Feedbackempfänger*innen nicht das Gesicht verlieren
- Positives benennen und verstärken
- versuchen, das Gespräch positiv zu beenden

Nehmerqualitäten

- zuhören, Feedback anhören, entgegennehmen
- nicht unterbrechen, keine Rechtfertigungen, keine Begründungen
- nachfragen, wenn etwas nicht verstanden wurde
- Denkpause einlegen
- für das Feedback danken, z. B. »Danke, dass Sie mir dieses Feedback gegeben haben, ich werde darüber nachdenken.«
- entscheiden, was man verändern oder aber beibehalten möchte
- Feedback-Geber*innen zeitnah sagen, was das Feedback bewirkt hat

Auf verallgemeinernde Aussagen verzichten

Geübte Feedback-Geber*innen verzichtet auf Verurteilungen oder verallgemeinernde Abrechnungen und achten darauf, dass ein*e Empfänger*in das Gesicht nicht verliert. Erfahrene Feedback-Nehmer*innen hingegen bewerten die Rückmeldung nicht als Angriff oder verschanzen sich hinter Rechtfertigungen und Begründungen. Stattdessen wird das Feedback dankend entgegengenommen und nach einer Denkpause kann die Entscheidung getroffen werden, was davon angenommen wird – und was nicht.

9.1.4 Aktiv Zuhören

Gespräche durch aktives Zuhören steuern

In einem Feedback-Gespräch spielt aktives Zuhören eine wichtige Rolle. Droht das Gespräch durch überbordende negative Emotionen eines Gegenübers aus dem Ruder zu laufen, kann durch aktives Zuhören wirksam gegengesteuert werden.

Wichtige Instrumente hierfür sind:

- innere Haltung, den anderen verstehen zu wollen
- offene, positive Körpersprache
- zusammenfassen
- emotionale Gesprächsinhalte verbalisieren
- Fragen stellen
- Absprachen treffen
- Perspektiven aufzeigen

Noch immer handeln viele Chefärzt*innen nach der Devise »Nichts gesagt ist genug gelobt«. Doch Feedback ist ein wichtiges Führungsinstrument, dessen idealtypische Form Max Frisch wie bereits erwähnt treffend beschrieb: »Wenn Du jemanden Rückmeldung gibst, schlage sie ihm nicht wie einen nassen Lappen um die Ohren, sondern halte sie ihm wie einen Mantel hin, in den er hineinschlüpfen kann.«

Es ist die Sache von Chefärzt*innen, eine solche Feedback-Kultur in ihrer Klinik zu etablieren und dabei selbst mit gutem Beispiel voranzugehen. Sie bezieht das gesamte Team ein und trägt den Leitsatz »Wir reden miteinander und nicht übereinander«.

Aktives Zuhören spielt in jedem Gespräch eine wichtige Rolle und ist wesentlicher Bestandteil einer guten Gesprächsführung. Nicht nur, dass wir dem Gegenüber mit Respekt begegnen, wenn wir uns auf ihn und seine Botschaften konzentrieren. Es hilft auch, Problemstellungen zu erkennen, Kolleg*innen wertzuschätzen und Konflikten aktiv gegenzusteuern. Leider kommt das Zuhören oftmals zu kurz. Das kann daran liegen, dass beispielsweise ein Teilnehmender einer Gesprächsrunde bereits über den eigenen Wortbeitrag und die gleich anzubringenden Argumente nachdenkt und damit nicht zuhört, während andere noch sprechen. Man bekommt also gar nicht mit, was gerade gesagt wird.

Wertvolle Lösungen, Ideen und Pläne verhallen im wahrsten Sinne des Wortes ungehört. Dadurch ist das Erlernen des aktiven Zuhörens und des Verstehens eine wertvolle Chance, einem Gegenüber Raum und Wertschätzung zu geben.

Aktives Zuhören besteht aus festen Regeln:

- Haltung: »Ich interessiere mich für dich und deine Fragen. Du bist mir wichtig.«
- Körpersprache: Offene, zugewandte Haltung, Kopfnicken, verbale Zustimmung wie ein kurzes »Ja« oder »Hm«.
- Paraphrasieren: Mit eigenen Worten die Inhalte des Gespräches in Abständen wiederholen, um Missverständnisse zu vermeiden.
- Zusammenfassung: Ein inhaltliches Fazit ziehen.
- Emotionen erkennen und spiegeln: Die zwischen den Worten versteckten Gefühle des Gegenübers erkennen und spiegeln, d. h. in Worte fassen.
- Fragen: Mehr fragen als sagen.
    - Offene Fragen stellen anstatt geschlossener.
    - Einsatz systemischer Fragen, die den/die Gesprächspartner*in sich aus der IST-Situation heraus denken lassen in die Zeit, die durch Lösungen geprägt ist, z. B. »Angenommen, in 14 Tagen ist das Miteinander mit Ihren Kolleg*innen konstruktiv: Was haben Sie dann dazu beigetragen?«
- Absprachen: Klare und konkrete Vereinbarungen über die nächsten Schritte treffen.
- Perspektiven: Transfer in den Alltag herstellen und Wertschätzung vermitteln.

9.2 Kritikgespräche erfolgreich führen

Kritikgespräche nicht aufschieben oder unterlassen

Bereits der Gedanke, Feedback geben zu müssen, ruft bei manchen Leitungskräften Unbehagen oder Vermeidungsreaktionen hervor: »Wie wird er/sie im Gespräch oder danach reagieren? Finde ich die richtigen Worte? Keinesfalls will ich verletzen.« Handelt es sich ggf. nach mehreren ergebnislosen Feedback-Versuchen sogar um ein Kritikgespräch, erscheint die Herausforderung noch größer. Schließlich geht es darum, eine*n Mitarbeitende*n mit einem unangenehmen Thema zu konfrontieren. Doch auch Kritikgespräche sind ein unvermeidbarer Bestandteil der Führungsaufgabe von Chefärzt*innen. Sie aufzuschieben oder zu unterlassen, verschlimmert die Situation für alle Beteiligten.

Anders als im alltäglichen Feedback-Gespräch, das den Mitarbeitenden fachliche und soziale Orientierung über ihren Reifegrad gibt und fester Bestandteil aktiven Führungshandelns ist (▶ Kap. 9.1), liegt dem Kritikgespräch gravierendes Fehlverhalten des Mitarbeitenden zugrunde. Umso größer ist der Handlungsdruck auf Chefärzt*innen.

Die Notwendigkeit eines Kritikgesprächs entsteht selten plötzlich und unerwartet; meist gibt es Anzeichen und Vorboten. Beispiel: Ein Oberarzt, der im OP seine Kolleg*innen anschreit, macht das selten ohne Vorsignale der Überlastung. Hier ist die zügige Chefärzt*innen-Reaktion gefragt. Zum einen, um den Oberarzt unmittelbar in seine Schranken zu weisen, die OP-Kolleg*innen zu schützen und eine Atmosphäre der Wertschätzung aufrechtzuerhalten. Zum anderen, um das unangemessene Verhalten als einen Hilferuf aufgrund von Überlastung gemeinsam mit dem Oberarzt zu bearbeiten.

Die Einladung zu einem Kritikgespräch erfolgt schriftlich, damit alle Beteiligten die Gelegenheit haben, sich vorzubereiten. Wichtig sind der Termin, der Hinweis auf weitere Teilnehmende und der Grund für die Einladung.

Positiver Grundton bestimmt das Erstgespräch

In erster Linie hat ein Kritikgespräch die Aufgabe, Mitarbeitende, die kurzzeitig ausgeschert sind, wieder zurückzuholen. Ein konstruktiver Grundton bestimmt daher das Gespräch. Schließlich geht es darum, den/die Mitarbeitende*n zu halten und zu entwickeln, nicht aber, ihn oder sie aus dem Team zu drängen. Zeigt sich das Gegenüber jedoch uneinsichtig oder nimmt das Gespräch eine destruktive Wendung, sind weitergehende arbeitsrechtliche Maßnahmen denkbar.

*Je nach Gesprächsanlass im Vorfeld Rat von Expert*innen einholen*

Bei einigen Gesprächsanlässen ist es erforderlich, sich im Vorfeld Rat von Expert*innen einzuholen. Lässt z. B. das Verhalten eines Mitarbeitenden auf ein Suchtproblem oder auf Mobbing schließen, kann die Suchtberatungsstelle der Klinik oder die Personalabteilung genaue Hinweise zur Gesprächsführung und zur weiteren arbeitsrechtlich korrekten Vorgehensweise geben. Für die Planung und Durchführung eines Suchtgesprächs (▶ Kap. 8.6) ist es unerheblich, ob der oder die Betroffene bereits abhängig ist oder lediglich Missbrauch betreibt. Diese Beurteilung steht Chefärzt*innen auch gar nicht zu. Entscheidend ist vielmehr, dass mit dem oder der Betroffenen über das erkannte Problem geredet wird und konsequent die Unakzeptierbarkeit des Verhaltens deutlich gemacht und Maßnahmen abgestimmt werden.

Obgleich Kritikgespräche in der Regel unter vier Augen geführt werden, ist es bei einigen Themen dringend zu empfehlen, eine Kollegin oder einen Kollegen hinzu zu bitten. Muss z. B. ein*e Chefärzt*in eine junge Assistenzärztin auf ihre oft zu freizügige Kleidung hinweisen, tut er/sie gut daran, das Gespräch gemeinsam mit einer Kollegin, Oberärztin oder Assistentensprecherin zu führen. Auf diese Weise wird dem Verdacht der sexuellen Belästigung oder Diskriminierung vorgebeugt.

Unabhängig vom Anlass des Kritikgespräches steht immer das konkrete Verhalten im Vordergrund. Niemals wird die gesamte Person kritisiert, sondern lediglich der beobachtete konkrete Sachverhalt. Sympathie oder Antipathie spielen dabei keine Rolle. Schließlich achten die Mitglieder des Teams auf Gleichbehandlung und registrieren sehr wohl, wenn Chef*innen beispielsweise bestimmten Mitarbeitenden, die ihm oder ihr sympathisch sind, immer wieder ein Zuspätkommen durchgehen lassen und andere Kollegin*innen dafür harsche Kritik einstecken müssen. Egal, aus welchem Anlass ein Kritikgespräch erforderlich wird, entscheidend ist, dass Chefärzt*innen konkrete Sachverhalte thematisieren, die möglichst selbst wahrgenommen wurden. Die Äußerungen Dritter oder Aspekte, die durch Beschwerden oder Hören-Sagen herangetragen wurden, müssen im Gespräch um die Sicht des/der Mitarbeitenden ergänzt werden. Allein die direkte Ansprache macht dem/der Angesprochenen deutlich, was die Chefin bzw. der Chef zulässt und was nicht. Das Gespräch fördert die Transparenz der Leistungserwartung auch im Bereich der Soft Skills.

Konkrete Sachverhalte thematisieren

Grundsatz 1: Gespräch vorbereiten

Damit ein roter Faden erkennbar ist und nichts Wichtiges vergessen wird, sollte das Gespräch gut vorbereitet werden: »Was ist die Kernbotschaft, die ich vermitteln muss? Wie starte ich nach dem Prinzip: konstruktiv, insistierend, sicher, schnell? Wie reagiere ich bei Uneinsichtigkeit?«

Zur Vorbereitung gehören ggf. auch Gespräche mit Expert*innen über mögliche Hilfsangebote und weiteres Vorgehen.

Kernbotschaft festlegen

Grundsatz 2: Konstruktive Gesprächsatmosphäre herstellen

Der Ernst der Situation wird vom Setting des Gesprächs bestimmt. Es findet in einer störungsfreien Atmosphäre statt und wird nicht von Anrufen oder eintretenden Personen unterbrochen. Respekt und Achtsamkeit als Grundhaltung der Führungskraft federn deren offensichtliche Verärgerung ab.

Respektvoll miteinander umgehen

Grundsatz 3: Den Gesprächsanlass darlegen

Der eigentliche Auftakt des Kritikgesprächs ist die ruhige Darlegung des Anlasses. Erst wenn er klar ist, wird ein konstruktiver Dialog möglich.

Gesprächsanlass ohne Zögern darlegen

Unverfänglicher Small Talk zu Beginn wirkt selten entspannend, sondern eher verunsichernd auf Mitarbeitende.

Grundsatz 4: Konkrete Botschaften formulieren

Damit ein*e Mitarbeitende*r den Gesprächsanlass erfassen und die Bedeutung des Themas erkennen kann, sind klare und eindeutige Schilderungen notwendig, die den/die Betroffene*n direkt mit dem eigenen Verhalten konfrontieren und kein Ausweichen erlauben. »Mir ist aufgefallen, dass Sie in letzter Zeit stark nach Schweiß riechen …« statt: »Ihre Kollegen haben sich über Ihren Körpergeruch bei mir beschwert.« Oder »Als wir gestern zusammen im OP standen, fiel mir auf, dass Ihr Ton gegenüber Schwester A unfreundlich und unangemessen war.« Statt: »Oberarzt B meint, dass Sie in letzter Zeit ziemlich emotional reagieren.«

In diesem Fall sprechen Chefärzt*innen darüber, was dieses Verhalten bei ihnen auslöst: »Ich fühle mich durch den Schweißgeruch beeinträchtigt.« Oder: »Ich bin besorgt, dass Ihre Reputation Schaden nimmt.«

Klare Ich-Botschaften formulieren

Anschließend erfolgt die Formulierung einer klaren Erwartung: »Stellen Sie das bitte ab.« Oder: »Ich möchte, dass Sie an Ihrem Verhalten arbeiten.« Oder: »Ich möchte Ihre Meinung dazu hören.«

Grundsatz 5: Raum für Antworten lassen

Unproduktive Diskussionen vermeiden

Mitarbeitende sollten stets die Möglichkeit haben, Antworten und Erklärungen für das Verhalten zu geben. Allerdings gilt es, Ausreden und Ausflüchte von konstruktiven Antworten möglichst genau zu trennen und die Verwicklung in unproduktive Diskussionen zu vermeiden.

Grundsatz 6: Lösung entwickeln

Gemeinsame Lösungen sorgen für Akzeptanz

Optimal ist ein gemeinsam erarbeiteter Lösungsweg. Dabei werden mögliche Hindernisse von beiden Seiten offen angesprochen. Von dem/der Chefärzt*in präsentierte Patentlösungen stoßen nur selten auf dauerhafte Akzeptanz.

Grundsatz 7: Gesprächsdauer beschränken

15–20 Minuten reichen aus

In den meisten Fällen reicht ein Gespräch von 15 bis 20 Minuten aus, damit es eine nachhaltige Wirkung entfaltet.

Grundsatz 8: Ziel und Folgetermin vereinbaren

Nachhaltigkeit sicherstellen

Um das Gespräch nicht der Beliebigkeit zu überlassen, ist es oftmals hilfreich, ein konkretes Ziel zu vereinbaren und dessen Erreichung in einem

Folgetermin zu überprüfen. Dieser Termin gibt die Möglichkeit für ein qualifiziertes Lob oder für die Äußerung weiterer konkreter Kritik. Eine Verabredung über kontinuierliches Feedback hinsichtlich des angesprochenen Verhaltens sichert die Nachhaltigkeit.

Grundsatz 9: Schriftliche Dokumentation als Gedankenstütze, Vereinbarung treffen

Ein Kritikgespräch muss immer protokolliert werden.

Inhalte des Protokolls:

1. Datum und Ort
2. Name, Abteilung, Stellenbeschreibung aller Beteiligten
3. Die Wahrnehmung: Fakten darlegen, Kernproblem benennen
4. Die Wirkung: »Ich habe das Gefühl, dass ...« oder: »Es wirkt sich aus wie folgt ...«
5. Wunsch: alternatives Verhalten aufzeigen
6. Stellungnahme des/der Mitarbeitenden
7. Vereinbarung für die Zukunft
8. Konkrete Benennung von Hilfestellungen
9. Reflexionstermin vereinbaren
10. Unterschrift aller Anwesenden mit Datum und Ort

Die Fixierung der Gesprächsergebnisse (ggf. auch handschriftlich) mit Datum und Unterschrift dient beiden Gesprächspartner*innen als Gedankenstütze und sorgt – auch rechtlich – für eine Basis, wenn weitere eskalierende Schritte erforderlich werden. Mitarbeitende erhalten eine Kopie, Chefärzt*innen das Original.

Grundsatz 10: Gespräch abschließen

Ein kalter Gesprächsabschluss im Tenor »Das wollte ich Ihnen schon immer mal sagen« ist wenig förderlich. Aufbauender ist ein Gesprächsende nach dem Motto: »Das war die Zeit der Kritik, jetzt geht es wieder konstruktiv in den Alltag.« Abschlusssätze wie z. B. »Sind Sie nachher bei der Fallbesprechung dabei?« schlagen eine Brücke in den Klinikalltag.

Brücke zum Klinikalltag schlagen

So unbehaglich Kritikgespräche auch sein mögen, als Führungsinstrument sind sie alternativlos. Bei Beachtung dieser Grundsätze kann aus der unangenehmen Kritik auch ein konstruktiver Dialog werden, der unter Umständen für beide Seiten überraschende Ergebnisse liefert. Vor allem: Das Kritikgespräch wird so Teil der Mitarbeiterentwicklung und der Führungskultur.

Zusammenfassung

Fehler passieren. Das ist eine Tatsache und wird sich auch niemals ändern. Bei Überlastungen, Fehleinschätzungen einer Situation oder individuellen Schwächen stoßen Menschen immer wieder an ihre Grenzen. Nur: Passieren Fehler und Nachlässigkeiten zu oft, kommen Patient*innen in Gefahr oder müssen Kolleg*innen die Fehler anderer mittragen, muss dieses Fehlverhalten kommuniziert werden. Grundsätzlich sind Kritikgespräche ein gutes Instrument bei der Mitarbeiterführung, der Bindung und Entwicklung. Dem Kritikgespräch gehen immer zwei oder drei Feedback-Gespräche – je nach Sachverhalt oder Fehlverhalten – voraus. Wichtig ist das Timing: Der nächste Termin sollte im Abstand von 14 Tagen erfolgen, um allen Beteiligten Zeit zu geben und damit einen nüchternen Blick auf das Thema zu ermöglichen. Elementar ist eine gut vorbereitete, konstruktive, möglichst neutrale und damit nicht emotionale Gesprächsführung. Gerade, wenn es um Hörensagen oder Gerüchte geht, eine unklare Situation oder die subjektiv empfundene Wahrheit Dritter, die einen Vorgang evtl. nicht einmal selbst beobachtet haben, ist Fingerspitzengefühl geboten. Ein schlecht vorbereitetes oder gar unfaires Kritikgespräch kann schnell zu Vertrauensverlust führen oder als schwache Leistung des/der Chefärzt*in ausgelegt werden. Deshalb ist die Vorbereitung entscheidend. Alle Fakten oder Zeug*innen müssen bekannt sein und notfalls auch benannt werden. Hilfreich sind Gesprächsnotizen, gesammelte Informationen, Dokumente als Beweise, eventuell auch Zeug*innen des Vorfalls, die vorbereitet sein sollten, um ggf. zum Gespräch gerufen werden zu können. Der Rahmen sollte vertrauensvoll sein und das Gespräch ohne Zeitdruck geführt werden. In der Regel erfolgt ein Kritikgespräch, wenn drei Feedback-Gespräche erfolglos waren. Inhalt und Strategie orientieren sich an der Schwere des Fehlverhaltens. Ziel ist es, die Vorfälle aufzuklären, zu reflektieren und konstruktive Lösungen anzubieten, um zukünftiges Fehlverhalten zu verhindern. Je nachdem, inwieweit der oder die betroffene Mitarbeitende Einsicht zeigt, ist es das Ziel, einen konstruktiven Weg aus diesem Konflikt zu finden und Hilfe und Unterstützung anzubieten, um zukünftig solche Ausfälle zu verhindern. Da Kritikgespräche auch arbeitsrechtlich eine hohe Relevanz haben, sollten sie protokolliert und später von allen Beteiligten unterschrieben werden. Denn ein Kritikgespräch ist eine wichtige Vorstufe zu einer möglichen Abmahnung. Bei bestimmtem Fehlverhalten mit hohem Gefahrenpotenzial oder Schaden für Patient*innen kann ein Kritikgespräch auch ohne Feedback erfolgen.

9.3 Mitarbeiterjahresgespräche – mit gezielter Jahresplanung motivierend führen

Kliniken, die ihren Wettbewerbsvorteil dauerhaft sichern wollen, müssen qualifizierte und motivierte Mitarbeitende an sich binden. Die Leistungsfähigkeit und -bereitschaft zu erhalten und zu fördern, wird damit zur zentralen Führungsaufgabe.

Ein wesentliches Instrument zur Wahrnehmung dieser Aufgabe ist das Zielvereinbarungsgespräch. Es ist der Transmissionsriemen, mit dem Führungskräfte ihre Ideen und Vorstellungen vermitteln können und gleichzeitig Informationen von ihren Mitarbeitenden erhalten. Sie stehen ebenfalls unter dem Motto: Wer Leistung fordert, muss Sinn geben.

Mit der Einführung von Zielvereinbarungs- bzw. Mitarbeiterjahresgesprächen wird die Zusammenarbeit zwischen Führungskräften und Mitarbeitenden auf eine dialogorientierte Basis gestellt (▶ Kap. 1). Die Mitarbeitenden werden stärker in das Klinikgeschehen eingebunden, ihre Eigeninitiative und ihr Verantwortungsbewusstsein werden ausgebaut. Sie kennen die wesentlichen Ziele ihrer Klinik/Abteilung, wissen, welchen konkreten Beitrag sie zum Erreichen des Gesamtziels leisten, und konzentrieren ihre Kräfte auf das Wesentliche. Zielvereinbarungs- bzw. Mitarbeiterjahresgespräche ziehen Bilanz, ersetzen aber nicht den intensiven Dialog im Klinikalltag. Das Mitarbeiterjahresgespräch beinhaltet auch das sogenannte jährliche »Logbuch-Gespräch«, das von der Ärztekammer im Rahmen der Facharztausbildung vorgeschrieben ist.

In Kliniken, in denen sie flächendeckend eingeführt wurden, werden sie anhand eines einheitlichen Gesprächsleitfadens geführt, der im Einvernehmen mit dem Personalrat entwickelt wurde (Mitbestimmungspflicht entsprechend des Betriebsverfassungsgesetzes). Sind Zielvereinbarungs- bzw. Mitarbeiterjahresgespräche bislang nicht klinikweit etabliert, können sie von Leitungskräften als informelles Führungsinstrument genutzt werden.

Nutzen von Mitarbeiterjahresgesprächen

Mitarbeiterjahresgespräche (MJG) sind eine sehr gute Plattform, einmal im Jahr frei zu reden, das Jahr aufzuarbeiten, ungefiltert Gedanken zu äußern mit dem Wissen, dass die Führungskraft sich Zeit nimmt und aufmerksam zuhört. Gerade deshalb ist besonders dieser Termin für beide Seiten vorbereitungsintensiv und sollte am Ende in höchster Form klärend, motivierend und zielfördernd sein. Wollen Kliniken ihren Wettbewerbsvorteil sichern, müssen sie gerade beim aktuellen Fachkräftemangel qualifizierte und motivierte Ärzt*innen dauerhaft an sich binden. Deren Leistungsfähigkeit zu erhalten und zu fördern, wird damit zur zentralen Führungsaufgabe. Ein wichtiges Instrument hierfür ist das Mitarbeiterjahresgespräch. Damit wird die Zusammenarbeit zwischen Chefärzt*innen und Mitarbeitenden auf eine solide Basis gestellt und die Eigenverantwortung gestärkt. In diesem Gespräch wird Bilanz gezogen. Ein intensiver Dialog soll Tatsachen, Wünsche, Pläne und Forderungen auf den Tisch bringen. MJG sind auch

Mit viel Zeit persönlich reden

ein wichtiges Instrument gegenseitiger Einflussnahme. So kann mithilfe des Jahresgesprächs Führung »von unten nach oben« praktiziert werden. Gleichzeitig ist es eine gute Chance für Chefärzt*innen zu erfahren, was auf der Station wirklich los ist. Entwicklungschancen und Ziele können erkannt und thematisiert werden. Ein Mitarbeiterjahresgespräch ist also niemals eine Einbahnstraße. Auch die Führungskraft bekommt Feedback und hat dadurch sogar die Chance, einen blinden Fleck zu reflektieren oder einfach auch mal ein Dankeschön für die gute Arbeit als Führungskraft zu bekommen.

Termine, Fristen, Zeiten

Gemeinsame Perspektive für das nächste Jahr

Um die Zielhierarchie zu beachten, ist es zweckmäßig, die Gespräche mit jedem/jeder Mitarbeitenden und »top-down« zu führen. Als Zeitraum eignet sich im Geschäftsjahr der 15. Oktober bis zum 15. Dezember Empfehlenswert ist ein kurzes Zwischengespräch nach fünf bis sechs Monaten, um die Umsetzung der Absprachen gemeinsam zu überprüfen und ggf. neue Ziele zu vereinbaren. Spätestens eine Woche vor dem gemeinsam abgestimmten Gesprächstermin erhält der/die Mitarbeitende von der Führungskraft bzw. dem Büro der/des Chefärzt*in eine Einladung und den Vorbereitungsbogen. Für das erste MJG sollten bis zu 90 Minuten eingeplant werden. Im Einzelfall kann ein Gespräch auch bis zu zwei Stunden dauern. Wünschenswert ist es, sich einen offenen zeitlichen Rahmen zu lassen. Diese Gespräche sind wichtig und sollten ohne Zeitdruck stattfinden. Das Mitarbeiterjahresgespräch ist weder ein Konfliktlösungsgespräch noch ein Gehaltsgespräch. Spannungen und Konflikte werden vorab aufgelöst. Es gibt eher beiden Gesprächspartner*innen eine Perspektive der konstruktiven Zusammenarbeit. Der Wunsch, über das Gehalt zu reden, kann jedoch aufgenommen und vermerkt werden. Es folgt ein zeitnaher Termin innerhalb der nächsten vier bis sechs Wochen. Mitarbeitende und Leitungskraft sollten die Chancen kennen und wertschätzen, die sich durch dieses Gespräch, die formulierten Wünsche und Ziele und die damit verbundene aktive Mitbestimmung bieten.

Konkrete Aufgaben oder Ziele werden SMART definiert:

- spezifisch und von dem/der Mitarbeitenden steuerbar
- messbar, auch für Außenstehende
- attraktiv im Sinne von motivationslenkend und -erhaltend
- realistisch und doch anspruchsvoll
- terminiert, d. h. mit eindeutigen Terminen versehen

Die Problemlösung steht im Mittelpunkt

Das Mitarbeiterjahresgespräch ist immer eine Zusammenfassung vieler Gespräche innerhalb eines Jahres und ersetzt niemals den intensiven Dialog zwischen den Führungskräften und Mitarbeitenden im täglichen Miteinander. Es zieht vielmehr ein Fazit über die zurückliegende Periode und die darin geführten Feedback-Gespräche und stellt die Weichen für die nächsten Monate. Überraschungen für beide Gesprächspartner*innen sind dann ausgeschlossen. Stoßen die Gesprächspartner*innen dennoch auf Probleme, die die Beziehung belasten oder die Erreichung der Ziele erschweren, steht im Mittelpunkt der MJG nicht die Suche nach dem Schuldigen, sondern die Problemlösung. Der Wille zum Konsens über gemeinsame Aufgaben und Ziele lässt sich nicht einfach anordnen. Es kommt vielmehr auf den ständigen Austausch über die unterschiedlichen Vorstellungen an. Im schlimmsten Fall kommt es zum Ergebnis, dass sich beide Seiten zunächst darin einig sind, uneinig zu sein. Die Fortsetzung des Gesprächs zu einem anderen Zeitpunkt kann dann hilfreich sein.

Mithilfe der nachfolgenden Checkliste lassen sich die Gespräche strukturieren und führen.

9.3.1 Checkliste »Das Mitarbeiterjahresgespräch« aus Sicht der Führungskraft

1. Einstieg
    1.1. Langfristige Entwicklungsperspektiven
        - Wie lange sind Sie schon dabei?
        - Wo wollen Sie in drei Jahren stehen?
        - Wie sehen Sie Ihre Integration in der Klinik?
        - Welche Schwerpunkte haben Sie sich gesetzt (Fachärzt*in, Forschung, …)?
    1.2. Kurzbeschreibung des Aufgabengebiets
        - Was waren Ihre Kernaufgaben im vergangenen Zeitraum?
        - Welche Aufgaben waren Routine?
        - Welche Aufgaben waren neu?
        - Mit welchen Aufgaben sind Sie gut zurechtgekommen?
        - Welche Aufgaben waren schwierig/belastend?
    1.3. Zufriedenheit am Arbeitsplatz
        - Wie stellt sich die Entwicklung des vergangenen Jahres im Nachhinein aus Ihrer Sicht dar?
        - Was waren die Highlights des Jahres?
        - Auf welche Schwierigkeiten sind Sie gestoßen?
        - Auf einer Skala von 1 bis 6: Wie zufrieden waren Sie in den letzten Monaten am Arbeitsplatz?
        - Was hat Sie gefreut? Was hat Ihnen Spaß gemacht?
        - Was hat Sie geärgert?
        - Was motiviert Sie? Was demotiviert Sie?
        - Wie schätzen Sie das Verhältnis zu Ihren Kolleg*innen ein?
        - Bei Oberärzt*innen: Wie schätzen Sie das Verhältnis zu Ihren Mitarbeitenden ein?
        - Wie erleben Sie unsere Zusammenarbeit?
2. Durchsprache des vergangenen Zeitraums

2.1. Auswertung Grad der Zielerreichung
- Welche Ziele hatten wir vereinbart? (Alle alten Gesprächsprotokolle sammeln!)

Je Ziel:

- Was ist Stand der Zielerreichung?
- Was hat die Zielerreichung erschwert? (Faktoren benennen)
- Was hat die Zielerreichung erleichtert? (Faktoren benennen)
- Wie schätzen Sie Ihren persönlichen Beitrag/Einsatz für die Zielerreichung ein?
- Was muss getan werden, um das Ziel doch noch zu erreichen? Neue Zielvereinbarung?
- Was lernen Sie/wir aus dem Zielerreichungsprozess?

2.2. Auswertung der Maßnahmen zur Erhaltung und Entwicklung der fachlichen und mentalen Leistungsfähigkeit
- Welche Maßnahmen hatten wir vereinbart? (Alle alten Gesprächsprotokolle sammeln.)

Je Maßnahme:

- Haben wir die Maßnahmen umgesetzt?
- Wie haben wir die Maßnahmen umgesetzt?
- Was haben Sie daraus gelernt?
- Wie haben Sie das Gelernte umgesetzt bzw. wie werden Sie es umsetzen?

Oder:

- Woran hat es gelegen, dass wir die Maßnahmen nicht umgesetzt haben?
- Was vereinbaren wir neu für diese Maßnahmen?

3. Vereinbarung für nächsten Zeitraum
   3.1. Kernaufgaben
   - Auf welche Kernaufgaben – nicht Ziele – werden Sie sich konzentrieren?
   - Welche Kernaufgaben aus dem letzten Jahr fallen weg?
   - Welche Kernaufgaben kommen aus Ihrer Sicht hinzu?
   - Aus meiner Sicht fallen folgende Kernaufgaben weg: …
   - Aus meiner Sicht kommen folgende Kernaufgaben dazu: …
   - Auf welche Kernaufgaben einigen wir uns?

   3.2. Zielvereinbarung (fünf bis sieben quantitative und qualitative Ziele, ggf. auch Verhaltensziele)
   - Welche Ziele nehmen Sie sich selbst vor?
     - quantitativ
     - qualitativ

- Dann vereinbaren wir folgende Ziele: …
  Orientierungsfelder:
  - Versorgung von Patient*innen, Patient*innen- und Angehörigenorientierung
  - Berufsübergreifende Zusammenarbeit
  - Prozessoptimierung
  - Führung/Personal/Budget
  - Fort- und Weiterbildung
  - Forschung
- Zielkriterien
  - final formuliert, messbar, objektiv, konkret, realistisch, z. B.: Woran erkennen wir, dass Sie das Ziel erreicht haben?

Je Ziel:

- Welche Unterstützung brauchen Sie von mir, um dieses Ziel zu erreichen?
- Welche Unterstützung brauchen Sie von anderen, um dieses Ziel zu erreichen?

3.3. Geplante Maßnahmen zur Erhaltung und Entwicklung der fachlichen und mentalen Leistungsfähigkeiten
- Wie schätzen Sie im Moment Ihre persönlichen Stärken in den letzten Monaten ein?
- Auf welche Steigerungsmöglichkeiten für sich sind Sie gestoßen?
- Was ich an Ihrer Arbeit/Ihrem Verhalten schätze …
- Was mir aufgefallen ist …
  Orientierungsfelder
  - Verhalten gegenüber Mitarbeitenden
  - Zusammenarbeit
  - Patientenversorgung/Forschung/Lehre/Steuerung
- Was könnten Sie tun, um Ihre Leistungsfähigkeit zu erhalten/zu steigern?
- Was brauchen Sie von mir? Wie könnte ich Sie unterstützen?
- Welche Maßnahmen vereinbaren wir?
  Orientierungsfelder
  - Seminare (intern/extern)
  - Coaching
  - Verhaltensabsprachen
  - Führungsstilvereinbarung
  - Umgang mit Mitarbeitenden/Kolleg*innen

4. Feedback-Runde (Lob und Kritik)
  4.1. Ergänzende Hinweise der Führungskraft
  - zum Gespräch
  - zur Zusammenarbeit mit dem/der Chefärzt*in
  - zu Potenzialen
  - zu Wünschen und Erwartungen an den/die Mitarbeitende*n
  - Ausdruck der Wertschätzung

- für Oberärzt*innen: Termin zur Entwicklungsdurchsprache von Schlüsselkräften
- Vier-Augen-Gespräche

4.2. Ergänzende Hinweise der/des Mitarbeitenden
- zum Gespräch
- zur Zusammenarbeit mit der Geschäftsführung

4.3. Anregungen und Vorschläge
- Vereinbarung eines Weiterführungsgesprächs in drei bis vier Monaten
- Kopie des Protokolls an den/die Mitarbeitende*n aushändigen

9.3.2 Acht Elemente eines gelungenen Mitarbeiterjahresgesprächs aus Sicht der/des Mitarbeitenden

Damit das Gespräch erfolgreich wird, ist eine gute Vorbereitung die solide Basis. Dazu gehört auch, das eigene Verhalten zu reflektieren und sich über persönliche Ziele klar zu werden. Die folgende Aufzählung gibt entscheidende Anhaltspunkte für die/den Eingeladene*n, um sich gezielt auf das Mitarbeiterjahresgespräch vorzubereiten. Chefärzt*innen können diese Anregungen geben, damit Mitarbeitende vorher die Chance auf Reflexion nutzen können und sich selbst gut vorbereiten. Stellt die Führungskraft fest, dass die/der Mitarbeitende sich nicht vorbereitet hat, sollte die Bedeutung dieses Gesprächs nochmals erklärt werden. Sollte keine oder keine ausreichende Vorbereitung von einer der beiden Seiten erfolgt sein, ergibt es Sinn, einen neuen Termin abzustimmen.

1. Reflexion des Aufgabengebiets
   - Die Ist-Analyse: Welche Aufgaben waren Routine?
   - Welche Aufgaben waren neu?
   - Welche Aufgaben waren einfach zu bewältigen?
   - Welche Aufgaben waren schwieriger zu bewältigen?
2. Zufriedenheit am Arbeitsplatz
   - Wie bewerte ich die Entwicklung des vergangenen Jahres im Nachhinein?
   - Was waren die Highlights des Jahres?
   - Auf welche Schwierigkeiten bin ich gestoßen?
   - Auf einer Skala von 1 bis 6: Wie zufrieden war ich in den vergangenen Monaten mit meinem Arbeitsplatz?
   - Was hat mich gefreut?
   - Was hat mir Spaß gemacht?
   - Was hat mich geärgert?
   - Was motiviert mich?
   - Was demotiviert mich?
   - Wie bewerte ich das Verhältnis zu meinen Kolleg*innen?
   - Wie bewerte ich das Verhältnis zu meinen Mitarbeitenden?

- Wie erlebe ich die Zusammenarbeit mit meiner Führungskraft?
3. Auswertung der Zielerreichung
    - Wie hoch ist der Grad der Zielerreichung?
    - Habe ich meine Ziele erreicht?
    - Was hat die Zielerreichung erschwert?
    - Was hat sie erleichtert?
    - Konnte ich mich einbringen?
    - Was hat mich gefördert?
    - Was hat mich ausgebremst?
4. Auswertung der Maßnahmen zur Entwicklung der fachlichen und mentalen Leistungsfähigkeit
    - Wie weit bin ich im Laufe der vergangenen 12 Monate gekommen?
    - Welche Maßnahmen wurden vereinbart und konnten umgesetzt werden?
    - Was habe ich gelernt?
5. Formulierungen der Kernaufgaben
   In der Regel sind es sieben bis neun Arbeitsaufgaben, die für die Arbeit auf der Station eine Schlüsselfunktion haben, ggf. auch eine besondere Qualifikation abdecken.
6. Ziele in den kommenden 12 Monaten
   Hier geht es um die eigene, individuelle Wunschvorstellung.
    - Welche Ziele möchte ich gern erreichen?
    - Welche Unterstützung brauche ich dafür von der Führungskraft?
    - Welche Unterstützung brauche ich von meinen Kolleg*innen?
    - Entwicklung der fachlichen und mentalen Leistungsfähigkeit:
        – Was waren meine persönlichen Stärken in den letzten Monaten?
        – Welche Steigerungsmöglichkeiten sehe ich?
        – Welche Maßnahmen steigern bzw. erhalten meine Leistungsfähigkeit?
        – Womit könnte mich mein*e Chefärzt*in unterstützen?
        – Langfristige Entwicklungsperspektiven
        – Wie gut bin ich in die Klinik integriert? Welche Schwerpunkte setze ich für meine persönliche Entwicklung?
7. Feedback der Führungskraft an die/den Mitarbeitende*n
   Hier darf es keine Überraschungen für Mitarbeitende geben: Was jetzt rückgemeldet wird, ist die Zusammenfassung aller Feedback-Gespräche im Laufe des Jahres. Zeigt sich ein Mitarbeitender überrascht, zeugt das von einer mangelhaften Führungsarbeit unterjährig.
8. Feedback einer/eines Mitarbeitenden an die Führungskraft
   Jetzt liegt der Ball völlig bei den Mitarbeitenden. Sie werden ermutigt, aus einer ganz persönlichen Sicht die Zusammenarbeit mit der Leitungskraft auf den Prüfstand zu stellen und zu bewerten. Die Eckpunkte dieses Feedbacks schreibt er oder sie selbst in den Bogen. Die Möglichkeit, als Mitarbeitende eigene Gedanken und Vorstellungen zu allen Gesprächsteilen aktiv in das Gespräch einzubringen, stellt eine grundlegende und chancenreiche Entwicklung dar.

Das Mitarbeiterjahresgespräch lebt von der Bereitschaft beider Seiten, Feedback zu geben und nehmen zu können und zu wollen – insbesondere auch vom Feedback des/der Mitarbeitenden an die Führungskraft. Jedes Feedback ist eine Chance, sich zu entwickeln. Das MJG-Leitmotto für die Führungskraft lautet: »Ein*e Mitarbeitende*r verlässt den Raum nach dem Gespräch mindestens mit der Motivation, mit der er/sie ihn betreten hat.«

9.4 Krankenrückkehr- und Fehlzeitengespräche

Krank ist krank

Da die Kommunikation sich heute angepasst, modernisiert und verändert hat, stehen jetzt auch Themen im Fokus, die früher tabu waren – wie beispielsweise das Krankenrückkehrgespräch. Auch wenn in einem Krankenhaus alle Mitarbeitenden unter einem massiven Druck stehen, ist die Devise zuerst: Krank ist krank. Das ist zu respektieren, auch wenn sich jemand in der Wahrnehmung anderer eher subjektiv krank fühlt. Wichtig ist allerdings für die Führungskraft, dem/der Mitarbeitenden aus dem Fürsorgeprinzip heraus deutlich zu machen, dass auf Führungsebene durchaus zur Kenntnis genommen wurde, dass er oder sie krank war. Nach der Rückkehr in den Job sollte die Mitteilung gegeben werden, dass man sich freut, dass die Krankheit überwunden ist. Dies ist verbunden mit der Frage, ob der- bzw. diejenige wieder voll einsetzbar ist und sich vom Team und der Führungskraft umsorgt fühlt oder ob es noch Folgen der Krankheit gibt, beispielsweise eine einschränkende Medikamenteneinnahme. Es ist ein Mythos zu glauben, dass man mit Mitarbeitenden nicht über seine bzw. ihre Krankenzeit reden darf. Ein Tabuthema bleibt natürlich zu diesem Zeitpunkt die Diagnose bzw. der Grund der Erkrankung. Dieser kurze wertschätzende Austausch stellt bereits ein erstes kurzes Krankenrückkehrgespräch dar.

Fragen nach Belastungen sind erlaubt

Ist jemand innerhalb weniger Wochen das zweite Mal krank (oder auch erst das erste Mal über einen längeren Zeitraum), folgt ein zweites (im anderen Fall dann das erste) Krankenrückkehrgespräch. Zu diesem Zeitpunkt ist bereits die Frage erlaubt, ob die Belastung im Job kausal mit der Erkrankung zusammenhängt und welche Möglichkeiten der Entlastung es eventuell geben könnte. Was kann der Arbeitgeber leisten, um die Gesundheit des Arbeitnehmers zu bewahren oder wiederherzustellen? Diese Fragen sind möglich und erlaubt.

Bei einer weiteren Krankmeldung innerhalb eines festgelegten Zeitraums erfolgt das erste Fehlzeitengespräch. Hier ist es angebracht, dem/der Mitarbeitenden klar zu machen, dass die häufige Abwesenheit von den Kolleg*innen getragen wird und dass diese Kompensation das Team Kraft kostet. Verstärkt werden jetzt Maßnahmen zur Entlastung und Gesunderhaltung abgestimmt. Darüber hinaus kann in diesem ersten Fehlzeitengespräch der/die Mitarbeitende gebeten werden, sich mit dem/der Betriebsärzt*in zusammenzusetzen, um die häufigen Erkrankungen zu besprechen.

Ein Inhalt kann dann auch die Frage sein, ob die aktuelle Tätigkeit in all ihrer Konsequenz die richtige ist oder ob gegebenenfalls die Aufgaben verändert werden müssen.

Das zweite Fehlzeitengespräch, und somit das insgesamt vierte Gespräch, wird am ersten Arbeitstag nach der nächsten krankheitsbedingten Abwesenheit geführt (Teilnehmende sind der/die Mitarbeitende und die direkte Führungskraft und eventuell weitere involvierte Personen) Zuvor sollte als Vorbereitung auf dieses Gespräch eine Fehlzeitenbewertung im Führungskreis besprochen werden, aus der die Entscheidung abgeleitet wird, ob der/die Mitarbeitende am Arbeitsplatz weiterbeschäftigt oder ihm bzw. ihr alternative Arbeitsplätze angeboten werden sollten. Erst jetzt kann auch in Erwägung gezogen werden, eine Trennung von der/dem Mitarbeitenden einzuleiten. Dabei kann auch eine Überleitung an den oder die Beauftragte*n für Betriebliches Eingliederungsmanagement (BEM) des Krankenhauses besprochen werden. Das alles passiert immer unter dem Aspekt des Fürsorgeprinzips. Es geht zu keiner Zeit darum, einer/einem Mitarbeitenden vorzuwerfen, dass er/sie zu oft krank ist, sondern um Anteilnahme, das Erkennen von Problemen und die Suche nach mittel- oder langfristigen Lösungen. Denn: Entsteht die Erkrankung deutlich aus der Arbeitsbelastung, muss eine andere Aufgabe gefunden oder die Arbeitszeit verkürzt werden.

Übrigens: Nach einem bestimmten, festgelegten Zeitraum ohne Krankheitstage wird die Gesprächskaskade wieder zurückgesetzt.

Diese Gespräche sind erlaubt und rechtens. Sogar die Frage nach der Einnahme von Medikamenten, die möglicherweise die Leistungsfähigkeit bei der Arbeit oder gar die Sicherheit von Patient*innen beeinflussen, darf aus der Organisationsverantwortung der Führungskraft gestellt werden. Denn ein*e Mitarbeitende*r unter Medikamenteneinfluss kann eine erhebliche Gefahr im Arbeitsalltag für sich oder die Patient*innen bedeuten. Grundsätzlich können Betroffene immer eine Vertretung der MAV oder des Personal- bzw. Betriebsrates dazu bitten. Die Führungskraft wiederum sollte deren Teilnahme nicht als Angriff auf ihre Integrität verstehen. Manche Menschen fühlen sich einfach sicherer mit einer neutralen Person im Raum. Passiert das allerdings öfter, wäre es für eine*n Chefärzt*in ratsam zu reflektieren, ob das Vertrauensverhältnis zwischen Führungskraft und den Mitarbeitenden nicht grundsätzlich gestört ist.

<small>Auch die Frage nach Medikamenteneinnahme ist erlaubt</small>

Immer mehr Krankenhäuser haben Belohnungssysteme eingeführt, wenn Kolleg*innen über lange Zeit gesund bleiben und sich nicht krank melden. Das kann in Form von Einmalzahlungen als Prämie, Gutscheinen oder zusätzlichen freien Tagen geschehen. Es geht nicht darum, wirklich Kranke davon abzuhalten, sich zu Hause zu erholen, sondern darum, Mitarbeitende, die sich gesund erhalten, zu belohnen.

<small>Prämie fürs Gesundbleiben</small>

Zusammenfassung der Rückkehr- und Fehlzeitengespräche

Die Gespräche erfordern eine wohlwollende Atmosphäre in einem geschützten Raum und werden wie folgt gestaffelt:

1. Krankenrückkehrgespräch: Nach jeder – wenn auch nur kurzen – Abwesenheit wegen Krankheit (ein bis zwei Tage am Stück) wird der/die Mitarbeitende herzlich begrüßt und über die neuesten Entwicklungen informiert.
2. Krankenrückkehrgespräch: Eine Empfehlung wäre, das Krankenrückkehrgespräch sofort am ersten Tag der Wiederaufnahme der Arbeit nach erneuter Krankheit durchzuführen bzw. dieses bereits ausführlichere Gespräch sofort bei der Rückkehr von mindestens drei aufeinanderfolgenden Krankheitstagen zu führen (in diesem Fall würde man das erste Krankenrückkehrgespräch durch dieses ersetzen, um deutlich zu machen, dass eine längere Abwesenheit registriert wird und man dies sehr ernst nimmt). Das Gespräch erfolgt mit dem/der direkten Vorgesetzt*en.

1. Fehlzeitengespräch: Nach dem nächsten krankheitsbedingten Ausfall gemeinsam mit der direkten und der nächsthöheren Führungskraft (Beispiel: Leitender Oberarzt als direkter Vorgesetzter des Assistenzarztes und die nächsthöhere Führungskraft über dem Leitenden Oberarzt, die Chefärztin, nehmen am Gespräch teil).
2. Fehlzeitengespräch: Nach dem nächsten krankheitsbedingtem Ausfall gemeinsam mit der direkten und nächsthöheren Führungskraft und ggf. weiteren Teilnehmenden.

Sollte das letzte Gespräch vor ca. drei Monaten stattgefunden haben, beginnt wieder das erste Rückkehrgespräch. Unabhängig davon aber, wie der exakte zeitliche Rahmen einer solchen Gesprächsstruktur in einem Krankenhaus letztendlich geregelt wird, sollte jeder Einzelfall von Führungskräften bei zunehmenden Krankheitstagen und Gesprächsstufen immer auch mit der persönlichen Führungserfahrung, Menschenkenntnis und mit gesundem Menschenverstand betrachtet und abgewogen werden, auch vor dem Hintergrund der Führungsprinzipien.

9.5 Entwicklungsgespräche

Fördern schafft Bindung

Auch hier gilt wie für alle anderen Gespräche: Vorbereitung ist das A und O. Sucht ein*e Mitarbeitende*r das Gespräch, weil er oder sie sich unterfordert fühlt, Weiterbildungen machen möchte, sich entwickeln will, eine bestimmte Karriere anstrebt, ist der/die disziplinarische Vorgesetzte gefragt. Umgekehrt obliegt es der Führungskraft, Feedback über bekannte Potenziale zu geben oder Entwicklungsnotwendigkeiten aufzuzeigen, Ziele vorzugeben und Aufgaben zu übertragen, gleichzeitig aber auch die Argumente und Meinungen der/des Mitarbeitenden ernst zu nehmen. Die Formalien sind auch hier ähnlich: Schriftliche Einladung, Gesprächsablauf anhand eines Leitfadens, Protokoll mit Unterschrift. Wichtiger noch sind die Überprüfungen, ob eine Wunschvorstellung realistisch ist, in den Klinikalltag integriert und mittelfristig umgesetzt werden kann. Wünscht sich ein*e Assistenzärzt*in mehr

Weiterbildungen, sollte dies dringend unterstützt werden – immer fair und verteilungsgerecht den Kolleg*innen gegenüber und in der Abgleichung des Selbst- und Fremdbildes. Ziel ist es für alle Beteiligten, vorhandene Potenziale für Aufgaben mit höherer Fach- oder Führungsverantwortung zu erkennen, Selbst- und Fremdbild zueinander zu bringen und Entwicklungsperspektiven abzustimmen. So hält man exzellente Mitarbeitende in ihrer Identifikation und in der Klinik und gewinnt z. B. Führungskräfte aus den eigenen Reihen, die das Haus sehr gut kennen. Aber: Vorsicht bei Versprechen, die nicht gehalten werden können. Das schafft Frustration und führt am Ende unter Umständen zu der gefürchteten Fluktuation.

9.6 Bleibegespräche

Menschen kommen in die Klinik, weil sie Interesse an einem Job haben. Sie kündigen irgendwann aufgrund eines neuen Lebenskonzepts, aber auch aus Frustration, mangelnder Wertschätzung, Unbeweglichkeit des Unternehmens oder einfach, weil ihnen beispielsweise die/der Chef*in nicht liegt. Wer sich ausgenutzt und ausgegrenzt fühlt, keine Bestätigung bekommt oder nicht versteht, was in der Klinik so los ist, hört lieber auf mit dem Job – erst kommt die innerliche Kündigung, dann die konkrete. In Zeiten des Fachkräftemangels finden auch Menschen über 50, die früher eher verharrten als noch einmal den Job zu wechseln, leichter neue berufliche Herausforderungen. Eine Station mit hoher Fluktuation hat in der Regel eine Leitung, die Mitarbeitende eher vergrault als hält, und in jedem Krankenhaus gibt es diese eine Station, vor der im Grunde alle nur weg wollen. Wenn das Wort »Team« übersetzt wird mit »toll, ein anderer macht's«, läuft grundlegend etwas schief. Auch wenn viele Krankenhäuser sparen müssen, kosten ein gutes Arbeitsklima, nette Kolleg*innen, interessante Aufgaben und Entwicklungschancen nicht viel, bringen aber einiges. Richtig gute Mitarbeitende zeigen Interesse, bringen sich selbstständig ein, haben Ideen und prägen eine Abteilung oder eine Station mit ihrer Persönlichkeit. Ist ein*e solche*r Leistungsträger*in auf dem Sprung, möchte sich verändern oder hat keinen Spaß mehr an der täglichen Arbeit, kann ein Bleibegespräch das Mittel der Wahl sein. Eventuell hilft es sogar beiden Seiten bei der Reflexion. Das Ziel ist klar: Der/die Mitarbeitende soll der Klinik erhalten bleiben. Der Raum für dieses Gespräch muss geschaffen werden, sobald jemand mit Kündigungsabsicht droht oder nur mit der Bitte um ein Zwischenzeugnis kommt. Für eine Führungskraft kann es hier hilfreich sein, das Protokoll des letzten Mitarbeiterjahresgesprächs zu lesen. Dann geht es darum, die richtigen Fragen zu stellen:

- Sind Sie unzufrieden?
- Was fehlt Ihnen in Struktur oder Ablauf?

Fragen hilft, Menschen zu halten

- Sind Sie über- oder unterfordert?
- Gibt es Missverständnisse und Konflikte?
- Was kann ich für Sie tun?

Jetzt ist es wichtig, schnell einige Vereinbarungen zu verankern und sich an diese auch zwingend zu halten. Wer kann, plant Entwicklungsmöglichkeiten und vereinbart einen zeitnahen Folgetermin, um die ersten Umsetzungen zu überprüfen. Auch kreative Ideen sind eine gute Lösung:

- Wäre eine vorrübergehende Arbeitszeitverkürzung eine Möglichkeit?
- Ist der Wechsel in eine andere Schicht möglich?
- Muss es evtl. Mediationsgespräche mit der Führungskraft und/oder den Kolleg*innen geben, weil es Missverständnisse gibt?
- Vielleicht hilft auch eine längere Auszeit wie eine Kur, um sich zu erden und den Spaß an der Arbeit wiederzufinden.

9.7 Du oder Sie? Das Dilemma mit der richtigen Anrede

»Lieber ein warmes Sie als ein kaltes Du.« (Werner Fleischer)

Jeder kennt das: In gut eingespielten Teams sorgen das unkomplizierte »Du« und die direkte Anrede mit dem Vornamen für eine lockere Atmosphäre und ein Zusammengehörigkeitsgefühl. Mit dem Duzen gibt es in der Regel keine Probleme, solange hierarchische Strukturen keine Rolle spielen und die Altersstruktur homogen ist. Auch für Kolleg*innen, die neu in solche Teams kommen, ist es meist selbstverständlich, sich schnell an das »Du« anzupassen.

Für Führungskräfte gilt: Nicht übereilt das »Du« anbieten

Aber wie sollte man es als Ärztliche Leitungskraft mit dem »Du« halten? Was ist, wenn man aus den eigenen Reihen in eine Leitungsposition befördert wird und aus den früheren Kolleg*innen nun Mitarbeitende werden, die man führen muss? Oder welche Anrede wählt eine Führungskraft, die ganz neu in die Klinik oder auf die Station kommt? Ist sie gut beraten, ihren Mitarbeitenden das »Du« anzubieten, oder sollte sie lieber konsequent beim »Sie« bleiben, auch wenn sich alle anderen Teammitglieder duzen? Das sind Fragen, die sich im angloamerikanischen Sprachraum nicht stellen, denn dort ist das hierarchieübergreifende »Du« völlig selbstverständlich. In der deutschen Sprache und Kultur gibt es hingegen einige Klippen. So glauben Mitarbeitende, die von dem/der Chef*in geduzt werden, dass sie sich ggf. mehr herausnehmen können als andere. Andererseits könnten Leitungskräfte dazu neigen, an Mitarbeitende, die sie duzen, Aufgaben distanzloser zu delegieren, nach dem Motto: »Er oder sie wird sich schon nicht wehren.« Das gilt vor allem in Klinikbereichen wie Notaufnahmen oder Intensivstationen, in denen interdisziplinäre Teams sehr eng zusammenarbeiten müssen und hierarchische Strukturen im Klinikalltag aufgrund der speziellen Anforderungen bewusst nicht überbetont werden.

Generell gilt, dass das einmal angebotene »Du« nicht wieder aufgehoben werden kann. Erst recht nicht von einer Leitungskraft, die aus den eigenen Reihen befördert wurde und nun merkt, dass das Annehmen, Gestalten und Ausüben der neuen Führungsrolle erschwert wird, wenn die alten Kolleg*innen geduzt werden. Solchen Schwierigkeiten können »Abnabelungsgespräche« vorbeugen. Sie werden von der neuen Führungskraft mit jedem bzw. jeder ehemalige*n Kolleg*ein geführt und verdeutlichen, was die Beförderung für die weitere Zusammenarbeit bedeutet und welche Wünsche und Erwartungen damit verbunden sind. Darüber hinaus ist eine klare »Inthronisation« durch den/die Chefärzt*in im Rahmen einer Teambesprechung hilfreich: »Frau X ist ab heute Oberärztin. Bitte unterstützen Sie sie in dieser Funktion.«

Ein einmal angebotenes »Du« wird nicht wieder aufgehoben

Kommen neue Mitarbeitende in das Team, hat die Führungskraft die Möglichkeit, sie zu siezen. Dadurch kann das allgegenwärtige »Du« langsam auswachsen. Dieser Unterschied in der Ansprache sollte allerdings dringend erklärt werden und damit deutlich machen, dass die Anrede »Sie« keine Herabsetzung oder einen Nachteil darstellt. Gleichzeitig sollte dargestellt werden, dass das Duzen aller anderen in der Station mit einer langen gemeinsamen Entwicklung verbunden ist und daraus keinerlei Vorteile erwachsen.

Für Leitungskräfte, die von außen in eine Klinik oder eine Station kommen, in der es üblich ist, sich zu duzen, empfiehlt sich, genau zu überlegen, ob sie gleich allen das »Du« anbieten möchten. Häufig verleiten Unsicherheiten im Führungshandeln dazu, sich durch das »Du« einen vermeintlichen Schonraum zu verschaffen, der Nähe und Vertrauen suggeriert. Dabei sollte man jedoch nicht vergessen, dass die Beziehung zwischen Leitungskraft und Mitarbeitenden durch die vertrautere Anrede schneller an Profil verlieren kann und sich die Balance zwischen Nähe und Distanz unweigerlich verschiebt.

Unsicherheiten im Führungshandeln nicht durch Duzen kompensieren

Wird das »Du« von einem oder mehreren Mitarbeitenden ausgenutzt, beraumt die Leitungskraft unmittelbar ein klärendes Gespräch an, in dem sie eindeutig klarstellt, dass sei bei allem Vertrauen auch Respekt gegenüber ihrer Rolle als Führungskraft erwartet.

Nicht immer ist die Frage nach dem »Du« oder »Sie« für eine Leitungskraft leicht zu beantworten. In einer Klinikkultur, in der das »Du« vorherrscht, kann man sich unter Umständen nicht entziehen und dauerhaft das »Du« verweigern. Dann allerdings wird die Konzentration auf das wirksame Führungshandeln umso wichtiger.

In letzter Konsequenz unterscheidet erfolgreiche Führung nur wenig zwischen »Du« oder »Sie«. Eine Führungskraft muss immer Ziele vereinbaren, kontrollieren und Feedback geben. Disziplinlosigkeit kann und sollte sie niemals durchgehen lassen. Führung ist vielmehr eine generelle Herausforderung, die von der gewählten Anrede im Grunde nicht so sehr beeinflusst wird. Stattdessen will Führung Einfluss nehmen und gemeinsam Ziele erreichen. Dafür muss man die Mitglieder des eigenen Teams gleichermaßen wertschätzend ansprechen – unabhängig davon, ob man sie duzt oder siezt.

Leitungskräfte, die sich duzen lassen, müssen auf ihr aktives Führungshandeln achten

9.8 Emotionen im Führungsalltag

Lange Zeit galt für Führungskräfte die Maxime »Emotionen haben im beruflichen Alltag nichts zu suchen«. Inzwischen haben sich die Ansprüche gewandelt und immer wieder ist die Forderung zu hören: Führungskräfte sollten Gefühle zeigen und sich möglichst authentisch verhalten. Doch ist es im Klinikalltag sinnvoll, diesen Anspruch jederzeit zu erfüllen? Und was bedeutet es eigentlich, sich als Führungskraft authentisch zu verhalten?

Emotionen sind Bestandteil des Führungsalltags

Führung und Emotionen sind zweifelsohne miteinander verbunden. Schließlich sind Gefühle einfach vorhanden, auch im Führungsalltag: Zufriedenheit über die Therapiefortschritte eines Patienten, Ärger über eine Assistentin, die am Morgen zu spät zur OP erschienen ist, Betroffenheit über die Krebsdiagnose der Patientin mit den beiden kleinen Kindern, Hilflosigkeit im Umgang mit einer/einem schwierigen Mitarbeitenden, das Gefühl, von der Geschäftsführung nicht verstanden zu werden usw. Solche und ähnliche Emotionen entstehen unweigerlich im Verlauf eines ganz normalen Arbeitstages.

Unterschiedliche Auswirkung positiver und negativer Gefühle

Während die »einfachen«, positiven Gefühle wie Freude, Zufriedenheit, Spaß im Alltag meist keine Probleme bereiten, machen hingegen die »schwierigen«, negativen Emotionen deutlich mehr Unannehmlichkeiten. Im Arbeitsalltag wirken sie wie Störenfriede, sie binden viel Aufmerksamkeit und Energie und lenken von der eigentlichen Arbeitsaufgabe ab. Über sie zu sprechen und sie differenziert zu beschreiben, fällt vielen Führungskräften schwer. Häufig fallen die Beschreibungen so heftig aus, dass Mitarbeitende die Reaktionen ihrer Chefin oder ihres Chefs als unverhältnismäßig wahrnehmen.

Stimmung der/des Chefärzt*in überträgt sich auf das Team

Gerade im Klinikalltag ist es von großer Bedeutung, wie Chefärzt*innen mit ihren Gefühlen umgehen. Die emotionale Verfassung und das Verhalten der Führungskraft wirken sich unmittelbar auf die Stimmung und Leistungsfähigkeit der Mitarbeitenden aus. Das Arbeitsklima im Team hängt zu 50 bis 70 % von einer Person ab: der/dem Chef*in.

Dem persönlichen Ärger lauthals Luft zu machen, die Assistent*innen anzurüffeln, Kolleg*innen vor allen anderen zu kritisieren und abzuwerten, statt ein Vier-Augen-Gespräch vorzuziehen, dies sind nicht nur wenig souveräne Verhaltensweisen, sondern sie wirken sich auf Dauer auch auf das ganze Team aus. Besser ist es immer, eine professionelle Distanz zum Schicksal von Patient*innen zu bewahren und Konflikte in den eigenen Reihen aktiv anzusprechen und damit Einfluss zu nehmen; also zu agieren statt lediglich zu reagieren.

Verhalten der Führungskraft wird wahrgenommen und kopiert

Unabhängig davon, mit welchen Gefühlen Führungskräfte in ihrem Klinikalltag auch konfrontiert sein mögen, es gibt immer verschiedene Möglichkeiten, mit ihnen umzugehen. Einer Tatsache sollten sich Chefärzt*innen dabei stets bewusst sein: Ihre Außenwirkung ist von großer Bedeutung für ihre Mitarbeitenden. Ihr Verhalten wird wahrgenommen und kopiert – ob sie es wollen oder nicht. Die nach außen gezeigte Stimmung ist Vorbild und Maßstab für das Team.

9.8.1 Stimmungen färben ab

Daher ergibt es Sinn, den Fokus auf das Positive und Wertschätzende zu legen und den respektvollen Umgang miteinander zu trainieren und zu pflegen, z. B. bei diesen Gelegenheiten:

Respektvollen Umgang pflegen

- Besprechungen positiv beginnen und abschließen
- Teilergebnisse und -erfolge hervorheben und loben
- aufmerksam sein, wenn jemand spricht
- freundlich sein im Umgang miteinander (respektvoll und wertschätzend)

Führungskräfte, die eine solche Kultur pflegen, bringen nicht nur sich selbst in eine zuversichtliche und ausgeglichene Stimmung, sondern auch ihr Team. Schließlich möchte niemand als Choleriker*in oder Meckerkopf gelten, wenn sein*e Chefärzt*in freundlich ist und besonnen handelt.

Aber ist solches Verhalten authentisch? Werden Emotionen damit nicht unter den Teppich gekehrt und gleichgeschaltet? Ein*e authentische*r Chefärzt*in mag glücklich sein, weil er oder sie den persönlichen Ärger nicht hinunterschluckt. Verstimmungen werden genauso gezeigt wie Wut über andere, ohne sich die Mühe zu machen, diese Gefühle zu verbergen. Solche Menschen wirken auf andere bisweilen launisch und unberechenbar, machen ihre Empfindungen zum Maßstab und nutzen ihr vermeintlich authentisches Verhalten oftmals lediglich als Alibi für die eigene Unbeherrschtheit.

Authentisch sein heißt, in Übereinstimmung mit den eigenen Überzeugungen zu handeln

Dabei bedeutet Authentizität eher, in Übereinstimmung mit den eigenen Überzeugungen zu handeln, nicht aber die Transparenz aller Emotionen zu jeder Zeit. Genau darin besteht häufig ein großes Missverständnis.

9.8.2 Emotional intelligent und erfolgreich führen

Emotionale Intelligenz ist inzwischen die Einflussgröße, der eine erhebliche Wirkung auf das persönliche und berufliche Weiterkommen von Führungskräften zugeschrieben wird. Ihr werden zahlreiche Fähigkeiten zugeordnet, z. B. Mitgefühl, Menschlichkeit, Höflichkeit und Respekt gegenüber anderen. Führungskräfte, denen es gelingt, mit ihren eigenen Emotionen und den Gefühlen ihrer Mitmenschen vorausschauend und intelligent umzugehen und diese Einstellung in ihren Führungsstil einzubringen, praktizieren Emotionale Führung im positiven Wortsinn.

Mit eigenen Emotionen und denen der Mitarbeitenden vorausschauend umgehen

Die Führungslehre unterscheidet dabei zwischen resonanter und dissonanter Führung. Dissonante Führungskräfte sind nicht in der Lage, Gefühle in einer Gruppe zu entschlüsseln und ihren Mitarbeitenden Mitgefühl entgegenzubringen. Das Ergebnis sind häufig Frustration und Ablehnung bei den Mitarbeitenden. Resonante Führungskräfte hingegen stellen sich auf die Gefühle ihrer Mitarbeitenden ein, sprechen sie an und lenken sie in eine positive Richtung – ein wichtiger Bestandteil Emotionaler Führung.

Resonante und dissonante Führung

Eine wesentliche Voraussetzung dafür ist die Selbstwahrnehmung. Nur wer in der Lage ist, die eigenen Emotionen wahrzunehmen, sie im berufli-

Selbstwahrnehmung der Gefühle

chen Zusammenhang einzuordnen und zu reflektieren, kann sie als Energiequelle nutzen. Gelingt das nicht, werden Gefühle übermächtig oder blockierend. Während die Auswirkungen bei positiven Gefühlen wie Begeisterung oder Leidenschaft weniger problematisch sind, wird es schwierig, wenn Emotionen wie Wut, Angst oder Frustration die Kontrolle über das Handeln gewinnen.

Insbesondere im Umgang mit negativen Gefühlen ist es wichtig, nicht dem Impuls zu folgen und dem Ärger mal richtig Luft zu machen. Das mag vielleicht im ersten Moment befreiend wirken, doch mit nur wenigen unbedachten Sätzen lassen sich leicht Wunden verursachen, die kaum wieder geheilt werden können – und wenn, dann nur mit enormer Zeit- und Energieinvestition (▶ Kap. 9.1).

9.8.3 Blauköpfchen und Rotköpfchen

Wenn Ratio und Gefühle sich die Waage halten

Gespräche und Emotionen gehören zusammen. Wenn ein Gespräch oberflächlich neutral, ruhig und entspannt verläuft, liegt es einfach daran, dass die emotionale Ebene bereits geklärt und eine menschliche Gemütsverfassung ausgeglichen ist. Die Emotionen und Gefühle (hier bezeichnet als roter Bereich) halten sich die Waage mit der Ratio, also den Inhalten und dem eigenen Wertekodex (blauer Bereich). Bei Ärger, Wut, Trauer oder Angst können Emotionen überschäumen. Dann verdrängt der rote Bereich, also die Emotion, den blauen Anteil (Logik, Inhalte, Wertekodex) und reduziert ihn so auf ein Minimum. Dieses Minimum an Blau schützt vor Aggressionen oder Auto-Aggression, also davor, zuzuschlagen oder gleich aus dem Fenster zu springen. In dieser Phase ist ein Gegenüber ein »Rotköpfchen« geworden und logisch rationalen Argumenten nicht mehr aufgeschlossen. Ein »Rotköpfchen« nimmt die Welt nur noch verzerrt wahr und hört selektiv, beispielsweise über das Beziehungs- oder das Appell-Ohr. Betroffene sind ihren Emotionen ausgeliefert und verlieren ihr Ziel aus den Augen. Auf der Sachebene zu diskutieren, bringt das Gespräch nicht mehr voran.

Wie wird Rot wieder zu Blau?

Wie schafft man es nun, Jemanden wieder zu einem »Blauköpfchen« und damit für Argumente und Lösungen ansprechbar zu machen? Emotionen einfach zu ignorieren oder ein Beharren auf Aussagen wie »Jetzt bleiben Sie doch mal sachlich!« bewirken eher das Gegenteil. Je mehr versucht wird, Emotionen herunterzuspielen, desto mehr Druck wird aufgebaut. Stattdessen muss man auch hier, wie in der Medizin, eine »Drainage« legen, um den übermäßigen Anteil Emotio abfließen zu lassen. Dieses Abfließen wird beispielsweise begünstigt durch die Gesprächstechnik des aktiven Zuhörens. Die Emotionalität des anderen anzuerkennen und ernst zu nehmen, kann ein Anfang sein: »Ich nehme wahr, Sie sind gerade sehr aufgebracht. Das besorgt mich. Was genau macht Sie momentan wütend?« Die Gefühle spiegeln, paraphrasieren und viele offene Fragen stellen, bei denen der andere über sich und das reden kann, was ihn aufwühlt, zeigen im Rahmen des aktiven Zuhörens Wertschätzung, Achtsamkeit und Respekt können Emotio und Ratio wieder ins Gleichgewicht bringen. Ist diese Phase

9 Gesprächsführung

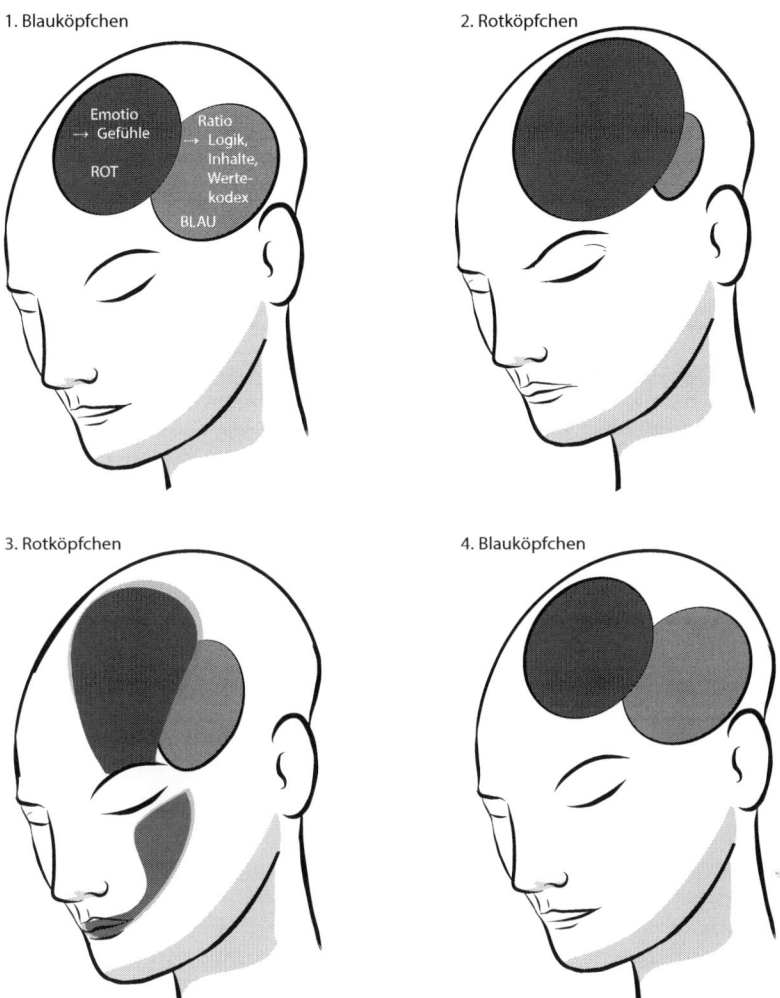

Abb. 14: Rotköpfchen und Blauköpfchen

überstanden, sind beide Teile – rot und blau – in der Regel wieder ausgeglichen. In solchen Situationen ist es wichtig, das Tempo zu reduzieren und die Gefühle aller Beteiligten an einen Tisch zu bringen. Jetzt kann das Ziel auf Sachebene erneut in den Fokus genommen werden, da der Mensch wieder ansprechbar und in der Lage ist, zuzuhören und weitestgehend logisch zu agieren.

9.8.4 Veränderungen positiv führen

Eine besondere Herausforderung für Chefärzt*innen ist der große Veränderungsdruck (▶ Kap. 4), unter dem viele Kliniken aufgrund der schwierigen wirtschaftlichen Lage stehen. Gerade Phasen von Veränderungen sind ein

Veränderungen sind Nährboden für negative Gefühle

Nährboden, auf dem viele negative Emotionen prächtig gedeihen. Angst vor Neuem oder Unbekanntem und die Sorge um die eigene Zukunft treiben nicht nur die Führungskräfte, sondern auch deren Mitarbeitende um.

Wer Veränderungen souverän führt, erzeugt Vertrauen

Gerade jetzt wirken die Gefühle der Führungskraft besonders stark auf die Mitarbeitenden: »Wenn der Kapitän Schweißperlen auf der Stirn hat, haben die Matrosen Angst.« Chefärzt*innen, denen es gelingt, mit ihren Emotionen verlässlich umzugehen und eine positive Ausstrahlung zu bewahren, schaffen für ihr Team eine Atmosphäre von Vertrauen und Sicherheit. Man traut ihnen zu, die anstehenden Veränderungen souverän zu bewältigen. Gleichzeitig stehen Führungskräfte in Veränderungsphasen häufig auch vor der schwierigen Situation, Entscheidungen der Klinikleitung vertreten zu müssen, hinter denen sie selbst nicht stehen. In solchen Fällen ist die Versuchung besonders groß, gegenüber den Mitarbeitenden die eigenen Befindlichkeiten darzulegen. Doch gerade jetzt gilt es, die Loyalität (▶ Kap. 7.3) gegenüber der Klinikleitung zu bewahren, sich auf klare Aussagen zum Sachverhalt zu beschränken und das unternehmerische Prinzip der Entscheidung klar zu machen. Fraternisierungen mit den Mitarbeitenden scheinen zwar im ersten Moment die Situation zu erleichtern, mittel- und langfristig schwächen sie jedoch die Reputation als Führungskraft.

9.8.5 Einfluss auf die Versorgung von Patient*innen

*Ärzt*innen und Pflegekräfte übertragen Stimmung auf ihre Patient*innen*

Die Versorgung von Patient*innen zählt ohne Zweifel zu den anspruchsvollsten Dienstleistungen im Bereich der Kundenbetreuung. Oft sind Ärzt*innen und Pflegepersonal mit heftigen Emotionen ihrer Patient*innen und deren Angehörigen konfrontiert und müssen sich dem Umgang mit ihnen stellen. Gleichermaßen – und häufig unterschätzt – übertragen Ärzt*innen und Pflegekräfte aber auch ihre Stimmungen auf die Patient*innen. Missmutige Mitarbeitende sind dabei wenig hilfreich, denn Missmut wirkt ansteckend und führt dazu, dass die Patient*innen unzufrieden und ängstlich werden – unabhängig von der Qualität der medizinischen Versorgung.

*Patient*innen das Gefühl von Sicherheit vermitteln*

Empfinden Patient*innen und Angehörige in ihrer schwierigen Lebenssituation die Kommunikation mit dem Fachpersonal jedoch als wohltuend und angenehm, erleben sie die Station als einen vertrauenserweckenden, sicheren Ort. Unter diesen Umständen sind sie nicht nur eher bereit, die Strapazen der Behandlung zu ertragen und eine größere Compliance zu entwickeln, sondern auch, die Klinik in ihrem Umfeld weiterzuempfehlen und im Bedarfsfall wiederzukommen.

Es gehört zu den anspruchsvollsten Führungsaufgaben, bei den Mitarbeitenden positive Gefühle zu wecken und Resonanz zu erzeugen. Resonante Führungskräfte spielen eine Schlüsselrolle bei der Klinikentwicklung. Diese oft verborgene und unterentwickelte Seite von Führung wirkt sich auf den gesamten Bereich der Führungsbeziehung aus. Emotionale Führung ebnet somit den Weg zu einem erfolgreichen Umgang mit Mitarbeitenden und Patient*innen. Übrigens hat das so geschaffene Arbeitsklima auch großen

Einfluss auf die Gewinnung und Bindung von Mitarbeitenden – ein Aspekt, der in den nächsten Jahren verstärkt an Bedeutung gewinnen wird und den keine Klinik vernachlässigen sollte.

9.9 Motivation erhalten und lenken

Was tun, wenn keiner mitmacht? Wie motiviere ich meine Mitarbeitenden? Das sind Fragen, die sich wohl die meisten Ärztlichen Leitungskräfte schon einmal gestellt haben. Ohne Zweifel fühlen sie sich für die Motivation innerhalb ihres Teams verantwortlich – und sie werden dafür von ihren Vorgesetzten und auch von ihren Mitarbeitenden verantwortlich gemacht. Doch welchen Einfluss haben Leitungskräfte auf die Motivation ihres Teams und kann es überhaupt gelingen, z. B. einen lustlosen in einen motivierten Mitarbeitenden zu verwandeln?

Das Wort Motivation geht zurück auf das lateinische Verb movere (= bewegen) und wird benutzt, um die Beweggründe menschlichen Handelns und Verhaltens zu bezeichnen. Da zielgerichtetes Handeln und Verhalten zu den grundlegenden Eigenschaften des Menschen gehören, ist Motivation, dem eigentlichen Wortsinn entsprechend, an sich immer vorhanden. Das gilt auch in Situationen, in denen sich Mitarbeitende zu verweigern scheinen oder Ablehnung, z. B. gegen Veränderungen, zeigen. *Motivation ist immer vorhanden*

Der grundsätzliche Wille, Leistung zu erbringen, ist allen Menschen gegeben. Folgerichtig ist es nicht die Aufgabe von Leitungskräften, ihre Mitarbeitenden zu motivieren, sondern deren vorhandene Motivation zu erkennen, zu lenken und auszurichten. Kurz: Führungskräfte sind verantwortlich für die Richtung, die die Motivation ihres Teams nimmt. Doch mit welchen Mitteln lässt sich die vorhandene Motivation erhalten oder gar lenken? *Leitungskräfte sind verantwortlich für die Richtung, in die die Motivation geht*

9.9.1 Wirkt Geld motivierend?

Geld ist ein Mittel, das im Hinblick auf die Mitarbeitermotivation sehr häufig genannt wird. Aber fragt man Menschen, was sie tatsächlich motiviert, spielt Geld nicht die wichtigste Rolle. Stattdessen sind es Faktoren wie Anerkennung für die erbrachte Leistung, eine erfüllende Arbeit und Verantwortung, die als Motivatoren genannt werden. *Geld ist kein dauerhafter Motivator*

Das entbindet Kliniken selbstverständlich nicht davon, geleistete Arbeit angemessen zu bezahlen, jedoch dienen Geld, ebenso wie zufriedenstellende Arbeitsbedingungen und die Sicherheit des Arbeitsplatzes, der Befriedigung grundlegender Bedürfnisse. Sie müssen erfüllt sein, um die Arbeit überhaupt erledigen zu können. Daher funktioniert die Motivation über Geld in Form von Prämien-Zahlungen oder Incentives nur sehr kurzfristig. Regelmäßig *Grundbedürfnisse müssen erfüllt sein* eingesetzt haben sie die Wirkung von Lohnerhöhungen, die entsprechend erwartet werden. Sie motivieren aber nicht dauerhaft. Zudem reicht Geld nicht aus, um fehlende Anerkennung, Sinndefizite oder eine demotivierende Klinikkultur langfristig zu kompensieren – schon gar nicht, wenn gute Mitarbeitende die Möglichkeit haben, bei gleicher Bezahlung einen attraktiveren Arbeitgeber zu finden (siehe *Klinikstrategie »Attraktiver Arbeitgeber«*).

Wer Leistung fordert, muss Sinn bieten

»Wer Leistung fordert, muss Sinn bieten«, so lautet auch in diesem Kontext ein Grundsatz, an dem erfolgreiche Leitungskräfte ihr Führungshandeln ausrichten. Welchen Sinn aber sollen Leitungskräften ihren Mitarbeitenden bieten? Schließlich ist die Klinik ein Arbeitsplatz, an dem sich keine Sinnfrage zu stellen scheint, denn es geht ja um die Behandlung von Kranken. Wenn das nicht Sinn genug ist? Zweifelsohne ist das ein wichtiger und verbindender Aspekt. Aber er allein reicht nicht, um die Motivation zu erhalten. Denn es gibt viele Faktoren, die Ärzten die tägliche Arbeit erschweren: Fehlende Anerkennung, unklare Strukturen und Abläufe, Über- oder Unterforderungen, nicht nachvollziehbare Entscheidungen sind häufig genannte Aspekte, die viele Ärzte am Sinn ihrer Arbeit zweifeln lassen. Diese Faktoren zu thematisieren und zu optimieren ist ein Bestandteil wirksamer Führung, der die Motivation erhält und lenkt.

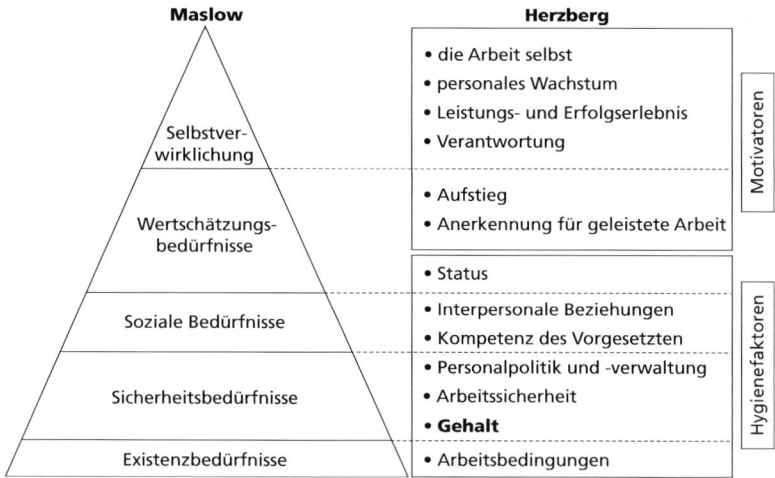

Abb. 15: Wirkt Geld motivierend? – Ein Exkurs in die Motivationstheorie (in Anlehnung an Davis, 1967, S. 37)

Führung bedeutet auch dienen

Das Thema »Führung« ist so alt wie die Menschheit. Berühmte Zeitgenossen haben sich darüber Ihre Gedanken gemacht. Der französische Zisterzienser-Abt und Theologe Bernhard von Clairvaux (1090–1153) brachte es so auf diesen Punkt: »Stehe an der Spitze, um zu dienen, nicht, um zu herrschen!« Dieses Zitat zeigt auf, worum es geht: Führen bedeutet, Menschen ernst zu nehmen, ihnen Vorbild zu sein, gerecht und fair zu handeln, zuzuhören und sich stets vor die eigenen Mitarbeitenden zu stellen. Kurz: Eine Leitungskraft muss bereit sein, Verantwortung zu übernehmen, sowohl für das Team als auch loyal für die Ziele des Unternehmens. Führungshandlungen umfassen das eigene Team und die Strukturen, Abläufe und Prozesse des Klinikalltags. Stets die Kontrolle und den Überblick zu behalten ist anstrengend, bildet aber die Basis für die Führungskompetenz, die dementsprechend Anerkennung findet bei Mitarbeitenden und Vorgesetzen. Das Zaubermittel hier ist immer das gesprochene Wort.

Das gut geführte, bei Bedarf auch strategische Gespräch ist der kürzeste Weg zwischen Menschen. Es kann Missverständnisse, Spannungen und schlechte Laune mitunter innerhalb kurzer Zeit lösen.

Das Gespräch ist der kürzeste Weg zwischen Menschen

Es ist im Grunde eine einfache Botschaft: Sprechen Sie darüber, wenn, wann und wo es hakt. Reden Sie Klartext, üben Sie konstruktive Kritik. Ein Gespräch beinhaltet immer beide Seiten – anders als eine »Standpauke«, bei der gewöhnlich nur einer redet und der andere demütig zum Zuhören verdonnert ist. Und sprechen Sie auch dann, wenn es super läuft: Leitungskräfte wissen, dass Mitarbeitende ohne (ehrliche) Wertschätzung und Anerkennung eingehen wie die berühmten Primeln – mit üblen Folgen für das Unternehmen wie etwa einem hohen Krankenstand und der so gefürchteten Fluktuation.

Das Gehalt eines Mitarbeitenden gilt als sogenannter »Hygienefaktor« (nach Frederick Irving Herzberg, 1923–2000, US-amerikanischer Arbeitswissenschaftler): So, wie wir erwarten, dass aus einem Wasserhahn jederzeit sauberes, frisches Wasser kommt, erwartet ein*e Angestellte*r, dass das Gehalt zur richtigen Zeit auf dem richtigen Konto landet. Eine Gehaltserhöhung wirkt maximal drei Monate motivierend, danach – analog zum Wasserhahn – ist das höhere Gehalt selbstverständlich. Eine Einmalzahlung erhöht den Motivationsfaktor: Eine Einmalzahlung bzw. ein Bonus verbunden mit einem Event hat eine noch höhere emotionale Bindung als Geld an sich. Grundsätzlich sind also die Einbindung ins Team, das »gesehen Werden« durch die Führungskraft, und die Möglichkeit, aktiv mitzugestalten und zu merken, dass die eigene Leistung mit Interesse wahrgenommen wird, eine höhere Motivation als das Geld. Natürlich ist Geld wichtig – aber es ist unzutreffend, dass allein die Erhöhung des Gehaltes Menschen an einen Arbeitgeber bindet. Natürlich können Persönlichkeiten und Situationen niemals über »einen Kamm geschert« werden, dennoch gibt es Theorien, Modelle und Konzepte, die beim Erkennen und Analysieren verschiedenster Situationen helfen und beim Handeln unterstützen. Angelehnt an den Soziologen Karl Popper ist »Theorie das Netz, das wir über die Welt werfen, um die Wirklichkeit zu erfassen«.

9.9.2 Miteinander reden, nicht übereinander

Das wichtigste und letztlich einzige Mittel, das Führungskräften zur Verfügung steht, um die Motivation ihrer Mitarbeitenden zu erhalten und zu lenken, ist das Gespräch. Leitungskräfte, denen es gelingt, eine Kultur zu etablieren, in der das Credo »Wir reden miteinander und nicht übereinander« tatsächlich praktiziert wird, haben bereits viel hinsichtlich der Motivation ihres Teams erreicht. Sie schauen nicht lange zu und beschweren sich

Führungsprinzip »Wir reden miteinander und nicht übereinander«

nicht bei anderen Leitungskräften, wenn sie feststellen, dass ein Teammitglied nicht das leistet, was von ihm erwartet wird. Stattdessen suchen sie das direkte Gespräch mit dem/der Mitarbeitenden und erforschen gemeinsam die Ursachen für die fehlende Motivation. Ihnen geht es darum, zu verstehen, welche Faktoren zur Unzufriedenheit des/der Mitarbeitenden beigetragen haben, und somit weitere Demotivation zu verhindern. Zum Gelingen des Gesprächs trägt das Wissen um die unterschiedlichen menschlichen Verhaltensprofile bei (▶ Kap. 2). Es hilft, das Verhalten des/der Gesprächspartner*in zu erkennen, zu reflektieren und einen Aktionsplan zu entwickeln, der dem individuellen Verhaltensprofil entspricht.

Dabei sollten Leitungskräfte ihren Fokus aber nicht nur auf die sogenannten »High-Potentials« legen, denn deren Motivation ist ohnehin meist sehr ziel- und erfolgsorientiert. Vielmehr geht es, insbesondere vor dem Hintergrund immer knapper werdender Personaldecken in vielen Kliniken, auch um die Motivation sogenannter »B-Player«, also Mitarbeitende, die ihre Arbeit verlässlich und gut, aber ohne besondere Karriereambitionen erledigen. Denn sie sind es, die im Wesentlichen den Klinikbetrieb aufrechterhalten und deren Motivation nicht verspielt werden darf.

Ehrlich und präzise loben

Im Zusammenhang mit Mitarbeitermotivation wird häufig der Aspekt des Lobens erwähnt. Obgleich das Lob ein wichtiges Instrument ist, Wertschätzung und Anerkennung auszudrücken, hat es nur dann den gewünschten Effekt, wenn es ehrlich und präzise ist. Wird es unselektiv oder zu überschwänglich eingesetzt, wirkt es wie Lobhudelei und damit demotivierend. In einer gesprächsorientierten Klinikkultur ist Lob stattdessen Teil einer funktionierenden Feedback-Kultur, die auf vielen informellen Gesprächen beruht – dazu gehört auch ein spontanes »Danke« in der passenden Situation (▶ Kap. 9.1).

9.9.3 Was tun, wenn keiner mitmacht?

Angst löst Widerstand gegen Veränderungen aus

Insbesondere in Phasen der Veränderung beklagen viele Leitungskräfte die fehlende Motivation ihrer Mitarbeitenden. Ablehnende Reaktionen oder gar Widerstand gegen veränderte Abläufe und Prozesse sind zwar normal, aber dennoch Teil des Problems (▶ Kap. 4). Für Leitungskräfte ist es wichtig, dass sie lernen zu verstehen, was sich hinter der vermeintlich fehlenden Motivation in der Regel verbirgt: Nämlich die Angst vor Neuem und Unbekanntem sowie ein Schutzmechanismus vor drohender Überforderung. Ist diese Ursache erst einmal erkannt, fällt es leichter, adäquat auf den Widerstand zu reagieren.

Beispiel: Der Leiter der Notaufnahme will in den nächsten Monaten ein Triage-System einführen. Doch die Pflegekräfte, die dafür qualifiziert und eingesetzt werden sollen, lehnen die Veränderungen ab. Ihre Begründung: »Das haben wir vor fünf Jahren schon einmal vergeblich versucht.«

Do not: Viele Leitungskräften reagieren verärgert auf vehemente Ablehnung und verleihen ihrem Unmut mit Sätzen wie diesem Ausdruck: »Genau diese Verweigerungshaltung habe ich von Ihnen erwartet.« Doch damit machen sie nicht nur deutlich, dass sie die Ängste der Mitarbeitenden nicht verstehen und ernst nehmen, sondern auch, wie wenig Wertschätzung sie ihnen entgegenbringen. Ohne es zu wollen, motivieren sie so die Pflegekräfte zu noch mehr Widerstand.

Best Practice: Eine konstruktive Reaktion könnte z. B. sein: »Das ist ja interessant. Wie ist das denn damals gelaufen? Was hat aus Ihrer Sicht dazu geführt, dass die Triage nicht funktioniert hat? Was können wir aus dieser Erfahrung lernen?« Mit diesen Sätzen fühlen sich die Mitarbeitenden respektiert. Ihre Erfahrungen sind gefragt und sie können diese aktiv einbringen. Die Motivation wird so auf einen partizipativen Kurs gebracht.

Was dieses Beispiel zeigt und was generell für die Mitarbeitermotivation gilt: Die positiven Erwartungen der Leitungskraft haben einen positiven Einfluss auf die Leistungen. Dafür müssen keine Motivationsprogramme aufgelegt werden. Vertrauensvolle Führung ist es, die die Motivation erhält und lenkt sowie innere Kündigungen verhindert.

10 Chefärzt*in werden und sein

10.1 Die erfolgreiche Bewerbung

Oberärzt*innen, die sich auf eine Chefärzt*innenposition bewerben, haben bereits eine anerkennenswerte berufliche Entwicklung hinter sich: Forschung, Klinik, Erwerb spezieller Zusatzqualifikationen, Engagement in Fachgesellschaften usw. Dieser Einsatz – meist verbunden mit einem schwierigen Balanceakt zwischen Familie und Beruf – war fokussiert auf das Karriereziel »Chefärzt*in«. Daher ist es umso wichtiger, die Bewerbung auf eine entsprechende Stelle strategisch anzugehen. Denn obwohl Oberärzt*innen im Verlauf ihrer Karriere schon mehrere Bewerbungen verfasst haben, unterliegt die Bewerbung auf die Position eigenen Regeln, die man kennen und beachten sollte. Schließlich handelt es sich um eine gesellschaftlich enorm anerkannte und gut dotierte Position mit viel Verantwortung.

Reflexion der eigenen Qualifikation

Am Anfang eines Bewerbungsprozesses steht zunächst die Reflexion der eigenen Qualifikation. Ein Punkt, der von vielen aufstrebenden Oberärzt*innen vernachlässigt wird und diese Folgen hat:

- Die Bewerbung ist nicht eindeutig auf diese eine Klinik mit ihren Besonderheiten ausgerichtet.
- Bewerbungen auf ungeeignete Positionen.
- Bewerbungen enthalten keine spezifischen Begründungen für den angestrebten Arbeitsplatzwechsel.
- Die Bewerbung oder der/die Bewerber*in wirkt überheblich oder unprofessionell.

Unter diesen Umständen passiert es schnell, dass Bewerber trotz hervorragender fachlicher Qualifikation keine Einladung zur Präsentation vor der Berufungskommission erhalten. Damit machen sie nicht nur eine frustrierende Erfahrung, sondern schmälern gleichzeitig auch ihre Reputation, denn die Chefarzt-Kreise in den unterschiedlichen Fachbereichen sind klein und recht gut vernetzt.

*Chefärzt*in ist mehr als ein*e exzellente*r Mediziner*in*

Darüber hinaus gilt es, sich klarzumachen, dass Kliniken inzwischen weit mehr als renommierte Medizin-Spezialist*innen suchen. Sie erwarten Bewerber*innen, die auch wirtschaftlich denken und handeln können. Die Hauptaufgaben von Chefärzt*innen bestehen darin, das Renommee der

Klinik zu verbessern, die Wirtschaftlichkeit zu sichern, die medizinische Qualität zu gewährleisten und gute Mitarbeitende an die Klinik zu ziehen und zu binden. Entsprechend diesen Anforderungen suchen die Auswahlkommissionen nach Kandidat*innen, die neben ihrem exzellenten medizinischen Fachwissen auch über Führungskompetenz, Kooperations- und Kommunikationsfähigkeit sowie strategisches Planungsvermögen verfügen. Bewerber*innen, die ihr eigenes Potenzial vor diesem Hintergrund exakt analysieren und sich eventuell noch fehlendes Know-how aneignen, sind in der Lage, die zu ihrem Profil passenden Stellen zu erkennen und sich mit ihrer Bewerbung wesentlich überzeugender zu präsentieren.

10.1.1 Das Anschreiben

Der nächste Schritt auf dem Weg zu einer erfolgreichen Chefärzt*innen-Bewerbung ist die Formulierung eines attraktiven Anschreibens. Es sollte sich exakt auf die Stelle beziehen, die fachliche Eignung darstellen, die Motivation für die Bewerbung sowie die Identifikation mit der Klinik erkennen lassen. Zum Beispiel sollten bei der Bewerbung in einem konfessionell gebundenen Haus die Formalidentifikation (z. B. Mitglied der kirchlichen Gemeinde) sowie die inhaltliche Identifikation (Orientierung an den Werten der Klinik) herausgestellt werden.

Stellenbezogenes Anschreiben formulieren

10.1.2 Der Lebenslauf

Viele Bewerber*innen gehen davon aus, dass ein gepflegter, lückenloser Lebenslauf sowie Arbeitszeugnisse, Promotionsurkunde und einige weitere Qualifikationsnachweise aufschlussreich genug sind. Für die Bewerbung um eine Position als Chefärzt*in reichen sie aber nicht aus. Der Lebenslauf – retrospektiv aufgebaut, sodass die aktuellste Position vorn steht – muss unbedingt an die vakante Position angepasst werden und erkennen lassen, ob die bisherige berufliche Entwicklung zielgerichtet verlaufen ist. Konkret bedeutet das z. B., dass bei einer Bewerbung auf eine Stelle an der Spitze einer Gynäkologie alle erfolgreichen Tätigkeiten in und auf gynäkologischen Kliniken und Stationen herausgestellt werden, auch wenn es sich um Famulaturen oder andere Phasen während der Ausbildung handelt. Darüber hinaus sollte der Lebenslauf unbedingt Hinweise auf absolvierte Weiterbildungen in den Bereichen Mitarbeiterführung oder Betriebswirtschaft enthalten – sie verschaffen einen wichtigen Vorsprung gegenüber anderen Kandidat*innen.

Lebenslauf auf die jeweilige Position abstimmen

10.1.3 Die Bewerbungsmappe

Der Gesamteindruck, den die Bewerbungsmappe bei den Mitgliedern der Auswahlkommission macht, darf nicht unterschätzt werden. Daher sollte es selbstverständlich sein, dass die Mappe – der Position entsprechend –

Gesamteindruck der Bewerbungsmappe richtig einschätzen

hochwertig ist, keine Verschmutzung und »Eselsohren« aufweist und eine neutrale Farbe hat. Denkbar ist auch die Verwendung eines Bindesystems. Für alle enthaltenen Texte gilt, dass Sprachstil sowie Grammatik und Rechtschreibung korrekt sein müssen. Wer auf diesem Gebiet nicht sattelfest ist, sollte die Bewerbung einem kundigen Menschen zum Korrekturlesen geben, bevor sie versendet wird. Das Bewerbungsfoto sollte aktuell sein und einen gepflegten, freundlichen Eindruck vermitteln.

10.1.4 Das Auswahlverfahren

Ist die Bewerbung verschickt, vergeht in der Regel einige Zeit, bis eine Rückmeldung eintrifft. Umso größer die Freude, wenn es sich um eine Einladung zur Präsentation vor der Auswahlkommission handelt. Damit ist ein erster Teilerfolg errungen, aber es werden meist mehrere Bewerber*innen eingeladen und die Stelle erhält am Ende der-/diejenige, der/die glaubhaft machen kann, am qualifiziertesten zu sein und vor allem als Mensch und Führungskraft am besten zur Ausrichtung der Klinik zu passen.

Anforderungen der Auswahlkommission

Während des Auswahlverfahrens müssen Bewerber*innen darstellen, über

- Fachkompetenz entsprechend des ausgeschriebenen Stellenprofils und
- Führungs- und Managementkompetenz

zu verfügen.

Gespräch mit der Auswahlkommission

An dieser Stelle müssen Bewerber*innen vor einem Gremium die eigenen Kompetenzen präsentieren und verdeutlichen, welche Beweggründe ausschlaggebend waren, sich auf diese Position zu bewerben.

Folgende Punkte spielen dabei eine wichtige Rolle:

Blickwinkel der Auswahlkommission

- Die Auswahlkommission möchte vor allem erfahren:
  - Hat eine*e Bewerber*in Interesse, sich produktiv einzubringen?
  - Können Fragen der Auswahlkommission erfasst und auf diese eingegangen werden?
  - Welche Kenntnisse und welches Leistungs- und Sozialverhalten hat der/die Bewerber*in?

Werdegang skizzieren

- In wenigen Sätzen sollten der eigene Werdegang sowie die beruflichen und persönlichen Ziele stellenbezogen anschaulich dargestellt werden können.

Fachliche Stärken herausstellen

- Während des gesamten Gesprächs gilt es, sich auf die »Haben-Seite« der eigenen Qualifikation zu konzentrieren:
  - Über welche speziellen Fachkompetenzen verfügt der/die Bewerber*in?

- Ist eventuell geplant, besonders ambitionierte Assistent*innen oder Oberärzt*innen mit an die Klinik zu bringen?
- Bewerber*innen müssen konkrete Vorstellungen der künftigen Aktivitäten in der Klinik darstellen können:
  - Welche strategischen Überlegungen zur Klinikentwicklung liegen vor?
  - Wie soll die neue Position ausgefüllt werden?
  - Mit welchen Kolleg*innen bietet sich eine Zusammenarbeit an?
  - Welcher Beitrag kann zur fachlichen Weiterentwicklung der Klinik geleistet werden?
- Im Vorfeld sollten bereits eigene Fragen ausgearbeitet werden, die der Auswahlkommission während des Gesprächs gestellt werden.
- Die Auswahlkommission achtet auf das Auftreten des/der Bewerber*in:
  - Auch bei schwierigen oder unangenehmen Fragen die Contenance bewahren.
  - Freundlich, aber bestimmt bleiben.
  - Kritische oder schärfer formulierte Fragen nicht persönlich nehmen.
  - Keine aggressiven oder beleidigten Antworten geben.
  - Erst auf Nachfrage Vorstellungen über Ausstattung, Personal oder Budget darlegen.

Künftige Aktivitäten darstellen

Fragen vorbereiten

Auf das eigene Verhalten achten

Bewerber*innen, die am Ende des Gesprächs der Kommission ein kurzes Handout überreichen, das einen komprimierten Überblick über die zentralen Aspekte der Bewerbung enthält, sorgen für einen nachhaltig positiven Eindruck.

10.1.5 Das Berufungsverfahren an Universitätskliniken

Das Berufungsverfahren an einer Universitätsklinik ist deutlich umfangreicher als an anderen Kliniken, denn hier kommt es auch auf die wissenschaftlichen und pädagogischen Leistungen der Kandidat*innen an.

In der Regel besteht ein Berufungsverfahren aus:

Bestandteile des Berufungsverfahrens

- einem wissenschaftlichen Vortrag und Fragen des Publikums
- einem persönlichen Gespräch mit der Berufungskommission
- eventuell einer Probe-Lehrveranstaltung

Während des Verfahrens muss ein*e Bewerber*in Kompetenzen auf unterschiedlichen Feldern unter Beweis stellen:

- Fachkompetenz entsprechend des ausgeschriebenen Stellenprofils
- Führungs- und Managementkompetenz
- Forschungskompetenz
- Erfahrung mit Gremienarbeit
- didaktische Fähigkeiten (Lehrkompetenz)
- Erfahrung in der Drittmittelbeschaffung

Gründliche Vorbereitung und Recherche im Vorfeld sind unverzichtbar, um hier zu bestehen, z. B. über die Zusammensetzung der Kommission, über Kooperationen der Klinik, ggf. über Forschungsprojekte und Lehrangebote der Hochschule.

Wissenschaftlicher Vortrag und Fragen des Publikums

Anforderungen an den wissenschaftlichen Vortrag

Der wissenschaftliche Vortrag hat das Ziel, dem Gremium einerseits das vorhandene Spezialwissen vorzustellen, andererseits soll er auch einen Überblick über die fachliche Bandbreite geben. Daher ist ein Thema zu wählen, mit dem sich dieser Spagat gut bewältigen lässt. Bei der Bewertung des Vortrags legt die Kommission besonderes Augenmerk auf:

- Verständlichkeit
- Klarheit der Gliederung
- innovative Fragestellungen, die an Beispielen verständlich gemacht werden
- schlüssige Argumente
- didaktische Aufbereitung
- Präsentationstechnik
- Zeitmanagement
- Nutzung moderner Lehrmethoden

Damit der Vortrag souverän gehalten werden kann, sollte er im Vorfeld unbedingt geübt werden, z. B. vor Kolleg*innen. Lieblos gestaltete Folien, überschreiten des Zeitlimits, eine schlechte Struktur sowie fehlende Kenntnisse über das vom Vortrag tangierte Nachbar-Fachgebiet fallen der Kommission auf und führen zu Punktabzug. Um von den Fragen des Publikums nicht überrascht zu werden, ist es empfehlenswert, sich auf zu erwartende Aspekte vorzubereiten. Die Antworten sollten möglichst kurz und präzise ausfallen.

Gespräch mit der Berufungskommission

Zusätzlich zu den im Abschnitt »Gespräch mit der Auswahlkommission« genannten Punkten gilt es für Bewerber*innen an einer Universitätsklinik, im Gespräch vor der Berufungskommission Antworten auf folgende Fragen zu geben:

- Welche angebotenen Möglichkeiten machen die Hochschule attraktiv für ihn/sie?
- Welche Forschungsprojekte sind geplant?
- Wie kann die Arbeit an der Hochschule eingebunden werden?
- Gibt es eine »Mitgift«, z. B. in Form von transferierbaren Forschungsgeldern oder internationalen Kontakten?

Probe-Lehrveranstaltung

Kandidat*innen, die sich an einem Universitätsklinikum bewerben, werden in Regel gebeten, eine Probe-Lehrveranstaltung abzuhalten. Dabei ist Folgendes zu beachten:

Spannendes Thema verständlich aufbereiten

- Studierende erwarten ein spannendes und verständlich aufbereitetes Thema.
- Um die Spannung zu halten und die Fähigkeit zu interaktivem Lehren zu demonstrieren, bieten sich unterschiedliche Methoden an, z. B.:
  - Wechsel der Kommunikationsform
  - Studierende durch kurze Fragestellung zur Diskussion mit Nachbar*innen anregen
- Angemessene Visualisierung der Inhalte und dabei bedenken: Weniger ist manchmal mehr.

Die Bewerbung auf eine Position als Chefärzt*in ist ein aufwendiges Unterfangen, wenn sie ernsthaft und mit Aussicht auf Erfolg betrieben wird. Aber dieser Aufwand ist erforderlich, um nicht unnötig Ressourcen und Energie zu verschwenden und letztlich auch den eigenen guten Ruf zu schädigen. Daher abschließend noch ein Hinweis zum Dresscode: Es ist nicht übertrieben, für Termine des Berufungsverfahrens in Businesskleidung, wie Anzügen oder Kostüm, zu erscheinen. Denn zur Position an der Spitze einer Klinik gehören auch Geschäftstermine, bei denen entsprechende Kleidung von Vorteil sein kann.

10.2 Chefarztwechsel – der/die Alte geht, ein*e Neue*r kommt

Der Wechsel eines/einer Chefärzt*in ist für eine Klinik immer mit großen Veränderungen verbunden. Chefärzt*innen verlassen aus Altersgründen die Kliniken, Jüngere rücken nach und übernehmen häufig zum ersten Mal Führungsverantwortung für eine Klinik und die Mitarbeitenden. Ein solcher Wechsel ist eine Herausforderung für beide Seiten – ebenso für deren berufliches und privates Umfeld. Er verläuft wesentlich reibungsloser, wenn es beiden, alt und neu, gelingt, einige klassische Fallstricke zu umgehen.

10.2.1 Den Ausstieg aktiv gestalten

Verabschiedet sich ein*e Chefärzt*in in den Ruhestand, blickt er/sie auf eine lange und beachtliche berufliche Karriere zurück, in der großer Arbeitseinsatz und Engagement die Regel waren. Eine solche berufliche Entwicklung

Vier Phasen des Ausstiegs

prägt die eigene Identität zwangsläufig stark und lässt meist wenig Spielraum für Aktivitäten außerhalb der Klinik. Vor diesem Hintergrund ist es umso wichtiger, den Ruhestand auf beruflicher und privater Ebene sorgfältig und langfristig vorzubereiten und nicht darauf zu warten, dass sich am Ende alles irgendwie ergeben wird. Eine solche Vorbereitung lässt sich in vier Phasen gliedern:

Ideen und Aufgaben für den Ruhestand entwickeln

*Phase 1: Gespräche mit dem/der Lebens-/Ehepartner*in*
Mit dem Ruhestand verlagert sich der Lebensmittelpunkt von der Klinik in das private Umfeld. Kein Wochenende oder Urlaub unterbricht mehr den Arbeitsalltag, plötzlich steht sehr viel Zeit für den/die Lebenspartner*in zur Verfügung, eventuell flammen Konflikte auf, die früher nur schwelten. Beide müssen nun einen neuen Lebensrhythmus finden. Umso wichtiger ist es, schon lange vor dem letzten Arbeitstag in der Klinik ausführlich mit dem/der Partner*in über die Wünsche und Erwartungen an die neue Lebensphase zu sprechen und Ideen und Aufgaben zu entwickeln.

Positive Bilanz des Berufslebens ziehen

Phase 2: Vorzeitig beginnen, den Ruhestand zu planen
Auch im Hinblick auf die Situation in der Klinik ist es bedeutsam, bereits frühzeitig über den Zeitpunkt und die Art des Ausstiegs aus dem Berufsleben nachzudenken und entsprechende Strategien zu entwerfen. Dazu gehört die Überlegung, was noch erledigt werden sollte, um eine positive Bilanz des Berufslebens ziehen zu können. Wer hingegen Missmut erzeugt oder Entwicklungen blockiert, gilt schnell als »Lame Duck« und gefährdet neben dem Ruf auch das berufliche Lebenswerk in der Klinik.

Künftige strategische Ausrichtung der Klinik planen

Phase 3: Nachfolge gestalten
Bei der Suche nach geeigneten Nachfolger*innen gilt es im ersten Schritt zu klären, in welche Richtung die Klinik künftig entwickelt werden soll. Erst wenn diese strategischen Planungen abgeschlossen sind, kann ein passendes Anforderungsprofil für eine*n Nachfolger*in entwickelt werden. Daran knüpft unmittelbar die Frage an, ob aus den eigenen Reihen benannt oder extern gesucht werden soll. Im Falle einer internen Stellenbesetzung ist der Zeitpunkt der Benennung der/des Nachfolger*in bedeutsam. Erfolgt sie zu früh, besteht sehr leicht die Gefahr, den/die Nachfolger*in (»Kronprinz*essin«) vorzeitig zu verschleißen.

Soll die Stelle extern besetzt werden, ist es wichtig, mit der Geschäftsführung zu klären, ob es ein Mitspracherecht für die Auswahl eine*s Nachfolger*in gibt. Ein Vorgehen, das sich nur empfiehlt, wenn antizipiert wird, dass sich der Einfluss des/der alten Chefärzt*in auf den Bewerbungsprozess positiv auswirken wird und die Beziehung zur Krankenhausleitung intakt ist. Anderenfalls ist es für den/die zukünftige Ex-Chef*in besser, sich aus dem Auswahlverfahren herauszuhalten.

Zeitlich begrenzte Übergabe-Phase

*Phase 4: Verantwortung auf den/die Nachfolger*in übertragen*
Damit die Übergabe ohne Kompetenzgerangel und Misstrauen gelingt, sollte im Vorfeld maximal eine zeitlich begrenzte Phase definiert werden, in

der ein*e scheidende*r Chefärzt*in ihre/seinen Nachfolger*in einführt. Anschließend erfolgt der bewusste Rückzug in den Ruhestand. Unter Umständen ist die weitere Verfügbarkeit auf Anfrage von Vorteil für den/die Nachfolger*in und die Klinik. Sie kann über einen zeitlich begrenzten Beratervertrag geregelt sein und sollte in jedem Fall einvernehmlich mit dem/der neue*n Chef*in vereinbart werden. Um Konflikten vorzubeugen, ist ein solcher Beratervertrag ausschließlich auf fachliche Inhalte zu beschränken. Keinesfalls darf sich der/die Ex in Führungsaufgaben einmischen oder den Mitarbeitenden als Ansprechpartner*in bei Schwierigkeiten mit dem/der neue*n Chef*in zur Verfügung stehen.

Insgesamt hängt die Ausgestaltung der Übergangsphase mit der grundsätzlichen Haltung und Stimmung ab, mit dem ein*e Ex-Chef*in die Klinik verlässt. Ist die neue Rolle als Ruheständler*in voll akzeptiert und die Verantwortung übertragen, kann eine Phase mit beratendem Charakter vereinbart werden. Gibt es bereits im Vorfeld Unstimmigkeiten zwischen Alt und Neu oder der Klinikleitung, sollte die Übergangszeit auf die wesentlichsten Aspekte beschränkt werden oder sogar völlig entfallen.

10.2.2 Den Einstieg gut vorbereiten

Ein Wechsel auf der Chefarztebene ist für eine Klinik und ihre Mitarbeitenden immer eine Belastung. Die Auswirkungen können sehr unterschiedlich sein. Sie werden stark davon beeinflusst, welchen Führungsstil der/die alte Chef*in gepflegt und auf welche Weise er oder sie sich aus der Klinik ausgefädelt hat. Eher missmutig und jede Neuerung verhindernd? Mit großen Schwierigkeiten, Verantwortung abzugeben? Wie war das Verhältnis zu Mitarbeitenden und Geschäftsführung? Fest steht, dass das Alte endet und zunächst eine Lücke hinterlässt. Unter Umständen durchleben einige Mitarbeitende eine intensive Phase der Trauer oder verklären rückblickend die Zusammenarbeit. Aber auch das Gegenteil ist möglich: Das Team und eventuell die Geschäftsleitung blicken einer neuen Leitung mit einer enormen Erwartungshaltung entgegen, die anfänglich kaum zu erfüllen ist.

Wie der Führungsstil, so das Ausscheiden

Genauso wichtig wie der Weggang ist die Planung eines Anfangs für die neue Spitze. Je gezielter und systematischer ein Einstieg vorbereitet wird, desto schneller wird es gelingen, die Akzeptanz der neuen Umgebung zu gewinnen. Damit ein Start auf dieser Spitzenposition nicht verstolpert, sondern möglichst erfolgreich gestaltet wird, gibt es einige Grundregeln, die es zu beachten gilt:

*Ein gut vorbereiteter Einstieg sorgt für die schnelle Akzeptanz der/des Nachfolger*in*

1. Um kräftezehrendes Kompetenzgerangel zu vermeiden, empfiehlt es sich, die Übergabemodalitäten bereits in den Vertragsverhandlungen zu klären.
2. »Der Klinikbetrieb hat auch vor meiner Zeit funktioniert ...« – diese hilfreiche Grundhaltung schützt vor einer Abwertung der Leistungen der/des Vorgänger*in und des Teams.

3. Die Übernahme einer Chefarztposition ist ein mehrfacher Triathlon und kein Sprint. Es braucht Zeit, um herauszufinden, wie die Klinik, ihre Menschen und Prozesse »ticken«.
4. Fragen stellen, zuhören, Interesse zeigen. Das sind die wichtigsten Verhaltensweisen in der Startphase. Nur so entsteht ein eigenes Bild von den Mitarbeitenden, Arbeitsplätzen und -aufgaben. Gleich zu Beginn Lösungsvorschläge, Zustimmung oder Ablehnung zu äußern, schreckt ab, entbehrt einer seriösen Grundlage und wirkt unprofessionell.
5. Zu Beginn der Einarbeitungszeit sollte ein Gesprächsplan festgelegt und konsequent abgearbeitet werden. Er umfasst folgende Dialogpartner*innen: Vorgesetzte, Kolleg*innen, Mitarbeitende und Inhaber*innen von Schlüsselpositionen (später auch die Zuweiser*innen). Um einen umfassenden Einblick in die organisatorischen Einheiten und Arbeitsplätze der Klinik zu bekommen, ist das Mitlaufen mit Mitarbeitenden im Klinikalltag hilfreich. Abends gilt es, sich entsprechende Notizen zu machen.
6. Nach etwa acht bis zehn Wochen ist die erste Phase der Bestandsaufnahme abgeschlossen. Erst dann ist die solide Basis für die Entwicklung eines langfristigen Klinikkonzeptes gelegt, das folgende Aspekte berücksichtigt: Die Balance zwischen Bewahren und Verändern halten, Prioritäten setzen, betroffene Mitarbeitende früh beteiligen und dabei die Hierarchien beachten.
7. Auf Vergleiche mit der alten Klinik verzichten.
8. Vorgesetzte, Kolleg*innen und Mitarbeitende mit konstruktiven Gesprächen für die neuen Vorhaben gewinnen. Wer dauerhaft versucht, gegen Widerstände zu arbeiten, verschleißt sich und andere (▶ Kap. 4.3.1).
9. Die Mitarbeitenden an ihren Erfolgen, nicht an ihren Misserfolgen messen.
10. Der langsame Aufbau von Allianzen und die Kontaktpflege zu Meinungsmacher*innen und Schlüsselpersonen erleichtern die Integration und signalisiert Gesprächsbereitschaft.

Ein Chefarztwechsel ist keine leichte Sache – weder für den/die »Alte*n«, noch für den/die »Neue*n«. Mit strategischer Vorbereitung gewinnen beide auf ihrem Weg an Reputation und Anerkennung.

10.3 Chefärzt*innen und Geschäftsführung – gemeinsam dem wirtschaftlichen Druck begegnen

Die wirtschaftliche Lage vieler Kliniken in Deutschland ist schwierig. Steigende Kosten durch höhere Löhne, medizinischer Fortschritt, der demografische Wandel und der Rückgang öffentlicher Mittel für Investitionen machen vielen Klinikgeschäftsführungen erhebliche Sorgen. Zwangsläufig müssen sie nach neuen Strategien und Lösungsmöglichkeiten suchen, um die wirtschaftliche Situation ihrer Häuser zu verbessern und zu stabilisieren und so deren Zukunft zu sichern. Eine Herkulesaufgabe, die nur gelingen kann, wenn sie sie gemeinsam mit ihren Chefärzt*innen und Pflegeleitungen gestalten.

Doch noch immer herrscht in vielen Kliniken ein latenter Widerstreit zwischen der Geschäftsführung auf der einen und den Chefärzt*innen auf der anderen Seite. Während Geschäftsführer in erster Linie die Entwicklung ihrer betriebswirtschaftlichen Kennzahlen im Blick haben, messen Mediziner*innen den Erfolg der Klinik hauptsächlich an ihren medizinischen Leistungen. Zwar mussten sie mittlerweile lernen, dass auch betriebswirtschaftliche Kennzahlen, wie z. B. Case Mix Index, Verweildauern, CMI-Entwicklung und Erlösvolumen, bei der Bewertung ihrer Leistungen eine Rolle spielen. Dennoch fällt es vielen Chefärzt*innen – die bei der Wahl ihres Berufes eigentlich das Ziel hatten, Krankheiten zu bekämpfen und Menschen zu heilen – häufig schwer, ihr medizinisches Handeln unter ein vermeintliches Kosten- und Zahlendiktat zu stellen. Ihr Widerstand wächst weiter, wenn sie außerdem den Eindruck haben, dass die Geschäftsführung für ihre medizinischen Belange nicht ausreichend aufgeschlossen ist.

Latenter Widerstreit zwischen Geschäftsführung und Chefärzt*innen

Die allerdings hat die Verantwortung für die wirtschaftliche Entwicklung der Klinik und ist dabei auf das Verständnis und das Mitwirken ihrer Chefärzt*innen angewiesen. Doch gelegentlich fehlt deren angemessene Bereitschaft, Chefärzt*innen im »Not-wendigen« Bemühen um haushälterische Stabilität der Klinik zu unterstützen.

Trotz dieser systemimmanenten Spannungen haben Geschäftsführende und Chefärzt*innen in Anbetracht der schwierigen Gesamtentwicklung in der Gesundheitswirtschaft nur eine Möglichkeit zur aktiven Gestaltung ihrer Klinik: die gemeinsame Entwicklung einer langfristigen Klinikstrategie. Damit sie zügig greifen kann, müssen Entscheidungen schnell getroffen und mit hoher Verbindlichkeit umgesetzt werden.

Gemeinsam Entscheidung treffen und umsetzen

Die wichtigste Voraussetzung dafür ist, dass beide Seiten ein Verständnis dafür entwickeln, dass sie partnerschaftlich für den Erfolg der Klinik verantwortlich sind. Erst dann entstehen gegenseitiges Vertrauen und die nötige Offenheit, um z. B. während einer Strategiekonferenz zielorientiert alle Fragen stellen, Abläufe und Prozesse überprüfen und ein Wir-Gefühl entwickeln zu können. Die Berücksichtigung folgender Aspekte kann beiden Seiten eine Brücke bauen:

Partnerschaftliche Verantwortung für den Klinikerfolg

10.3.1 Chefärzt*innen ...

- achten unbedingt darauf, sich im Spannungsfeld von Medizin und Betriebswirtschaft ihre moralische und ethische Integrität zu erhalten und vertreten diese souverän gegenüber ihrer Geschäftsführung.

Moralische und ethische Integrität erhalten

Praxis

»Sprache« der Geschäftsführung lernen
- kommen nicht umhin, betriebswirtschaftliche Aspekte in ihr klinisches Handeln zu integrieren und ihren Teams zu vermitteln. Dafür ist es notwendig, die »Sprache« der Geschäftsführung zur lernen.

Strukturen an betriebswirtschaftliche Anforderungen anpassen
- brauchen klare Strukturen, die die betriebswirtschaftlichen Anforderungen im Klinikalltag für alle Teammitglieder umsetzbar machen, z. B die routinemäßige Überprüfung der Verweildauern einzelner Patient*innen vor jeder Visite.

Kodier-Qualität sicherstellen
- müssen eine solide Kodier-Qualität ihrer Ärzt*innen bzw. Kodierkräfte sicherstellen.

Oberärzt*innen als Leitungskräfte fordern
- entlasten sich, in dem sie sich Zeit für die Führung ihrer Mitarbeitenden nehmen und ihre Oberärzt*innen (unter anderem mit Zielvereinbarungsgesprächen) als Leitungskräfte fordern und fördern (▶ Kap. 9.3).

Investment in Management und Führung
- müssen bewusst Zeiten umschichten und in Management und Führung investieren, um sich diesen zusätzlichen Herausforderungen stellen zu können.

10.3.2 Geschäftsführer*innen ...

In medizinische Abläufe hineindenken
- erhöhen die Akzeptanz bei ihren Chefärzt*innen, wenn sie sich in die Sprache und Abläufe ihrer Ärzt*innen hineindenken, sich hin und wieder einen Kittel anziehen und sich im OP und auf den Stationen sehen lassen.

Fürsorgepflicht gegenüber den Chefärzt*innen wahrnehmen
- haben eine Fürsorgepflicht ihren Chefärzt*innen gegenüber. Benötigen diese für sich oder ihr Team z. B. zusätzliche Qualifizierungen im Hinblick auf Mitarbeiterführung oder Kodierung, sollten ihnen die entsprechenden Maßnahmen an die Hand gegeben werden.

Klinikverwaltung als Dienstleister für die Mediziner*innen betrachten
- sind dafür verantwortlich, dass sich die Mitarbeitenden in der Klinikverwaltung als Dienstleister für die Mediziner*innen verstehen, die diese entlasten und nicht zusätzlich belasten. Zahlenmaterial, das den Chefärzt*innen zur Verfügung gestellt wird, sollte nach gemeinsam entwickelten Kriterien verständlich aufbereitet und dargestellt werden (Cockpit-Charts).

Medizinisch-juristische Zusammenhänge kennen
- tragen bei Operationen, die hohe DRGs versprechen, die Verantwortung für erforderliche Mindestmengen, die zur Aufrechterhaltung des reibungslosen medizinischen Ablaufs und der Qualität erforderlich sind. Zudem benötigen sie solide Kenntnisse medizinisch-juristischer Zusammenhänge.

Kompetenz der Chefärzt*innen einbeziehen
- profitieren von der Kompetenz ihrer Chefärzt*innen bei der Entwicklung einer langfristigen Klinikstrategie und sollten diese stärker nutzen und einbeziehen.

Ausgewogenes Verhältnis zwischen externer Vernetzung und internem Führungshandeln herstellen
- achten bei der Einteilung ihres Zeitkontingents auf ein ausgewogenes Verhältnis zwischen externer Vernetzung, z. B. auf kommunaler Ebene, sowie partnerschaftliches und konsequentes Führungshandeln innerhalb der Klinik.

Gemeinsame Strategiegespräche durchführen

Münden diese Aspekte in ein jährliches Strategiegespräch mit allen Chefärzt*innen, in dem gemeinsam die Ziele für das kommende Geschäftsjahr und für die nächsten drei Jahre festlegt werden, entstehen neue Handlungsspielräume und erhebliche Synergieeffekte. Monatliche Jour-fixe-Runden geben die Möglichkeit zum Nachsteuern. Doch ein solcher Prozess der partnerschaftlichen Klinikentwicklung ist kein Selbstläufer. Er ist unweigerlich mit einer Vielzahl von Veränderungen verbunden. Sie gelingen nur, wenn sie von der Geschäftsführung geführt und gesteuert werden. Diese wiederum benötigt die Akzeptanz und die Bereitschaft ihrer Chefärzt*innen, für die gemeinsam erarbeiteten Lösungen einzustehen – schließlich müssen sie die Veränderungen in ihren Teams loyal (▶ Kap. 7.3) vertreten und umsetzen.

Zwar werden die enormen wirtschaftlichen Herausforderungen mit den beschriebenen Maßnahmen für die Kliniken nicht geringer, aber Chefärzt*innen und Geschäftsführung können sie zusammen besser bewältigen und den beteiligten Menschen mit deren Bedenken eine größere Sicherheit vermitteln.

Für beide Seiten gilt: Wer nicht gestaltet, wird gestaltet. Chefärzt*innen, die nach Alternativen in anderen Kliniken suchen, merken schnell, dass »das Gras hinter dem Zaun nicht grüner ist«, d. h. alle Kliniken dem gleichen wirtschaftlichen Druck ausgesetzt sind. Allerdings kann sich der Umgang zwischen Geschäftsführung und Chefärzt*innen wohltuend unterscheiden.

10.4 Neu in der Chefarztposition

Endlich sind alle Hürden des Bewerbungsverfahrens genommen und die Verträge für die neue Position unterzeichnet – ein Grund zur Freude und eine große Chance. Damit aber die Übernahme der neuen Aufgaben gelingt und der Aufstieg hält, was er verspricht, ist es wichtig, den Start systematisch zu gestalten.

Wechsel auf der Chefarztebene gehören zwar zum Klinikalltag dazu, dennoch bergen sie immer wieder Überraschungen. Die ungeahnte Loyalität der Mitarbeitenden zum/zur scheidenden Chef*in erschwert die Einarbeitung oder plötzlich keimt beispielsweise das längst der Vergangenheit zugeordnete Konkurrenzgerangel zwischen zwei Oberärzt*innen wieder auf. Die Erwartungen an den/die Neue*n sind in der Regel hoch und häufig auch noch widersprüchlich.

Hoher Erwartungsdruck

Welche typischen Fallstricke gibt es bei einem Wechsel in eine Führungsposition? Was sind die ersten Aufgaben und wichtigsten Botschaften an die neuen Mitarbeitenden und Kolleg*innen? Wer sich und dem eigenen neuen Umfeld den Einstieg in die Position erheblich erleichtern will, zeigt jederzeit Respekt vor den Leistungen der/des Vorgänger*in und denen des Teams. Ein simpler, aber wirkungsvoller Gedanke hilft, den hohen Erwartungsdruck zu mildern: »Das Team hätte auch ohne mich noch eine ganze Weile einen guten Job gemacht.«

Präambel: »Es hat auch ohne mich funktioniert.«

Wie erfolgreich die Übernahme der neuen Position verläuft, hängt stark davon ab, ob es dem/der neuen Chef*in gelingt, dem Wechsel ein eigenes Profil zu geben. Führungswechsel, die eine Chance für Veränderungen sein sollen, erfordern die Bündelung der Kräfte auf eine gemeinsame Vision. Gelingt es, nach einer überschaubaren Zeit eine Zielelandschaft zu entwerfen, mit der die nötigen Ressourcen mobilisiert werden können, sind die Weichen für einen erfolgreichen Chefarztwechsel gestellt.

Was sind die typischen Fehler und Erfolgsfaktoren bei einem Chefarztwechsel?

Verbreitete Fehler neuer Chefärzt*innen

Häufige Fehler:

- Konzentration auf »Schwachstellen«
- zu viele und zu ehrgeizige Ziele
- Übernahme von Zeitdruck
- heimliche Konkurrenz mit dem/der Vorgänger*in
- einseitige Betonung von Veränderung
- Vernachlässigung der persönlichen Vernetzung zugunsten der Bewältigung drängender Probleme

Erfolgsfaktoren neuer Chefärzt*innen

Erfolgsfaktoren sind:

- Vermittlung von Sicherheit und Anerkennung
- schnelle und ganzheitliche Analyse der Ausgangssituation
- Entwicklung von Schlüsselbeziehungen
- Management der Erwartungen
- Entwicklung einer kommunizierbaren Vision
- ausgewogenes Verhältnis zwischen Stabilität und Bewahrung

10.4.1 Im Kräftefeld unterschiedlicher Erwartungen

Unterschiedliche Erwartungen erkennen

Ein Chefarztwechsel ist immer mit hohen Erwartungen verbunden: Geschäftsführung und Vorstand verlangen, dass anstehende Probleme gelöst und eine neue Strategie entwickelt sowie umgesetzt werden. Mitarbeitende hoffen darauf, dass der/die Neue Verständnis für ihre angespannte Personalsituation entwickelt. Die Patient*innen wünschen sich, dass sie die gleiche Behandlung wie zuvor erhalten, und die Familie erwartet, dass der neue Job noch Zeit für gemeinsame Aktivitäten lässt. Nicht einfach, mit diesem Erwartungsdruck zurechtzukommen. Vorteile hat, wer schnell die realistischen von den unrealistischen Themen trennen kann und bereits Pläne entwirft, bevor der Dienst überhaupt angetreten wird (▶ Kap. 2).

Chefärzt*innen, die von außen kommen, sollten versuchen, in ausführlichen Vorgesprächen die Erwartungen und Vorstellungen der Klinikleitung zu erkunden. Dann haben sie einen erheblichen Vorteil gegenüber Führungskräften, die innerhalb der Klinik aufgestiegen sind: Sie sind frei von klinikinternen Sichtweisen und nicht durch alte Verpflichtungen gebunden.

10.4.2 Schlüsselbeziehungen

Die Beziehungen zur Geschäftsführung bzw. Vorstand, zu den Mitarbeitenden und den Kolleg*innen haben eine zentrale Bedeutung bei der Übernahme einer neuen Position. Aber auch der Umgang mit enttäuschten Mitbewerber*innen und informellen Führer*innen entscheidet häufig über den Verlauf des Einstiegs in die neue Position. Loyalitäten und Bindungen, Konkurrenz, Verunsicherung und Angst sind die Gefühle, die jeden Chefarztwechsel begleiten – allerdings wird darüber selten offen gesprochen.

Um schnell festzustellen, welche Personen im Umfeld des/der neuen Chefärzt*in wichtig sind, hilft die Beantwortung dieser Fragen:

Wichtige Personen identifizieren

- Wer war in den vergangenen drei Jahren an wichtigen Entscheidungen beteiligt?
- Wer hat sich bei Konflikten eingeschaltet?
- Wer war in der Übergangsphase an wichtigen Entscheidungen beteiligt?
- Wer hat ein Interesse an der jetzigen Situation?
- Wer würde es als erste*r merken, wenn sich etwas verändert?
- Wer würde als erste*r eingreifen, wenn nichts Entscheidendes geschieht?
- Wer hat Angst, seine/ihre Macht zu verlieren?
- Wer hat Interesse, seine/ihre Macht auszubauen?

10.4.3 Dauerthemen, Stärken und Engpässe identifizieren

Häufig erhalten neue Führungskräfte die Empfehlung, erst einmal eine Schwachstellen-Analyse zu machen. Aber genau das ist die denkbar ungeeignetste Methode, um einen Zugang zum neuen Team zu finden.

Erfolgreiche Chefärzt*innen-Neulinge fragen ihr Team nach den Stärken und nach dem Know-how, das sich in den vergangenen Jahren entwickelt hat. Sie erkundigen sich nach den Dingen, auf die die Mitarbeitenden stolz sind, achten darauf, dass sie erhalten bleiben, und eröffnen sich so einen Weg zur konstruktiven Zusammenarbeit.

Konzentration auf die Stärken

Vor diesem Hintergrund werden dann die Probleme identifiziert, die gelöst werden müssen. Dabei gilt es, Wichtiges von Unwichtigem und Lösbares von Unlösbarem zu trennen. Allerdings muss nicht jedes Problem sofort gelöst werden. Im Gegenteil, es kommt vielmehr darauf an, Dauerthemen als solche zu erkennen, damit man sich zu Beginn nicht an der falschen Stelle verausgabt.

Fragen stellen, zuhören, Interesse zeigen. Diese Verhaltensweisen sind weitaus wichtiger als Lösungsvorschläge zu präsentieren, Zusagen zu machen

Gespräche mit allen Mitarbeitenden

oder Ablehnung zu äußern. Daher empfiehlt es sich, während der ersten Wochen in der neuen Position mit allen Mitarbeitenden bzw. Schlüsselpersonen ein Erstgespräch (30 bis 40 Minuten, erst Ober-, dann Assistenzärzt*innen) zu führen und folgende Aspekte anzusprechen:

- Aufgaben und bisherige Entwicklung des/der Mitarbeitenden
- Stand der Klinik aus deren Sicht
- Qualität der Schnittstellen
- Wie ist die Klinik in der Region eingebunden (Patient*innen, Zuweiser*innen, Kooperationspartner*innen, Wettbewerber)
- Zusammenarbeit und Zufriedenheit
- Besprechungen
- Veränderungsprozesse
- Wünsche und Erwartungen des/der Mitarbeitenden

Zusätzlich werden mit einer Potenzialanalyse zunächst die Stärken der Mitarbeitenden herausgearbeitet. Anschließend rücken die Engpässe und Dauerthemen in den Fokus.

10.4.4 Entwicklung einer kommunizierbaren Vision

Vorstellungen zu Leitbildern und Zielen verdichten

Die Entwicklung einer kommunizierbaren Vision ist ein strategischer Erfolgsfaktor für jede*n neue*n Chefärzt*in. Besondere individuelle Fähigkeit und Ideen zu konkreten Leitbildern und Zielen können sich verdichten. Mitarbeitende spüren, ob der/die Neue eine Vorstellung davon hat, wie die Klinik in zwei Jahren aussehen soll. Mehr noch, sie wollen diese Vorstellung kennenlernen, um sich mit einer neuen Aufgabe identifizieren zu können. Nach sechs bis neun Monaten sollte der/die Chef*in dieses Bedürfnis bedienen.

Erfolgreiche Chefärzt*innen-Nachfolger treten jedoch nicht vor ihr Team und verkünden stolz ihre Vorstellungen. Vielmehr achten Sie darauf, dass sich die neuen Ziele in den vielen Gesprächen, die sie führen, entwickeln (▶ Kap. 5).

10.4.5 Klima – die Basis jeder Veränderung

Noch immer geistert durch viele Kliniken das überkommene Motto »neue Besen kehren gut«. Aber es wird Zeit, diese alten Mythen zu beerdigen. Die Geschichten von der oder dem Neuen, der/die endlich durchgreift und schnell und entschlossen ohne Rücksicht auf Verluste handelt, sollten nicht länger kolportiert werden.

Organisationsklima schaffen, das die Bereitschaft für Veränderungen erzeugt

Komplexe, hochgradig vernetzte Kliniksysteme mit qualifizierten Mitarbeitenden, wie man sie heute in fast allen Sparten vorfindet, verlangen ein behutsameres Vorgehen. Hier geht es zunächst darum, ein Organisationsklima zu schaffen, das neue Kraft freisetzt und die Bereitschaft für Veränderungen erzeugt.

Die Vermittlung von Sicherheit und Anerkennung ist eine der zentralen Aufgaben einer Leitungskraft in der ersten Phase einer Positionsübernahme. Deshalb ist es so entscheidend, in Gesprächen und Arbeitsgruppen den Kontakt zu den Mitarbeitenden zu suchen, damit die ihre*n neue*n Vorgesetzte*n schnell einschätzen und seine/ihre Ziele kennenlernen können. Mitarbeitende müssen wissen, was der/die Neue von ihnen erwartet, aber auch, ob er/sie mit Kritik umzugehen weiß.

Sicherheit und Anerkennung vermitteln

10.4.6 Aktive Gestaltung des Chefarztwechsels

Nach einer ersten Phase der Orientierung in den Sachfragen und dem Kennenlernen der Erwartungen heißt es für den/die neue*n Chef*in, dem Wechsel ein eigenes Profil zu geben. Auf der Basis der verfügbaren Informationen und der Kenntnis wichtiger Themen werden nun die ersten Schritte der Veränderung bestimmt. In einem Zeitraum zwischen sechs und zwölf Monaten nach der Übernahme der neuen Position wird die Klinik-Vision kommuniziert. Es werden neue Strukturen etabliert und Projekte initiiert. Personelle Entscheidung werden getroffen und falls notwendig strategische Schwerpunkte korrigiert. Wichtig ist es, Prioritäten auf der Zeitachse zu setzen und die Balance zwischen Veränderung und Bewahrung zu halten.

Dem Führungswechsel ein eigenes Profil geben

Je gravierender die Veränderungen, umso bedeutsamer ist in dieser Phase die Vernetzung in den relevanten Beziehungen. Nur wem es im Vorfeld gelungen ist, durch Fragen und intensives Kennenlernen der Mitarbeitenden und Schlüsselpersonen Akzeptanz zu gewinnen, findet für die eigene Veränderungsstrategie die notwendige Unterstützung.

Entscheidend ist aber auch der Umgang mit Hindernissen. Sie bleiben in den seltensten Fällen aus und führen leicht zu Enttäuschungen bei den Mitarbeitenden. Hier gilt es, langfristige Ziele zu verfolgen und die notwendigen Korrekturen zu vollziehen.

Diese Grundregeln kennzeichnen die aktive Gestaltung des Wechsels an der Spitze:

Den Chefarztwechsel aktiv gestalten

1. Ziele in einem kommunizierbaren Motto bündeln.
2. Relevante Beziehungen entwickeln.
3. Arbeitsschwerpunkte setzen.
4. Transparenz hinsichtlich Zeit und Verlauf des Chefarztwechsels schaffen.
5. Auf Balance zwischen Stabilität und Veränderung achten.
6. Sicherheit und Wandel vermitteln.
7. Gegen den Widerstand von Mitarbeitenden, Kolleg*innen oder gar Vorgesetzten zu arbeiten ist auf Dauer nicht möglich. Daher immer mit dem Widerstand arbeiten.
8. Bedenken von Mitarbeitenden ernstnehmen.

10.4.7 Symbole und Rituale

Symbole und Rituale als Mittel der Kommunikation

Erfolgreiche Chefärzt*innen-Neulinge kennzeichnet noch eine weitere Fähigkeit: Sie beherrschen die Sprache der Symbole und Rituale. Sie werden sich nicht auf den Platz des/der Vorgänger*in setzen, wenn sie den noch trauernden Mitarbeitenden ihren Respekt für dessen/deren geleistete Arbeit vermitteln wollen.

Besonders dann, wenn es darauf ankommt, in relativ kurzer Zeit viele Personen zu erreichen, sind symbolische Handlungen und veränderte Rituale ein kaum zu überbietendes Mittel der Kommunikation. Die offizielle Verabschiedung des/der Vorgänger*in (▶ Kap. 10.2) oder die gemeinsamen Antrittsbesuche, ein erstes symbolkräftiges arrangiertes Meeting mit der Abteilung, mit der ab sofort zusammengearbeitet werden soll, sind Handlungen, denen gerade in der Phase des Übergangs viel Aufmerksamkeit geschenkt wird.

10.5 Strategisches Denken und Handeln

Kliniken, die dauerhaft im gegenwärtigen Verdrängungswettbewerb bestehen wollen, müssen sich weiterentwickeln und auf Innovationen setzen. Dabei geht es für die Häuser zunehmend darum, sich von der Konkurrenz abzuheben und ein eigenes Profil herauszubilden. Welche innovativen Operationsverfahren sollen wir in Zukunft anbieten? Brauchen wir angesichts der demografischen Entwicklung in unserer Region ein weiteres Herzkatheterlabor? Sind Kooperationen mit einem benachbarten Haus sinnvoll? Wie können wir unsere Struktur-, Prozess- und Behandlungsqualität verbessern? Es sind solche strategischen Fragen, auf die Klinikleitungen Antworten finden müssen, um ihre Häuser zukunftsfähig zu machen. Schließlich sind Patient*innen bei der Wahl eines Krankenhauses inzwischen sehr kritisch und nehmen auch weitere Wege in Kauf, wenn eine andere Klinik die bessere medizinische Versorgung verspricht.

Entwicklung des Fachgebiets einbeziehen

Doch es ist nicht allein Aufgabe der Geschäftsführung, eine Vision für die Zukunftsfähigkeit der Klinik zu entwickeln, einschließlich einer entsprechenden Strategie, wie diese Vision erreicht werden soll. Die Unterstützung und Expertise der Chefärzt*innen ist dabei unverzichtbar. Sie sind es, die Fachkongresse besuchen, die die Innovationen ihres medizinischen Gebiets kennen und so die Potenziale für mögliche neue oder erwartete Bedarfe in ihrem Fachgebiet ausloten können.

Bereitschaft zu Innovation und Veränderung

Längst wird daher von Chefärzt*innen viel mehr erwartet, als renommierte Spezialist*innen zu sein. Sie können sich nicht mehr ausschließlich auf ihre Mediziner*innen-Position zurückziehen und alle wirtschaftlichen Entscheidungen der Geschäftsführung überlassen. Zwar sind noch immer viele Chefärzt*innen zu stark in das operative Tagesgeschäft eingebunden.

Aber künftig ist ihr strategisches Denken und Handeln gefragt, um in Abstimmung mit der Klinikleitung und den Chefärzt*innen-Kolleg*innen Visionen und Strategien zu entwerfen, die die Zukunftsfähigkeit ihrer Klinik sichern. Dabei ist es vor allem die grundsätzliche Bereitschaft zur Innovation und Veränderung, die, gepaart mit methodischem Know-how (z. B. Businessplanerstellung), das strategische Denken und Handeln der Chefärzt*innen prägt.

Aber welche strategischen Überlegungen sind es konkret, die Chefärzt*innen für ihren Fachbereich anstellen sollten, um zur Entwicklung ihres Hauses beizutragen? Welche Einflussfaktoren gilt es zu berücksichtigen? Die folgende Darstellung gibt einen Überblick über die wichtigsten Parameter erfolgreicher Strategieentwicklung.

Bestandsaufnahme (intern und extern)

Ausgangssituation analysieren

- Der Fachbereich in Zahlen
  - Welche Top-Zehn-Indikationen werden behandelt?
  - Wie hat sich unsere Fallzahl während der vergangenen fünf Jahre entwickelt?
  - Wie hat sich die Fallschwere (CMI) der Top-Zehn-Indikationen im gleichen Zeitraum entwickelt?
  - Wie ist die Auslastung einzelner Teilbereiche in Prozent (z. B. Katheterlabor)?
  - Wie haben sich unsere Erlöse in den vergangenen fünf Jahren entwickelt?
  - Wie haben sich unsere Kosten (Personalkosten, Materialkosten etc.) in den vergangenen fünf Jahren entwickelt?
  - …
- Personelle Ausstattung des Fachbereichs
  - Welche Stellen sind derzeit unbesetzt?
  - Welche Schwerpunktkompetenzen sind vorhanden?
  - Welche Assistent*innen schließen in Kürze ihre Weiterbildung ab?
  - Wer geht demnächst in den Ruhestand?
  - Welches Know-how ist zurzeit nur an eine Person gebunden? Wer muss daher als zweite*r Know-how-Träger*in aufgebaut werden?
  - …
- Welche Stärken, Schwächen, Chancen und Risiken (SWOT-Analyse) kennzeichnen den Fachbereich in Bezug auf die
  - Gerätetechnische und architektonische Ausstattung?
  - Kompetenzen der Mitarbeitenden?
  - Qualität (Strukturqualität, Prozessqualität, Behandlungsqualität? Patientenorientierung?)
  - Zusammenarbeit mit anderen Klinikbereichen und ambulanten Strukturen (Schnittstellensteuerung)?
  - Mitarbeitendenorientierung und Ergebnisorientierung?
  - …

- Ausstattungsanalyse
  - Welche Geräte sind vorhanden, welche Behandlungsverfahren etabliert?
  - Wie ist die Ausstattung (Robotertechnik, Zimmerqualität usw.)?
  - …
- Mitbewerberanalyse
  - Was zeichnet Mitbewerber*innen im Vergleich zur eigenen Fachabteilung aus?
  - Wie haben sich eventuelle Mitbewerber*innen entwickelt?
  - Welcher USP wird dabei betont?
  - Wo liegen die Schnittmengen?
  - …
- Regionale Entwicklung
  - Wie ist die voraussichtliche demografische Entwicklung in der Region?
  - Welche fachbereichsrelevanten Inzidenzraten sind zu erwarten?
  - …
- Zuweiser*innen und Öffentlichkeit
  - Welche Maßnahmen der Zuweiserbindung sind bereits getroffen, welche noch erforderlich?
  - Wie ist die Außendarstellung des Fachbereichs, welche Optimierungsfelder gibt es?
  - …

Zukunft planen — Vision (Wo soll der Fachbereich in fünf Jahren stehen?)

- Der Fachbereich in Zahlen
  - Fälle
  - CMI
  - Die Auslastung einzelner Teilbereiche in Prozent (z. B. Katheterlabor)
  - Die Top-Fünf-Indikationen
  - Erlösentwicklung
  - Kostenentwicklung
  - …
- Was sollen Zuweiser*innen, Mitarbeitende, Patient*innen, Angehörige, Mitbewerber*innen über unsere Klinik sagen?
- Worüber möchten wir in fünf Jahren Stolz berichten, dass wir es geschafft haben?

Strategie entwickeln — Voraussetzung für das Erreichen der Vision

- Gerätetechnische und architektonische Ausstattung des Fachbereichs
  - In welche Geräte muss investiert werden?
  - Müssen Umbaumaßnahmen getroffen werden?
  - …
- Mitarbeitende
  - Welche Stellen müssen besetzt oder geschaffen werden?

– Welche Schwerpunktkompetenzen werden benötigt?
  – Wer muss/kann qualifiziert werden?
  – Wie können wir unserer Attraktivität als Arbeitgeber*in entwickeln (Vereinbarkeit von Familie und Beruf, Facharztausbildung anhand eines verbindlichen Curriculums, Maßnahmen, um gute Mitarbeitende zu halten und Bewerber*innen anzuziehen)?
  – ...
- Synergien
  – Können Geräte-Nutzungskonzepte mit anderen Fachbereichen innerhalb des Hauses entwickelt werden?
  – Bieten sich Kooperationen mit anderen Kliniken in der Region an?
  – Welche Disziplinen geben wir auf? Woraus konzentrieren wir unsere Energie?
  – ...

Folgende Fragen sind für den Erfolg in den nächsten fünf Jahren hochrelevant:

Aspekte für den Erfolg in den nächsten fünf Jahren ermitteln

- Sollen wir in die *Robotertechnik* investieren?
- Welchen Vorteil hat der Aufbau einer *Geriatrie*?
- Wie und wann führen wir die invasiven Maßnahmen der *Schlaganfallbehandlung* mit der Neuroradiologie zusammen?
- Sollen wir das Angebot der *Geburtshilfe* aufrechterhalten? Wenn ja, wie decken wir die Wünsche der Frauen nach medizinischer Sicherheit und gleichzeitiger Wellnessatmosphäre ab?
- Welche Vorteile hat die *Zertifizierung zum Organ- oder Endoprothesenzentrum*?
- Ist die *Zertifizierung zu einem onkologischen Zentrum* möglich?
- Wie können wir für *Elektiv- und Notfallpatient*innen* gleichermaßen attraktiv sein?
- Wie können wir unsere *Zentrale Notaufnahme* zu einer hochgeschätzten Anlaufstelle für Rettungsdienste, Notärzt*innen, Patient*innen und Angehörige machen?
- Wie synchronisieren wir unser *Aufnahme- und Entlassmanagement*?
- Wie passen wir in der *Kinder- und Jugendpsychiatrie* unser psychodynamisch orientiertes Behandlungskonzept an die Herausforderungen der Zeit an?
- Wie koordinieren wir den Fluss von Patienten*innen bezüglich *Intensivstation*, Intermediate Care, Aufwachraum und Normalstation? Welche Vorteile hat für uns die Integration aller Intensivstationen in eine Klinik für Intensivmedizin?
- Mit welcher *IT-Technik* können wir die zunehmende administrative Arbeit unserer Ärzt*innen und Pflegekräfte vereinfachen (elektronische Patientenakte usw.)?
- ...

| Zwischenziele stecken | **Phasen der Umsetzung**

- Festlegung von drei Zwischenzielen je Visionsschwerpunkt entlang einer Zeitachse von drei Jahren
  - Fälle
  - CMI
  - Die Auslastung einzelner Teilbereiche in Prozent (z. B. Katheterlabor)
  - Die Top-Fünf-Indikationen
  - Erlöse
  - ...

| Wert der Veränderung formulieren | **Nutzenargumentation**

- Welchen Wert haben die geplanten Maßnahmen für
  - die gesamte Klinik?
  - die Fachabteilung?
  - die Patient*innen?
  - die Versorgungsstruktur in der Region?
  - die Attraktivität als Arbeitgeber?

Chefärzt*innen, die Antworten auf solche Fragen geben und diese vor der Geschäftsführung ihrer Klinik plausibel darstellen können, präsentieren sich dort als Gesprächspartner*in auf Augenhöhe. Gleichzeitig sind sie aktive Gestalter*innen in ihrem Einflussbereich und warten nicht darauf, dass ihnen die Klinikleitung Maßnahmen vorschreibt, die sie aufgrund ihrer Fachkompetenz nicht gutheißen können. Bei der Umsetzung der letztendlich in Abstimmung mit der Geschäftsführung beschlossenen Strategie ist auch die Kompetenz der Chefärzt*innen gefragt, einen Veränderungsprozess wirksam steuern zu können – ausführliche Informationen dazu enthält das Kapitel »Change Management« (▶ Kap. 4).

10.6 Von dem/der Sekretär*in zur Managementassistenz – eine Entwicklungsmaßnahme, die Chefärzt*innen entlastet

| Sekretär*in zur Managementassistenz entwickeln | Fragt man Chefärzt*innen, wer sie bei ihrer Arbeit wirksam entlasten könnte, fallen den meisten zunächst ihre ärztlichen Fachkräfte ein. Dass aber ein gut aufgestelltes und qualifiziertes Sekretariat wesentlich zu ihrer Entlastung beitragen kann, ist vielen gar nicht bewusst. Noch immer sind sehr viele Chefarztsekretariate wie ein klassisches Vorzimmer organisiert.

Doch meist steckt dahinter nicht etwa das traditionelle Rollenverständnis oder das Unvermögen der Sekretär*innen, sondern häufig das fehlende Bewusstsein der Chefärzt*innen. In der Folge wird eine wichtige Chance zur effektiven Unterstützung der eigenen Arbeit vertan und gleichzeitig die Aufwertung des bzw. der Sekretär*in zur Managementassistenz verhindert.

Doch welche konkreten Aufgaben und Tätigkeiten unterscheiden das klassische Chefarzt-Sekretariat von einer modernen Managementassistenz? Anhand der folgenden Checkliste lassen sich der aktuelle Organisationsgrad sowie die Entwicklungsmöglichkeiten des eigenen Sekretariats leicht analysieren.

Tab. 9: Checkliste »Welchen Organisationsgrad hat mein Sekretariat?«

Mein Sekretariat ist in der Lage, …	ja	nein
• sich mit der Klinik zu identifizieren.		
• die Abläufe, Strukturen und Projekte innerhalb meiner Klinik einzuordnen und aktiv zu unterstützen.		
• über den Horizont des eigenen Bereiches hinaus zu agieren und mit den Schnittstellen angrenzender Bereiche wirkungsvoll zu kommunizieren.		
• mit internen und externen Gesprächspartner*innen souverän umzugehen.		
• im Tagesgeschäft selbstständig und kompetent zu handeln.		
• das Wiedervorlagesystem zuverlässig zu führen.		
• sämtliche Termine zuverlässig und selbstständig zu koordinieren und zu verwalten.		
• mir Vorgänge über ein funktionierendes Mappenmanagement bestehend aus – Tagesmappe – Postmappe – Projektmappe – Lesemappe – Unterschriftenmappe – … täglich gut strukturiert vorzulegen.		
• meinen E-Mail-Eingang zu analysieren, zu priorisieren und mir (ggf. in ausgedruckter Form) zuzuleiten.		
• mich zuverlässig an die im Tagesverlauf entstandenen, dringenden Themen zu erinnern.		
• Projekte zu begleiten und deren Verlauf zu koordinieren.		
• ausgewählte Projekte verantwortlich zu verfolgen und zu leiten.		
• Projektbudgets zu kontrollieren.		
• Sitzungen zu organisieren und zu protokollieren.		
• Vorgespräche mit Sitzungsteilnehmenden zu führen.		

Am Anfang Führungszeit investieren

In den meisten Fällen lässt sich das bestehende Sekretariat zur Managementassistenz entwickeln. Doch damit die oben genannten Aufgaben so übernommen werden können, dass tatsächlich eine entlastende Wirkung entsteht, reicht das bloße Delegieren nicht aus. Insbesondere in der Anfangsphase ist Führungszeit erforderlich, um das Vorhaben praxistauglich verankern zu können – ein Investment, das sich später auszahlen wird.

Reifegrad überprüfen und ggf. Qualifizierung anbieten

Zunächst gilt es, den Reifegrad (▶ Kap. 1.2) der/des Mitarbeitenden festzustellen und zu prüfen, ob die grundsätzliche Bereitschaft zur Weiterentwicklung des Tätigkeitsspektrums besteht und welche zusätzlichen Qualifikationen eventuell erworben werden müssen. Kann in diesem Punkt nicht auf Anhieb Einigkeit erzielt werden, sollte er oder sie im Gespräch davon überzeugt werden, dass die Entwicklung zur Managementassistenz keine Bürde, sondern eine Aufwertung der Tätigkeit und eine Investition in die Arbeitsplatzsicherheit darstellt.

Neue Projekte und Aufgaben gemeinsam festlegen

Im nächsten Schritt definieren Chefärzt*in und künftige Managementassistenz gemeinsam die Projekte und Aufgaben, die eigenverantwortlich übernommen und bearbeitet werden können. Um die Handlungsspielräume und Kompetenzen abzustecken und der Assistenz einen verlässlichen Rahmen zu geben, werden gleichzeitig Abläufe und Strukturen festgelegt. Sind die organisatorischen Rahmenbedingungen geklärt, fällt dem/der Chefärzt*in die Aufgabe zu, die/den Mitarbeiter*in in der neuen Funktion zu inthronisieren und die neuen Aufgabenbereiche und Zuständigkeiten allen beteiligten Personen vorzustellen.

Besprechungsroutine vereinbaren

Damit die Managementassistenz im Klinikalltag die zugewiesenen Aufgaben wahrnehmen kann und ihre Unterstützung eine dauerhafte Wirkung hat, ist es wichtig, feste Besprechungsroutinen zu vereinbaren und diese einzuhalten. Hierzu gehören:

- täglich zehnminütige Bestandsaufnahme am Morgen
- Vorlage der Tagesmappen und Durchsprache der Tagesaufgaben
- täglich zehnminütige Bestandsaufnahme am Nachmittag
- Durchsprache der im Tagesverlauf entstandenen Themen, Klärung der noch zu erledigenden Aufgaben
- jeden Freitag 30-minütige Nachbereitung der abgeschlossenen Arbeitswoche und Vorbereitung der nächsten Woche

Unabhängig vom laufenden Klinikbetrieb geben regelmäßige Feedback-, Jahres- und Zielvereinbarungsgespräche Orientierung und Klarheit

Vertrauen und Loyalität bestimmen die Beziehung

Zusätzlich zu den beschriebenen organisatorischen Aspekten ist die funktionierende Beziehung zwischen Chefärzt*in und Managementassistenz gekennzeichnet von »weichen« Faktoren. Dabei bilden Vertrauen und Verbindlichkeit die Basis. Von besonderer Bedeutung ist jedoch die beidseitige Loyalität (▶ Kap. 7.3). Sie setzt voraus, dass sich beide Seiten im Außenverhältnis loyal zueinander verhalten und sich keiner hinter den Fehlern und Versäumnissen des anderen versteckt. Probleme sollten stets im direkten Dialog geklärt werden. Dazu gehört auch, dass sich die Managementassistenz ihrer besonderen Rolle bewusst ist und sich im eventuellen Konfliktfall nicht mit anderen Kolleg*innen gegen ihre*n Chef*in verbündet, sondern stets absolute Vertraulichkeit wahrt.

Wird die Entwicklung von dem oder der Sekretär*in zur Managementassistenz konsequent umgesetzt, profitiert neben den beiden Hauptakteuren die gesamte Klinik. Die Assistenz wird für den/die Chefärzt*in zu einer Hüterin der Zeit und darüber hinaus zur Repräsentation nach außen und innen. Ein*e entlastete*r Chef*in und eine kompetente Assistenz wirken auf ihr gesamtes Umfeld verlässlich, souverän und strukturiert. Auf diese Weise wird erfolgreiche Personalentwicklung für den/die Chefärzt*in zu einer nachhaltigen Investition in die eigene Person.

11 Prozesse

11.1 OP-Organisation – Erste Hilfe für das Herzstück der Klinik

OP gehört zu den teuersten Bereichen der Klinik

Der OP-Bereich ist das Herzstück einer jeden Klinik. Hier werden die Kernerlöse erzielt, die hier erbrachten medizinischen Leistungen entscheiden maßgeblich über den Ruf der Klinik. Doch in vielen Häusern ist der OP ein neuralgischer Punkt. Nicht etwa hinsichtlich der Qualität – das OP-Personal erbringt Tag für Tag Höchstleistungen, bei der elektiven Versorgung von Patient*innen ebenso wie im Notfallbereich. Vielmehr im Hinblick auf die Organisation der Arbeitsabläufe und die Gestaltung der berufsgruppenübergreifenden Zusammenarbeit. Gleichzeitig ist der OP einer der teuersten Bereiche der Klinik, eine OP-Minute kostet 40 bis 50 Euro, und nur etwa 60 % der OP-Kapazitäten werden genutzt. Vor dem Hintergrund immer knapper werdender finanzieller Ressourcen ist es für viele Häuser zwingend notwendig, alle Möglichkeiten zur Optimierung der Ablauforganisation im OP auszuschöpfen und die Zusammenarbeit innerhalb der OP-Teams zu verbessern.

*OP-Manager*in im Kreuzfeuer unterschiedlicher Interessen*

Zwar koordinieren in vielen Kliniken inzwischen OP-Manager*innen die Abläufe, aber ihre Aufgabe ist schwierig: Sie befinden sich häufig im Kreuzfeuer unterschiedlicher Interessen, ernten von allen Seiten Kritik und müssen ihre neutrale und sachbezogene Position gegen die Vereinnahmungsversuche unterschiedlicher Interessenvertretungen verteidigen. Wenn sie ihre Aufgabe des/der OP-Manager*in auch noch zusätzlich zu ihrer eigentlichen Arbeit erledigen müssen, wird es besonders aufreibend. Denn dann fehlt ihnen für die Koordination der OP-Abläufe zum einen die Zeit, zum anderen bekommen sie viele aktuelle Vorgänge gar nicht mit, weil sie in andere Tätigkeiten eingebunden sind.

Grundsätzlich besteht bei der Organisation der Abläufe im OP ein Konflikt zwischen der Versorgung von Notfallpatient*innen und der elektiven Behandlung. Immer wieder kommt es hier zu Problemen bei der Zuteilung der OP-Säle – es sei denn, die Klinik verfügt über separate Säle für Notfälle. Zusätzlich zu diesem systemimmanenten Konflikt erschweren unzulängliche organisatorische Rahmenbedingungen sowie zwischenmenschliche Auseinandersetzungen die Abläufe im OP-Bereich vieler Kliniken.

Verzögerung geplanter Operationen erzeugt Unmut

Ein Aspekt, der immer wieder für Zündstoff sorgt, sind Verzögerungen geplanter Operationen. Eine Ursache dafür ist die knappe und häufig unrealistische OP-Planung. Obwohl die Zeiten für Routineoperationen bekannt sind, werden sie mit deutlich reduzierten Zeitangaben in die OP-Pläne gepresst. So können die OP-Teams bereits beim ersten Blick in den OP-Plan erkennen, dass das geplante Arbeitszeitende in weite Ferne rückt – für Teammitglieder, die Familie und Beruf vereinbaren müssen, ein ziemliches Problem. Beginnt bereits die erste OP des Tages mit Verspätung, weil z. B. das Team nicht vollständig ist, Patient*innen nicht pünktlich in den OP gebracht werden, verschärft sich das Problem zusätzlich. All das sind Bedingungen, die Unzufriedenheit erzeugen und zudem unroutinierten Assistent*innen oder Pflegekräften kaum Spielraum lassen, sich in ihre Fachgebiete einzuarbeiten und Sicherheit zu gewinnen.

Aber auch Differenzen in den interdisziplinären OP-Teams sorgen häufig für Probleme. Ein Grund sind die zum Teil unterschiedlichen Kommunikationsstile und Interessen der verschiedenen Berufsgruppen und medizinischen Fachrichtungen.

Differenzen in interdisziplinären OP-Teams

Chirurg*innen agieren und kommunizieren häufig recht schnell und forsch. Aufgrund ihrer starken Sach- und Ergebnisorientierung neigen sie zu deutlichen Rückmeldungen, die mitunter die Wertschätzung ihres Gegenübers vermissen lassen. Das Absetzen von Operationen oder extrem lange Wechselzeiten sind ihnen ein Gräuel. An die Anästhesist*innen und Pflegekräfte, die mit ihnen im OP arbeiten, haben sie eine hohe Erwartungshaltung und sie gehen davon aus, dass diese ihre Wünsche ohne ein Wort erkennen und möglichst zügig umsetzen. Passiert das nicht, müssen die Teammitglieder schon mal mit einer harten Ansage rechnen. Was in gut eingespielten Teams vielleicht noch funktionieren mag, wird zum Problem, wenn latent Spannungen vorhanden sind oder unerfahrenes Personal im Team ist. Dann kann solches Verhalten stark verunsichernd wirken oder so große Unzufriedenheit hervorrufen, dass Kündigungen die Folge sind – ein Problem, da gut ausgebildete OP-Fachkräfte schwer zu finden sind.

Hinzu kommt, dass in vielen interdisziplinären OP-Teams unterschiedliche Ansprüche an die Einhaltung der Pausenzeiten und ein planbares Ende der Arbeitszeit vorhanden sind. Vor dem Hintergrund dann noch unterschiedlicher Persönlichkeitsprofile (▶ Kap. 2) und Interessen kommt es unter den fordernden und anspruchsvollen Arbeitsbedingungen im OP leicht zu Kontroversen.

Ein optimal funktionierender OP-Bereich basiert im Kern auf zwei Säulen:

1. Organisatorische Rahmenbedingungen, die die optimale Auslastung der OP-Kapazitäten sicherstellen. Regelmäßig kommen die Prozesse und Abläufe auf den Prüfstand und werden ggf. angepasst.
2. Interdisziplinäre OP-Teams, die möglichst eng und vertrauensvoll zusammenarbeiten. Ihre fachliche Qualifikation und ein sachlicher Umgangston sorgen für ein hohes Maß an Professionalität.

Mit folgenden einfachen Maßnahmen lassen sich die organisatorischen Rahmenbedingungen verbessern:

Verbesserung der organisatorische Rahmenbedingungen

OP-Koordinator*in etablieren	• Ein*e OP-Koordinator*in ist unerlässlich. Im Idealfall kümmert er/sie sich ausschließlich um die Koordinationsaufgaben. Müssen diese allerdings zusätzlich zu anderen Tätigkeiten erledigt werden, ist es wichtig, morgens und nachmittags ausreichend Freiräume für die OP-Koordination einzuräumen.
Ausrichtung der Kernprozesse auf OP-Pläne	• Durch die konsequente Ausrichtung der Kernprozesse der Klinik auf die OP-Pläne lassen sich zahlreiche Verzögerungen beim OP-Beginn verhindern. Zum Beispiel können Visitenzeiten, Aufnahme und Management von Patient*innen besser an die OP-Pläne angepasst werden. Möglicherweise besteht Verbesserungspotenzial bei der Vorbereitung der Patient*innen auf der Station oder beim pünktlichen Transport in den OP.
Pünktlicher OP-Beginn	• Beginnt der OP-Tag pünktlich mit einer realistisch geplanten (Routine-) Operation, wird die Wahrscheinlichkeit weiterer Verzögerungen stark minimiert und damit der Stresslevel im Team deutlich reduziert.
Pufferzeiten einplanen	• Die OP-Planung orientiert sich an den Erfahrungen aus der Praxis und bezieht auch Pufferzeiten für Notfälle ein. Auf diese Weise lässt sich die Planungssicherheit für das gesamte Team verbessern. Zusätzlich können sogenannte »Joker-Patient*innen« unter Umständen kurzfristig ausgefallene Operationen ersetzen und Leerlauf verhindern.
OP-Statuten formulieren	• OP-Statuten, die aktiv im Klinikalltag angewendet werden, regeln alle wichtigen Eckpunkte des Tagesgeschäfts, unter anderem OP-Beginn und Pausenzeiten. Sie sorgen für Klarheit und Verbindlichkeit. Ihre Einhaltung und Aktualität werden regelmäßig überprüft. OP-Statuten, die länger als fünf Jahre bestehen, sollten im Rahmen einer OP-Konferenz auf den Prüfstand gestellt, auf ihre Aktualität geprüft und ggf. verbessert werden.
Arbeitszeit- und Schichtmodelle anpassen	• Die verbesserte Auslastung der kostenintensiven OP-Kapazitäten trägt maßgeblich zur langfristigen Zukunftssicherung vieler Kliniken bei. Vor diesem Hintergrund birgt die ergebnisoffene Prüfung innovativer Arbeitszeit- oder Schichtmodelle erhebliche Potenziale.
Zusammenarbeit im OP-Team verbessern	Je genauer und verbindlicher die organisatorischen Rahmenbedingungen festgelegt werden, umso leichter lassen sich auch die Reibungspunkte zwischen den unterschiedlichen Berufsgruppen und Fachärzt*innen reduzieren.

Folgende Maßnahmen dienen darüber hinaus der Verbesserung der Zusammenarbeit innerhalb der OP-Teams:

Fachgespräche zwischen Chirurgie und Anästhesie	• Regelmäßige Fachgespräche (z. B. einmal im Quartal) intensivieren den Austausch zwischen Chirurg*innen und Anästhesist*innen. Sie bieten auch die Möglichkeit für Feedbacks.
Monatliche OP-Gespräche	• Monatliche OP-Konferenzen dienen der Optimierung der Abläufe. Durch sie lassen sich belastbare Informationen zu Wechselzeiten, Schnitt-Naht-Zeiten, OP-Beginn usw. gewinnen und interpretieren. OP-Konferenzen geben Raum für kritische Fragen und für die Entwicklung von Verbesserungsmaßnahmen.

- Die Verbesserung der Arbeitsatmosphäre zwischen den vorhandenen Teammitgliedern ist das vordringliche Ziel. Ein gemeinsam entwickelter Verhaltenskodex, auf dessen Inhalt sich die Teammitglieder im Arbeitsalltag beziehen können, kann dazu einen wichtigen Betrag leisten. In ihm werden z. B. fünf Grundregeln für die Zusammenarbeit festgelegt, z. B.:
  - Wir reden miteinander, nicht übereinander.
  - Wir geben und nehmen konstruktives Feedback.
  - Absprachen halten wir ein.
- Qualifizierungspläne sichern die Weiterbildung des OP-Personals.
- …

Verhaltenskodex für alle Mitglieder des OP-Teams

In vielen Häusern ist die Optimierung der Abläufe und der berufsgruppenübergreifenden Zusammenarbeit im OP längst überfällig – eine Aufgabe, die auch von der Geschäftsführung engagiert angegangen werden sollte. Bereits mit einfachen Veränderungen lassen sich erhebliche Effekte erzielen. Aktives Handeln ist unerlässlich, damit es im Zentralbereich vieler Kliniken nicht zum Infarkt kommt.

11.2 Die Intensivstation

Für die meisten Patient*innen ist die Behandlung auf der Intensivstation nur ein kurzer Abschnitt während ihres gesamten Klinikaufenthaltes – allerdings ein sehr entscheidender. Denn sie befinden sich in einem kritischen Gesundheitszustand und leiden unter Störungen eines oder mehrerer Organsysteme. Daher ist die möglichst gute Organisation ihrer Behandlung von großer Bedeutung für den weiteren Krankheitsverlauf.

Die Intensivstation ist eingebettet in das Netzwerk der gesamten Krankenhausversorgung. Sie muss einerseits selbst optimal organisiert sein und ist gleichzeitig auf funktionierende Schnittstellen zu anderen Abteilungen und Dienstleistern angewiesen. Störungen der Ablauforganisation bergen ein hohes Gesundheitsrisiko für die Patient*innen und kosten Zeit.

Darüber hinaus zählt die Intensivstation zu den kostenintensivsten Abteilungen einer Klinik. Vor dem Hintergrund der wirtschaftlich angespannten Situation vieler Häuser gilt es somit, durch eine verbesserte Ablauforganisation die wirtschaftliche Zukunft der Klinik und die Behandlungsqualität der Patient*innen gleichermaßen zu sichern.

*Verbesserte Ablauforganisation schont die Patient*innen*

11.2.1 Intensivmedizinische Abläufe

Die intensivmedizinische Behandlung ist sehr komplex. An ihr sind verschiedene Berufsgruppen beteiligt, die funktionsgerecht zusammenarbeiten und ihre Maßnahmen sehr genau miteinander abstimmen müssen.

»So gibt es viele Interaktionen, die Möglichkeiten für Missverständnisse, Reibungsverluste, Unstimmigkeiten bieten und die in diesem Zusammenhang verbessert werden können« (Burchardi, 2011, S. 92).

SOPs sichern die Ablauforganisation

Um dieses Ziel zu erreichen, müssen Abläufe verbindlich definiert, schriftlich fixiert und jedem beteiligten Teammitglied zugänglich gemacht werden. Solche Ablaufregeln oder Standard Operating Procedures (SOP) beziehen auch die tatsächlichen Gegebenheiten und Aufgaben auf der jeweiligen Intensivstation ein. Daher unterscheiden sie sich von Leitlinien und Guidelines, die klinikunspezifisch aufgestellt werden und allgemein gültig sind. Die Festlegung von SOPs trägt maßgeblich zur Qualitätssicherung und der Optimierung der Ablauforganisation bei. Denn die Existenz klar definierter Abläufe und deren Nachlesbarkeit sorgen dafür, dass sie von den beteiligten Mitarbeitenden auch wahrgenommen und beachtet werden können.

Es sind Abläufe, die häufig vorkommen und gut standardisierbar sind, die sich für eine Regelung anhand von SOPs eignen, z. B. die Entwöhnung vom Respirator. Dabei ist es entscheidend, dass SOPs von den Personen erarbeitet werden, die mit ihnen arbeiten. Die Konsentierung von SOPs ist ebenso wichtig wie ihre Funktion – häufig wirkt der Prozess sogar teambildend.

Schrittweise Erarbeitung einer SOP

Die Erarbeitung einer SOP orientiert sich an folgenden Schritten (Burchardi, 2011, S. 92):

- Überprüfung des Behandlungsablaufes hinsichtlich folgender Kriterien: gut standardisierbar, relevant, verallgemeinerbar, ausreichend häufig
- Quellenrecherche, ob bereits SOPs für diesen Behandlungsablauf beschrieben wurden
- Formulierung eines ersten Entwurfes
- Ergebnisoffener Praxistest, mit anschließenden eventuellen Anpassungen
- Einführung in den Stationsalltag inkl. Information aller Mitarbeitenden
- Überprüfung und ggf. weiterer Anpassung

SOP regelmäßig durchsprechen

Von großer Bedeutung für die kontinuierliche Weiterentwicklung und Verbesserung der SOPs ist auch die Dokumentation und Durchsprache von Critical Incidents (CIRS). Darüber hinaus wird die Anwendung der SOP gesichert, wenn sie regelmäßig in den Schichtübergaben und in Mitarbeiterbesprechung durchgesprochen werden.

11.2.2 Klinikinterne Abläufe

Intensivstation mit dem Funktionsnetzwerk der Klinik verzahnen

Die Intensivstation ist integriert in das Funktionsnetzwerk der gesamten Klinik. Daher ist die möglichst gute und verbindliche Abstimmung mit angrenzenden Bereichen wichtig für den erfolgreichen Behandlungsverlauf. So müssen z. B. Operationstermine, CT-Termine oder Konsiliarbesprechungen genau geplant und eingehalten werden, um die Intensivbehandlung auf das erforderliche Mindestmaß zu reduzieren. Damit unnötige Wartezeiten und Verzögerungen wirksam vermieden werden können, kommt es darauf an, dass die Zusammenhänge der klinikinternen Abläufe allen Mitarbeitenden der Intensivstation bewusst sind.

Die Intensivbehandlung von Patient*innen erfolgt in enger Kooperation mit den primär behandelnden Ärzt*innen der verschiedenen Fachgebiete. Diese interdisziplinäre Zusammenarbeit und Diskussion trägt maßgeblich zur umfassenden Patientenversorgung bei. Damit sie reibungslos funktioniert, sind gemeinsam durchgeführte Visiten, die zu festen Zeiten stattfinden, unerlässlich. Unter Umständen kann auch eine in enger Abstimmung der unterschiedlichen Fachgebiete erarbeitete Geschäftsordnung die Entscheidungsabläufe und Verantwortlichkeiten regeln.

Um die Zusammenarbeit von spezialisiertem intensivmedizinischem Personal zu optimieren und dessen Kompetenzen zu bündeln, zeichnet sich in größeren Häusern der Trend ab, fachabteilungspezifische Intensivstationen zu einer Klinik für Intensivmedizin (KIM) zusammenzulegen. In der KIM werden in der Regel chirurgische, internistische, neurologische und kardiologische Patient*innen behandelt. Die intensivmedizinische Vernetzung in einer KIM führt zu einer besseren Nutzung der personellen, apparativen und ökonomischen Ressourcen und trägt gleichzeitig zur Verbesserung der Behandlungsqualität bei.

Unabhängig vom jeweiligen Organisationsmodell muss die krankenhausinterne Verlegung auf bzw. von der Intensivstation möglichst gut koordiniert werden. So ist die rechtzeitige Übernahme der Patient*innen ebenso kritisch wie die Rückverlegung auf die Normalstation. Verzögert sich die Aufnahme auf die Intensivstation, weil Ärzt*innen oder Pflegekräfte auf der Normalstation nicht ausreichend intensivmedizinisch geschult sind, um die Bedrohung zu erkennen, verstreicht unter Umständen kostbare Zeit. Um das Bewusstsein für kritische Patientensituationen bei den Ärzt*innen auf den Normalstationen zu entwickeln, sind kontinuierlich intensivmedizinische Schulungen notwendig.

Aufnahme und Rückverlegung koordinieren

Gleichzeitig gilt es für die Intensivstation, den richtigen Zeitpunkt für die Rückverlegung von Patient*innen auf die Normalstation zu bestimmen. Eine zu lange Verweildauer ist kostenintensiv sowie für Patient*innen belastend und unter Umständen mit zusätzlichen gesundheitlichen Risiken verbunden. Bei einer zu frühen Verlegung kann die erforderliche Versorgungsqualität auf der Normalstation nicht gewährleistet werden.

11.2.3 Intermediate-Care-Station

An der Schnittstelle zwischen Intensivstation und Normalstation kann eine Intermediate-Care-Station (IMC) eine wichtige Funktion ausüben. Auf ihr werden Patient*innen versorgt, die keine Intensivbehandlung mehr benötigen, aber dennoch intensiv überwacht werden müssen. Die Einführung einer IMC kann einerseits die aufwendige und teure Intensivstation entlasten, dort werden zusätzliche Bettenkapazitäten geschaffen, andererseits erfüllt sie bei plötzlich auftretender Überlastung der Intensivstation eine

Intermediate-Care-Station aus Puffer zwischen Intensiv- und Normalstation

wichtige Pufferfunktion. Darüber hinaus nimmt sie den Druck von Normalstationen, unter Umständen Patient*innen aufnehmen zu müssen, die noch einer intensiven Überwachung bedürfen.

Die Deutsche Gesellschaft für Anästhesiologie & Intensivmedizin (DGAI) unterscheidet folgende Modelle für die Organisation einer IMC:

- Integrationsmodell:
  Die IMC-Betten sind räumlich in die Intensivstation integriert.
- Parallelmodell:
  Die IMC grenzt räumlich unmittelbar an die Intensivstation an.
- Aufwachraum:
  Der Aufwachraum wird als IMC 24 Stunden pro Tag genutzt.
- Eigenständige IMC:
  Die Intermediate-Care-Station arbeitet als selbstständige und unabhängige Einheit.

Welches Modell gewählt wird, hängt stark von den jeweiligen Voraussetzungen und Bedürfnissen der Klinik ab. Während für kleinere Kliniken der Betrieb eines Aufwachraumes als IMC ein Lösungsmodell sein kann, empfiehlt sich für größere Kliniken eher das Integrations- oder das Parallelmodell. Generell trägt aus Sicht der DGAI die Einrichtung einer IMC zu einer Qualitätssteigerung der Patientenversorgung bei.

11.2.4 Personaleinsatz

Die Leitung einer Intensivstation ist ihre Vertretung nach außen gegenüber der Klinikleitung und anderen Fachgebieten und Kliniken. Sie trägt die Budgetverantwortung und ist für die ordnungsgemäße Verwendung der Mittel verantwortlich. Gleichzeitig verantwortet sie die Arbeit auf der Station und repräsentiert das Team gegenüber Vertretungen anderer Fachdisziplinen.

Leitung, die hauptamtlich auf der Intensivstation eingesetzt ist

Die Deutsche Interdisziplinäre Vereinigung für Intensiv- und Notfallmedizin (DIVI) fordert, dass Intensivstationen von Ärzt*innen geleitet werden, die die Zusatzbezeichnung Intensivmedizin besitzen und hauptamtlich auf der Intensivstation eingesetzt werden.

Die weitere ärztliche Ausstattung ergibt sich aus der Größe der Intensivstation. Wünschenswert ist die permanente Anwesenheit von ärztlichem Fachpersonal, welches in der Intensivmedizin erfahren ist, die Probleme der Patient*innen kennt und fest in das Team der Intensivstation eingebunden ist. Jedoch sind dafür im geregelten Drei-Schicht-Modell mit einer Wochenarbeitszeit von 40 Stunden und einer Fehlzeitenwahrscheinlichkeit von 15 % 5,4 Ärzt*innen erforderlich (Burchardi, 2011). Diese Berechnung macht deutlich, dass sehr kleine Intensiveinheiten aus ökonomischer Sicht kaum überlebensfähig sind, da sie einen solchen Personaleinsatz finanziell nicht leisten können.

Doch die quantitative Ausstattung mit ärztlichem Personal ist lediglich ein Aspekt. Hinzu kommt auch die qualitative Komponente. Häufig werden Intensivstationen von Ärzt*innen betreut, die nur für kurze Zeit während ihrer Facharztausbildung auf die Intensivstation rotieren. Ihnen mangelt es an intensivmedizinischer Erfahrung. Auf eine*n Oberärzt*in mit spezieller intensivmedizinischer Weiterbildung können sie mitunter nur während der Tageszeit zurückgreifen. Unter diesen Umständen verwundert es nicht, dass Ärzt*innen unsicher bei der Behandlung von Intensivpatient*innen sind und sich die Intensivstationen nicht als dauerhaften Arbeitsplatz vorstellen können. Oft sind sie froh, wenigstens auf erfahrene Pflegekräfte zurückgreifen zu können, dank deren enormem Fachwissen sie sich etwas sicherer fühlen. Ohnehin nimmt die Qualität der Pflege einen besonderen Stellenwert bei der Behandlung von Intensivpatient*innen ein. Daher ist es empfehlenswert, möglichst überwiegend intensiverfahrene Kräfte einzusetzen.

Um ein hohes Niveau der Intensivmedizin zu gewährleisten, kommt es darauf an, Arbeitsbedingungen zu schaffen, die Ärzte sowie Pflegekräfte und Physiotherapeut*innen möglichst langfristig an die Intensivstation binden. Denn je eingespielter und erfahrener ein Team ist, umso professioneller agiert es bei der Versorgung der Patient*innen. Gleichzeitig kennt es die internen und externen Zusammenhänge, ist vertraut mit den Schnittstellen zu anderen Abteilungen und kann damit zielführend kooperieren.

Intensivstation als attraktiven Arbeitsplatz gestalten

Um das interdisziplinäre Intensiv-Team zu stärken und seine Mitglieder bei der Bewältigung des belastenden Arbeitsumfeldes zu unterstützen, haben sich Briefing- und Debriefing-Gespräche als hilfreich erwiesen. Sie werden von der Leitung oder einer Stellvertretung der Intensivstation moderiert und finden täglich vor und nach Schichtbeginn mit allen Teammitgliedern statt. Ihr Ziel ist die Übermittlung patientenbezogener Informationen und die Durchsprache besonderer Zwischenfälle. Die Gesprächsdauer beträgt jeweils nur zwei bis drei Minuten.

Briefing- und Debriefing-Gespräch stärken das interdisziplinäre Team

Briefing vor Schichtbeginn:

- Welche Teammitglieder sind heute anwesend?
- Was liegt an?
- Worauf muss besonders geachtet werden?

Gesprächsziele: Einstimmen und vorbereiten auf die Aufgaben, informieren, ausstrahlen von Zuversicht.

Debriefing nach Schichtende:

- Was haben wir heute erreicht?
- Welche »Restthemen« des Tages müssen noch geklärt werden?
- Welche Ereignisse bedürfen der Vertiefung an anderer Stelle?

Gesprächsziele: Belastende Ereignisse thematisieren, gemeinsame Erfolge »feiern«, für die Zusammenarbeit danken.

Eine solche Gesprächsroutine lässt sich ohne Aufwand in die Klinikabläufe integrieren und trägt wesentlich dazu bei, dass ein Wir-Gefühl entsteht und sich die Mitarbeitenden im Team gehalten fühlen.

Ein weiterer Schritt, um den Arbeitsplatz auf der Intensivstation attraktiver zu gestalten, ist die Entwicklung eines Einarbeitungs- und Weiterbildungskonzepts, das die Rotationsassistent*innen für die Dauer von sechs Monaten fest der Intensivstation zuordnet und für das ein verbindliches Weiterbildungscurriculum existiert. Darüber hinaus ist es wichtig, ein Fortbildungsprogramm zu erarbeiten, das zu Beginn jedes Jahres bekannt gegeben wird und das, im Wechsel, alle Mitarbeitenden berücksichtigt. Nur so gewinnen sie die Kompetenz und Sicherheit, die erforderlich ist, um sich die Intensivstation als dauerhaften Arbeitsbereich vorstellen zu können.

12 Die Zentrale Notaufnahme

12.1 Strategische Überlegungen zur Zukunft der Notfallversorgung

12.1.1 Der Facharzt für Notfallmedizin

Da sich die Notfallmedizin in Deutschland bisher auf die Präklinik konzentrierte und die wesentlich komplexere klinische Notfallmedizin vernachlässigte, bestehen hier derzeit noch Defizite. Aus europäischer Sicht verbessert sich die Professionalisierung der klinischen Notfallmedizin. Die European Society for Emergency Medicine (EUSEM) fordert die Einführung des Facharztes für Notfallmedizin, der in den Notaufnahmen rasche und hochqualifizierte Notfallbehandlung garantiert, und zwar für ganz Europa. Etwa die Hälfte der europäischen Nationen hat den Facharztstatus für die klinische Notfallmedizin bereits eingeführt. Damit geraten die noch ausstehenden Länder allmählich unter Druck. Für Deutschland schließt sich die Deutsche Gesellschaft Interdisziplinäre Notfall- und Akutmedizin (DGINA) der Forderung der European Society for Emergency Medicine an – nicht zuletzt, weil die aktuelle demographische Entwicklung die Notfallmedizin zu einem Wachstumsfeld werden lässt, wenn multimorbide Patient*innen im Rahmen der häuslichen Versorgung zu Akutpatient*innen werden und dringend versorgt werden müssen.

Eine professionelle ZNA bedarf notfallmedizinisch ausgebildeter Pflegekräfte und Ärzt*innen

Dank der politischen Aktivitäten von Fachgesellschaften wie der EUSEM setzt sich in Deutschland auf der politischen Ebene und der Fachebene immer stärker die Meinung durch, dass ein Facharztstandard für Notfallmedizin in Deutschland verankert werden muss. Um diesen zu verwirklichen, bedarf es umfangreicher Kompetenzentwicklungsmaßnahmen, die die entsprechenden Mediziner*innen qualifizieren, um den Anforderungen der Emergency Medicine Specialty nach europäischem Vorbild vollumfänglich entsprechen zu können.

Forderung nach einem/einer Fachärzt*in für Notfallmedizin in Deutschland nach internationalem Vorbild

Weiterhin ist es so, dass in den ZNAen sehr viel Wissen akkumuliert worden ist, welches in impliziter, aber auch in expliziter Form vorliegt und bei Bedarf zu sozialisieren ist. Hiermit ist gemeint, dass das Wissen einzelner Fachkräfte (Ärzt*innen und Pflegekräfte) von anderen Kolleg*innen gleichermaßen genutzt werden kann. Voraussetzung hierfür sind entsprechende Softwaresysteme, die neuerdings unter dem Schlagwort Big-Data-Management subsummiert werden. Hiermit gemeint sind auch die in Notaufnahmen anfallenden Großdatensätze, die der Veredlung, Auswertung und Bearbeitung bedürfen, sodass sich nach Möglichkeit unter Echtzeitbedingungen bessere medizinische und pflegerische Entscheidungen treffen lassen. Dazu bedarf es allerdings synchronisierter IT-Landschaften und Hardwaresysteme, die den Anforderungen der Notfallmedizin und der Notfallpflege entsprechen, bis hin zu Smartphone- und Tablett-basierten Devices, die portable Entscheidungen unterstützen.

ZNA-Wissens- und Informationsanforderungen

> Implizites Wissen oder stilles Wissen bedeutet »können, ohne erklären zu können, wie »es geht«

Hierbei handelt es sich um das implizite Wissen, das in einer ZNA verankert ist. Es beschreibt das Erfahrungswissen der jeweiligen Expert*innen aus Medizin und Pflege, welches nicht verbalisierbar ist und deshalb an andere Berufsgruppen systematisch weitergegeben werden muss, damit diese von diesem impliziten Wissen tatsächlich lernen.

Der Umfang des notfallmedizinischen Wissens ist inzwischen so groß geworden, dass sich die Disziplin als genuine medizinische Fachdisziplin qualifiziert. Durch die Anerkennung der Notfallmedizin als eigenständiges und gut definiertes Fachgebiet in allen angelsächsischen und vielen anderen Ländern der Welt liegt inzwischen sehr viel Evidenz vor, welches diagnostische und therapeutische Vorgehen in medizinischen Notfällen angemessen ist. Dazu ist neben der Kenntnis der Leitlinien sehr viel Wissen z. B. über Indikation und Bewertung notfallmedizinischer Laborwerte, vor allem aber über Sinn und Grenzen der inzwischen sehr umfangreich gewordenen Optionen der Bildgebung erforderlich. Eine hohe Relevanz für die Behandlungsqualität, die Sicherheit der Patient*innen und den Ressourcenverbrauch hat ein differenziertes Fachwissen bezüglich der Risikostratifikation. Dieses Wissen kann aufgrund seines Umfangs nicht mehr von Ärzt*innen und Pflegekräften »nebenbei« erwartet werden, sondern verlangt intensive und kontinuierliche Beschäftigung mit der Notfallmedizin, was die Implementierung eines Kernteams ZNA notwendig macht. Wesentliche Steuerungsinstrumente zur Sicherstellung der notfallmedizinischen Behandlungsqualität sind unter anderem notfallmedizinische Leitlinien und Behandlungspfade, die Anwesenheit oder niedrigschwellige Erreichbarkeit von erfahrenen Notfallexpert*innen sowie klare Regeln für die Hinzuziehung von Spezialisten anderer Fachabteilungen.

> Eine professionelle ZNA kann Steuerungsinstrument für die gesamte Klinik sein mit der Möglichkeit der Akquise von stationären Patient*innen und entsprechenden DGRs von bis zu 60-70 %

12.1.2 Die ZNA in der Verankerung innerhalb der Zentralklinik/Strategische und operative Notaufnahme-Steuerung als Wertschöpfungsimperativ für die gesamte Klinik

Die ZNA avanciert im globalen Kontext zum strategischen Eckpfeiler der medizinischen Hochleistungsversorgung. Leider wird ihr Nutzen- und

Wertbeitrag im Medizincontrolling nur unzureichend reflektiert. Zwangsläufig wird der fehlerhafte Eindruck erzeugt, als handele es sich bei ZNAen um Verlustbringer oder notwendige Übel im Rahmen des Versorgungsauftrags. Völlig verkannt werden dabei die synergistischen Querbezüge im Leistungsportfolio einer Klinik, die durch vielfältige Interdependenzen und wechselseitige Wertschöpfungsverflechtungen geprägt sind.

Angesichts dieser Entwicklungen bedarf es einer strategischen Geschäftsmodelldefinition der ZNAen, um zu verhindern, dass diesen Notaufnahmen nur dezentrale Versorgungsfunktionen auf operativ-nachrangiger Ebene zugedacht werden.

Vielmehr ist auf der Holdingebene zu erwägen, ein konzernübergreifendes Emergency Center of Excellence (ECE) zu etablieren, welches als zentrale Drehscheibe der Notfall- und Rettungsmedizin die klinikübergreifende Gesamtkoordination übernimmt. Diesem ECE sollte perspektivisch die Rolle einer koordinierenden Leitinstanz der Notfallversorgung im Klinik-Verbund zufallen.

> Auf Krankenhaus-Holdingebene/in Krankenhausverbünden kann eine konzernübergreifende Notaufnahme als ECE zur zentralen Drehscheibe und koordinierenden Leitinstanz der Notfallversorgung im Klinik-Verbund werden

Perspektivisch erfolgskritisch ist die Koordination aller strategisch vorsteuernden Entscheidungen des Notfallmanagements in der Fläche sowie in Metropolregionen. Eine hochprofitable Notfall- und Akutmedizin, die von einem/einer Notaufnahme-Chefärzt*in auf Konzernebene strategisch gesteuert wird, fungiert als Drehscheibe. Im hier verstandenen Sinne bedürfen ZNAen einer konsistenten Strategie- und Geschäftsmodelllandkarte mit Leitplankenfunktion. Angesichts des fortwährenden Konzentrations- und Konzernbildungsprozesses besteht andernfalls die Gefahr, dass die ZNA zu »Handlangern und Wasserträgern« der etablierten Spezialdisziplinen verkommen.

Die Wert- und Nutzenstiftung bislang häufig vernachlässigter ZNAen lässt sich durch die Optionen der Prozess-, Struktur- und Organisationsoptimierung oft drastisch erhöhen. Auf diese Weise lassen sich bessere Resultate bei gleichem Ressourceneinsatz erzielen bzw. werden die gleichen Resultate bei deutlich geringerem Ressourceneinsatz erreicht. Als Voraussetzung hierfür dürfen ZNAen nicht einfach »administriert« werden, sondern müssen strategisch »gesteuert« werden.

> Bei strategischer Steuerung einer ZNA lassen sich bessere Resultate bei gleichem Ressourceneinsatz bzw. die gleichen Resultate bei deutlich geringerem Ressourceneinsatz erreichen

Eine treibende Kraft zur Mobilisierung latenter Leistungsreserven in ZNAen sind perfektionierte Prozessketten sowie Standard Operating Procedures, die durch eine Trigger-Situation, wie z. B. die Schilderung einer speziellen Beschwerdesymptomatik durch Patient*innen, ausgelöst und professionell durchgeführt werden. Dabei empfehlen sich hochfrequente typische Routinen, wie z. B. Brustschmerz, in besonderer Weise für Automatisierung und Standardisierung. Kritische Erfolgsfaktoren vieler ZNAen sind neben dem Zeitmanagement (z. B. Wartezeiten, Triage-Zeiten, Überleitungszeiten) und der administrativen Professionalität (z. B. Aufnahmeprozedere, Stammdatenerhebung, Patientenakte, Bettenmanagement) synchronisierte Prozesse und Schnittstellen zwischen abgebenden und übernehmenden Leistungseinheiten. Ebenso lässt sich das Verhältnis von Brutto-Prozess-Zeit zu Netto-Prozess-Zeit ermitteln, um diejenige Zeitspanne zu ermitteln, in der ein Prozess ruht. Nicht selten werden Prozesse durch unnötige Schreibtischwechsel oder Rückdelegation »nach oben« verzögert und verschleppt.

Prozessqualität als abgeleitete Größe der Potenzial- und Strukturqualität

Die Prozessqualität ist oft eine abgeleitete Größe der Potenzial- und Strukturqualität. Dies gilt insbesondere für ZNAen, weil professionelle und patientenzentrierte Prozesse durch die vier Aktivposten Hardware, Software, Brainware und Peopleware unterstützt werden sollten. Während die Hardware im übertragenen Sinne für die Infrastruktur und das Equipment einer Notaufnahme steht, repräsentiert die Software deren digitale Systemwelt. Mit Peopleware ist das Personal- und Kompetenzportfolio einer Notaufnahme in qualitativer und quantitativer Sicht gemeint (▶ Kap. 12.1.1.1). Der geforderte Facharzt für Notfallmedizin kann als Maßnahme der Qualitätssteigerung interpretiert werden, damit ZNAen nicht zum Praxis- und Experimentierfeld für unerfahrene Assistenzärzt*innen verkommen. Die bauliche Kapazität, z. B. in Form strukturell ausgewiesener Stationsbetten als Clinical-Decision-Unit, kann ebenso als Leistungsindikator fungieren wie das Vorhandensein einer Acute Area zur Abklärung akuter Notfälle. Weitere wichtige Ausstattungsmerkmale bestehen im Besitz von bzw. steten Zugang zu hochleistungsmedizinischem Diagnose- und Versorgungsequipment, um ein heterogenes Fallspektrum kompetent in der gebotenen Breite und Tiefe abdecken zu können.

Eine ZNA, die mit allen Themen der Notfall- und Akutmedizin im Organigramm einer Klinik strukturell verankert ist, etabliert sich als strategisches Kompetenzfeld. Da von ihr koordinative Führungs- und Steuerungsimpulse ausgehen, die bis in den ambulanten Versorgungsmarkt ausstrahlen, vollzieht sich der Schritt hin zum Emergency Center of Excellence (ECE).

Hierbei handelt es sich um eine Klinik-Holding-Strategie, in deren Rahmen ein »Emergency Medicine System Chief« auf der Geschäftsführungsebene alle Themen der Akut- und Notfallmedizin im Klinikverbund als strategische Drehscheibe koordiniert. Der Notfallmedizin kommt in diesem Konzept nicht nur eine hohe versorgungsstrategische Relevanz zu, sondern ebenfalls eine signifikante ökonomische Bedeutung. Auch für den Fall, dass sich in Deutschland Notfälle in der Kosten- und Leistungsrechnung nur unvorteilhaft abbilden lassen, sind immer die positiv ergebniswirksamen Interdependenzen mit den übernehmenden Spezialabteilungen zu berücksichtigen. Zudem eignet sich ein ECE für eine imagewirksame Leuchtturmbildung, die sich zwar nur schwer quantifizieren lässt, aber von der ein hoher Breiten- und Flächeneffekt ausgehen kann. Die Chefärzt*in dieser Konzernnotaufnahmen führt und steuert über operative Geschäftsmodellfunktionen strategisch mit Leitindikatoren – auf der medizinischen und ökonomischen Ebene. Letztlich verwirklicht wird das Hub-and-Spoke-Konzept führender Logistikunternehmen, die mitunter mehrere Drehkreuze abgestufter Wertigkeit und Priorität bewirtschaften. Die Notaufnahmen avancieren somit als Drehscheiben eines integrierten Versorgungsmanagements.

ZNAen können sich dabei zu strategischen Drehscheiben des Notfallmanagements entwickeln, die für regionale Großräume eine koordinative Leitstellenfunktion übernehmen. Sie sind Magnete für attraktive Fälle mit hohem Case-Mix-Index, wodurch die Auslastung und Profitabilität der Patient*innen-übernehmenden Fachabteilungen steigen können. Als Grundsatz sollte hierbei gelten, dass absorbierende Fachabteilungen diese Patient*innen als Gewinnquelle und nicht als Stör- und Aufwandsfaktor sehen. Innerhalb von Klinikverbünden könnten die ZNAen prospektiv strategische Funktionen übernehmen, indem Fälle im Gesamtnetzwerk koordiniert werden (Zugänge, Abgänge, Überleitungen).

Zur weiteren Profilierung der Notfall- und Akutmedizin sind prospektive Notfall-Versorgungs-Szenarien (Best Cases versus Worst Cases) abzuleiten, um die strategische Positionierung der Notfall- und Akutmedizin im Klinik- oder Krankenhausverbund-Gesamtportfolio als Center of Excellence von hoher medialer Relevanz zu erreichen.

Die Zentralen Notaufnahmen entwickeln sich zu Notaufnahmen im Sinne eines konzernübergreifenden Emergency Center of Excellence, das dem integrierten Portfolio-Management in der Breite und Tiefe vollumfänglich Rechnung trägt.

ZNA als Center of Excellence.

12.1.3 Integrierte Notfallzentren (INZ)

Integrierte Notfallzentren (INZ) sollen an ausgewählten Krankenhäusern eingerichtet werden. Sie sollen den Patient*innen an 24 Stunden, sieben Tage in der Woche als erste Anlaufstelle für die Notfallversorgung dienen. In den INZ erhalten die Patient*innen in Zukunft eine Ersteinschätzung des Versorgungsbedarfs, d. h., in den INZ soll künftig entschieden werden, ob Patient*innen stationär in der Klinik oder ambulant versorgt werden. Das bedeutet eine enge Verzahnung und konkrete Absprachen mit dem Team der ZNA.

Wie die integrierten Notfallzentren hinsichtlich des Personals und der Apparate ausgestattet werden sollen, wie das Verfahren der Ersteinschätzung gestaltet werden soll und welchen Umfang die dort zu leistende notdienstliche Versorgung haben wird, soll vom Gemeinsamen Bundesausschuss (G-BA) – also von Vertretungen der Ärzt*innen und Krankenkassen – festgelegt werden. Die Festlegung, wo Standorte für die Integrierten Notfallzentren entstehen, wird unter Beachtung der Planungsvorgaben des G-BA auf Landesebene festgelegt. Hierüber entscheiden die erweiterten Landesausschüsse, in denen Kassen, Kassenärztliche Vereinigung und Landeskrankenhausgesellschaft vertreten sind.

ZNA und INZ werden zu einer Prozesseinheit, wenn Absprachen getroffen und gehalten werden

12.1.4 Blick in die Zukunft – Hybrid-Versorgungsmodelle in der Medizin

Die Politik ist verzweifelt auf der Suche nach innovativen Flächenversorgungsgeschäftsmodellen, die den Spagat zwischen Leistungsqualität und Leistungseffizienz meistern. Auf dem Prüfstand steht insbesondere die Notfall- und Akutmedizin, die aus Sicht der Bevölkerung zu einem strategischen Handlungsimperativ wird.

> Hybridisierung bezeichnet grundsätzlich eine Mischform aus zwei vorher getrennten Systemen

Der aktuelle Stand der Dinge sieht folgendermaßen aus: Die Notfall- und Akutmedizin ist aktuell selbst Notstandsgebiet und offene Flanke einer integrierten Versorgung. Seit Jahren wird in Deutschland mit teilweise vorgeschobenen Argumenten die Etablierung eines diesbezüglichen Facharztstandards verhindert, der in vielen Ländern ein fest etabliertes Kompetenzfeld darstellt und entscheidend zur Erstversorgungsprofessionalität beiträgt.

Auf der einen Seite wird die Notfall- und Akutversorgung durch die Kassenärztlichen Vereinigungen (KV), respektive die niedergelassenen Ärzt*innen nicht vollumfänglich zur Zufriedenheit von Politik und Patient*innen übernommen, weil gerade an den Wochenenden oder zu Non-Convenience-Zeiten Leistungsengpässe zu konstatieren sind. Auf der anderen Seite fanden bisher kaum Versuche statt, dem ambulanten Versorgungsnotstand mit poliklinischen Servicezentren zu begegnen.

> ZNAen als Hybrid-Versorgungsmodell werden zu einer 24/7-Convenience-Klinik

Diese Zentren werden künftig Hybridcharakter haben, indem sie Charakterzüge einer 24/7-Convenience-Klinik aufweisen, die sich professionell dann auch um »unechte« Notfälle kümmern und somit ein großes Dienstleistungspotenzial darstellen. In diese Marktlücke werden künftig vermutlich private Anbieter mit dem Anspruch stoßen, medizinzentrierte Versorgungsmodelle in patientenzentrierte Geschäftsmodelle zu transformieren.

Der jetzt schon zu beobachtenden stationären Anbieterkonzentration im Sinne von zunehmenden »Kettenbildungen« wird eine Konzentration im ambulanten Versorgungsmarkt folgen. Einzelpraxen evolvieren zu Gemeinschaftspraxen und Praxisgemeinschaften bis hin zu poliklinischen Kompetenzzentren in Gestalt interdisziplinärer medizinischer Megaversorgungszentren, die aus Sicht der Patient*innen ein medizinisches One-Stop-Shopping unterstützen. Diese wiederum lassen sich als Joint Ventures der ambulanten und stationären Seite etablieren, um ökosymbiotische Geschäftsbeziehungen und somit gegenwärtig neue Markt- und Wettbewerbsstrukturen entstehen zu lassen.

> Medizinische Hybrid-Versorgungsmodelle haben mit hochleistungsmedizinischen Zugangsoptionen disruptives Potenzial

Wenn derzeit Ärztehäuser, Medizinische Versorgungszentren (MVZ) oder gar poliklinische Versorgungsstrukturen im Markt entstehen, dann ist dies ein Ausdruck eines kreativen Unternehmertums, das mehr als nur einen Anpassungsreflex darstellt. Vielmehr beinhaltet die One-Face-to-the-Customer-Logik ein hohes disruptives Potenzial, weil den Patient*innen durch diese Form der Leistungs-, Therapie- und Technologiebündelung ein substanzieller Versorgungsvorteil entsteht. Und zwar nicht nur mit Blick auf Convenience, Komfort und Case-Management, sondern vor allem mit Blick auf hochleistungsmedizinische Zugangsoptionen. Was vorher diagnostisch und therapieseitig der klinischen Versorgung vorbehalten war, lässt sich nunmehr in poliklinischen Hybridmodellen abbilden.

Diese können aufgrund ihrer strategischen Dispatcher-Funktion und der engen Kopplung an die stationäre Versorgung »on demand« eine Option auf Maximalversorgung garantieren. Für den Fall, dass die Patient*innen lebensbedrohlich erkrankt sind, fungieren die Hybridversorger als Speichen einer Drehscheibenversorgung im Sinne eines Hub-and-Spoke-Modells.

Wurden bislang die Sozialversorgungsbedarfe einer Gesellschaft, zu denen im weiteren Sinne auch medizinische Leistungen zählen, durch nichtunternehmerische Institutionen ambulant oder stationär abgedeckt, so soll an dieser Stelle die Idee eines innovativen Sozial- und Medizinunternehmertums vorangetrieben werden. Was gemeinhin fehlt, ist das Streben nach innovations-induzierten Wettbewerbsvorteilen im Einklang mit korrespondierenden Geschäftsmodellen.

Unter dem Schlagwort Medizin 4.0 werden gegenwärtig die radikalen Veränderungen im Gesundheitswesen diskutiert, das in den kommenden Jahren wohlmöglich von erdrutschartigen Veränderungen gekennzeichnet sein wird. Längerfristig sollte die 3-P-Trias, bestehend aus Payer, Player und Patient*in, unter dem Dach eines administrierten Verteilsystems nicht als unantastbar angesehen werden. Das manifeste Bedürfnis der Patient*innen nach 24/7-Comfort-Versorgung lässt einen konkreten Bedarf entstehen, der das kassenärztliche Notfallsystem überfordert und antiquiert erscheinen lässt. Nicht umsonst werden an den Wochenenden oder angesichts besonderer Ereignisse die Notaufnahmen der Krankenhäuser regelmäßig mit Bagatellfällen »geflutet«. Mangels ambulanter Qualitätsangebote avancieren die Notaufnahmen zu den Rettungsankern einer »Immer-und-Überall«-Klientel.

Medizin 4.0 wird das bisherige Notfallsystem überfordert und antiquiert erscheinen lassen

Nun kann ein Ansatz aus der Misere in einer Erziehungs- und Maßregelungskultur darin bestehen, die unechten Notfälle, die sich als minder schwer erkrankte oder verletzte Patient*innen vorstellen, konsequent zu sanktionieren (Wartezeiten, Non-Convenience). Neben den zu erwartenden Reputationsschäden wären allerdings entgangene Gewinne die Folge. Dieses könnte vermieden werden, wenn sich offenkundige Versorgungsbedarfe in unternehmerische Servicemodelle transformieren ließen.

Einhergehend mit der Privatisierung im Gesundheitswesen werden künftig Investorenmodelle eine große Rolle spielen. Zeigten in den vergangenen Dekaden die Bürger*innen ein vergleichsweise geringes Gesundheits-Involvement und lediglich ein Krankheits-Involvement im Fall akuter und chronischer Leiden, so avancieren Gesundheit, Vitalität und Wohlbefinden heutzutage zu Säulen des postmodernen Lebensstils.

Aus Basis-Versorgungsfeldern werden zunehmend Dienstleistungsmärkte, auf denen anspruchsinflationäre Gesundheitskunden vollumfängliche Zugangsoptionen zur bestmöglichen Versorgung erhalten.

Hybridversorgungsmodelle können diesem Anspruch insofern gerecht werden, als dass sie gezielt in die klaffende strategische Lücke zwischen ambulanter und stationärer Versorgung stoßen. Verbunden mit dem Trend zur Ambulantisierung stationärer Leistungen und Marginalisierung konventioneller Praxiskonzepte, die als One-Man-Show an ihre Grenzen stoßen, verkörpern Hybridmodelle interessante Optionen interprofessioneller und integrierter Kompetenzzentren. Denkbar wären künftig auch diesbezügliche Filialgeschäftsmodelle, um deutschlandweit hocheffizient eine gleichbleibend hohe Ambulanzqualität unter dem Dach einer professionellen Managementgesellschaft anbieten zu können, was aktuell politisch nicht gewünscht, sondern unterbunden wird.

Trend zur Ambulantisierung stationärer Leistungen

Auf eine einfache Formel gebracht, sind Hybridversorgungsmodelle die unternehmerische Antwort auf latente oder manifeste Marktbedürfnisse, über die sich konkrete Medizinbedarfe ableiten lassen, die wiederum nach passgenauen Angeboten verlangen. Weder die Zentralen Notaufnahmen noch die Notdienste der Kassenärztlichen Vereinigung sind gegenwärtig in der Lage, eine patientenzentrierte One-Stop-Shopping-Medizin auf hohem Serviceniveau anzubieten. Jenseits einer expertenzentrierten Spezialistenmedizin fordern Patient*innen zunehmend eine professionelle Komfortzonenversorgung ein, die auf einer Premium-Leistungs-Bündelung basiert, um Zeit und Nerven zu schonen.

12.2 Die interdisziplinäre Zentrale Notaufnahme der Gegenwart – Erfolgsvorrausetzungen

12.2.1 Die Bedeutung der Zentralen Notaufnahme für die Klinik

Notaufnahmen sind die Schnittstellen zwischen ambulanter und stationärer medizinischer Versorgung. Hier findet im Notfall der Erstkontakt von Patient*innen und Angehörigen mit der Klinik statt. Die Erfahrungen, die sie hier machen, haben starken Einfluss auf das Image der Klinik, denn sie werden weitergetragen: an behandelnde Ärzt*innen, an Bekannte, Verwandte und Kolleg*innen. Es gibt nur wenige Situationen, die bei Menschen einen derart bleibenden Eindruck hinterlassen wie die Betreuung, die sie in einer Krisensituation erfahren. Je besser sich Notfall-Patient*innen betreut fühlen, umso eher werden sie bereit sein, später einen elektiven Eingriff in der Klinik vornehmen zu lassen und diese auch anderen zu empfehlen.

In Deutschland halten die meisten Krankenhäuser noch immer mehrere dezentrale Notfallambulanzen vor, die an die einzelnen Fachabteilungen der Klinik angegliedert sind. Diese Pluralität der Versorgungseinheiten findet ihre Entsprechung in der bisweilen wenig konsolidierten Struktur der Notfallmedizin. Zwar ist der Notarztdienst in Deutschland hochgradig organisiert und muss den internationalen Vergleich nicht scheuen. Wirklich interdisziplinäre Notaufnahmen mit eigenen Leitungen sind dagegen bei Weitem nicht so etabliert und organisiert wie in den angelsächsischen Ländern oder auch den europäischen Nachbarländern. Ein*e Fachärzt*in für Notfallmedizin existiert in Deutschland derzeit nicht, die Zusatzbezeichnung »Notfall-/Rettungsmedizin« bezieht sich vor allem auf die präklinische Notfallversorgung.

Aber auch in Deutschland gibt es inzwischen Notaufnahmen, die als eigenständige Organisationseinheiten innerhalb der Kliniken geführt werden, und ihre Zahl nimmt deutlich zu. Ärztliche Leitungen und/oder

Chefärzt*innen dieser Notaufnahmen zeichnen sich durch hohe Kompetenz nicht nur hinsichtlich ihrer notfallmedizinischen Kenntnisse und ihrer betriebswirtschaftlichen Ausrichtung aus, sondern auch hinsichtlich eines interdisziplinären Behandlungsansatzes gepaart mit hoher sozialer Kompetenz. Ihr besonderes Anliegen ist die Professionalisierung der klinischen Notfallmedizin in Deutschland. Hierzu gehört neben der Einführung des Facharztes für Notfallmedizin in Deutschland auch die notwendige Weiterbildung in wirtschaftlich-ökonomischen Betrachtungsweisen.

12.2.2 Unterschiedliche Notaufnahme-Typen in deutschen Kliniken

Typus I: Dezentrale Notaufnahmen an multiplen Lokalitäten
An den meisten Krankenhäusern in Deutschland werden noch mehrere dezentrale Notaufnahmen an unterschiedlichen Orten im Krankenhaus vorgehalten. So hat die Innere Medizin ihre Notaufnahme beispielsweise im Erdgeschoss links, daneben hat die unfallchirurgische Notambulanz ihren Sitz im Erdgeschoss. Die weitere Verteilung findet dann fächerspezifisch in den Etagen und Räumlichkeiten der Krankenhäuser statt.

Typus II: Zentralisierung der Notfallpatientenaufnahmen
Die nächste Entwicklungsstufe hinsichtlich der Notfallaufnahmen ist in Deutschland die Zentralisierung der Notaufnahmen. Alle Notfallpatient*innen erreichen die dezentralen Notaufnahmeeinheiten über eine zentrale Anlaufstelle, einen zentralen Notfallzugang. Notfallpatient*innen, die mit dem Rettungsdienst kommen, ebenso wie die fußläufigen Selbsteinweiser*innen, werden an einem zentralen Ort administrativ aufgenommen und dann an die dezentralen Notaufnahme-Einheiten, angehängt an die einzelnen Fachabteilungen innerhalb des Krankenhauses, weitergeleitet.

Typus III: Interdisziplinäre Notaufnahme mit eigener Basisinfrastruktur
Die nächsthöhere Entwicklungsstufe deutscher Notfallaufnahmen besteht darin, dass an dieser bereits zentralen Aufnahmestelle gemeinsame Räume eingerichtet werden, die dann potenziell interdisziplinär notfallmedizinisch nutzbar wären – also Vorhaltung einer zentralen Notaufnahme an einem zentralen Ort als interdisziplinäre zentrale Notaufnahme. Die meisten dieser Notaufnahmen verstehen sich aber primär als Verteiler und haben eine Dispatcher-Funktion, denn die Fachabteilungen werden zur Versorgung ihrer spezifischen Notfallpatient*innen hinzugeholt, um sie dann zu versorgen.

Typus IV: Klinisches Kompetenz-Zentrum Notaufnahme
Der Idealtyp einer zentralen Notaufnahme ist mit einem eigenen Facharztteam und mit einer unabhängigen, personal- und budgetverantwortlichen Ärztlichen Leitung in der Position des/der Chefärzt*in ausgestattet. Dieses Ärzteteam zeigt sich der für die komplette notfallmedizinische Versorgung

verantwortlich. Mit seiner großen Breite an notfallmedizinischem Wissen sollten es von der großen Tiefe der Fachabteilungen des Krankenhauses ergänzt werden. Wie in den Emergency Departments in den USA und in England sollten diese Fachärzte ausschließlich in der Notaufnahme arbeiten und die Tätigkeit nicht im Nebenschluss ausführen müssen.

12.2.3 Kernaufgaben und -kompetenzen der interdisziplinären Zentralen Notaufnahme

Aufgaben der Notaufnahme

Die Kernaufgabe einer interdisziplinären Zentralen Notaufnahme (ZNA) ist die Vorhaltung einer hocheffizienten Struktur, die die Versorgung von Notfallpatient*innen unter Einbeziehung folgender Schritte sicherstellt:

- Ersteinschätzung
- Stabilisierung der Vitalparameter
- Diagnostik
- Festlegung eines Behandlungsplans (für die Initialtherapie) bis zum nächsten Arztkontakt außerhalb der ZNA
- Entlassung *oder* Aufnahme oder Verlegung

Dabei gilt es, die zur Verfügung stehenden Ressourcen in qualitativ hochwertige, standardisierte, effektive und effiziente Abläufe zu übertragen, die medizinischen und ökonomischen Gesichtspunkten Rechnung tragen.

SOPs entwickeln

Die ZNA hat im Krankenhaus aus Sicht des Prozessmanagements eine zentrale Bedeutung mit hohen Anforderungen an die internen Prozessabläufe sowie an die nachfolgenden innerklinischen Prozesse. Die Prozesse in der ZNA sind schlecht planbar: Patient*innen treffen zufällig ein, die Behandlungsabläufe verschiedener Patient*innen beeinflussen sich gegenseitig, wenn Ressourcen zu Engpässen werden (Seyfert, 2005). Hinsichtlich klinischer Entscheidungsfindung sind optimierte Behandlungsabläufe eine wesentliche Voraussetzung für ein hohes Maß an Behandlungsqualität. Leitlinien und Richtlinien (evidence based), klinische Behandlungspfade oder Standard Operating Procedures (SOPs) sowie Verfahrensanweisungen sind wichtige Instrumente zur Erzielung einer optimierten Prozesssteuerung.

Die Herausforderung für Krankenhäuser der Akutversorgung in einer Zeit zunehmenden Kostendrucks liegt darin, Strukturen bzw. Prozessabläufe zu etablieren, die aufgrund hoher Effektivität und Effizienz ökonomisch erfolgreich sind *und* gleichzeitig die Qualität und Transparenz in der Patientenbehandlung optimieren.

Die Zentralisierung der Behandlungen in Form einer ZNA ist die erforderliche Organisationsform, um dem Anforderungsprofil eines Akutkrankenhauses mit Auftrag der Sicherstellung der Notfallversorgung unter harten ökonomischen Rahmenbedingungen gerecht werden zu können. Die Aufgaben einer ZNA sind vielfältig und je nach Ausrichtung und Schwerpunkt des Krankenhauses (medizinisch, ökonomisch) sowie weiterer Einflussfaktoren (räumliche Strukturen, apparativ technische Ausstattung, Personal) unterschiedlich. Daher sollte zwischen Basisaufgaben/Kernaufgaben einer ZNA und hausindividuellen Details unterschieden werden.

Eine ZNA zu einem prozessorientierten Instrument des Krankenhauses zu entwickeln bedeutet, die in der ZNA täglich stattfindenden Kernprozesse zu definieren und zu analysieren. Anschließend erfolgen die Planung, die Gestaltung und die Befähigung der Mitarbeitenden. Eine strukturierte Implementierung mit folgendem kontinuierlichem Prozesscontrolling sollte zu dem Ziel führen, für häufig auftretende Fälle standardisierte Behandlungsabläufe vorzuhalten.

12.2.4 Phasen der Notfallversorgung

Um den Aufgaben der Notfallbehandlung gerecht zu werden, unterteilt man die Notfallversorgung in die drei Phasen einer erfolgreichen Notfallbehandlung:

- die präklinische Phase
- die klinische Phase der Untersuchung und Behandlung
- die klinische Phase der Aufnahme/Weiterverlegung/Entlassung

Die präklinische Phase ist gleichzusetzen mit einer Vorbereitungsphase, in der der Grundstein für eine erfolgreiche Untersuchung und Behandlung gelegt wird. Sie beinhaltet die administrativen Aufgaben, die Kommunikation mit Notärzt*innen und Rettungsdiensten, die die Patient*innen angemeldet haben, die Ankündigung der Patient*innen im Hause bei den entsprechenden Ärzt*innen, das Bettenmanagement bezüglich Belegung der Intensivstation, der Normalstationen und der Aufnahmestation/Clinical Decision Unit.

Präklinische Phase

Die klinische Phase der Untersuchung und Behandlung beinhaltet die Einstufung der Behandlungsdringlichkeit (Triage), die Diagnostik und die Erstbehandlung. Das Monitoring sowie die Dokumentation der eingeleiteten Behandlungsmaßnahmen und der erhobenen Befunde aller Notfälle laufen parallel. Alles erfolgt anhand von Leitlinien und klinischen Behandlungspfaden. In jedem Bedarfsfall werden darüber hinaus zur zusätzlichen Beurteilung weitere Fachdisziplinen hinzugezogen. Der Anteil der ZNA an der Kostensicherung ist hierbei nicht zu vernachlässigen.

Klinische Phase der Untersuchung und Behandlung

Die letzte klinische Phase stellt nach erfolgter Diagnostik bzw. Initialtherapie den weiteren Behandlungsverlauf sicher. Dazu gehören die adäquate Versorgung und Aufklärung der Patient*innen und der Angehörigen, die korrekte Zuordnung und Weiterleitung zu der verantwortlichen Fachabteilung bzw. Entlassung in die haus- oder fachärztliche Weiterbetreuung, die korrekte medizinische und abrechnungsrelevante Dokumentation, ein gelebtes Qualitäts-, Beschwerde- sowie Risikomanagement und die Kennzahlerhebung.

Klinische Phase der Aufnahme, Verlegung und Entlassung

12.2.5 Lean-Management in der ZNA

Unabhängige Abteilung mit eigener Leitung

Von entscheidender Bedeutung für den Erfolg und die Akzeptanz einer ZNA innerhalb der Klinik ist, dass sie eine unabhängige Abteilung mit organisatorischer und medizinischer Verantwortung mit einer eigenen Leitung ist. Die Erfahrung zeigt, dass Notaufnahmen, die einem bestimmten Fachgebiet zugeordnet sind, stets mit Akzeptanzproblemen der anderen Fachgebiete zu kämpfen haben.

In einer durch Marktöffnung und veränderte Vergütungsformen vermehrt kompetitiven Medizin darf eine ZNA auch keine eigenen Belegungsinteressen an den bettenführenden Abteilungen der Klinik haben. Führt die Leitung der ZNA gleichzeitig eine Bettenstation in einem Fachgebiet an anderer Stelle des Hauses, so besteht stets der Verdacht der Bevorzugung des eigenen Spezialgebiets.

Lean-Management-Konzepte erschließen Potenziale

Die ZNA fungiert als Referenzmodell für die kunden- und patientenorientierte Klinikorganisation – vorausgesetzt, Lean-Management wird konsequent in der ZNA eingeführt und täglich gelebt. Das Ziel von Lean-Management-Konzepten ist es, alle Wirtschaftlichkeitsreserven zu nutzen und gleichzeitig eine gute Versorgung der Patient*innen sicherzustellen, um so die Wettbewerbsfähigkeit von Krankenhäusern auch zukünftig zu sichern. Die Lean-Methoden nehmen die Prozessebene der Leistungserstellung in den Fokus und suchen hier nach vorhandenen Potenzialen.

»First-View« optimiert Prozesse und reduziert Wartezeiten

In der ZNA wird Lean-Management beispielsweise durch das »First-View-Konzept« ermöglicht. »First-View« verfolgt das Ziel, Wartezeiten in einer ZNA durch optimierte Arbeitsprozesse zu reduzieren. Nach der Ersteinschätzung durch in einem Triage-System geschulte Pflegekräfte erfolgt innerhalb von wenigen Minuten der erste Facharztkontakt. Das bedeutet: Die/Der erfahrenste und kompetenteste Ärzt*in sieht alle Notfallfallpatient*innen zuerst. Ein*e Fachärzt*in indiziert sofort nach der notfallmedizinischen Anamnese die ersten diagnostischen und therapeutischen Maßnahmen. Diese Anordnungen erfolgen ressourcenorientiert, die gegebenen Anordnungen werden von Ärzt*innen und dem Pflegepersonal ausgeführt. Während der Zeit, in der das Labor z. B. an der Analyse der Blutproben arbeitet, führen die Assistenzärzt*innen weitere Untersuchungen, Diagnostik und Behandlungen durch. Es gibt keine Zeit des Stillstands, der/die Patient*in ist im Flow. Nach Zusammenschluss aller Befunde entscheidet wiederum der/die First-View-Fachärzt*in, ob der/die Patient*in in die hausärztliche Weiterbetreuung entlassen werden kann oder ob es eines weiteren stationären Aufenthaltes bedarf (Hogan, 2012).

ZNA-Behandlungsplan als Grundlage für Therapie in Fachabteilung

Die präzise Diagnose, gestellt durch die ZNA, ermöglicht den Fachabteilungen, die Verweildauer des/der Patient*in im DRG-System exakt zu kalkulieren. Die Fachabteilung übernimmt den/die Patient*in aus der ZNA mit detailliertem Bericht, der die Diagnose und alle Untersuchungs-Ergebnisse umfasst. Mit dem ZNA-Behandlungsplan kann, innerhalb der DRG-vorgegebenen Zeit und ohne weitere Diagnostik, sofort die Therapie fortgeführt werden, die in der ZNA bereits gestartet wurde.

Daher bleibt der Arbeitsprozess des Krankenhauses immer fließend im Sinne des Lean-Managements und bei Entlassung von Patient*innen innerhalb der DRG-Zeit kann eine gewinnbringende Behandlung erreicht werden. Die Einhaltung der DRG-Zeiten bedeutet für die Fachabteilungen zudem die Möglichkeit eines professionellen Entlassungsmanagements (▶ Kap. 13.4). Das hat für die ZNA wiederum den Effekt, zum richtigen Zeitpunkt die richtigen Patient*innen in die richtige Fachabteilung verlegen zu können und nicht mangels Bettenbelegungsmöglichkeiten selbst in einen Stau zu geraten.

Der Arbeitsprozess bleibt im Fluss

12.2.6 Raumkonzept

Die zentrale Lage einer ZNA ist die bauliche Voraussetzung, um durch eine direkte Anbindung an hausinternen Schnittstellen (Funktionsdiagnostik, Intensivstation, OP etc.) und externe Schnittstellen (Liegendanfahrt, Anbindung für gehfähige Patient*innen) einen ungehemmten Fluss der Prozesskette zu gewährleisten. Bei Neu- und Umbauten gilt es, im ersten Schritt die medizinischen Prozesse festzulegen, damit die Bauplanung und -umsetzung exakt an diese Prozesse angepasst werden kann.

Zentrale Lage

Die Bedeutung des Aufnahmebereichs der ZNA für eine an Kundenzufriedenheit und Kosten- und Erlösstruktur orientierte Abwicklung stellt spezifische Anforderungen an die zugeordneten Räumlichkeiten. Hierbei ist eine gut ausgestattete Rezeption mit professioneller pflegerischer Ersteinschätzung und administrativer Patientendatenerfassung sowie eine ausreichende Anzahl von Untersuchungs- und Behandlungsräumen von großer Bedeutung. Die Planung einer ZNA benötigt einen prozessorientierten Ansatz. Die personelle, räumliche und apparative Ausstattung der ZNA beeinflusst maßgeblich die Entscheidung der Rettungsdienste und Notärzt*innen, mit welchen Patient*innen sie das Haus ansteuern. Ist z. B. das CT in den Nachtstunden nur mittels einer Rufbereitschaft besetzt und somit dessen Anlaufzeit zu lang, wird eine andere Klinik angefahren. Darüber hinaus hat die Ausstattung der ZNA unmittelbaren Einfluss auf die Wartezeiten bis zum ersten Kontakt mit dem/der Ärzt*in, bis zur Erstdiagnostik und der Therapie und somit auf die Patientenzufriedenheit und die nachfolgende -bindung.

Rezeption mit professioneller Ersteinschätzung

Der Kernbereich einer modernen ZNA ist eine zentral gelegene »Kommandozentrale« für ärztliches und pflegerisches Fachpersonal, umgeben von multifunktionellen Behandlungsplätzen. Sie ermöglichen die Untersuchung und Behandlung der meisten Erkrankungen und Verletzungen in jedem dieser Räume. Die apparativen Voraussetzungen beinhalten die Vorhaltung von EKG-Geräten, Sonographie einschließlich Doppler- und Duplexsonographie, Echokardiographie und der Möglichkeit eines notfallmedizinisch orientierten Monitorings der Patient*innen

*Kommandozentrale für Ärzt*innen und Pflege als Kernbereich*

Das zweite Kernstück einer ZNA sind die Schockräume, in denen sowohl schwer verletzte als auch schwer erkrankte Patient*innen stabilisiert, diagnostiziert und therapiert werden können. Schockräume sollten neben der

*Schockräume für schwer erkrankte oder verletzte Patient*innen*

erweiterten Ausstattung, wie z. B. Beatmungsgeräten, mehrere Perfusoren, Materialien für invasive Notfalltechniken, radiologische Diagnostik (Röntgen und CT), auch über genügend große Flächen verfügen, damit im Schockraum ggf. jeweils zwei Patient*innen behandelt werden können, z. B. bei einem Massenanfall von Verletzten (MANV).

Räume für spezielle Untersuchungs- und Behandlungsbedürfnisse

Ergänzt wird dieses bauliche Konzept durch Räume für Patient*innen mit besonderen Untersuchungs- und Behandlungsbedürfnissen, z. B. chirurgische Eingriffs- oder gynäkologische Untersuchungsbereiche, Infektionsräume, die von außen angefahren werden können, sowie abschließbare Einheiten mit entsprechender Überwachungsmöglichkeit für fremd- oder selbstgefährdende Menschen. Bewährt haben sich sogenannte Familienräume, die häufig bewusst nicht krankenhaustypisch eingerichtet sind. Dort können z. B. Kinder von Betroffenen warten oder emotional belastende Gespräche geführt werden, wie etwa die Überbringung von Todesnachrichten.

Eine moderne ZNA verfügt zusätzlich über notfallmedizinische Organisationsformen, die sowohl den medizinischen Möglichkeiten als auch den Bedürfnissen der Patient*innen entgegenkommen. Neue, der ZNA zugehörige Konzepte sind z. B. Fast Track Units für Menschen mit geringer Krankheits- oder Verletzungsschwere, Überwachungseinheiten, wie eine Chest Pain Unit oder eine Clinical Decision Unit als Abklärungsstation, üblicherweise mit einer maximalen Verweildauer von 24 Stunden. Unter Umständen ist die Angliederung einer rund um die Uhr besetzten Hausarztpraxis oder einer Notfallpraxis der Kassenärztlichen Vereinigung sinnvoll, um dem ständig steigenden Anteil von Patient*innen mit leichten Indikationen Rechnung zu tragen.

Weitere Aufgaben sind die Vorbereitungen auf einen Massenanfall von Verletzten (MANV)/ein Großschadensereignis, z. B. die Planung eines Sichtungsbereiches, von Notfallbehandlungszonen und Wartearealen.

12.2.7 Personaleinsatz und -entwicklung

Multifunktionalität der Mitarbeitenden

Neben optimierten Raumkonzepten ist auch der Personaleinsatz ein strategisch wichtiger Punkt. Wird das Personal in einer ZNA einer Klinik vereint, besteht aufgrund multifunktionaler Fortbildungsangebote die Möglichkeit, »Scheuklappendenken« abzubauen und den Wissens- und Erfahrungsschatz eines/einer jeden Mitarbeitenden zu erweitern. Da in der ZNA insbesondere Patient*innen mit ungeklärten Krankheitsbildern eintreffen, ist die Multifunktionalität aller Kolleg*innen auch für den/die Kranke*n von extrem hoher Bedeutung. Zudem haben die stationären und ambulanten Behandlungsmöglichkeiten in den vergangenen Jahren derart an Komplexität zugenommen, dass nur fachlich breit ausgebildetes Personal in der Lage ist, Betroffene in der für sie vorgesehenen Behandlungsform adäquat notfallmedizinisch zu versorgen.

*Interdisziplinäre Teambildung dient den Patient*innen*

Ebenso wertvoll für Patient*innen ist die kollegiale Zusammenarbeit von unterschiedlichen Fachabteilungen wie etwa der internistischen und der chirurgischen im Sinne einer interdisziplinären Teambildung. Die unter dezentralen Bedingungen häufig in der »falschen« Fachabteilung aufgenommenen Patient*innen (»Patiententourismus«) werden in einer ZNA bis zur Klärung der für die Zuweisung einer Fachabteilung erforderlichen Aufnahmediagnose untersucht und ggf. initial im Bedarfsfall auf einer interdisziplinären Aufnahmestation oder einer Kurzliegerstation/Clinical Decision Unit überwacht.

Durch den kontinuierlichen fachlichen Austausch mit Kolleg*innen aus anderen Fachabteilungen wird auf diesem Wege eine breite Ausbildung von in der ZNA tätigen Mitarbeitenden gefördert und gerade im Falle unklarer Krankheitsbilder der Blick geschärft bzw. für andere Fachbereiche sensibilisiert. Die Fachkompetenz des Teams wird auf diesem Wege deutlich erweitert und durch den Einsatz von Leitlinien und Behandlungspfaden unterstützt.

Kontinuierlicher fachlicher Austausch fördert die Fachkompetenz

Die Ärztliche Leitung einer ZNA sollte dauerhaft eigenständig von fachärztlichem Personal aus den Bereichen Innere Medizin, Chirurgie, Anästhesie oder Allgemeinmedizin besetzt sein, stellvertretend unterstützt von einem/einer Fachärzt*in einer möglichst anderen Fachdisziplin. Aufgrund der Komplexität der medizinischen und organisatorischen Aufgaben ist eine eigenständige Ärztliche Leitung, möglichst ausgestattet mit den chefärztlichen Kompetenzen und mindestens mit der Benennung »Leitende*r Ärzt*in« sowie direkter Anbindung an die Geschäftsführung, eine zwingende Notwendigkeit, um der wachsenden Bedeutung Zentraler interdisziplinärer Notaufnahmen Rechnung zu tragen.

*Ärztliche Leitung mit Chefärzt*innen-Kompetenzen*

Die Aufgabe der Ärztlichen Leitung einer ZNA besteht in der Gewährleistung des Facharztstandards in der Patientenbehandlung sowie in der fachärztlichen Unterstützung der in der ZNA (Aufnahme- und Funktionsbereich) im Rahmen ihrer Facharztausbildung tätigen Assistent*innen. Im Idealfall arbeiten nur Fachärzt*innen für Notfallmedizin in der ZNA, alternativ für Deutschland Fachärzt*innen aus konservativen und operativen Fächern. Sollten die Ärzt*innen mittels Rotationsprinzip in der ZNA eingesetzt werden, dann für mindestens sechs Monate. Während dieser Zeit haben sie ausreichend Gelegenheit, alle Abläufe und Prozesse einer ZNA sowie den Umgang mit Notfallpatient*innen kennenzulernen. Das hat zum einen den Vorteil, dass ihre Dienstfähigkeit hergestellt wird, zum anderen entwickeln sie ein stärkeres Gefühl der Selbstwirksamkeit, sodass sie später gerne und mit großer Kompetenz Dienste in einer Notaufnahme übernehmen können.

*Assistent*innen rotieren für sechs Monate in die ZNA*

Neben der unabdingbaren Kompetenz in der Notfallmedizin ist es die Aufgabe des Chefarztes oder der Chefärztin einer ZNA, als Ansprechpartner*in für niedergelassene Ärzt*innen im Aufnahmeprozess zur Verfügung zu stehen, um Informationsdefizite und die damit verbundenen Gefahren bei der Behandlung der Patient*innen zu minimieren. Dies gilt in gleicher Weise für die Kommunikation der Ärztlichen Leitung einer ZNA mit dem Rettungsdienst. Er oder sie benötigt zudem ein ausgeprägtes Kostenbewusstsein und Management-Talent, um den ökonomischen Anforderungen gerecht zu werden.

Der Arbeitsbereich der ärztlichen Mitarbeitenden – die, je nach Größe der ZNA, dort fest zugeordnet sind – erstreckt sich vom Aufnahmebereich (Anamnese, körperliche Untersuchung, Ruhe-EKG, Blutentnahme, Initialtherapie und Schockraumbehandlung) über die Funktionsdiagnostik bis hin zu kleinen oder notfallmäßigen operativen Eingriffen. Im Bereich der Funktionsdiagnostik nehmen die Notfalluntersuchungen wie Endoskopie, jegliche Formen der Sonographie, Echokardiographie und Doppler-/Duplexsonographie sowie radiologische Untersuchungen jeglicher Art einschließlich Computertomographie und Kernspinuntersuchungen einen hohen Stellenwert ein. Eine enge Zusammenarbeit von Aufnahmebereich und Funktionsdiagnostik ist notwendig, um eine kontinuierliche Versorgung der Patient*innen zu gewährleisten.

IT-System für umfassende Dokumentationsanforderungen

Neben der medizinischen Qualifikation sind die Dokumentationsanforderungen an ärztliches Fachpersonal insbesondere seit Einführung des fallpauschalierten Entgeltsystems stark gestiegen. Sie erstrecken sich in einer ZNA von der Behandlungsplanung über den Aufnahmeprozess bis zum Verlegungs-/Entlassungsprozess mit Kontaktaufnahme der weiterbehandelnden Institution und Erstellung der dafür erforderlichen Dokumente.

Um dieser Aufgabe gerecht zu werden, muss ein IT-System implementiert werden, das folgende Informationen darstellt:

- Daten und Angaben der Patient*innen
- Ankunft in der ZNA
- erster Arztkontakt
- vorgenommene Untersuchungen und Behandlungen
- erstellte Befunde

*Dashboard zeigt, wo sich Patient*innen aufhalten, und stellt Workflow dar*

Eine solches IT-System ist an allen Bildschirmarbeitsplätzen zugänglich und verfügt über ein individuelles Log-in, anhand dessen die Mitarbeitenden die Informationen einsehen und bearbeiten können. Der Arztbrief entsteht auf diese Weise in einem generativen Prozess – fast ohne Schreibaufwand. Auf einem Dashboard zudem ist für alle Mitarbeitenden der ZNA einsehbar, wo sich welche*r Patient*in mit welcher Triage-Stufe aufhält.

Analog zum ärztlichen Dienst besteht das Tätigkeitsfeld im Pflegebereich aus Aufnahmebereich und umfassender Versorgungspraxis, hinzu kommt eine etwas großzügigere Basisausbildung in der Erledigung administrativer Aufgaben, die insbesondere im ggf. zusätzlich durchzuführenden Bereitschaftsdienst für den Pflegebereich von hoher Relevanz ist.

12.2.8 Wirtschaftliche Vorteile

Konzentration von Ressourcen bedeutet Einsparpotenzial

Vor dem Hintergrund knapper wirtschaftlicher Ressourcen ist es für Kliniken vorteilhafter, eine hoch ausgelastete ZNA vorzuhalten als mehrere weniger ausgelastete dezentrale Stellen. Ärzt*innen, Pflegekräfte und Material stehen nur an einer einzigen Stelle bereit, dafür mit einem in etwa gleichen Leistungsspektrum rund um die Uhr und an allen Tagen des Jahres (24/7/365). Andere Klinikbereiche müssen daher nicht mehr die gleiche Bereitschaft vorhalten. In manchen ZNA werden Patient*innen z. B. ab einer bestimmten Nachtzeit nicht mehr auf die Stationen verlegt, sondern können bis zum nächsten Morgen in einer Aufnahmestation behandelt werden. Damit kann das ärztliche und pflegerische Personal auf den Stationen reduziert werden. Dabei leidet weder die Behandlung noch die Überwachung der Patient*innen – eher das Gegenteil ist der Fall. Die Konzentration der Ressourcen in der ZNA birgt somit ein hohes Einsparpotenzial.

Die stark zunehmende Spezialisierung der Medizin macht Zentrale Notaufnahmen immer wichtiger. Dies erscheint zwar auf den ersten Blick paradox. Doch die nicht mehr aufzuhaltende Spezialisierung der Medizin reduziert unweigerlich die Kompetenz für die Behandlung von Notfällen, die entweder mehrere Organsysteme betreffen oder die vom eigenen Spezialgebiet entfernt sind.

Medizinische Spezialisierung stärkt die Bedeutung der ZNA

Gleichzeitig haben das Wissen und die Kompetenz hinsichtlich der Behandlung von Notfällen in den Ländern, die die Notfallmedizin als eigenes Fachgebiet anerkannt haben, nahezu explosionsartig zugenommen. Am weitesten fortgeschritten ist diese Entwicklung in den USA und England, die als erste Länder den Facharzt für Notfallmedizin, den Emergency Physician, als eigenes Fachgebiet eingeführt haben. Dass Notfallmediziner*innen vertrauensvoll und kooperativ mit ihren Kolleg*innen aus anderen Fachabteilungen zusammenarbeiten, versteht sich von selbst und ist sowohl für die hochwertige Versorgung der Patient*innen als auch für die Akzeptanz der ZNA innerhalb der Klinik sowie für die Reputation des gesamten Hauses unverzichtbar.

13 Delegation ärztlicher Leistungen – Chancen, Risiken, Voraussetzungen

13.1 Beispiele der Delegation ärztlicher Tätigkeiten im Klinikalltag

Delegation entlastet

Der wirtschaftliche Druck, der auf vielen Kliniken lastet, die steigenden Fallzahlen sowie der fortschreitende Mangel an Fachärzt*innen und Pflegekräften bei gleichzeitiger Zunahme administrativer Tätigkeiten zwingt Chefärzt*innen dazu, ihre Mitarbeitenden möglichst effizient einzusetzen. Eine Option, den Personaleinsatz effizienter zu gestalten, ist die Übertragung ärztlicher Leistungen auf andere Berufsgruppen – im Schwerpunkt auf qualifizierte Pflege- und Fachkräfte. Das gelingt nur in Abstimmung mit den Pflegedienstleitungen.

Während in den vergangenen Jahren die Zahl der Vollzeitkräfte im medizinischen Bereich deutlich angestiegen ist, nahm die Anzahl der Pflegekräfte ab (vgl. Deutsche Krankenhausgesellschaft 2019). In einigen Kliniken ist die Personaldecke bereits so dünn, dass Pflegekräfte nicht mehr an Visiten teilnehmen und sogar auf ihre Pausen verzichten, um ihre Patient*innen ausreichend versorgen zu können – ein Umstand, der nicht nur aus arbeitsrechtlicher Sicht bedenklich ist.

Ist es unter diesen Bedingungen überhaupt möglich und zumutbar, ärztliche Leistungen, die im Rahmen der fachlichen Befugnisse von Pflegekräften ausgeführt werden dürfen, tatsächlich an sie zu delegieren? Mit einem einfachen »Ja« lässt sich diese Frage keinesfalls beantworten. Denn es darf nicht darum gehen, Aufgaben lediglich von oben nach unten zu delegieren und eine Berufsgruppe auf Kosten einer anderen zu entlasten. Vielmehr ist das zentrale Ziel, die Zusammenarbeit zwischen Ärzt*innen, Pflegekräften sowie anderen beteiligten Berufsgruppen zu intensivieren und ein gut funktionierendes Hochleistungs-Team zu entwickeln, das gemeinsam an Patient*innen qualifizierte Arbeit leistet.

Delegation ist Folge einer Prozessoptimierung

Doch dieses Ziel ist nur zu erreichen, wenn eine Maßnahmenkette, bestehend aus folgenden Schritten, in Gang gesetzt wird, an deren Ende die Delegation ärztlicher Aufgaben steht:

1. Entwicklung der interdisziplinären Zusammenarbeit
2. Analyse insuffizienter Abläufe und Strukturen innerhalb der Klinik
3. Qualifizierung der Mitarbeitenden

4. Delegation ärztlicher Aufgaben (unter Einhaltung der rechtlichen Rahmenbedingung und Berücksichtigung des Qualifikationsniveaus der Mitarbeiter)

Insbesondere der Analyse insuffizienter Abläufe und Strukturen kommt große Bedeutung zu. Diese machen Ärzt*innen und Pflegekräften das Leben gleichermaßen schwer und kosten Zeit, Kraft und Energie. In fast jeder Klinik lassen sich Beispiele für Prozesse finden, die zu einer unnötigen Doppel-Belastung von Ärzt*innen und Pflegekräften führen und großes Optimierungspotenzial bergen.

Insuffiziente Abläufe und Strukturen ermitteln

Die folgenden Beispiele machen deutlich, wie die Verbesserung von Abläufen gleichsam zu einer Delegation von ärztlichen Aufgaben und zur Entlastung aller beteiligten Berufsgruppen führen kann.

Beispiel 1
Bei der Aufnahme unmittelbar vor der Geburt stehender Frauen führt zunächst eine Hebamme ein Anamnese-Gespräch und dokumentiert es handschriftlich. Später erfasst ein Arzt die von der Hebamme erhobenen Daten in der elektronischen Krankenakte. Je nach Arbeitsbelastung kann zwischen dem Anamnese-Gespräch und der elektronischen Erfassung wertvolle Zeit vergehen. Zudem muss der Arzt in Zweifelsfällen noch einmal Rücksprache mit der Hebamme oder der Patientin halten.
Dieses Vorgehen kostet unnötig viel Zeit, ist fehleranfällig und hat ggf. eine negative Außenwirkung auf die Gebärende.
Best Practice: Die Hebammen erfassen die Daten des Anamnese-Gesprächs direkt in der elektronischen Krankenakte und entlasten den Arzt von dieser Aufgabe. Über riskante oder unklare Sachverhalte stimmen sie sich unmittelbar mit ihm ab.

Beispiel 2
In vielen Kliniken ist Verzicht auf die bewährte Teilnahme einer examinierten Pflegekraft an den Visiten zu beobachten. Dies ist einerseits dem zunehmenden Zeitdruck und der dünnen Personaldecke geschuldet. Erschwerend kommt hinzu, dass Ärzt*innen oft nicht bereit sind, sich an feste und planbare Visitenzeiten zu halten. Das hat zur Folge, dass Pflegekräfte viele wichtige Informationen, die sie zur Ausarbeitung der Visitenanordnung und zur Weiterentwicklung des Behandlungsplanes benötigen, nicht direkt erhalten. Sie verlieren unnötig viel Zeit beim Ausführen der während der Visite angeordneten Maßnahmen. Denn es ist aufwendiger, sich ausschließlich anhand der Patientenakten zu informieren und ggf. noch einmal Rücksprache mit dem/der Ärzt*in halten zu müssen. Die Abwesenheit einer Pflegekraft führt häufig auch dazu, dass Ärzt*innen im Anschluss an die Visite Pflege-Tätigkeiten wie z. B. einen Verbandswechsel selbst ausführen, um die schnelle Versorgung der Patient*innen zu gewährleisten.
Best Practice: Für die täglichen Visiten werden verbindliche Zeiten vereinbart. Es wird wieder zur Regel bzw. zur Regel gemacht, dass eine

examinierte Pflegekraft teilnimmt. Eventuell auftretende Fragen z. B. zu Medikamentengaben, Verbandswechseln oder Entlassungsterminen werden in einem kurzen Gespräch direkt im Anschluss an den Patientenkontakt auf dem Stationsflur geklärt. Die bei der Visite angeordneten und von der ärztlichen Fachkraft abgezeichneten unmittelbaren Maßnahmen können somit schneller von den Pflegekräften erfasst und umgesetzt werden.

Beispiel 3
In onkologischen Kliniken müssen Patient*innen nicht selten sehr lange auf Ärzt*innen warten, die im Anschluss an die verabreichte Chemotherapie die Portnadel ziehen – eine zusätzliche Belastung für die ohnehin angespannten Patient*innen. Für Ärzt*innen ist das jedoch eine Aufgabe unter vielen, um die sie sich zwischen Visiten und laufender Stationsarbeit kümmern müssen.
Best Practice: Eine Fachpflegekraft Onkologie übernimmt die Versorgung der Patient*innen, zieht die Portnadel und entbindet die ärztliche Fachkraft von dieser Tätigkeit, bei Risikokonstellationen zieht sie sie hinzu.

Diese Auswahl von Praxisbeispielen macht deutlich, wie wichtig und wirksam die Verbesserung insuffizienter Prozesse ist. Damit die Veränderungen tatsächlich greifen und rechtssicher umgesetzt werden können, müssen folgende Fragen beantwortet werden:

- Welche rechtlichen Spielräume gibt es für die Umverteilung von Tätigkeiten?
- Welche Berufsgruppe sollte die jeweilige Aufgabe ausführen, damit die Abläufe verbessert werden?
- Wer ist qualifiziert dafür, diese Aufgabe auszuführen?

Anordnungsverantwortung obliegt Ärzt*innen

Generell gilt, dass ein*e Ärzt*in die Anordnungsverantwortung hat. Die ärztliche Sorgfaltspflicht verlangt, dass die Anordnung von Tätigkeiten klar und eindeutig schriftlich erfolgt und die Übertragung zulässig ist. Unabhängig davon sind ärztliche Anordnungen sowohl von der ärztlichen Fachkraft sowie die letztendliche Erbringung der Leistung von der Pflegekraft (Durchführungsverantwortung) zu dokumentieren.

In der klinischen Praxis ist immer wieder zu beobachten, dass es qualifizierten Pflegekräften schwerfällt, ärztliche Aufgaben (z. B. venöse Blutabnahmen, Verbandswechsel oder das Anlegen eines harnableitenden Katheters) zu übernehmen, obwohl sie es aufgrund ihrer Ausbildung und nach ärztlicher Anordnung dürften. Als Gründe werden meist Unsicherheit und fehlende Routine genannt. Ärzt*innen müssen diese Bedenken unbedingt ernst nehmen. Denn ihnen obliegt, in Abstimmung mit der Pflegeleitung, die Auswahlpflicht (berufliche Qualifikation der Mitarbeitenden prüfen), die Anleitungspflicht (bei der Durchführung anleiten) und die Überwachungspflicht (Kontrolle der Ausführung).

Möglicherweise erfordert die Delegation ärztlicher Tätigkeiten Investitionen

- in die fachliche Qualifizierung und Befähigung der Mitarbeitenden, um die Einhaltung der Befugnis und die ausreichende praktische Erfahrung zu gewährleisten.
- in die Infrastruktur des Arbeitsplatzes (z. B. PC-Anbindung, elektronische Patientenakte), damit die technischen Voraussetzungen gegeben sind.
- in das ärztliche Zeitmanagement, um für alle Berufsgruppen Abläufe sicherzustellen, die die Aufgabenerledigung ermöglichen

Mitarbeitende qualifizieren

Technische Voraussetzungen prüfen

Abläufe anpassen

Eine weitere Perspektive für die Optimierung der Aufgabenverteilung bietet der Einsatz von Mitarbeitenden, die nach den Richtlinien neuerer Berufsbilder ausgebildet wurden. Im medizinischen Bereich können Absolvent*innen des Studiengangs »Physician Assistant« zu einer wichtigen Unterstützung für Ärzt*innen werden. Sie sind dafür qualifiziert, weisungsgebunden delegierbare Assistenztätigkeiten an Patient*innen zu übernehmen, die bislang von Ärzt*innen ausgeführt wurden. Die Weisungsbefugnisse sind in folgender Reihenfolge definiert: Chef- – Ober- – Assistenzärzt*in – Physician Assistant. Ihr Aufgabenspektrum ergibt ein Bindeglied zwischen Ärzt*in, Pflegekraft und Patient*in.

Neue Berufsbilder eröffnen Chancen

Im Bereich der Pflege stellt das Berufsbild des Gesundheits- und Pflegeassistenten wichtige Chancen zur Entlastung dar. Diese Berufsgruppe unterstützt die examinierten Pflegekräfte bei der Grundpflege. Darüber hinaus können gastronomische Fachkräfte für die Essensaufgabe sowie Stationssekretär*innen für administrative Arbeiten eingesetzt werden.

Die Integration dieser Berufsgruppen wertet die Arbeit von Ärzt*innen und von examinierten Pflegekräften deutlich auf und gibt ihnen die Möglichkeit, delegierbare Aufgaben an andere qualifizierte Berufsgruppen abzugeben.

Damit diese Aufgabenumverteilung in der Praxis funktioniert, müssen alle Mitglieder des Klinikteams genau wissen, was sie zu tun haben, wozu sie befugt sind und wo ihre Befugnisse enden. Eine verbindliche Besprechungsroutine sorgt für einen funktionierenden Informationsfluss und stellt den Austausch zwischen den Berufsgruppen sicher.

Ohne Zweifel ist die Delegation von Tätigkeiten an examinierte Pflegekräfte, Physician Assistants, Gesundheits- und Pflegeassistenten sowie gastronomische und administrative Fachkräfte kein Selbstläufer. Zum einen gilt es zu verhindern, dass die Mitarbeitenden von ihren Kolleg*innen lediglich als zweitklassige Hilfskräfte betrachtet werden, auf die so viele unliebsame Aufgaben wie möglich abgewälzt werden können. Zum anderen darf es angesichts des immer stärker werdenden wirtschaftlichen Drucks nicht das Ziel sein, den Anteil der Ärzt*innen und examinierten Pflegekräfte auf ein Niveau zu senken, das die Mitarbeitenden überlastet und unter Umständen die Patientenversorgung gefährdet. Bei allem Bemühen um eine effizientere Personalplanung müssen die Stellenschlüssel insbesondere für die examinierten Pflegekräfte realistisch bleiben. Hier stoßen wirtschaftliche Erfordernisse an ihre Grenzen.

Grenzen der Delegation erkennen

Chefärzt*innen, denen es gelingt, über die immer noch getrennte Ärzt*innen- und Pflegehierarchie hinaus gemeinsam mit den Pflegeleitungen die

Prozesse und Abläufe in ihrer Klinik zu überprüfen und zu optimieren und diese Ergebnisse in eine effiziente Aufgabenverteilung und Personalbedarfsplanung zu überführen, sorgen für Spielraum – auf wirtschaftlicher Ebene und hinsichtlich einer patientenorientierteren Versorgung. Gleichzeitig werten sie das Berufsbild des/der Klinikärzt*in und der Pflegekraft gleichermaßen auf und machen es attraktiver.

13.2 Ärzt*innen und Pflege – »Hand in Hand«

Ärzt*innen und Pflegekräfte sind die entscheidenden Berufsgruppen innerhalb einer Klinik. Sie sind es in der Hauptsache, die unmittelbar an den Patient*innen arbeiten. Der Zustand dieser interprofessionellen Zusammenarbeit wirkt sich direkt auf die Behandlungs- und Versorgungsqualität aus. Gleichzeitig wird dadurch auch die Zufriedenheit der Akteure beider Berufsgruppen beeinflusst. Das Interesse an einer guten berufsgruppenübergreifenden Zusammenarbeit ist also auf allen Seiten groß. Doch im Klinikalltag kommt es häufig zu Konflikten zwischen Ärzt*innen und Pflegekräften. Was sind die Gründe dafür und vor allem: Was können beide Seiten tun, um die Zusammenarbeit zu verbessern?

Verändertes Selbstverständnis der Pflege

Lange Zeit war das Verhältnis zwischen Ärzt*innen und Pflegekräften von einem eindeutigen Muster geprägt: Männlicher Arzt als Entscheider, weibliche Pflegekraft mit dienender Arbeitsauffassung. In den vergangenen Jahren hat sich dieses Muster jedoch stark gewandelt. Ärztinnen haben einen immer größeren Anteil an der Klinikmedizin und männliche Pflegekräfte sind keine Seltenheit mehr. Zudem ist auch im Bereich der Pflegeberufe eine zunehmende Professionalisierung und Akademisierung erkennbar. Eine Entwicklung, die das Selbstverständnis der Pflege verändert hat und aus der durchaus Perspektiven für die Delegation ärztlicher Leistungen und ein verändertes Zusammenspiel beider Berufsgruppen (► Kap. 11.4) erwachsen.

Das Verhältnis zwischen beiden Berufsgruppen ist also vielschichtig, hinzu kommt noch, dass das Gehalt von Ärzt*innen höher ist als das der Pflegekräfte – ebenso wie ihr gesellschaftliches Ansehen. Dazu passt auch, dass beide Berufsgruppen den Aspekt, der bei ihnen die größte Unzufriedenheit hervorruft, unterschiedlich bewerten: Während Ärzt*innen Stress im Berufsalltag als größten Verursacher von Unzufriedenheit betrachten (Buxel, 2009), ist es für Pflegekräfte die fehlende Wertschätzung (Buxel, 2011).

*Ärzt*innen und Pflegekräfte sind aufeinander angewiesen*

Aber Ärzt*innen und Pflegekräfte sind aufeinander angewiesen, Lagerdenken und »abteilendes« Verhalten bringt sie nicht weiter – schon gar nicht in Fachabteilungen, in denen sie in interprofessionellen Teams eng zusammenarbeiten müssen, wie z. B. in der Notaufnahme oder auf der Intensivstation. Doch im Klinikalltag ist kooperatives Handeln einfacher gesagt als getan.

*Ärzt*innen sind Pflegekräften medizinisch und fachlich weisungsbefugt*

Denn es sind die Ärzt*innen, die die medizinischen Anordnungen treffen und die Verantwortung dafür übernehmen. Sie sind den Pflegekräften gegenüber fachlich weisungsbefugt, nicht aber disziplinarisch. Diese spezielle Struktur, in der eine ärztliche sowie eine pflegerische Hierarchie existieren und in der es zudem noch die fachliche Weisungsbefugnis des ärztlichen Personals gegenüber den Pflegekräften gibt, birgt im Klinikalltag einigen Zündstoff. Insbesondere dann, wenn junge Assistenzärzt*innen auf erfahrene Pflegekräfte treffen, kommt es sehr leicht zu Konflikten. Unerfahrene Berufsanfänger*innen, vor allem wenn sie sehr forsch oder arrogant auftreten, bekommen schnell die Macht routinierter Pflegekräfte zu spüren, auf deren Unterstützung sie in der Anfangszeit besonders stark angewiesen sind.

Aber auch für Pflegekräfte ist diese Situation nicht leicht. Während sie sich immer wieder auf neue Ärzt*innen einstellen müssen, bleiben sie in der Regel in einer Fachabteilung. Sie sind es, die die Strukturen und Abläufe kennen. Insbesondere, wenn junge Ärzt*innen hinzukommen, die mit den Geräten oder den Abläufen nicht vertraut sind, ist es die erfahrene Pflegekraft, die Ruhe ausstrahlt und die Mediziner*innen anleitet. Ohne sie wären die Anfänger*innen »aufgeschmissen«. Aus Sicht der Pflege besteht in solchen Fällen eine zu große Diskrepanz zwischen der Erfahrung und der ärztlichen Weisungsbefugnis.

Im Klinikalltag sind es häufig die Pflegekräfte, die über Mängel in der Kommunikation mit den Ärzt*innen klagen, z. B., weil Visitenzeiten nicht eingehalten werden, Anweisungen unklar oder missverständlich sind oder sie an Besprechungen nicht teilnehmen. Solche Aspekte tragen wesentlich zu der von ihnen empfundenen fehlenden Wertschätzung bei und machen es ihnen schwer, ihre Aufgaben optimal zu erledigen.

Pflegekräfte brauchen Informationen

Ärzt*innen hingegen fühlen sich im hektischen Stationsalltag, der sie ohnehin zur Erledigung vieler administrativer Aufgaben zwingt, von den Pflegekräften zu wenig entlastet – was ihre Stresswahrnehmung zusätzlich erhöht.

Diese Ausführungen machen deutlich, dass es bei der Verbesserung der berufsübergreifenden Zusammenarbeit wesentlich darauf ankommt, die Zuständigkeiten an den Schnittstellen zwischen beiden Berufsgruppen klar zu regeln. Die Verantwortung dafür tragen die Vorgesetzten beider Berufsgruppen. Es ist ihre Aufgabe, für Spielregeln und klare Absprachen zu sorgen, an die sich Ärzt*innen und Pflegekräfte halten müssen. Die konkrete Ausgestaltung ergibt sich im Wesentlichen aus den unterschiedlichen Fachbereichen und richtet sich selbstverständlich an den vorhandenen Qualifikationen der Mitarbeitenden aus.

Leitungskräfte sind für klare Strukturen verantwortlich

Dennoch verbessern folgende grundlegende Aspekte die berufsgruppenübergreifende Zusammenarbeit maßgeblich:

- Entwicklung eines Teamverständnisses, das auf einer kooperativen Grundhaltung aller Beteiligten beruh
- Überprüfung der Schnittstellen zwischen Medizin und Pflege hinsichtlich insuffizienter Prozesse.
- Delegation ärztlicher Aufgaben an Pflegekräfte (unter Einhaltung der rechtlichen Rahmenbedingungen und Berücksichtigung des Qualifikationsniveaus der Mitarbeitenden)

- Schriftliche Regelung von Zuständigkeiten und Arbeitsaufgaben
- Etablierung einer offenen Fehlerkultur, in der es auch Pflegekräften möglich ist, Ärzt*innen auf Fehler hinzuweisen
- Grundsätzliche Regelungen hinsichtlich ärztlicher Anordnungen (werden schriftlich gegeben oder abgezeichnet)
- Visitenzeiten werden verbindlich festgelegt und eingehalten
- Teambesprechungen werden in regelmäßigen Abständen durchgeführt
- Ggf. Entlastung der Ärzt*innen und Pflegekräfte durch die Delegation administrativer Tätigkeiten z. B. an Abteilungs-/Stationssekretär*innen

Leitungskräfte als Vorbilder beim Abbau von Vorurteilen

Diese Maßnahmen können im Alltag nur greifen, wenn sowohl Ärztliche Leitungskräfte und Pflegeleitungen ein gemeinsames Verständnis für die berufsgruppenübergreifenden Aufgaben und Prozesse entwickeln. Dazu gehört auch, dass sie aktiv daran mitwirken, Vorbehalte und Vorurteile gegenüber der jeweils anderen Berufsgruppe abzubauen und dies entsprechend vorzuleben (► Kap. 7.1).

In Zukunft wird die gute berufsgruppenübergreifende Zusammenarbeit stärker an Bedeutung gewinnen. Denn der Fachkräftemangel, die zunehmende medizinische Spezialisierung, der wachsende Anteil alter und multimorbider Patient*innen – all das sind Herausforderungen, der sich Ärzt*innen und Pflegekräfte nur stellen können, wenn sie Hand in Hand arbeiten. Gleiches gilt selbstverständlich auch für die Zusammenarbeit mit Fachkräften aus Physiotherapie, Logopädie und Ergotherapie, die z. B. in der Stroke Unit gemeinsam mit Pflegekräften und Ärzt*innen das Behandlungsteam bilden. Die zunehmende Bedeutung der berufsgruppenübergreifenden Zusammenarbeit wird zum Teil bereits bei der Ausbildung von Mediziner*innen und Pflegekräften berücksichtigt. So können z. B. an der Technischen Universität Dresden Medizinstudierende und Pflegeschüler gemeinsam in Kleingruppen Visiten und Notfälle trainieren – mit dem Ziel, »die Teamfähigkeit zu stärken und das Verständnis für die andere Berufsgruppe zu verbessern« (Hibbeler, 2012). Ein Beispiel, das Mut macht und vielen Kliniken Ansporn sein kann, dass diese Absolvent*innen bei ihrem Berufseinstieg nicht vom Stationsalltag desillusioniert werden.

13.3 Vereinbarkeit von Familie und Beruf

13.3.1 Die Erwartungshaltung junger Generationen gegenüber ihren Arbeitsplätzen

Immer mehr wird sich auch die Vereinbarkeit von Familie und Beruf zu einem wichtigen Erfolgsfaktor für viele Kliniken und Krankenhäuser entwickeln, denn die Angehörigen der Generation Y (oder Millennials, geboren im Zeitraum der frühen 1980er bis zu den späten 1990er Jahren) legen erheblich größeren Wert darauf, neben ihrer Arbeit auch Zeit für ihr Privatleben zu haben, als die Ärztegenerationen vor ihnen (▶ Kap. 8.3). Doch bislang lassen starre Arbeitszeiten und viele Überstunden nur wenig Spielraum für die Betreuung von Kindern, pflegebedürftigen Familienangehörigen oder aber die für die mentale Stressbewältigung so wichtigen persönlichen Hobbys. Und die meisten der amtierenden Ärztlichen Leitungskräfte, von denen die Mehrzahl männlich ist, halten Arbeitszeiten von 60 Wochenstunden und mehr noch immer für selbstverständlich. Aber ein Modell der Zukunft ist diese Einstellung nicht. Denn vielen talentierten Nachwuchsmediziner*innen fällt es schwer, sich eine berufliche Perspektive in deutschen Kliniken vorzustellen, wenn diese keine Fortschritte hinsichtlich der Vereinbarkeit von Familie und Beruf machen, und erwägen stattdessen eine Zukunft als niedergelassene Ärzt*innen.

Inzwischen stehen auch junge Ärzt*innen aus der Generation Z in den Startlöchern, für die die Balance von Beruf und Privatleben einen sehr hohen Stellenwert hat (▶ Kap. 8.3). Unter ihnen sind viele gut ausgebildete Frauen, die sich wünschen, Karriere und Familie »unter einen Hut bringen« zu können. Aber auch Männer möchten heute mehr Zeit für ihr Privatleben haben und nicht als Vater wahrgenommen werden, dem die Arbeit in der Klinik wichtiger ist als die Erziehung seiner Kinder.

Balance von Beruf und Privatleben

Eine Umfrage des Hartmannbundes unter 1.400 Assistenzärzt*innen bestätigt diesen Wunsch (Hartmannbund, 2014, S. 49). Auf die Frage »Was müsste sich verändern, damit der Beruf des Arztes noch attraktiver wird?« antworteten 75,5 % der Befragten »Unterstützung bei der Vereinbarkeit von Familie und Beruf (Teilzeit, Elternzeit etc.)«. Dazu passt auch, dass sich 71,9 % der Befragten vorstellen können, für einen bestimmten Zeitraum eine Teilzeitanstellung anzunehmen, um Familie und Beruf besser miteinander vereinbaren zu können.

Möglichkeit zur Teilzeitarbeit

Doch nicht nur für junge Ärzt*innen, die die Gründung einer Familie erst noch planen, sind flexiblere Arbeitszeitmodelle attraktiv. Auch älteren Mitarbeitenden, auf die Kliniken ebenfalls nicht verzichten können, kommt die Möglichkeit einer Teilzeitanstellung unter Umständen sehr entgegen, weil sie z. B. Zeit für die Betreuung ihrer Eltern benötigen.

Zeit für Pflege von Angehörigen

Im heutigen Klinikalltag jedoch haben Teilzeitkräfte noch immer erhebliche Nachteile. Sie werden häufig in den Ambulanzen eingesetzt, übernehmen Wochenenddienste und haben so gut wie keine Aufstiegschancen. Ihre Ausbildung im OP wird meist völlig vernachlässigt. Während die Teilzeittätigkeit bei Frauen noch eher akzeptiert wird, weil sie ihrem Rollenbild als Mutter oder auch pflegende Angehörige entspricht, befinden sich Männer häufig in einem Zwiespalt zwischen ihrer traditionellen Rolle als Ernährer und ihrer neuen Rolle als aktiver Vater. In ihrem Fall stoßen Teilzeitarbeit oder auch Elternzeit kaum auf Verständnis bei Vorgesetzten und Kolleg*innen. Aber auch die Angst vor einem Karriereknick hält viele davon ab, ihre Arbeitszeit vorübergehend zu reduzieren oder eine familiär bedingte Auszeit zu nehmen.

Darüber hinaus ist die mangelnde Einhaltung der Arbeitszeiten ein häufig genannter Faktor, der der Vereinbarkeit von Familie und Beruf im Weg steht.

Planbarer Dienstschluss

Noch immer sind zahlreiche Überstunden, die mitunter nicht einmal vollständig dokumentiert werden, die Regel. Doch gerade das berechenbare und damit verlässliche Arbeitszeitende ist ein wichtiger Aspekt, um Beruf und Privatleben managen zu können. Andererseits vereinbaren viele Kliniken mit ihren Mitarbeitenden eine Opt-out-Regelung, die eine Arbeitszeitverlängerung über 48 Wochenstunden hinaus erlaubt, ohne diese in der Freizeit ausgleichen zu müssen. Für einige Mitarbeitende ist dies unter Umständen ein Modell, das es ihnen in der Phase der Familiengründung ermöglicht, ein höheres Einkommen zu erzielen, für andere mitunter eine Regelung, die nicht ganz auf Freiwilligkeit basiert, sondern durch »sanften« Druck der Klinik zustande gekommen ist und die Vereinbarkeit von Familie und Beruf erschwert.

Vielfältige Bedürfnisse

Die Bedürfnisse sind ebenso vielfältig wie unterschiedlich. Doch Arbeitgeber*innen, die rar werdende Klinikärzt*innen binden wollen, kommen um flexible und intelligente Arbeitszeitmodelle sowie andere Maßnahmen, die die Klinik für Bewerber*innen attraktiv machen, nicht umhin. Doch welche konkreten Verbesserungen machen einen familienfreundlichen Arbeitsplatz aus?

13.3.2 Dienstpläne

Flexible und bedarfsgerechte Arbeitszeitmodelle

Einen wesentlichen Einfluss auf die Vereinbarkeit von Familie und Beruf haben flexible und bedarfsgerechte Arbeitszeitmodelle, die genügend Raum für Teilzeitarbeit geben und gleichzeitig möglichst verlässliche Arbeits- und Bereitschaftszeiten gewährleisten. Was als Forderungen plausibel klingt, ist in der Praxis nicht immer einfach umzusetzen und unterliegt Versorgungszwängen ebenso wie ökonomischen Notwendigkeiten. Dennoch ist die Gestaltung mitarbeiterorientierter Dienstpläne möglich und in Zukunft wohl auch alternativlos. Zahlreiche Kliniken haben hier schon Lösungen entwickelt.

Mitarbeiterorientierte Dienstplangestaltung

Besetzungsbedarf analysieren

Die Grundlage für eine Dienstplangestaltung, die sich an den Bedürfnissen der Mitarbeitenden orientiert, ist eine exakte Analyse des Besetzungsbedarfs (Naegler, 2014). Dieser setzt sich zusammen aus

a. der Besetzungszeit. Sie beschreibt die Zeitspanne, in der der jeweilige Arbeitsbereich besetzt sein muss (z. B. Rund-um-die-Uhr, Schichtdienst mit Rufdienst). Hierbei ist auch eine planbare und flexible Komponente zu berücksichtigen, z. B. OP-Laufzeiten für planbare Operationen und längere OP-Laufzeiten bei höherem Bedarf.
b. der Besetzungsstärke. Sie stellt die Anzahl der qualifikationsbezogen zu besetzenden Stellen für den jeweiligen Arbeitsbereich dar. Die Besetzungsstärke hat ebenfalls eine *planbare* und eine *flexible* Komponente: zum einen die feststehende Soll-Personalbesetzung je Zeitspanne, zum

anderen die schwankenden Arbeitsanforderungen (bei geringerer Patientenzahl kann die Dienstbesetzung gesenkt werden).
c. notwendigen Ausfallkonzepten zur Aufrechterhalten der Bediensicherheit der Abteilung.

Der Besetzungsbedarf wird somit zum Rahmen, in dem sich die mitarbeiterorientierte Dienstplangestaltung bewegt. Damit die Mitarbeitenden diese Rahmenbedingungen verstehen und akzeptieren können, ist es wichtig, dass ihnen der Besetzungsbedarf von den Führungskräften erklärt wird und dabei auch auf mögliche Schwankungen und deren Gründe eingegangen wird.

<small>Dienstplangestaltung am Besetzungsbedarf orientieren</small>

Darüber hinaus kommt es bei der Ermittlung des Besetzungsbedarfs auf folgende Fakten an:

- realistische Dimensionierung des Besetzungsbedarfs und keine ausschließliche Orientierung an Mindeststandards
- Besetzungsbedarf so planbar wie möglich machen und Flexibilitätsanforderungen im Vorfeld einbeziehen
- Beispiel: Anhand von OP-Daten lassen sich die Standardlaufzeiten der OP-Säle und die Durchschnittszeiten für darüber hinaus gehende OPs ermitteln, sodass der Besetzungsbedarf von vornherein darauf ausgerichtet werden kann.
- Besetzungsbedarf von konkreten Personen lösen und stattdessen die Kompetenzen des gesamten Teams stärken
- überzogene und tradierte Präsenzerwartungen überprüfen und verstärkt die erfolgreiche gemeinsame Aufgabenerfüllung in den Vordergrund stellen

13.3.3 Betreuung von Familienangehörigen

Die flächendeckende Bereitstellung von arbeitsplatznahen Betreuungsmöglichkeiten trägt wesentlich zur Verbesserung der Familienfreundlichkeit bei. Dabei kann es sich – je nach Klinikgröße – um eigenverantwortliche Kinderbetreuungsstätten handeln oder um Kooperationen mit anderen Kliniken, Unternehmen oder Trägern von Betreuungseinrichtungen. Auch Kooperationsmodelle mit Tagespflegeeinrichtungen sind denkbar, um die Versorgung älterer Familienmitglieder zu ermöglichen.

<small>Arbeitsplatznahe Betreuungsmöglichkeiten</small>

13.3.4 Weiterbildungsregularien

Die Weiterbildung zum/zur Fachärzt*in orientiert sich in vielen Kliniken noch immer nicht an strukturierten Weiterbildungskonzepten (Facharzt-Curriculum) und wird häufig außerhalb der Kernarbeitszeit durchgeführt, wie die Untersuchung des Hartmannbundes zeigt (Hartmannbund, 2014, S. 46). Vor diesem Hintergrund erscheint die Absolvierung der Weiterbildung in Teilzeit extrem schwierig. Bei der Entwicklung von zukunftsorien-

<small>Rotationspläne an Bedürfnisse von Eltern anpassen</small>

tierten Lösungen, die die Anerkennung von geringeren Teilstücken der Weiterbildung ermöglichen, sind die Ärztekammern gefordert. Kliniken hingegen kommen nicht umhin, die Weiterbildung besser zu strukturieren und z. B. durch Mentor*innen zu begleiten sowie bei der Erstellung von Rotationsplänen und der Organisation der Ausbildung stärker auf die Bedürfnisse junger Eltern Rücksicht zu nehmen.

Jährliche Zielvereinbarungen im Rahmen der Log-Buch-Gespräche schaffen eine Perspektive hinsichtlich planbarer Weiterbildungsinhalte in einem überschaubaren Zeitraum, angepasst an die Möglichkeiten der Klinik und der Mitarbeitenden.

13.3.5 Arbeitsorganisation

Aufgaben delegieren und Freiräume schaffen

Verbesserungen der Arbeitsorganisation bergen in vielen Kliniken noch zahlreiche Möglichkeiten, um die zeitlichen Ressourcen von Ärzt*innen besser zu nutzen (▶ Kap. 11.4). Zum Beispiel kann der Einsatz eines bzw. einer Stationssekretär*in erhebliche Freiräume schaffen, ebenso wie die stärkere Nutzung moderner Kommunikations- und Dokumentationstechnik (z. B. Optimierung der elektronischen Patientenakte). Darüber hinaus gilt es, eine professionelle Unterstützung durch andere Klinikabteilungen (z. B. EDV-Abteilung, Kodierkräfte) zu gewährleisten.

Noch immer werden in vielen Kliniken Schwangerschaft und Elternschaft ebenso wie die Pflege älterer Angehöriger als Faktoren angesehen, die die Organisationsabläufe stören. Kliniken hingegen, denen es gelingt, ein familienfreundliches Leitbild zu entwickeln, das diese Ereignisse als natürliche Bestandteile eines (Berufs-)Lebens betrachtet, haben erhebliche Vorteile im Wettbewerb um den medizinischen Nachwuchs – vorausgesetzt, dieses Leitbild wird auch von den Leitungskräften akzeptiert und unterstützt.

13.4 Optimierung des Aufnahme- und Entlassmanagements

13.4.1 Optimierung der Teilprozesse

Aufnahme- und Entlassmanagement mit zentralem Bettenmanagement verzahnen

»Woher nehmen wir Betten und wie steuern wir konsequent die Verweildauer unserer Patient*innen?« Diese Fragen werden in vielen deutschen Kliniken regelmäßig gestellt. Wer darauf eine zufriedenstellende Antwort sucht, kommt um ein gut abgestimmtes Aufnahme- und Entlassmanagement, das mit einem zentralen Bettenmanagement verzahnt ist, nicht herum. Eine solche Struktur birgt erhebliches Potenzial zur Verbesserung der wirtschaftlichen Situation. Ihre Umsetzung setzt aber auch voraus, dass sich alle Beteiligten von lieb gewonnenen Abläufen und Freiräumen verabschieden. An die Stelle von »abteilendem« Denken tritt stattdessen eine Sichtweise, die die gesamte Klinik einbezieht.

Doch in der Praxis sind viele Kliniken davon noch weit entfernt. Trotz Senkung der durchschnittlichen Verweildauer kommt es in zahlreichen Häusern immer wieder zu Engpässen bei der Vergabe freier Betten: Notfälle und elektive Patient*innen konkurrieren um die Bettenkapazitäten. Insbesondere Notaufnahmen klagen häufig über einen Patientenstau, weil es ihnen nicht gelingt, auf den Stationen freie Betten zu bekommen. Dort ist man bestrebt, die für Elektiv-Patient*innen bestimmten Betten freizuhalten und nicht mit Notfallpatient*innen zu belegen, da dies unter Umständen zur Verschiebung langfristig terminierter Operationen und damit zu Erlösausfällen führt.

Engpässe bei der Vergabe freier Betten verhindern

Weder Klinikleitungen noch Ärzt*innen oder Patient*innen haben ein Interesse an unnötig langen Wartezeiten in der Notaufnahme oder an der Verschiebung elektiver Eingriffe. Denn beides wirkt sich nicht nur negativ auf die wirtschaftliche Situation der Klinik, sondern auch auf die Zufriedenheit aller aus. Für Kliniken ist die gute Versorgung von Elektiv- ebenso wichtig wie die der Notfallpatient*innen – denn auf beiden Feldern gilt es, gute Arbeit zu leisten und den Ruf des Hauses zu verteidigen.

*Elektiv- und Notfallpatient*innen gleichermaßen gut versorgen*

In vielen Kliniken kommt als wichtiger Aspekt hinzu, dass die Entlassungen und die Aufnahmen der Elektiv-Patient*innen nicht aufeinander abgestimmt sind. Meist finden die Aufnahmen zu Beginn des Tages statt, bevor die entlassenen Patient*innen die Station verlassen haben. Häufig ziehen sich die Entlassungen sogar bis in den Nachmittag oder in die Abendstunden hinein. Das bindet Personalkapazitäten und führt zu einer Verschiebung der Schlüsselprozesse, z. B. der Visitendurchführung und der anschließenden Visitennachbereitung durch die Pflegekräfte. Insbesondere personalschwache Schichten werden so zusätzlich belastet.

Somit lassen sich zwei strukturelle Ursachen identifizieren, die an der unzureichenden Steuerung der Verweildauer der Patient*innen beteiligt sind: das Aufnahme- und Entlassmanagement sowie das Bettenmanagement. Einen weiteren, nicht unerheblichen Anteil haben auch die Arztbrief-Prozesse.

Baustein 1: Aufnahme- und Entlassmanagement

Damit ein zentrales Bettenmanagement in der Praxis tatsächlich funktioniert, müssen die Aufnahme- und Entlassvorgänge aufeinander abgestimmt sein. Dabei ist die Beachtung folgender Eckpunkte wichtig:

Aufnahme- und Entlassvorgänge aufeinander abstimmen

- Die Zeiten der Aufnahme von Patient*innen sind an die Arbeitsabläufe auf der Station bzw. in der Fachklinik angepasst.
- Unmittelbar bei der Aufnahme wird die voraussichtliche Verweildauer festgelegt – Spontanentlassungen entfallen.
- Ebenfalls bei der Aufnahme wird der Verlauf der Behandlung geplant. Alle bei Aufnahme erkennbaren erforderlichen Untersuchungen werden

angemeldet und veranlasst. Falls erforderlich, wird schon jetzt der Sozialdienst über den voraussichtlichen Entlasstag informiert.
- Bei jeder Visite wird überprüft, ob der bei der Aufnahme anvisierte Entlasstag bestehen bleiben kann.
- Entlassene Patient*innen verlassen bis 10 Uhr ihre Zimmer und erhalten zu diesem Zeitpunkt auch ihre Arztbriefe.
- Sobald ein Bett leer geworden ist, macht die Pflege eine entsprechende Meldung an das zentrale Bettenmanagement.
- Für Patient*innen, die noch auf Untersuchungen oder Arztbriefe warten müssen oder erst später z. B. von Angehörigen abgeholt werden können, wird eine Holding-Area eingerichtet, in der sie sich bis zum Verlassen des Krankenhauses aufhalten können.

Baustein 2: Zentrales Bettenmanagement

Zentrales Bettenmanagement steuert die Vergabe der Betten für die gesamte Klinik

Obgleich ein dezentrales und wenig strukturiertes Bettenvergabesystem die Wirtschaftlichkeit einer jeden Klinik konterkariert, ist es noch immer die Regel. Auf den Stationen bzw. in den Fachabteilungen sind mehrere Personen gleichzeitig an der Zuteilung der Betten und der Einbestellung elektiver Patient*innen beteiligt: Chef- und Oberärzt*innen befinden darüber. Die letztendliche Entscheidungshoheit ist Chef*innen-Sache, insbesondere hinsichtlich der Einbestellung der von ihm/ihr betreuten Elektiv-Patient*innen. Hinzu kommt, dass viele Zuweiser*innen ihren »direkten Draht« zu Arztkolleg*innen nutzen und die Einweisung ihrer Patient*innen direkt über diese steuern.

Eine solche Praxis gehört mit der Einführung eines zentralen Bettenmanagements der Vergangenheit an. Stattdessen übernimmt ein Team von Bettenmanager*innen die Vergabe der Betten für die die gesamte Klinik. Ähnlich wie Fluglotsen steuern sie den Fluss der Patient*innen innerhalb des ganzen Hauses. Sie haben den Überblick, wo Bettenkapazitäten vorhanden sind bzw. frei werden. Gleichzeitig sind sie eine wichtige Schnittstelle zwischen der Notaufnahme und den Fachkliniken. Sie kümmern sich darum, dass die notfallmäßig aufgenommenen Patient*innen auf die entsprechenden Stationen verteilt werden und versuchen, deren Unterbringung auf fachfremden Stationen möglichst zu vermeiden. Damit tragen sie deutlich zur Entlastung des ärztlichen Dienstes bei – vorausgesetzt, dass sich alle Beteiligten konsequent an das zentrale Bettenmanagement wenden.

*Bettenmanager*innen benötigen Handlungsfreiheit*

Bettenmanager*innen haben ausreichende Handlungsfreiheit, um in die Einbestellungspraxis der einzelnen Fachkliniken bzw. Stationen eingreifen zu können.

Damit ein zentrales Bettenmanagement reibungslos funktioniert, müssen die Mitarbeitenden folgende Voraussetzungen erfüllen:

- gute medizinische Qualifikation

- ständige Erreichbarkeit (Mobil-Telefone inkl. Erkennung klinikinterner und -externer Anrufe, Anrufbeantworter sowie eigene E-Mail-Adressen), ggf. auch Schichtdienst (Früh- und Spätdienst)
- konstruktives Durchsetzungsvermögen gegenüber den Fachkliniken und Zuweiser*innen

Im Gegenzug sind die Mitarbeitenden des Bettenmanagements auf die Unterstützung der Fachkliniken angewiesen. Nur wenn ihnen dort die notwendigen Handlungsspielräume und Eingriffsrechte hinsichtlich der Einbestellung elektiver Patient*innen eingeräumt werden, können sie ihrer Aufgabe gerecht werden.

Baustein 3: Arztbrief-Prozesse

Wesentlicher Bestandteil eines funktionierenden Aufnahme- und Entlassmanagements ist die zeitnahe Erstellung der Arztbriefe, sodass diese die Patient*innen am Entlasstag übergeben werden können. Der Entstehungsprozess der Arztbriefe ist klar geregelt und orientiert sich an diesen Eckpunkten:

Zeitnahe Erstellung der Arztbriefe, Übergabe am Tag der Entlassung

- Die Arztbriefe werden bereits im Verlauf der Behandlung in einem generativen Prozess erstellt – idealerweise auf Basis der elektronischen Patientenakte.
- Das Selbstmanagement der Ärzt*innen ist entsprechend angepasst, sodass die Briefe am Tag der Entlassung um 10 Uhr fertiggestellt sind und ggf. dem/der Oberärzt*in zur Durchsicht vorgelegt werden können.
- Die Inhalte der Briefe beschreiben kurz und knapp, welche Diagnostik und Behandlung während des Klinikaufenthaltes durchgeführt wurde und welche weiteren Schritte Zuweiser*innen unternehmen müssen.
- Das Aushändigen vorläufiger Arztbriefe entfällt. Stattdessen werden kurze, aber vollständige Briefe verfasst und übergeben.
- Stehen bei der Entlassung noch Untersuchungsbefunde aus, werden diese nachgesendet.

13.4.2 Gut verzahnte Prozesse

Das Bettenmanagement, das Aufnahme- und Entlassmanagement sowie die Arztbrief-Prozesse lediglich isoliert voneinander zu optimieren, wäre zu kurz gegriffen. Vielmehr müssen alle Bausteine gut miteinander kooperieren. Dafür bedarf es regelmäßiger Kommunikation. In der Praxis hat es sich bewährt, wenn jede Station/Fachabteilungen eine*n entscheidungsbefugte*n Ärzt*in bestimmt, der/die das Bettenmanagement am Nachmittag über die geplanten Entlassungen und Aufnahmen des nächsten Tages informiert. Damit hat das Bettenmanagement ausreichend Planungsspielraum.

Die Einführung eines zentralen Bettenmanagements in Verbindung mit einem Aufnahme- und Entlassmanagement wirkt auf dem Papier plausibel

Funktionierende Kommunikation zwischen Station/Fachklinik und zentralem Bettenmanagement

Abläufe aus Luftfahrt und Hotellerie geben hilfreiche Impulse

und einfach. Aber dahinter steckt ein Veränderungsprozess, der tief in die Organisation der Kliniken eingreift. Wenn er gelingt, ist sein Wert unbestritten. Abläufe aus der Luftfahrt (Flugverkehrssteuerung über Slots) und der Hotellerie (Zimmermanagement) können hilfreiche Impulse geben. Ein solcher Prozess braucht Führung und die dringende Unterstützung der Chefärzt*innen. Nur wenn sie mit gutem Beispiel vorangehen und ihre Hoheitsansprüche auf die Einbestellungspraxis in ihren Fachabteilungen an das zentrale Bettenmanagement abtreten, kann die Umstellung gelingen.

Ergebnis: Entlastung für Ärzt*innen, Pflegekräfte und Patient*innen

Häuser, die diesen Wandel bereits vollzogen haben, berichten von steigenden Fallzahlen mit hohem CMI bei gleichzeitig sinkender Verweildauer. Aufgrund der zentralen Steuerung der elektiven Eingriffe sowie der frühzeitigen Entlassplanung werden Arbeitsspitzen durch zu viele zeitgleiche Aufnahmen ebenso verhindert wie die Verschiebung von Operationen – eine deutliche Verbesserung der Patientenzufriedenheit ist die Folge. Die Aufnahme von Patient*innen aus der Notaufnahme kann fließend erfolgen – ohne Stau, Wartezeiten und kräftezehrende Telefonate zur Bettensuche. Insgesamt werden die veränderten Strukturen von Ärzt*innen und Pflegekräften gleichermaßen als entlastend empfunden.

Diese Ergebnisse machen Mut, mit der herkömmlichen und seit vielen Jahren etablierten Praxis der Bettenvergabe zu brechen und hinsichtlich des Aufnahme- und Entlassmanagements neue Wege zu gehen.

14 Ambulante Strukturen/Medizinisches Versorgungszentrum (MVZ)

14.1 Struktur des Medizinischen Versorgungszentrums

Nachdem der Gesetzgeber am 01.01.2004 mit dem Gesundheitsmodernisierungsgesetz über eine Änderung des §95 des Fünften Sozialgesetzbuches (SGB V) die Kooperationsform MVZ als neuen Akteur im ambulanten Gesundheitswesen einführte, nimmt die Zahl der MVZ bis heute kontinuierlich zu. Der besonders starke Zuwachs seit 2016 ist unter anderem auf eine veränderte Gesetzeslage zurückzuführen (Einführung fachgleicher MVZ). In diesem Jahr liegt die Zahl der MVZ in Trägerschaft von Krankenhäusern auch wieder deutlich über den MVZ in Trägerschaft von Vertragsärzt*innen. In den Jahren zuvor waren Vertragsärzt*innen häufiger als Krankenhäuser Träger von MVZ.

Die Gesamtzahl der MVZ entfällt dabei auf zwei Untergruppen. Die MVZs entstanden entweder aus bestehenden Gemeinschaftspraxen oder aus Einrichtungen, deren Inhaber*in nicht selbst als Ärzt*in im MVZ tätig ist. In diesen Zentren arbeiten die Mediziner*innen dann ausschließlich als angestellte Ärzt*innen.

Ambulante Strukturen beinhalten Einzelpraxen, Gemeinschaftspraxen und Medizinische Versorgungszentren MVZ

Viele MVZ haben inzwischen die Größenordnung mittelständiger Unternehmen erreicht, mit kaufmännischen Gebilden, die selbst zahlreiche Angestellte umfassen und hohe Erlöse erzielen. 2019 stieg die Anzahl der MVZs in Deutschland stetig auf 3.539 mit über 20.000 angestellten Ärzten. Die durchschnittliche Anzahl von Ärzten in MVZ (Arbeitsgröße) lag dabei im Schnitt bei 6,2. Auch die Zahl der MVZ mit ausschließlich angestellten Ärzt*innen stieg deutlich auf 2.820.

Diese Entwicklung zu größeren Einrichtungen ergibt sich einerseits durch die Veränderung des ambulanten medizinischen Spektrums wie ambulantes Operieren, Labor, Dialyse, Radiologie, interventionelle Kardiologie und Fortpflanzungsmedizin. Zum anderen ist diese Entwicklung auch das Ergebnis des Strukturwandels, welcher von der Gesundheitspolitik angestoßen wurde.

MVZ entwickeln sich zunehmend zu größeren ambulanten Einrichtungen

Das MVZ ist aber auch eine Gestaltungsform für Krankenhäuser, die ihr ambulantes Spektrum erweitern möchten, ohne stationäre Fälle zu verlieren. Neben den ärztlichen Leistungen kann ein MVZ auch nicht-ärztliche Leistungen im Gesundheitssektor erbringen, was zu synergistischen interdisziplinären Behandlungen bis hin zur integrierten sektorenübergreifenden Versorgung »aus einer Hand« führen kann.

Für MVZ gelten folgende Grundsätze

- MVZ müssen ärztlich geleitet werden. Die Ärztliche Leitung muss in dem MVZ selbst als angestellte*r Ärzt*in oder Vertragsärzt*in tätig sein. Seit 2012 muss die Ärztliche Leitung im MVZ selbst tätig sein, nach der Rechtsprechung mindestens mit einem halben Versorgungsauftrag. Sind in einem MVZ unterschiedliche ärztliche Berufsgruppen gemeinsam tätig (beispielsweise Ärzt*innen und Psychotherapeut*innen), kann das MVZ auch in kooperativer Leitung geführt werden.
- In einem MVZ können Vertragsärzt*innen und/oder angestellte Ärzt*innen tätig werden.

MVZ können nur von zugelassenen Ärzt*innen, von zugelassenen Krankenhäusern, von Erbringern nichtärztlicher Dialyseleistungen nach § 126 Abs. 3 SGB V oder von gemeinnützigen Trägern, die aufgrund von Zulassung oder Ermächtigung an der vertragsärztlichen Versorgung teilnehmen, sowie Kommunen gegründet werden.

Damit ein MVZ an der vertragsärztlichen Versorgung teilnehmen kann, braucht es eine Zulassung. Darüber entscheidet auf Antrag der Zulassungsausschuss der jeweiligen Kassenärztlichen Vereinigung (KV).

Zulassungsvoraussetzungen für ein MVZ

Voraussetzungen für die Zulassung eines MVZ sind unter anderem:

- Gründung durch einen Leistungserbringer oder Kommune gemäß § 95 Abs. 1a SGB V,
- Wahl einer zulässigen Rechtsform,
- Vorhandensein von mindestens zwei Vertragsarztsitzen,
- ärztliche bzw. kooperative Leitung.

14.2 MVZ-Geschäftsführung

Die MVZ-Geschäftsführung bearbeitet Verwaltungs- und Managementaufgaben und ist an ihren Ergebnissen zu messen. Hauptaufgaben sind strategische Weiterentwicklung der Einrichtung, die möglichst unsichtbare Erledigung des Tagesgeschäfts sowie die kontinuierliche Senkung der relativen Kosten in Verbindung mit stetiger Beobachtung und Optimierung des wirtschaftlichen Ergebnisses.

In enger Zusammenarbeit mit der Ärztlichen Leitung des MVZ ist die professionelle Mitarbeiterführung besonders wichtig, da die Personalkosten in der Regel der größte Kostenblock sind und den wirtschaftlichen Erfolg bestimmen.

14.3 MVZ Ärztliche Leitung

Gemäß der Kassenärztlichen Bundesvereinigung (KBV) muss ein MVZ unter einer Ärztlichen Leitung stehen, damit keine »Nicht-Ärzt*innen« Einfluss auf den Kernbereich der medizinischen Leistungserbringung innerhalb des MVZ haben können. Hierbei ist nicht die wirtschaftliche oder rechtliche Leitungsbefugnis gemeint, sondern ausschließlich die ärztliche Leitungsbefugnis, ähnlich einem/einer Chefärzt*in oder dem/der Ärztlichen Direktor*in eines Krankenhauses.

Das MVZ ist berechtigt, auch mehrere Ärztliche Leitungskräfte zu benennen. Dies könnte auch aus haftungsrechtlichen Gründen günstig sein, da das MVZ interdisziplinär tätig ist und es bis auf Ausnahmefälle nicht darstellbar ist, dass ein*e Fachärzt*in auch die Verantwortung für die Leistungserbringung in allen im MVZ vertretenen Fachgebieten übernimmt.

KBV Richtlinien für die Ärztliche Leitung eines MVZ

Medizinische Versorgungszentren (MVZ) erbringen nach dem Gesetzeswortlaut Leistungen durch Angestellte »oder« Vertragsärzt*innen. Diese können sowohl nur angestellte Ärzt*innen oder nur Vertragsärzt*innen als auch in einer Mischform angestellte und Vertrags-Ärzt*innen sein. Sozialrechtlich kann jede*r Ärzt*in als Angestellter in einem MVZ tätig werden, der oder die in das Arztregister eingetragen ist, also der/die über eine abgeschlossenen Weiterbildung in dem jeweiligen Fachgebiet verfügt und für die vertragsärztliche Versorgung geeignet ist.

14.4 Ärztliche Leitung in ambulanten Strukturen werden und sein …

Führungs-Erfahrungen als Chefärzt*in im Krankenhaus sind hilfreich; eine Ärztliche Leitung eines MVZ zu sein bedeutet aber auch, die ambulanten Strukturen zu kennen. Die ambulanten Strukturen umfassen nicht nur die KV-Abrechnung und die besonderen Bedürfnisse und Anforderungen der Mitarbeitenden, sondern ebenso sind alle Bedarfe eines Betriebes im ambulanten Umfeld von denen eines stationären Umfeldes zu unterscheiden. In besonderem Maße sollte bei der Führung der Fachärzt*innen in einem MVZ das unternehmerische »Gen« angesprochen werden, was im ambulanten Bereich deutlicher zum Tragen kommt als im stationären klinischen Bereich.

14.5 Zusammenspiel des Führungsduos

Das Zusammenspiel von Ärztlicher Leitung und Geschäftsführung von MVZ muss im Tandem funktionieren, als Führungsduo. Die Ärzt*innen im MVZ sind alle ausgebildete Fachärzt*innen in ihren Bereichen und sind wie Oberärzt*innen im Krankenhaus zu führen (▶ Kap. 14.1).

Im ambulanten Bereich sind die Vorgaben der Kassenärztlichen Vereinigung (KV) z. B. der Honorarbewertungsmaßstab, der jährlich erscheint, und die persönlichen KV-Budgets pro Ärzt*in, die jedem/jeder einzelne*n Ärzt*in quartalsmäßig zur Verfügung gestellt werden. Im Gegensatz dazu erfolgt die Abrechnung im stationären Bereich über DRGs.

Spannungsfeld Ökonomische Notwendigkeit, Ethik und Patientenorientierung als Maßstab

Ein MVZ lebt davon, dass es Gewinn erzielt. Gewinn, der im Wesentlichen durch die Abrechnung der an Patient*innen erbrachten Leistungen bestimmt wird. Hierbei geht es um die Abrechnung der Leistungen bei gesetzlich Krankenversicherten, die Regelungen im EBM (Einheitlicher Bewertungs-Maßstab) und die Abrechnung bei privat versicherten Patient*innen nach GOÄ (Gebührenordnung für Ärzte). Bei aller ökonomischer Notwendigkeit sind die ärztlichen und ethischen Standards zu halten und die Patientenorientierung muss der Maßstab bleiben.

Nachdem die wirtschaftlichen Leistungen im MVZ nach den persönlichen KV-Budgets der Ärzt*innen bemessen werden, die regelkonform nach dem aktuellen EBM abgerechnet werden, sind die Führungsansätze anders zu wählen als die Führung von Oberärzt*innen im Krankenhaus.

Das Viereck: Prozesse-Strukturen – Miteinander – Patientenorientierung sollte immer die gemeinsame Basis der Führungskultur sein

Die Prozesse, Behandlungsprozesse und Abrechnungsprozesse sollten gemeinsam mit den Fachärzt*innen definiert, verschriftlich und verabredet werden. Das dabei unterstützende Team der Medizinischen Fachangestellten (MFA) wird darüber zeitnah mündlich und schriftlich informiert. Hierzu eignen sich regelmäßige Teambesprechungen, Jour-fixe mit Protokollen oder auch Newsletter.

Mit den Strukturen hinsichtlich der Organisationsabläufe und Praxisabläufe wird ähnlich umgegangen, die Regeln zum Miteinander sollten in einem Organigramm und in Mitarbeiterjahresgesprächen (▶ Kap. 9.3) wiederzufinden sein.

Bei der Definition der Prozesse und Strukturen sollte die Patientenorientierung immer im Mittelpunkt stehen und als Qualitätsziel der SMART-Regel folgen. Das Qualitätsmanagement mit allen darin hinterlegten definierten Prozessbeschreibungen und Arbeitsanweisungen ist als Führungswerkzeug zu nutzen, nicht zuletzt, um auch die Mitarbeiterressourcen optimal einzusetzen.

15 Personalmanagement

15.1 Erfolgreiche Auswahl von Bewerber*innen

Für Kliniken ist es eine zunehmende Herausforderung, ihre freien Stellen zu besetzen. Besonders schwer haben es Krankenhäuser in ländlichen Gebieten, geeignete Bewerber*innen zu finden. Doch gerade unter diesem Druck gilt es für alle Kliniken, sorgfältig bei der Bewerberauswahl vorzugehen und nicht etwa auf die erstbesten Kandidat*innen zu setzen. Denn die enorme Bedeutung, die die Auswahl der Mitarbeitenden für eine Klinik hat, liegt auf der Hand: Fehlerhafte Entscheidungen haben negative Auswirkungen auf die Qualität der Patientenversorgung, die Zusammenarbeit im Team und das Renommee der Klinik – sie kosten Zeit, Energie und Geld. Es ist also ein Muss, den Auswahlprozess gründlich zu planen. In der Praxis werden – insbesondere in kleineren und mittleren Häusern – häufig die folgenden grundlegenden Fehler gemacht:

Fachärzt*innen- und Pflegekräftemangel erfordern große Sorgfalt bei der Personalauswahl

- Es gibt *kein* Stellenprofil, das die Mitglieder der Auswahlkommission gemeinsam erarbeitet und abgestimmt haben.
- Es gibt *kein* Bewerberprofil.
- Im Vorstellungsgespräch ist der Redeanteil der Kommissionsmitglieder größer als der des/der Bewerber*in.
- Das Vorstellungsgespräch wird dominiert von hypothetischen Fragen.
- Eine Auswertung/Diskussion im Anschluss an jedes Vorstellungsgespräch findet nicht statt. Ein Fazit wird nicht schriftlich festgehalten.
- Die komplette Verantwortung für die Einstellung wird nicht selten an eine*n Personalberater*in delegiert.

Ein sorgfältiger Auswahlprozess beginnt mit strategischen Überlegungen im Vorfeld, in deren Rahmen die Zuständigkeitsbereiche und Schnittstellen der zu besetzenden Position überprüft und festgelegt werden. Aus diesen Überlegungen resultiert ein konkretes Stellenprofil, das die Aufgaben und die damit verbundenen Anforderungen beschreibt. Es wird gemeinsam von den Mitgliedern der Auswahlkommission erarbeitet und zwischen ihnen abgestimmt. Ein solches Stellenprofil dient als Grundlage für eine Stellenausschreibung bzw. Personalanzeige. Gleichzeitig lässt sich auf Basis eines Stellenprofils leicht ein Bewerberprofil ableiten, das im späteren Auswahlprozess für jede*n Kandidat*in erhoben wird. Es ist als Checkliste aufgebaut, dient dem Abgleich der Kompetenzen des Bewerbers mit den Anforderun-

Stellenprofil ist Grundlage des Auswahlprozesses

gen an die zu besetzende Stelle und erstreckt sich auf folgende Kompetenzfelder:

- Sozialkompetenz
    - Kooperation
    - Kommunikation
- Fach- und Methodenkompetenz
    - Erfahrungsbreite (»Generalist«)
    - Tiefe des Wissens (»Spezialist«)
- Identifikation mit der Klinik
    - Formalidentifikation (z. B. Mitglied einer kirchlichen Gemeinde)
    - Inhaltliche Identifikation (Orientierung an den Werten der Klinik)

Bei der Auswahl von Leitungskräften kommen diese Kompetenzfelder hinzu:

- Unternehmer-Kompetenz
    - Ergebnisorientierung
    - Zukunftsorientierung
- Führungskompetenz
    - Führungsstärke (»Führen durch Persönlichkeit«)
    - Anwendung der Führungsinstrumente

Das dargestellte Muster-Bewerberprofil ist eine Vorlage für die Auswahl eines/einer Oberärzt*in. Selbstverständlich müssen die genannten Kriterien an die jeweilige Stelle und deren Profil angepasst und ggf. entsprechend erweitert werden. Über die einzelnen Auswahlkriterien und deren Gewichtung (xxx = unabdingbar, xx = vorteilhaft, x = ausbaufähig) stimmen sich die Mitglieder des Auswahlgremiums im Vorfeld ab. In dem Bewerberprofil werden Informationen aus den schriftlichen Bewerbungsunterlagen ebenso festgehalten wie Erkenntnisse aus dem Vorstellungsgespräch. Jedes Mitglied des Auswahlgremiums füllt für jede*n Bewerber*in ein Profil aus. Darin wird für jedes Auswahlkriterium eine Bewertung vorgenommen (1 = sehr wenig, 2 = wenig, 3 = befriedigend, 4 = gut, 5 = sehr gut, 6 = ausgezeichnet). Im Anschluss an das Gespräch werden zunächst die Bewertungen der einzelnen Kompetenzfelder addiert, dann wird eine Gesamtsumme gebildet.

Mit der Verwendung derartiger Bewerberprofile gelingt es, den Auswahlprozess transparent zu gestalten. In Zweifelsfällen haben die Mitglieder des Auswahlgremiums eine detaillierte Unterlage, anhand derer sie ihr Urteil begründen und diskutieren können. Die Entscheidung für oder gegen eine*n Kandidat*in folgt somit nicht einem »Bauchgefühl«, sondern ist nachvollziehbar.

Muster-Bewerberprofil *Oberärzt*in*

Name: _____

Termin: _____

Gesprächspartner*in: _____

Unterlagenabgleich	Bedeutung	Nein				Ja
Alter	xx					
Facharztqualifikation	xxx					
Berufserfahrung	xx					
Einstellungstermin	x					
Vollzeit/Teilzeit	xxx					
Gehaltsbandbreite	xx					

* Gewichtung:
xxx = unabdingbar
xx = vorteilhaft
x = ausbaufähig

		Bewertung **					
Fachkompetenz		1	2	3	4	5	6	Sum.
Exzellenter Facharzt	xxx							
Sicher in apparativen Untersuchungen (Ausbildungsscheine?)	xxx							
Sicher in Operationsverfahren (OP-Katalog?)	xxx							
Organisatorische Aufgaben wie Personaleinsatz	xxx							
Controllingaufgaben (EDV, Excel)	x							
Stationsarbeit	x							
Projektarbeit/-management	xx							
Reha-Kenntnisse	xx							
Selbstorganisation/Zeitmanagement	xxx							
Codierung von Leistungen	xxx							

** Bewertung:
1 = sehr wenig
2 = wenig
3 = befriedigend
4 = gut
5 = sehr gut
6 = ausgezeichnet

Auftreten	1	2	3	4	5	6	Sum.
Gewinnende Erscheinung x							
Gepflegtes Äußeres xx							
Souverän xxx							
Verbindliches Auftreten xx							
Identifikation mit Arbeit der Klinik xxx							

Unternehmerkompetenz	1	2	3	4	5	6	Sum.
Ziel- und Mitarbeiterorientierung xxx							
Kostenmanagement xxx							
Streben nach kontinuierlicher Verbesserung xxx							
Strategisches Denken und Handeln x							
Marktorientierung x							
Veränderungsmanagement xx							
Verantwortungsbereitschaft xx							
Strategisches Denken und Handeln xxx							

Führungskompetenz	1	2	3	4	5	6	Sum.
Führungsanspruch xxx							
Überzeugungskraft xxx							
Durchsetzung xxx							
Motivations- und Begeisterungsfähigkeit xxx							
Anleitung und Entwicklung der Assistenten xxx							

Führungskompetenz		1	2	3	4	5	6	Sum.
Konstruktiver Umgang mit Fehlern	xx							
Stabilität	xxx							
Handlungsfähigkeit in unsicheren Situation	xxx							
Ziel- und Lösungsorientierung	xxx							
Delegation	xxx							
Umgang mit Widerständen und Konflikten	xxx							
Integrationsfähigkeit	xxx							
Beherrschung Führungstool (MAG, Führungskreislauf etc.)	xxx							
Feedback-Fähigkeit	xxx							

Soziale Kompetenz		1	2	3	4	5	6	Sum.
Zuverlässig	xxx							
Belastbar	xxx							
Kontaktstark	xxx							
Einfühlungsvermögen/Empathie	xx							
Kommunikative Kompetenz, Freundlichkeit	xxx							
Loyalität	xxx							
Echt/wahrhaftig/authentisch	xxx							
Initiative zeigend	xx							
Selbstständig	xx							
Gewinnendes Gesprächsverhalten (zuhören, fragen etc.)	xxx							

Methodische Kompetenz		1	2	3	4	5	6	
Dienstplanerstellung	xxx							
Organisationstalent	xx							
Flexibilität	xx							
Lernbereitschaft	xxx							
Lernfähigkeit	xxx							
Überblick, funktionsübergreifende Erfahrung	xxx							

Punkte gesamt

15.1.1 Bewerbungsunterlagen

Inhaltliche Analyse der Bewerbungsunterlagen

Die Analyse der Bewerbungsunterlagen beginnt mit einer formalen Bewertung. Sie berücksichtigt Vollständigkeit, Struktur, Lesefreundlichkeit der eingereichten Unterlagen. In die inhaltliche Analyse werden folgende Kriterien einbezogen:

- Anschreiben
  - Ist das Interesse an der vakanten Stelle beschrieben?
  - Wird die Identifikation mit der Klinik erkennbar?
  - Ist die fachliche Eignung dargestellt?
- Lebenslauf
  - Ist der berufliche Werdegang chronologisch dokumentiert?
  - Sind Kompetenzen, die in früheren Arbeitsverhältnissen erforderlich waren, beschrieben?
  - Ist die bisherige berufliche Entwicklung zielgerichtet?
- Hochschulzeugnisse
- Nachweise der in der Stellenausschreibung geforderten fachlichen Qualifikationen
- Arbeitszeugnisse
- Lichtbild

Bewerbungsunterlagen mit Stellenprofil abgleichen

Es empfiehlt sich, bei der Prüfung der Bewerbungsunterlagen sehr genau vorzugehen und sie gründlich mit den im Stellenprofil formulierten Anforderungen abzugleichen. Schließlich dient die gründliche Analyse dazu, nur die wirklich geeigneten Kandidat*innen zu einem Vorstellungsgespräch einzuladen. Es versteht sich von selbst, dass alle Bewerber*innen eine Eingangsbestätigung ihrer Unterlagen sowie einen Hinweis über das weitere Vorgehen erhalten. Ebenso selbstverständlich ist es, nach Abschluss des Verfahrens die unberücksichtigten Unterlagen an die Bewerber*innen zurückzusenden. Übrigens: Kurz vor Vertragsunterzeichnung die Originalzeugnisse und -urkunden (Approbation etc.) zu überprüfen, schützt vor bösen Überraschungen.

15.1.2 Vorstellungsgespräche

Für die Auswahl von Assistenz- und Oberärzt*innen sind in der Regel ein bis zwei Gespräche erforderlich, bis ein*e geeignete*r Mitarbeitende*r gefunden ist. Bisweilen schließt sich noch ein weiteres Gespräch an, in dem es um die Aushandlung der exakten Vertragsbedingungen geht. Alle Gespräche sollten in einer störungsfreien Atmosphäre stattfinden. Grundsätzlich verfolgen Vorstellungsgespräche zwei Ziele:

Ziele des Vorstellungsgesprächs

1. Dem/der Bewerber*in soll deutlich gemacht werden, was ihm/ihr die Klinik zu bieten hat und welche Anforderungen an ihn/sie gestellt werden.
2. Die Auswahlkommission der Klinik soll erkennen können, welche Entwicklungspotenziale der/die Bewerber*in hat, wie die Belastungsfähigkeit ausgeprägt ist und wie er/sie sich im persönlichen Gespräch darstellt. Darüber hinaus sollen die Gespräche Erkenntnisse liefern, die über die in den Bewerbungsunterlagen dargestellten Informationen hinausgehen.

In der Regel nehmen an einem Vorstellungsgespräch der/die künftige Vorgesetzte, eine Vertretung der Personalabteilung und eventuell ein Mitglied der Mitarbeitervertretung teil. Damit das Vorstellungsgespräch nicht unstrukturiert verläuft, sondern Ergebnisse liefert, die sich später mit denen anderer Bewerbungsgespräche vergleichen lassen, ist es wichtig, einen einheitlichen Gesprächsaufbau festzulegen, der sich an folgenden Punkten orientiert:

Ablauf des Vorstellungsgesprächs

1. Begrüßung der/des Bewerber*in und kurze Vorstellung der Klinikvertretungen
2. Der/die Bewerber*in erhält die Gelegenheit zu einer kurzen stellenbezogenen Vorstellung
3. Durchführung des eigentlichen Bewerbungsgesprächs unter Berücksichtigung folgender Aspekte:
   - Erkennen der Beweggründe, sich auf diese Position zu bewerben
   - Analyse der Kenntnisse und des Leistungsverhaltens der/des Bewerber*in
   - Vertiefung der im Lebenslauf angegebenen Details: Erkennen gezielt geplanter beruflicher Entwicklungsschritte, Fragen nach Gründen für Stellenwechsel, für die Wahl fachlicher Schwerpunkte oder ggf. für Lücken im Lebenslauf
   - Als Basis für einen einheitlichen Gesprächsaufbau dient das Bewerberprofil. Anhand dessen werden den Kandidat*innen Fragen gestellt, die die Eignung erkennen lassen.

4. Die Bewerber*innen wiederum bekommen die Möglichkeit, Fragen zu stellen, die Rückschluss darauf zulassen, welche Erwartungen sie an die zukünftige Aufgabe und die Arbeitsbedingungen haben.
5. Am Ende des Gesprächs werden den Bewerber*innen die nächsten Schritte des Auswahlverfahrens inkl. des zeitlichen Ablaufs beschrieben.

Bewerber*in hat 80 % Redeanteil

Bewerber*innen stehen im Zentrum des Gesprächs. Um einen umfassenden Eindruck von ihnen zu bekommen, wird ausreichend Redezeit für die persönlichen Ausführungen und Erklärungen benötigt. Der Gesprächsanteil der Bewerber*innen sollte daher bei etwa 80 % liegen.

Hypothetische Fragen vermeiden

Hypothetische Fragen an die Kandidat*innen (»Was würden Sie in folgendem Fall machen …«) sind in Vorstellungsgesprächen weit verbreitet. Allerdings liefern sie kaum konkrete und aussagekräftige Antworten. Zielführender ist es stattdessen, nach konkreten Situationen zu fragen, die sich aus dem Lebenslauf ergeben und auf die er oder sie mit der Beschreibung einer gemachten Erfahrung antworten kann.

Anforderungskriterien genau überprüfen

Die Interviewtechnik des »geschlossenen Verhaltensdreiecks« (▶ Abb. 16) hat sich in Bewerbungsgesprächen besonders bewährt. Ihre konkrete Anwendung macht folgendes Beispiel deutlich: Frage des Auswahlgremiums: »Bitte schildern Sie eine Situation, in der Sie in Ihrer letzten Klinik Ihre Integrationsfähigkeit unter Beweis gestellt haben. Bitte erzählen Sie auch, wie Sie dabei konkret vorgegangen sind und welches Ergebnis Sie erzielt haben.« Im Gesprächsverlauf werden die Bewerber*innen mit dieser Interviewtechnik gebeten, zwei bis drei unterschiedliche Situationen zu schildern.

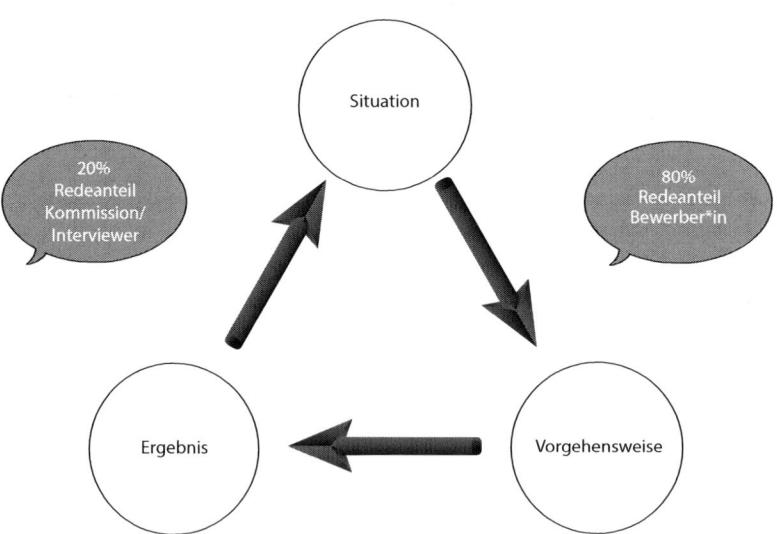

Abb. 16: Interviewtechnik »geschlossenes Verhaltensdreieck«

Leistungen der Klinik präsentieren

Das Bewerbungsgespräch dient aber nicht nur der Prüfung von Bewerber*innen. Vielmehr stellt auch die Klinik ihre Leistungen und Vorteile dar und präsentiert sich als attraktiver Arbeitgeber. Zum Beispiel wirbt sie mit einem strukturierten Facharzt-Curriculum um Assistent*innen und stellt ihnen den Abschluss ihrer Weiterbildung innerhalb von fünf Jahren in Aussicht, oder sie erläutert Bewerber*innen einen Einarbeitungsplan, der die Integration in den Klinikalltag erleichtert.

Im Anschluss erfasst jedes Mitglied sein Fazit schriftlich im Bewerberprofil, sodass nach Abschluss aller Gespräche miteinander vergleichbare Bewerberprofile vorliegen, auf deren Basis ausgewählt werden kann, wer in die nächste Runde kommt. Am Ende jedes Vorstellungsgesprächs nehmen die Mitglieder der Auswahlkommission eine Auswertung vor und diskutieren offen ihre Eindrücke.

Fazit des Gesprächs schriftlich fixieren

Die Inhalte einer zweiten Gesprächsrunde hängen vom Ausgang der ersten Gespräche ab. Unter Umständen zeichnet sich deutlich ein Favorit ab, der lediglich zur Klärung weiterer Details zu einem zweiten Gespräch (inkl. Vertragsverhandlungen) eingeladen werden muss. Möglicherweise ist es aber notwendig, zwei bis drei Bewerber*innen in die engere Wahl zu nehmen und sie zu einem zweiten Gespräch zu bitten. Es konzentriert sich dann auf die Klärung konkreter Fragen oder eventuell ergänzender Tests (z. B. zum Führungs- oder Verhaltensprofil der Bewerber*innen).

15.1.3 Möglichkeiten der Personalsuche

Die dargestellten Schritte machen deutlich, dass die Suche nach geeigneten Mitarbeitenden ein aufwendiger Prozess ist. Doch gleichzeitig stellt sich auch die Frage, auf welchen Wegen überhaupt geeignete Bewerber*innen zu finden sind. Noch immer ist die klassische Stellenanzeige in Fachzeitungen oder im Internet das gängigste Mittel bei der Personalsuche. Je nach Fachrichtung der zu besetzenden Stelle werden sie in den entsprechenden Fachzeitschriften oder auch in fachübergreifenden Branchenmedien geschaltet und selbstverständlich auf der Klinik-Homepage sowie in einschlägigen Online-Jobbörsen platziert. Je konkreter die Anzeige formuliert wird, desto genauer können sich Bewerber*innen ein Bild davon machen, ob die vakante Stelle zu ihren Kenntnissen und Erfahrungen passt. Die Beschreibung der Klinik sowie die exakte Bezeichnung der Position sind ein absolutes Muss. Ein gut ausgearbeitetes Stellenprofil erleichtert die Formulierung einer aussagekräftigen Stellenanzeige sehr.

Aussagekräftige Stellenanzeige formulieren

Insbesondere bei der Besetzung von Positionen der Leitungsebene kann der Einsatz einer auf den Klinikbereich spezialisierten Personalberatung hilfreich sein. Damit zielgerichtet gesucht werden kann, ist es wichtig, zunächst ein Stellenprofil zu erarbeiten und eventuell auszuschließende Kriterien zu definieren.

Aufgrund des sich verschärfenden Wettbewerbs auf Arbeitgeberseite werden Kliniken künftig noch sorgfältiger bei der Suche nach geeigneten Mitarbeitenden vorgehen und auch neue Wege einschlagen müssen. Langfristig werden auch Kliniken nicht darum herumkommen, sich verstärkt in elektronischen Medien als eine starke Marke zu präsentieren, die für Bewerber*innen attraktiv ist.

15.2 Mitarbeiterentwicklung – von der Entwicklungsdurchsprache zum Entwicklungsgespräch

Mitarbeiterentwicklung als langfristigen Prozess sehen

Mitarbeiterentwicklung ist unerlässlich für die Zukunftssicherung jeder Klinik und ihrer Fachabteilungen. Dabei geht es keinesfalls ausschließlich um die Förderung von besonders leistungsfähigen Teammitgliedern. Das Ziel ist vielmehr, *alle* Mitarbeitenden so zu entwickeln, dass sie Fähigkeiten und Kompetenzen haben, mit denen sie gegenwärtige und zukünftige Aufgaben bewältigen können und darüber hinaus ihre Potenziale ausgebaut werden. Mitarbeiterentwicklung ist daher ein langfristiger Prozess, der einen Zeitraum von mehreren Jahren in das Blickfeld nimmt.

Obgleich auch Mitarbeiterjahresgespräche (▶ Kap. 9.3) der Förderung und Weiterentwicklung dienen, nehmen sie einen anderen Zeitrahmen ins Visier: Einerseits betrachten sie die Zielerreichung im zurückliegenden Jahr, andererseits schauen sie auf die Ziele in den kommenden zwölf Monaten. Sie werden mit jedem/jeder Mitarbeitenden jährlich geführt und haben die Funktion eines Transmissionsriemens, mit dem Führungskräfte ihre Ziele und Ideen vermitteln, Informationen von ihren Mitarbeitenden erhalten und Vereinbarungen treffen können.

Anders dagegen das Mitarbeiterentwicklungsgespräch: Es findet alle zwei bis drei Jahre mit jedem/jeder Mitarbeitenden statt und dient der Klärung der mittel- und langfristigen Entwicklungsmöglichkeiten. Es ist nicht nur auf die momentane Aufgabe gerichtet, sondern lotet entsprechend der erkannten Talente künftige Tätigkeiten aus.

15.2.1 Mitarbeiterentwicklungsdurchsprache

Entwicklungsdurchsprachen auf Leitungsebene

Aber Mitarbeiterentwicklungsgespräche sind keine isolierte Maßnahme. Ihnen gehen immer Entwicklungsdurchsprachen voraus. Diese finden ebenfalls im Abstand von zwei bis drei Jahren auf Leitungsebene statt. Bei solchen Entwicklungsdurchsprachen werden alle Mitarbeitenden des Verantwortungsbereichs von den zuständigen Leitungskräften hinsichtlich ihrer Entwicklungsfähigkeit bewertet. Unter Umständen ist auch eine Vertretung der Personalabteilung anwesend. Diese Gespräche orientieren sich an der mittel- und langfristigen strategischen Ausrichtung (▶ Kap. 10.5) der Klinik bzw. Fachabteilung und den sich daraus möglicherweise ergebenden neuen Aufgaben und Funktionen. Neben dem Erörtern allgemeiner Potenziale haben Entwicklungsdurchsprachen zudem das Ziel, die Mitarbeitenden mit überdurchschnittlichem Potenzial zu bestimmen, um sie für besondere Fach- und Führungsaufgaben zu fördern.

Am Ende einer Mitarbeiterentwicklungsdurchsprache ist jede*r Mitarbeitende anhand folgender Skala eingeschätzt:

R = richtige*r Mitarbeitende*r am richtigen Platz
R– = Mitarbeitende*r füllt die Stelle noch nicht vollständig aus
R+ = Mitarbeitende*r füllt die Stelle mehr als vollständig aus (job enlargement)
F = Mitarbeitende*r zeigt Potenzial für Aufgaben mit höherer Verantwortung im Fach- oder Führungsbereich (job enrichment)
A = Vertrag auslaufen lassen/Ausstieg geplant
AAA = auf Ausstieg ansprechen

15.2.2 Mitarbeiterentwicklungsgespräch

Vor dem Hintergrund der Ergebnisse dieser Entwicklungsdurchsprachen findet dann mit jedem/jeder Mitarbeitenden ein vertrauliches Entwicklungsgespräch statt, es orientiert sich an folgendem Aufbau:

1. Welche Wünsche und Erwartungen hat der/die Mitarbeitende lang- und mittelfristig?
   - Der/die Mitarbeitende wird aufgefordert, sich zu seinen/ihren lang- und mittelfristigen Vorstellungen zu äußern.
2. Welche Stärken oder Entwicklungspotenziale sieht der/die Mitarbeitende?
   - Der/die Mitarbeitende wird aufgefordert, Stellung zu nehmen.
   - Anhand seiner/ihrer Stellungnahme wird das Selbst- und Fremdbild abgeglichen, sodass realistische Stärken oder Entwicklungspotenziale aus Sicht der/des Mitarbeitenden erkannt werden können.
3. Inwieweit stimmen die Entwicklungswünsche der/des Mitarbeitenden mit dem von der Leitungskraft wahrgenommenen Potenzial überein?
4. Vereinbaren von Entwicklungsmöglichkeiten
   - Perspektiven und Einsatzmöglichkeiten in zwei bis drei Jahren
   - Absprachen und Maßnahmen zur Qualifizierung

Für den Ablauf eines Entwicklungsgesprächs gelten darüber hinaus zwei Regeln:

1. Es werden keine übereilten Versprechungen hinsichtlich künftiger Stellen gemacht.
2. Das Gehalt ist nicht Thema des Gesprächs.

Die Ergebnisse hinsichtlich der oben genannten Aspekte werden für jedes Gespräch schriftlich dokumentiert und an die Personalabteilung weitergeleitet. Das Mitarbeiterjahresgespräch beinhaltet das sogenannte jährliche »Logbuch-Gespräch«, das von der Ärztekammer im Rahmen der Facharztausbildung vorgeschrieben ist. Das Mitarbeiterentwicklungsgespräch geht allerdings weit darüber hinaus.

15.2.3 Entwicklungsmaßnahmen

Die vereinbarten Entwicklungsmaßnahmen sollten im Schwerpunkt einen vorbereitenden und trainierenden Charakter haben. Sie verfolgen das Ziel, dass Mitarbeitende ihre zukünftigen Aufgaben erfolgreich ausführen können. Einen idealen Beitrag zur Mitarbeiterentwicklung leisten Entwicklungsmaßnahmen am Arbeitsplatz. Dieses »Training on the job« bietet Leitungskräften eine gute Möglichkeit, ihre Mitarbeitenden zu unterstützen. Selbstverständlich kann das Lernen am Arbeitsplatz von anderen Bildungsmaßnahmen (Kurse, Seminare, Führungstraining etc.) flankiert werden.

Mitarbeiterentwicklungsmaßnahmen am Arbeitsplatz

Je nach Anforderungskriterium haben sich folgende Entwicklungsmaßnahmen zur Unterstützung von Mitarbeitenden am Arbeitsplatz bewährt:

- Anforderungskriterium: *Flexibilität*
  Bewältigung wechselnder Aufgaben und veränderter Arbeitsbedingungen
  Beispiele für konkrete Maßnahmen:
  – Gesprächsleitungen übertragen
  – Mitarbeitenden die Übernahme von Projektaufgaben ermöglichen
- Anforderungskriterium: *Durchsetzungsvermögen*
  Gewinnen von Personen für Ideen, Ziele und Maßnahmen sowie Überwindung von Widerständen
  Beispiele für konkrete Maßnahmen:
  – Gemeinsame Analyse von Erfolgs- und Misserfolgs-Situationen, Muster für weitere Aufgaben herausarbeiten
  – Zur Übernahme von Verantwortung (z. B. Projektleitung) motivieren
- Anforderungskriterium: *Belastbarkeit*
  Aufgaben auch unter erschwerten Bedingungen erledigen
  Beispiele für konkrete Maßnahmen:
  – Unterstützung durch Mentor*innen einholen lassen
  – Mitarbeitende auffordern, Zusatzaufgaben schrittweise zu übernehmen
- Anforderungskriterium: *Initiative*
  Aufgaben aus eigenem Antrieb durchführen
  Beispiele für konkrete Maßnahmen:
  – Lob, Anerkennung, Feedback geben
  – Gemeinsame Zielvereinbarungen treffen
- Anforderungskriterium: *Verantwortungsbereitschaft*
  Die Ergebnisse eigener oder fremder Entscheidungen gegenüber anderen vertreten
  Beispiele für konkrete Maßnahmen:
  – Mitarbeitende auffordern, Prioritäten zu setzen
  – Stellvertreterfunktion übertragen
- Anforderungskriterium: *Kooperations- und Teamfähigkeit*

Informationen innerhalb und außerhalb des eigenen Arbeitsbereiches austauschen und mit allen Beteiligten wirksam zusammenarbeiten
Beispiele für konkrete Maßnahmen:
- Hinweise geben hinsichtlich aktivem Zuhören, Akzeptanz und Eingehen auf andere Meinungen/Einstellungen
- Neue Mitarbeitende einarbeiten lassen

Darüber hinaus haben auch eigene Beiträge und Initiativen Einzelner großen Anteil an einer persönlichen Entwicklung. Wird von Mitarbeitenden beispielsweise eigeninitiativ die Gründung einer Projektgruppe zur Optimierung der OP-Zeiten vorgeschlagen?
Bietet jemand dem/der Chefärzt*in unaufgefordert die Ausarbeitung einer schriftlichen Entscheidungsgrundlage für die Anschaffung eines neuen Endoskopie-Turms an?
Solches Engagement unterstreicht das Interesse der/des Mitarbeitenden an einer persönlichen Entwicklung und sollte immer mit Wohlwollen aufgenommen werden, auch wenn es möglicherweise noch nicht zum aktuellen Reifegrad (▶ Kap. 1) passt. Je nach Einzelfall muss die Leitungskraft entscheiden, inwieweit sie die Übernahme der Aufgabe verantworten kann oder wie sie entlang des Führungskreislaufs (▶ Kap. 1) kontrollieren, Probleme lösen bzw. den/die Mitarbeitende*n befähigen kann und Feedback geben muss.

Eigeninitiative von Mitarbeitenden

Die Bereitstellung von Entwicklungsmöglichkeiten ist immer eine Führungsaufgabe. Leitungskräfte müssen sie ernst nehmen und alle Mitarbeitenden einbeziehen – selbstbewusste junge Ärzt*innen der Generation Y (▶ Kap. 8.3) ebenso wie ältere (▶ Kap. 8.5) oder ausländische Ärzt*innen (▶ Kap. 8.7). Bei all ihren Bemühungen, ihre Mitarbeitenden zu entwickeln und zu fördern, sollten Leitungskräfte dabei eines nicht vergessen: Mitarbeiterentwicklung, die darauf abzielt, ein Teammitglied zur Abkehr von einmal verinnerlichten Verhalten zu bewegen, benötigt sehr viel Zeit. Daher ist erfolgreiche Mitarbeiterentwicklung immer eingebettet in Führungsverhalten, das eine aktive Gesprächs- und Feedback-Kultur pflegt (▶ Kap. 9.1). Sie beginnt dann eine Herausforderung zu werden, wenn ein*e Mitarbeitende*r schwierig erscheint.

15.3 Abmahnung und Kündigung

Mit arbeitsrechtlichen Schritten gegen Mitarbeitende vorzugehen, gilt als die letzte Maßnahme im Führungsrepertoire Ärztlicher Leitungskräfte. Sie wird erst dann ergriffen, wenn alle vorherigen Versuche, mit Gesprächen auf das Verhalten des/der Betroffenen Einfluss zu nehmen, keine Wirkung gezeigt haben. Kündigungen und Abmahnungen unterliegen zahlreicher Formvorschriften, damit sie wirksam werden. Daher sollten sie immer mit der

Personalabteilung abgestimmt sein. Die folgende Darstellung erläutert die wichtigsten Grundbegriffe und stellt überblickhaft die rechtlichen Grundlagen dar.

15.3.1 Abmahnung

Abmahnung ist Voraussetzung für verhaltensbedingte Kündigung

Die Abmahnung hat die Funktion einer »gelben Karte«. Sie soll betroffene Mitarbeitende in deutlich erkennbarer Weise auf ein konkretes Fehlverhalten hinweisen, zur Verhaltensänderung aufrufen und im Wiederholungsfall vor einer Kündigung warnen. Für eine verhaltensbedingte Kündigung (z. B. unentschuldigtes Fehlen, Beleidigung von Kolleg*innen) ist die Abmahnung eine unverzichtbare Voraussetzung. Bevor eine Kündigung ausgesprochen wird, muss Mitarbeitenden eindeutig durch die Abmahnung vermittelt werden, welche Fehler gemacht wurden und was künftig von ihnen erwartet wird.

Inhaltliche Bestandteile

In der Praxis werden viele Abmahnungen falsch formuliert und haben somit arbeitsrechtlich keine Bedeutung. Damit eine Abmahnung tatsächlich wirksam werden kann, muss sie folgende inhaltliche Bestandteile haben:

- Eine genaue Beschreibung des konkreten Fehlverhaltens inkl. Datum, Ort und Zeit.
- Einen deutlichen Hinweis darauf, dass das Verhalten vertragswidrig ist und es künftig einzustellen ist.
- Eine Warnung, dass im Falle einer Wiederholung des vertragswidrigen Verhaltens die Kündigung folgt.

Kopie der Abmahnung in der Personalakte ablegen

Eine Abmahnung kann mündlich und schriftlich erfolgen. Aus Beweisgründen empfiehlt sich jedoch immer die Schriftform mit Datum und der Unterschrift des/der Abmahnungsberechtigten. Zur Abmahnung berechtigt sind Personen, die dem/der betroffenen Mitarbeitenden gegenüber disziplinär weisungsbefugt sind. Eine Kopie der Abmahnung sowie ein Empfangsvermerk werden in der Personalakte abgelegt.

Obwohl es keine feste Ausspruchsfrist für eine Abmahnung gibt, sollte sie unmittelbar nach dem Fehlverhalten erfolgen – eine Frist von maximal zwei Wochen gilt als üblich. Bevor nach einer Abmahnung eine Kündigung erfolgen kann, muss dem/der Mitarbeitenden ausreichend Zeit (mindestens vier Wochen) zur Bewährung eingeräumt werden.

Einzelfall entscheidet über die erforderliche Zahl der Abmahnungen

Es besteht keine feste Regel, wie oft abgemahnt werden muss, bevor es zur Kündigung kommen kann. Hier muss im Einzelfall entschieden werden. Bei wiederholtem leichtem Fehlverhalten (z. B. geringe Verspätungen) sind häufigere Abmahnungen erforderlich als in schwerwiegenderen Fällen (z. B. wiederholte Verstöße gegen Alkoholverbot).

Möglichkeit zur Stellungnahme geben

Vor einer Abmahnung, insbesondere aber vor einer verhaltens- oder personenbedingten Kündigung sollte einem/einer betroffenen Mitarbeitenden immer die Möglichkeit zu einer Stellungnahme eingeräumt werden.

In einigen Fällen können Gemahnte die Entfernung der Abmahnung aus ihrer Personalakte fordern:

- Rechtswidrigkeit der Abmahnung
- weiteres Fehlverhalten liegt nicht vor (Einzelfallentscheidung, in der Regel während einer Frist von zwei Jahren bei geringfügigen Verfehlungen)
- Versetzung des/der Mitarbeitenden in einen anderen Arbeitsbereich

15.3.2 Kündigung

Mit einer Kündigung wird das Beschäftigungsverhältnis unmittelbar oder nach Ablauf einer Kündigungsfrist beendet. Im Gegensatz zum Aufhebungsvertrag wird bei einer Kündigung nicht das Einverständnis der/des Mitarbeitenden vorausgesetzt. Eine Kündigung hat die Funktion einer »Roten Karte« und wird erst dann ausgesprochen, wenn Gespräche, Abmahnungen oder Versetzung keine Wirkung gezeigt haben. In der Rechtsprechung werden die ordentliche und die außerordentliche Kündigung unterschieden.

Kündigung beendet das Arbeitsverhältnis fristgerecht oder fristlos

Ordentliche Kündigung

Unter einer ordentlichen Kündigung versteht man die »normale« Kündigung eines Arbeitsverhältnisses, das auf unbefristete Zeit eingegangen wird. Sie kann unter Einhaltung der vereinbarten Kündigungsfristen und des Kündigungsschutzes ausgesprochen werden. Bei befristeten Arbeitsverhältnissen ist keine ordentliche Kündigung möglich, außer wenn sie vertraglich vereinbart wurde.

Außerordentliche Kündigung

Mit einer außerordentlichen Kündigung wird das Arbeitsverhältnis ohne Berücksichtigung der Kündigungsfristen beendet – in der Regel ist sie fristlos. Für eine außerordentliche Kündigung muss ein wichtiger Grund vorliegen, der dem/der Kündigenden die Fortsetzung des Arbeitsverhältnisses unzumutbar macht. Sie ist explizit die letzte Maßnahme, nachdem alle milderen Mittel versagt haben. Sowohl Arbeitgeber*in als auch Arbeitnehmer*in können fristlos kündigen. Wichtige Gründe für eine außerordentliche Kündigung können z. B. sein:

Außerordentlich Kündigung als letztes aller Mittel

- Beharrliche Arbeitsverweigerung, häufige Unpünktlichkeit, Vortäuschung oder Ankündigung einer Arbeitsunfähigkeit
- Straftaten gegen den Arbeitgeber oder Kolleg*innen (Diebstahl, Körperverletzung)
- Schwere Beleidigung

Mitarbeitervertretung muss angehört werden	Eine außerordentliche Kündigung muss innerhalb von zwei Wochen, nachdem die Gründe erkannt wurden, ausgesprochen und dem/der Gekündigten schriftlich zugestellt werden. Ohne Anhörung der Mitarbeitervertretung ist die außerordentliche Kündigung unwirksam. Bestehen Bedenken, muss die Mitarbeitervertretung dies innerhalb von drei Tagen unter Angabe von Gründen mitteilen.

Kündigungsschutz und Gründe für eine Kündigung

Schutz vor sozial ungerechtfertigten Kündigungen	Das Kündigungsschutzgesetz (KSchG) schützt Beschäftigte vor sozial ungerechtfertigten Kündigungen. Es findet Anwendung in Betrieben mit regelmäßig mehr als zehn Beschäftigten – und greift damit in aller Regel in Kliniken.
Kündigungsschutz in kirchlichen Häusern	Gewissermaßen einen Sonderstatus nehmen jedoch kirchliche Häuser ein, deren Kündigungsschutz im Ergebnis eingeschränkt sein kann. Während z. B. in nicht konfessionell gebundenen Kliniken der Austritt eines/einer Ärzt*in aus der Kirche oder die Heirat einer geschiedenen Person keine Bedeutung hat, können dies in kirchlichen Häusern unter Umständen Gründe für eine Kündigung sein (Fenger, 2012).
Sozial gerechtfertigte Kündigungen	Sozial gerechtfertigt hingegen ist eine Kündigung, »wenn sie durch Gründe,

1. die in der Person des Arbeitnehmers liegen oder
2. die in dem Verhalten des Arbeitnehmers liegen oder
3. durch dringende betriebliche Erfordernisse, die einer Weiterbeschäftigung des Arbeitnehmers im Betrieb entgegenstehen, bedingt ist« (Bundesministerium für Arbeit und Soziales 2014, S. 86).

Kommt es zu einem Kündigungsschutzprozess, muss der Arbeitgeber die Gründe für die Kündigung nennen. Hierbei werden folgende Bereiche unterschieden:

Gründe für personenbedingte Kündigung	• *Personenbedingte Kündigung*: Hierfür muss es objektive Gründe geben, die in der Person der/des Mitarbeitenden liegen, wie z. B. – unverhältnismäßiges Nachlassen der Leistungsfähigkeit – fehlende körperliche oder geistige Befähigung der/des Mitarbeitenden für die vertraglich vereinbarte Tätigkeit – lang anhaltende Krankheit, häufige Kurzerkrankungen, dauerhafte krankheitsbedingte Minderung der Arbeitsfähigkeit (darunter fallen auch Alkoholabhängigkeit oder andere Suchterkrankungen, ▶ Kap. 8.6)
Verhaltensbedingte Kündigung	• *Verhaltensbedingte Kündigung*: Sie kommt in Betracht, wenn das Arbeitsverhältnis durch schuldhafte Vertragsverletzungen (z. B. Diebstahl, Zuspätkommen, Beleidigung von Vorgesetzten oder Kolleg*innen) beein-

trächtigt ist. Eine verhaltensbedingte Kündigung ist erst nach einer vorherigen regelkonformen Abmahnung möglich.
- *Betriebsbedingte Kündigung*: Sie werden durch Veränderungen ausgelöst, die die Klinik betreffen (z. B. Schließung, Fusion). Bei der Zusammenstellung der zu kündigenden Mitarbeitenden muss eine Sozialauswahl getroffen werden, die folgende Aspekte berücksichtigt:
  – Lebensalter
  – Betriebszugehörigkeit
  – Unterhaltspflichten
  – Schwerbehinderung

Betriebsbedingte Kündigung

Für besonders schutzbedürftige Personen existiert ein spezieller Kündigungsschutz, der neben dem allgemeinen Kündigungsschutz besteht. Dazu gehören unter anderem:

Besonders schutzbedürftige Personen

- Frauen während der Schwangerschaft und bis zum Ablauf von vier Monaten nach der Entbindung (Mutterschutzgesetz)
- Arbeitnehmende, die Elternzeit in Anspruch nehmen
- Menschen mit schwerer Behinderung
- Beschäftigte, die Pflegezeit in Anspruch nehmen

Eine Kündigung ist stets die letzte aller Möglichkeiten, die Leitungskräften bleibt, um z. B. Fehlverhalten zu ahnden. Im Vorfeld muss sehr genau abgewogen werden, ob sie arbeitsrechtlich möglich und vertretbar ist. Dennoch sollten sich Leitungskräfte nicht scheuen, in Fällen, in denen alle anderen Führungsmaßnahmen dauerhaft erfolglos geblieben sind, diesen Schritt zu gehen – schließlich gilt es, auch den motivierten Teammitgliedern gegenüber glaubwürdig zu bleiben.

15.4 Verfassen von Arbeitszeugnissen

Arbeitnehmende haben bei Beendigung ihres Arbeitsverhältnisses einen Anspruch auf ein schriftliches Arbeitszeugnis. Dieser Anspruch ist gesetzlich verbrieft. Rechtsgrundlage für alle Arbeitnehmenden ist § 109 der Gewerbeordnung. Dort heißt es in Absatz 1:
(1) Der Arbeitnehmer hat bei Beendigung eines Arbeitsverhältnisses Anspruch auf ein schriftliches Zeugnis. Das Zeugnis muss mindestens Angaben zu Art und Dauer der Tätigkeit (einfaches Zeugnis) enthalten. Der Arbeitnehmer kann verlangen, dass sich die Angaben darüber hinaus auf Leistung und Verhalten im Arbeitsverhältnis (qualifiziertes Zeugnis) erstrecken.

Ein einfaches Arbeitszeugnis verzichtet auf jegliche Leistungsbewertung. Es enthält eine Tätigkeitsbeschreibung sowie Angaben zur Dauer des Beschäftigungsverhältnisses und zu den Personalien der/des Beschäftigten. In

Einfaches Arbeitszeugnis

der Praxis spielt es jedoch eine untergeordnete Rolle, da es unvollständig wirkt und den Eindruck erweckt, dass aufgrund unzureichender Leistungen auf deren Bewertung verzichtet wurde. Es wird meist nur für sehr kurze Arbeitsverhältnisse oder Kurz-Praktika ausgestellt.

Qualifiziertes Arbeitszeugnis

Das qualifizierte Arbeitszeugnis hingegen enthält Angaben darüber, wie gut die Aufgaben erledigt wurden. In der Regel ist es in folgende Abschnitte gegliedert:

- Angaben zur Person und zur genauen Dauer der Beschäftigung
- Informationen zur beruflichen Entwicklung in der Klinik
- Beschreibung des Arbeitsplatzes und Aufgabengebietes
- Leistungsbeurteilung mit Angaben zur Arbeitsbereitschaft, Arbeitsbefähigung, Fachwissen und Arbeitsweise sowie zur Lern- und Fortbildungsbereitschaft
- Bei Leitungskräften Bewertung der Führungsqualifikation und des Führungsverhaltens
- Beurteilung des sozialen Verhaltens gegenüber Vorgesetzten, Kolleg*innen und Mitarbeitenden
- Schlussformulierung mit Angabe von Gründen für das Ausscheiden sowie Dankes- und Wunschformel für die Zukunft – eventuell auch Äußerung des Bedauerns

Formale Anforderungen an ein qualifiziertes Arbeitszeugnis

Formal muss ein qualifiziertes Arbeitszeugnisfolgenden Anforderung gerecht werden:

- Fehlerfreie Rechtschreibung, Zeichensetzung und Grammatik
- Verwendung von Klinik-Briefpapier
- Länge mindestens eine DIN A4-Seite, bei Schlüssel- und Leitungskräften deutlich länger
- Datum zeitnah am Austrittsdatum
- Unterschrift von einer deutlich ranghöheren Vertretung der Klinik – in der Regel der Chefärzt*in

Wohlwollend und wahrheitsgemäß

Das Zeugnis muss grundsätzlich wohlwollend formuliert sein, damit eine weitere berufliche Entwicklung des oder der Beschäftigten nicht behindert wird. Gleichzeitig ist der/die Arbeitgeber*in aber zu wahrheitsgemäßen Angaben verpflichtet. Werden hingegen Eigenschaften bescheinigt, die nicht zutreffen, aber zum Erhalt eines Arbeitsplatzes führen, ist er/sie gegenüber dem/der neuen Arbeitgeber*in schadensersatzpflichtig. Gleiches gilt für ein Zeugnis, das unzutreffende Auskünfte enthält und damit verhindert, dass der/die Mitarbeitende eine neue Arbeitsstelle findet. Inzwischen haben sich spezielle Zeugnisformulierungen etabliert, die einerseits das Wohlwollen der/des Arbeitgeber*in ausdrücken und gleichermaßen eine Leistungsbeurteilung darstellen. Hier einige gängige Formulierungsbeispiele und ihrer Entsprechung auf der Schulnotenskala:

- Sehr gute Leistungen
  - hat die übertragenen Aufgaben stets zu unserer vollsten Zufriedenheit erledigt
  - die Leistungen fanden stets in jeder Hinsicht unsere volle/vollste Anerkennung
- Gute Leistungen
  - hat die übertragenen Aufgaben stets zu unserer vollen Zufriedenheit erledigt
  - die Leistungen fanden stets unsere volle Anerkennung
- Befriedigende Leistung
  - hat die übertragenen Aufgaben zu unserer vollen Zufriedenheit erledigt
  - die Leistungen fanden unsere volle Anerkennung
- Ausreichende Leistung
  - hat die übertragenen Aufgaben zu unserer Zufriedenheit erledigt
  - die Leistungen fanden unsere Anerkennung
- Mangelhafte Leistung
  - war bemüht, die übertragenen Aufgaben zu unserer Zufriedenheit zu erledigen
  - die Leistungen haben weitestgehend unseren Erwartungen entsprochen

Beispiele der Leistungsbeurteilung

Eine hohe Aussagekraft hat auch die sogenannte »Leerstellentechnik«. Sie funktioniert nach dem Prinzip »Aspekte, zu denen nichts Gutes zu sagen ist, werden nicht erwähnt«. Konkret heißt das, dass auf erwartbare Aussagen kurzerhand verzichtet wird.

Beispiele: »Das Verhalten gegenüber Kolleg*innen war einwandfrei.« Die Vorgesetzten werden wohlweißlich ausgespart, um zu signalisieren, dass es hier Schwierigkeiten gab.

Die Formulierung »Wir bedanken uns für die Mitarbeit und wünschen für die Zukunft alles Gute« verzichtet auf den Ausdruck des Bedauerns und signalisiert, dass das Ausscheiden möglicherweise erwünscht ist. Allerdings besteht selbst bei nachweislich guter Leistung kein Anspruch auf einen Hinweis des Bedauerns. Er gehört nicht zum gesetzlich festgelegten Mindestinhalt eines Arbeitszeugnisses.

Darüber hinaus lassen sich mit bewusst eingesetzten sprachlichen Mitteln Bewertungen des Leistungsniveaus vornehmen, wie die folgenden beiden Formulierungen zeigen.

Beispiel: »Während seiner Zeit als Assistenzarzt leitete er die Station, führte Anamnesegespräche und verfasste Arztbriefe.« Oder »Während seiner Zeit als Assistenzarzt verfasste er Arztbriefe, führte Anamnesegespräche und leitete die Station.« Beide Sätze beschreiben zwar die gleichen Aufgaben, jedoch endet der zweite Satz mit der qualifiziertesten Aufgabe, nämlich der Stationsleitung, und drückt ein höheres Leistungsniveau aus.

Im Zusammenhang mit der Formulierung von Zeugnissen werden in vielen Literaturquellen sogenannte »Geheimcodes« erwähnt. Mit ihrer Hilfe soll auf bestimmte Schwächen eines/einer Mitarbeitenden hingewiesen werden.

»Beredtes Schweigen«

Sprachliche Mittel bewusst einsetzen

»Geheimcodes«

Beispiele: »Trug mit seiner Geselligkeit zur Verbesserung der Arbeitsatmosphäre bei« soll auf Alkoholkonsum während des Dienstes hindeuten.

»Die Stationsarbeiten, die in ihrem Arbeitsbereich lagen, erledigte sie zur vollen Zufriedenheit« soll ein Hinweis auf fehlende Eigeninitiative sein.

Solchen vermeintlichen Geheimcodes ist mit größter Vorsicht zu begegnen. Denn zum einen sind sie nicht erlaubt, weil sie dem Grundsatz der wohlwollenden Zeugnisformulierung widersprechen und daher von dem/der Zeugnisempfänger*in angefochten werden können. Zum anderen sind sie mitunter der Unkenntnis der/des Zeugnisverfasser*in geschuldet und gar nicht so gemeint, wie sie unter Umständen interpretiert werden können.

Generell unterstreicht eine sprachlich flüssige Darstellung, die auf Floskeln und Textbausteine verzichtet, einen wohlwollenden Eindruck. Hingegen lassen knappe, kühle Formulierungen auf Distanz zu dem/der Mitarbeitenden schließen.

Damit das Zeugnis allen Anforderungen gerecht wird, sind außerdem folgende Aspekte zu beachten:

- Selbstverständlichkeiten nicht überbetonen
- Keine Angaben über Krankheitszeiten, Schwangerschaften oder Elternzeiten machen
- Keine auffälligen Zeichen (Kursivschrift oder Anführungszeichen) verwenden, es sei denn, sie haben nichts mit der Aussage des Zeugnisses zu tun
- Streichungen, Ausbesserungen, Flecken sind tabu

Zwischenzeugnis Die genannten Grundsätze hinsichtlich der Form und des Inhaltes gelten auch die für die Erstellung eines Zwischenzeugnisses. Ein Anspruch darauf kann z. B. beim Wechsel der/des Vorgesetzten bestehen oder bei einer Versetzung innerhalb der Klinik. Weiterhin kann ein*e Mitarbeitende*r ein Zwischenzeugnis verlangen, wenn er oder sie demnächst kündigen möchte oder die Klinik an seiner/ihrer Kündigung interessiert ist. Allerdings müssen die Formulierungen im endgültigen Arbeitszeugnis nicht mit denen im Zwischenzeugnis übereinstimmen.

16 Patient*innen

16.1 Patientenorientierung

»Patient*innen stehen im Mittelpunkt und damit allen im Wege.« Zu dieser Sichtweise mag sich wohl kaum ein*e Ärzt*in, eine Pflegekraft oder eine Klinikleitung bekennen, dennoch lässt die Ausrichtung mancher Prozesse in vielen Kliniken diesen Schluss durchaus zu. Umso dringender ist ein Paradigmenwechsel erforderlich, aus dem Patient*innen als Impulsgeber der Klinikprozesse hervorgehen. Denn im Wettbewerb zwischen den Kliniken ist die Patientenorientierung und -zufriedenheit längst zu einem wichtigen Erfolgsfaktor geworden.

Der demografische Wandel führt, neben einer Zunahme von alten und kranken Menschen, auch zu einem veränderten Verhalten der Patient*innen. Sie sind zunehmend informierter und selbstbewusster. Ihr Nachfrageverhalten ist kritischer. Im Internet informieren sie sich und sitzen dabei mitunter Fehleinschätzungen auf, die im Gespräch mit den Ärzt*innen thematisiert werden müssen. Die Patientenstruktur ist ebenso inhomogen wie die Mitglieder unserer Gesellschaft. Aber sie alle wollen mit ihren Wünschen und Bedürfnissen ernst genommen werden.

Patient*innen sind informierter und selbstbewusster

Das gelingt nur, wenn in die Gestaltung der Behandlungsabläufe und den Umgang mit Patient*innen die Prämissen einfließen, dass

- Patient*innen die geplanten medizinischen Maßnahmen anders wahrnehmen als Klinikmitarbeitende.
- Patient*innen eine andere Einstellung zu den Behandlungsabläufen haben als Ärzt*innen und Pflegekräfte.

Patientenorientierung heißt daher, sich in die Sichtweise der Patient*innen hineinzudenken.

16.1.1 Patientenorientierung im Klinikalltag

Wie lässt sich Patientenorientierung im Klinikalltag umsetzen und welche konkreten Maßnahmen sind erforderlich?

Eine wichtige Voraussetzung ist zunächst die berufsgruppenübergreifende Erarbeitung von Leitlinien für die Patientenversorgung. Sie umfassen

Leitlinien für die Patientenversorgung

medizinische Leitlinien, Pflegestandards sowie Verfahrensanweisungen und werden regelmäßig überprüft und überarbeitet. Alle Ärzt*innen und Pflegekräfte kennen diese Leitlinien für die Patientenversorgung und wenden diese konsequent an. Sie liegen ihnen in schriftlicher Form vor und sind via Intranet allen zugänglich.

Anhand des Weges, den ein*e Patient*in im Normalfall in der Klinik von der Aufnahme bis zum eigentlichen Beginn einer Behandlung nimmt, werden die folgenden Maßnahmen skizziert, die entscheidend zur Zufriedenheit beitragen. Der Darstellung liegt die Patientenaufnahme unter normalen Bedingungen zugrunde. Auf die spezielle Situation in der Notaufnahme und die besonderen Anforderungen, die dort an Ärzt*innen und Pflegekräfte gestellt werden, wird im Kapitel 12 eingegangen (▶ Kap. 12.2.3).

Von der Aufnahme bis zum Beginn der Behandlung

Wegweiser durch die Klinik

1. Ankunft in der Klinik:
   Patient*innen und Angehörige haben keine Mühe, sich in der Klinik zurechtzufinden. Bei Bedarf stehen ihnen spezielle Serviceangebote zur Verfügung.
   - Vor dem Haupteingang existiert eine Kurzparkzone.
   - Im Eingangsbereich gibt eine Informationssäule Auskunft über alle Fachabteilungen und Funktionsbereiche.
   - Es gibt Wegeleitsysteme mit einfachen, kurzen und verständlichen Suchbegriffen erleichtern die Orientierung in den Klinikgebäuden.
   - Hilfsbedürftige Patient*innen werden vom Patiententransportdienst begleitet.
   - Im Eingangsbereich stehen Rollstühle und Gepäckhilfen zur Verfügung.
   - Alle Bereiche der Klinik sind rollstuhlgerecht erreichbar.

Planbare Klinikaufenthalte werden vorbereitet

2. Vorbereitung der stationären Behandlung:
   Im Vorfeld der stationären Aufnahme erforderliche Maßnahmen sind an die Bedürfnisse der Patient*innen und deren Angehörigen angepasst.
   - Die Patienteneinbestellung bei planbarem Klinikaufenthalt wird von den einzelnen Fachabteilungen oder dem zentralen Bettenmanagement in Abstimmung mit den niedergelassenen Ärzt*innen und den Patient*innen durchgeführt.
   - Vorbereitende Untersuchungen und Aufklärungsgespräche erfolgen im Rahmen der vorstationären Versorgung.
   - In der Anästhesiesprechstunde werden alle Fragen zu einer erforderlichen Narkose geklärt.
   - Ambulanzen gewährleisten die vor- und nachstationäre Betreuung.
3. Patientenaufnahme:
   Bei der Aufnahme werden die Bedürfnisse der Patient*innen hinsichtlich Informationen, angemessener Betreuung und Ausstattung berücksichtigt.

- Die schriftlichen Formalitäten der stationären Aufnahme regelt die Patientenaufnahme.
- Die ärztliche und pflegerische Aufnahme einbestellter Patient*innen erfolgt auf den im Vorfeld zugeteilten Stationen.
- Auf der Station werden die Patient*innen von einer Pflegekraft begrüßt, über den Aufnahmevorgang aufgeklärt und über den weiteren Stationsablauf (Fernsehen, Telefon, Essen) informiert.

4. Ambulante Patientenversorgung:
Die ambulante Patientenversorgung verläuft koordiniert und unter Berücksichtigung der Patientenbedürfnisse.

Koordinierte ambulante Patientenversorgung

- Die Zentrale Notaufnahme ist 24 Stunden mit Ärzt*innen und Pflegekräften besetzt. Es besteht eine enge Zusammenarbeit mit dem Rettungsdienst.
- Die zeitnahe und optimale Versorgung aller ambulanten Patient*innen ist gewährleistet.
- Ambulante Operationen werden in Abstimmung mit der Anästhesie durchgeführt und von einer Nachbetreuung im Aufwachraum begleitet.
- Ambulante Sprechstunden werden in den einzelnen Fachabteilungen abgehalten.
- Die Weiterbehandlung nach dem Klinikumsaufenthalt ist sichergestellt.

5. Erstgespräch:
Für jede*n Patient*in wird ein körperlicher, seelischer und sozialer Status erhoben, der die Grundlage für die weitere Behandlung darstellt.

Erstgespräch als Grundlage der weiteren Behandlung

- Bereits beim Erstkontakt wird der körperliche, seelische und soziale Status der Patient*innen ermittelt (in Zusammenarbeit von Ärzt*in und Pflegekraft).
- Angehörige werden (soweit gewünscht) in das ärztliche Erstgespräch einbezogen.
- Ein ausführliches Aufnahmegespräch findet auf der Station statt.
- Bei der Befunderhebung werden Risiken, Fähigkeiten und Lebensumstände der/des Patient*in erhoben.
- Wünsche der/des Patient*in und der Angehörigen werden soweit möglich bei der Therapie berücksichtigt.

6. Nutzung von Vorbefunden:
Vorhandene Vorbefunde werden soweit wie möglich genutzt und zwischen den betreuenden Fachkräften ausgetauscht.

Vorbefunde nutzen und zwischen Fachkräften austauschen

- Bisherige stationäre Aufenthalte in der Klinik werden in einer Krankenakte dokumentiert, die im Zentralarchiv und digital aufbewahrt wird.
- Auf Vorbefunde wird immer zurückgegriffen. Vorbefunde der einweisenden Ärzt*innen werden zur Vermeidung von Doppeluntersuchungen mit herangezogen.

7. Festlegung des Behandlungsplans:
Für jede*n Patient*in wird ein umfassender Behandlungsplan unter Benennung der Behandlungsziele und der voraussichtlichen Verweildauer festgelegt.

Behandlungsplan und Behandlungsziele festlegen

- Beim ersten Aufnahmegespräch werden von behandelnden Ärzt*innen konkrete Schritte des Behandlungsprozesses festgelegt und gemeinsam mit dem Pflegepersonal veranlasst.
- Der Behandlungsplan wird schriftlich dokumentiert, bei den täglichen Visiten oberärztlich überprüft, mit dem/der Patient*in besprochen und erforderlichenfalls individuell angepasst.
- Weitere Berufsgruppen (Physiotherapeut*innen, Logopäd*innen, Sozialdienst) werden in die Behandlung einbezogen.
- Durch die tägliche Verlaufsdokumentation wird der Pflegeprozess kontrolliert und optimiert.

Patient*innen in Behandlungsplan einbeziehen

8. Integration der Patient*innen in den Behandlungsplan:
Die Festlegung des Behandlungsablaufes erfolgt unter Einbeziehung der Patient*innen.
- Behandlungs- und Pflegeplan werden gemeinsam besprochen. Die Patient*innen werden umfassend aufgeklärt, gemeinsam wird die erforderliche Therapie festgelegt.
- Angehörige werden auf Wunsch der Patient*innen über Diagnose und Behandlung informiert und mit einbezogen.
- Dolmetscherdienste werden vorgehalten.
- Selbsthilfegruppen werden bei Bedarf kontaktiert.
- Patient*innen haben die Bereichspflegekraft sowie den/die Stationsärzt*in als feste Ansprechpartner*innen.
- Eigene Entscheidungen der Patient*innen (z. B. Patientenverfügung) werden respektiert.

Behandlung und Klinikaufenthalt

Patientenorientierte Gestaltung der Umgebung

1. Ausstattung:
Während eines Aufenthaltes sind Patient*innen in einer freundlichen und modern gestalteten Umgebung untergebracht.
- Die Patientenzimmer sind modern und freundlich ausgestattet.
- Behindertengerechte Zimmer sind vorhanden. Die medizinische Ausstattung entspricht dem neuesten Stand der Technik und wird laufend den Patientenanforderungen angepasst.
- Elektrisch verstellbare Betten sind Standard.
- In Kinderkliniken sind Mutter-Kind-Zimmer vorhanden.
- Schulungen (Diabetes, Ernährung) und Beratungen (Überleitungspflege, Kinästhetik, Neurologie) werden den Patient*innen und deren Angehörigen angeboten.

Professionelle Behandlungs- und Pflegestandards

2. Hochwertige und umfassende Behandlung:
Die Behandlung und Pflege jeder/jedes Patient*in wird umfassend, zeitgerecht und entsprechend professioneller Standards durchgeführt.
- Alle Patient*innen werden nach dem neuesten Stand der Medizin behandelt. Bereitschaftsdienste gewährleisten einen Facharztstandard rund um die Uhr. Die Indikationsstellung erfolgt durch Fachärzt*innen.

- Eine patientenkontrollierte Schmerzbehandlung, vor allem nach Operationen, wird durch den Schmerzdienst der Anästhesieabteilung sichergestellt.
- Bei Untersuchungen wird die Intimsphäre der Patient*innen gewahrt.
- Die Medikamentenverordnung und -verabreichung sind verbindlich über Leitlinien geregelt.

3. Koordinierung der Behandlung:
Die Behandlung wird koordiniert und auf Basis des Behandlungsplans durchgeführt.

Koordinierte Behandlung entlang des Plans

- Während des stationären Aufenthaltes koordiniert der Pflegedienst die erforderlichen diagnostischen Maßnahmen.
- Systematisierte Abläufe zwischen den Untersuchungsstellen und den Stationen sind abgestimmt.
- Bei planbaren operativen Eingriffen erfolgt die Diagnostik im Rahmen der vorstationären Behandlung oder ist für den Aufnahmetag bereits vorgeplant.
- Dringliche Untersuchungen werden nach telefonischer oder persönlicher Abstimmung vorgezogen. Die Patient*innen werden vom Patiententransportdienst oder bei Bedarf von examinierten Pflegekräften begleitet.

4. Kooperation:
Bei der Behandlung der Patient*innen arbeiten alle beteiligten Stellen konstruktiv zusammen.

Konstruktive Zusammenarbeit aller Abteilungen

- Zwischen den Fachabteilungen existiert eine verbindlich festgelegte Kommunikationsstruktur.
- Es werden regelmäßig strukturierte, interdisziplinäre Fallbesprechungen durchgeführt.
- Tumorkonferenzen zwischen den verschiedenen Kliniken finden wöchentlich statt.
- Das Konsiliarwesen ist eindeutig zwischen den Fachbereichen geregelt und sieht die Befundung des Konsils innerhalb von 24 Stunden vor. In dringenden Fällen wird ein sofortiges Konsil mit Befundung durchgeführt.

5. OP-Koordination:
Operative Behandlungen finden koordiniert statt (▶ Kap. 11.1).

Optimale Operationsplanung

- Aufgrund der Abstimmung planbarer Operationen werden die Operationskapazitäten langfristig festgelegt.
- Ein*e Koordinator*in ist für das Operationsmanagement zuständig. Nachmittags legt der/die Koordinator*in gemeinsam mit den operativen Fachbereichen das Operationsprogramm für den Folgetag fest.
- Kapazitäten für Notfalloperationen werden eingeplant.
- Muss eine Operation abgesetzt werden, wird sie am Folgetag vorrangig durchgeführt.
- Bereitschaftsdienste der operativen Fächer, der Anästhesie und des Funktionspersonals gewährleisten die Operationsbereitschaft rund um die Uhr.

Visitenabläufe und -zeiten verbindlich festlegen

6. Visiten:
Die Visitenabläufe und -zeiten sind verbindlich für alle Beteiligten festgelegt.
- Jede*r Patient*in wird täglich von einem/einer Stationsärzt*in sowie mindestens einmal wöchentlich vom einer/einem Ober- und/oder Chefärzt*in besucht.
- Die Visiten werden von den verantwortlichen Pflegekräften der Bereichspflege begleitet.
- Ergebnisse, Befunde und Anordnungen werden unmittelbar, gemäß der gültigen Richtlinie, dokumentiert.
- Interdisziplinäre Visiten der operativen Fachbereiche finden zweimal täglich, auf der Intensivstation dreimal täglich, statt.
- Die Visiten erfolgen in Abwesenheit von Besuchenden und Angehörigen und unter Wahrung der Intimsphäre.
- In jeder Visite wird überprüft, ob die vorgeschlagene Verweildauer noch im zeitlichen Korridor ist.

Verpflegung an Bedürfnisse und Wünsche der Patient*innen anpassen

7. Verpflegung der Patient*innen:
Bei der Verpflegung werden die Erfordernisse, Bedürfnisse und Wünsche der Patient*innen berücksichtigt.
- Patient*innen haben die Möglichkeit, zwischen verschiedenen Menüs zu wählen.
- Sonderwünsche wie vegetarische Kost werden berücksichtigt.
- Eine erkrankungsbedingt angeordnete spezielle Ernährung wird durch die Einbeziehung von Diätassistent*innen gewährleistet.

Entlassung bzw. Verlegung

Entlassung und Verlegung erfolgen systematisch

1. Die Entlassung: bzw. der Übergang in andere Versorgungseinrichtungen erfolgt strukturiert und systematisch. Patient*innen und ggf. ihre Angehörigen werden einbezogen und entsprechend informiert.
- Patient*innen werden so früh wie möglich, jedoch mindestens einen Tag zuvor, über ihre Entlassung informiert.
- Mit den Patient*innen wird ein individuelles Entlassungsgespräch, bei Bedarf oder Wunsch unter Einbeziehung von Angehörigen, geführt.
- Ist die häusliche Pflege und Weiterbetreuung nicht sichergestellt, werden im Vorfeld die Pflegeüberleitung und/oder der Sozialdienst eingeschaltet, um alles Erforderliche im Interesse der Patient*innen zu veranlassen.
- Der/Die Hausärzt*in wird über die bevorstehende Entlassung informiert. Ein Pflegeüberleitungsbogen wird mitgegeben.

Weiterbehandlung und Nachsorge sichern

2. Bereitstellung von Informationen:
Die Klinik sichert die lückenlose Information für die Weiterbehandlung oder Nachsorge ihrer Patient*innen.
- Während der Behandlung im Klinikum werden alle notwendigen Informationen für die nach-stationäre Versorgung gesammelt und die Dokumentation auf ihre Vollständigkeit hin überprüft.

- Am Entlassungstag erhalten die Patient*innen um 10 Uhr einen vollständigen und endgültigen Entlassbrief für ihre*n nachbehandelnde*n Ärzt*in.
- Bei Verlegungen in andere Einrichtungen werden abschließende Beurteilungen und relevante Befunde in Kopie mitgeschickt. Mit der aufnehmenden Einrichtung wird telefonisch Kontakt aufgenommen.

3. Sicherstellung der Weiterbetreuung:
Die Klinik stellt die kontinuierliche Versorgung der/des Patient*in durch Kooperationen mit weiterbetreuenden Einrichtungen bzw. Personen sicher.

> Mit weiterbetreuenden Einrichtungen kooperieren

- Im Vorfeld wird bei pflegebedürftigen Personen die Pflegeüberleitung und/oder der hauseigene Sozialdienst eingeschaltet. Sie unterstützen Angehörige bei der Vermittlung von Heimplätzen und der Beschaffung von Hilfsmitteln für die häusliche Pflege.
- Reha-Maßnahmen werden vom Sozialdienst mit den Kostenträgern abgestimmt.
- Die Klinik und die weiterbetreuenden ambulanten Einrichtungen arbeiten eng zusammen.
- Ein Pflegeüberleitungsbogen wird der/dem Patient*in zur Unterstützung mitgegeben. Im Bedarfsfall wird der/die weiterbehandelnde Ärzt*in telefonisch informiert.

16.1.2 Patientenkommunikation

Für Ärzt*innen ist die Kommunikation mit ihren Patient*innen eine enorme Herausforderung. Jeden Tag aufs Neue müssen sie sich dabei auf die unterschiedlichsten Menschen und deren intellektuelles Niveau einstellen, haben es mit Demenzkranken oder sprachlichen Barrieren zu tun, müssen schwerwiegende medizinischen Diagnosen verkünden. Das erfordert Einfühlungsvermögen und gleichzeitig eine souveräne und stimmige Außenwirkung auf Patient*innen. Obgleich es aufgrund der vielfältigen Herausforderungen kein Patentrezept für ein Standard-Gespräch Ärzt*in-Patient*in geben kann, sind die folgenden Aspekte eine wichtige Grundlage:

> Patientengespräche erfordern Einfühlungsvermögen und Authentizität

- Patient*innen mit ihrem Namen ansprechen
- Aktiv und gut zuhören
- Patient*innen ausreden lassen
- Freundlichkeit zeigen
- Auf den äußeren Rahmen achten (Diskretion)
- Loyalität zeigen
- Nichts versprechen, was nicht gehalten werden kann

Auch der Umgang mit Patientenbeschwerden ist nicht immer einfach. Oftmals stecken Missverständnisse dahinter. Wenn Patient*innen sich beschweren, gilt es zu deeskalieren:

> Auf Patientenbeschwerden deeskalierend reagieren

- Patient*innen mit ihrem Namen ansprechen
- Aktiv und gut zuhören
- Patient*innen ausreden lassen
- Verständnis zeigen
- Fragen stellen, die das Interesse der/des Patient*in berühren
- Mit W-Fragen (Was? Wie? Wann? Wer?) sich dem Anlass der Beschwerde nähern
- Einwände der/des Patient*in in Fragen umwandeln. Ein Einwand ist kein Widerstand, sondern eine Verständigungshilfe.
- Aktivitäten anbieten und entsprechend sichtbar handeln
- Übereinstimmungen herstellen

Patientensicherheit und Mitarbeiterzufriedenheit sind eng verbunden

Besonders belastend für Ärzt*innen sind Situationen, in denen sie Patient*innen oder Angehörige über eine schlechte medizinische Prognose oder das Ende der therapeutischen Möglichkeiten informieren. Dieser Aspekt der Patientenkommunikation ist ausführlich im Kapitel 16.2 dargestellt.

In einer professionell geführten Klinik stehen Patient*innen im Mittelpunkt – aber niemals im Wege. Vielmehr sind die Prozesse darauf ausgerichtet, sie schnell und umfassend zu versorgen. Freundlichkeit ist dabei ein Wert, der nicht nur postuliert, sondern gelebt und eingefordert wird. Der respektvolle und wertschätzende Umgang mit den anvertrauten Menschen ist eine Selbstverständlichkeit. Er kommt nicht nur den Patient*innen zugute, sondern durch ihn erfahren auch Mitarbeitende Sympathie und Anerkennung, die gleichsam zu einer Säule der Arbeitsmotivation werden.

16.2 Schwierige Patientengespräche – eine Herausforderung im Klinikalltag

Der Umgang mit schwerkranken Patient*innen und deren Angehörigen gehört für Ärzt*innen und Pflegekräfte zum Arbeitsalltag. Doch nicht in jedem Fall ist die medizinische Prognose gut. Häufig müssen Ärzt*innen ihre Patient*innen mit belastenden Diagnosen konfrontieren oder Angehörige über den aussichtslosen Zustand eines Familienmitglieds informieren. Das ist keine einfache Aufgabe und eher eine Haltung als eine Frage der Gesprächstechnik.

Zum einen gilt es, mit der eigenen Betroffenheit umzugehen und sich vom Geschehen in ausreichendem Maß abzugrenzen. Zum anderen erwarten Patient*innen und Angehöre, dass Ärzt*innen und Pflegekräfte ihnen professionell und respektvoll gegenübertreten.

Worte sorgfältig wählen und auf eindeutige Körpersprache achten

In solchen Situationen kommt es ganz besonders darauf an, dass die Worte sorgfältig gewählt werden und die Körpersprache eindeutig ist. Dabei ist es wichtig, dass Mimik und Gestik zum Gesagten passen, damit die Aussage glaubhaft wirkt und keine Zweifel aufwirft. Denn insbesondere stark belastete Menschen achten genau auf alle Signale ihres Gegenübers und reagieren sehr sensibel auf alle Zwischentöne. Ebenso genau werden auch unterschiedliche Botschaften von verschiedenen Gesprächspartner*innen wahrgenommen, analysiert und bewertet. Wichtige Hinweise zur Gesprächsführung liefert auch das Kapitel 9.1 (▶ Kap. 9.1).

Obgleich die Kommunikation in medizinisch-kritischen Fällen immer auf den Einzelfall abgestimmt sein wird, können die folgenden Grundregeln die Gesprächsvorbereitungen unterstützen:

- Vor dem entscheidenden Patient*innen- bzw. Angehörigen-Gespräch tauscht sich das Team über die medizinischen Perspektiven und Behandlungspläne genau aus und führt ggf. auch eine »ethische Fallbesprechung« durch.
- Damit alle verfügbaren Informationen einbezogen werden können und um sicherzustellen, dass bei der Schichtübergabe keine Details übersehen wurden, trägt der/die verantwortliche Ärzt*in aktiv alle Aspekte zusammen.
  Vor dem Gespräch alle medizinischen Informationen bündeln
- Im Team wird genau abgesprochen, was mitgeteilt wird und wer mit der/dem Patient*in/Angehörigen spricht.
- Vor Beginn des Gesprächs ist es hilfreich, sich auf sein Gegenüber einzustellen. Wen habe ich vor mir? Welche Fakten kann ich kommunizieren? Welches medizinische Vorwissen ist vorhanden? Wie realistisch wird die Situation eingeschätzt? Mit welchen Reaktionen ist zu rechnen?
  *Auf den/die Gesprächspartner*in einstellen*
- Entsprechend sollten die Worte gewählt und abgestimmt werden.
- Die Körpersprache liefert viele zusätzliche Informationen. »Man kann nicht nicht kommunizieren.« Dieses Zitat des Kommunikationspsychologen Paul Watzlawick macht deutlich, dass Mimik, Gestik und Körperhaltung wesentlichen Anteil an den Botschaften haben, die vermittelt werden – auch dann, wenn man gerade schweigt.
  Auf non-verbale Kommunikation achten
- Wertschätzung und Respekt gegenüber Patient*innen und Angehörigen drücken sich auch in den Rahmenbedingungen aus. Eine ungestörte Gesprächsatmosphäre gehört zwingend dazu, sowie Ärzt*innen, die sich Zeit nehmen und empathisch auf die Patient*innen eingehen.
  Ungestörte Gesprächsatmosphäre herstellen

Das Vertrauen in Ärzt*innen und Pflegekräfte entsteht durch sogenannte »weiche« Faktoren. Dabei spielt Kommunikation eine große Rolle. Patient*innen und Angehörige, die sich verstanden fühlen, erhalten eine wichtige Unterstützung im Umgang mit ihren Ängsten und Befürchtungen – eine Erfahrung, die auch auf das Vertrauen in die gesamte Klinik Einfluss hat und die »Compliance« während der Behandlung sicherstellt.

16.3 Patient*innen in der Notaufnahme

Patienten*innen, die in der Notaufnahme Hilfe suchen, betreten eine Einheit, in der entschieden wird, ob der sie dem ambulanten oder dem stationären Sektor zugeführt werden. Die Erfahrungen, die während dieses Entscheidungsprozesses gemacht werden, haben einen starken imagebildenden Einfluss für die Notaufnahme. Es gibt nur wenige Situationen, die bei Menschen einen derart bleibenden Eindruck hinterlassen, wie die Versorgung und Betreuung, die sie in einer Krisensituation erfahren. Die Diskrepanz zwischen der Selbstwahrnehmung der eigenen Situation bzw. der der Angehörigen und der Fremdwahrnehmung des Fachpersonals ist dabei unerheblich.

Für Patient*innen und Angehörige drückt sich die fachliche und soziale Kompetenz der Notaufnahme in kontinuierlichen und klaren Informationen sowie in der mitfühlenden Kommunikation hinsichtlich der empfundenen Krisensituation aus.

Hinter der hohen Zahl der Menschen, die jährlich in deutschen Notaufnahmen behandelt werden, verbergen sich höchst unterschiedliche Einzelfälle. Sie unterscheiden sich in Art und Schwere ihrer Erkrankung ebenso wie in ihrer persönlichen Situation und ihrer Außenwirkung. Vielfach kommen heute aufgeklärte und kritische Patient*innen mit klaren, zum Teil aber auch überzogenen Erwartungen in die Notaufnahmen der Kliniken. Ihre Ansprüche bisweilen sehr selbstbewusst zu vertreten, fällt ihnen nicht schwer.

*Erwartungen von Notfallpatient*innen*

Unabhängig davon, wie unterschiedlich die einzelnen Notaufnahme-Patient*in auch sein mögen, sie haben den Wunsch nach

- sofortiger Schmerzreduzierung,
- möglichst kurzen Wartezeiten,
- adäquater Information,
- Kommunikation mit ihnen anstatt über sie,
- Klarheiten über die Kompetenzen und die Zusammenarbeit der verschiedenen Berufsgruppen,
- Sicherheit über die weitere Behandlung.

Inwieweit sich diese Erwartungen erfüllen lassen, hängt in hohem Maße auch vom Typus und Organisationsgrad der Notaufnahme ab (▶ Kap. 12.2.2).

Aber wie stellt sich nun die Situation der Notfallpatient*innen gegenüber den Ärzt*innen und der Pflege dar? Welche Erwartungen werden an sie gestellt und welchen Anteil hat die jeweilige Berufsgruppe an der modernen, patientenorientierten Versorgung? Welche Optimierungspotenziale gibt es?

16.3.1 Notfallpatient*innen aus Sicht der Pflege

Es ist Samstag, als die Patientin mit dem entzündeten Nagelbett ihres rechten großen Zehs von ihrer Schwägerin in die Notaufnahme gebracht wird. Das Triage-Team erklärt ihr freundlich, dass sie mit einer längeren Wartezeit zu rechnen habe. Die beiden Frauen nehmen diese Nachricht gar nicht gelassen auf, schließlich haben sie es eilig, denn heute Abend möchten sie feiern gehen und bis dahin darf der Zeh nicht mehr schmerzen. Dass gerade ein Schlaganfallpatient in der Stroke Unit behandelt wird, dass ein Ärzte- und Pflegeteam ein polytraumatisiertes Unfallopfer erwartet und der Herzinfarktpatient, der von seiner Tochter in die Notaufnahme gebracht wurde, reanimiert wird, ahnen die beiden nicht einmal. Als eine Pflegkraft die Patientin nach zwei Stunden Wartezeit in ein Behandlungszimmer bringt, ist sie bereits ziemlich in Rage. Doch die Pflegekraft bleibt gelassen und freundlich. Schließlich hat sie in der laufenden Schicht schon eine ganze Reihe von Patient*innen versorgt. Immer wieder muss sie an den bewusstlosen 13-Jährigen denken, der in der vergangenen Nacht mehr als ein paar Schnäpse zu viel hatte und vom Rettungsteam gebracht wurde. Als sie die Familie telefonisch informierte, hatte sie einige Mühe, der kaum Deutsch sprechenden Mutter zu erklären, was passiert war.

Pflegekräfte wirken wie ein Puffer zwischen Patient*innen, Ärzt*innen und Angehörigen. Alle drei Gruppen erwarten von ihnen ein hohes Maß an Kompetenz, Freundlichkeit und adäquater Kommunikation. Sie sind Gastgeber*in, gute Fee und Spezialist*in in Personalunion. Um der hohen Erwartungshaltung, die Patient*innen und Angehörige, aber auch Ärzt*innen an sie haben, gerecht werden zu können, benötigen Pflegekräfte einerseits ein hohes Maß an fachlicher Leistungsfähigkeit. Gleichzeitig müssen sie aber auch über umfassende psychosoziale Kompetenzen verfügen, damit sie mit der Bandbreite der Patient*innen und mit ihren unterschiedlichen Verhaltensprofilen (▶ Kap. 2) adäquat umgehen können.

*Pflegekräfte als Puffer zwischen Patient*innen, Ärzt*innen und Angehörigen*

Die freundliche und schnelle Zuwendung des Pflegepersonals ist für Patient*innen medizinisch und emotional enorm wichtig. Zudem hängt ihre Zufriedenheit stark von den Faktoren Wartezeit, Freundlichkeit, klare Zuständigkeiten und definierte Kompetenzfelder ab (Hogan, 2011). In der Praxis der Notaufnahme besonders bewährt hat sich die Etablierung speziell geschulter Pflegekräfte, zu denen Patient*innen direkt nach ihrer Einlieferung Kontakt haben. Aufgrund ihrer Ausbildung sind sie in der Lage, eine Ersteinschätzung/Triage vorzunehmen und Behandlungsdringlichkeiten festzulegen. Auf diese Weise werden lebensbedrohliche Notfälle identifiziert und mittelbar von Fachärzt*innen behandelt. Ein funktionierendes Triage-System hat ein klares Ziel: Richtige Patient*innen am richtigen Ort zur richtigen Zeit. Damit werden die Wartezeiten für dringliche Patient*innen verkürzt, während sie sich für weniger dingliche Fälle ggf. verlängern.

*Triage: Richtige Patient*innen am richtigen Ort zur richtigen Zeit*

Für die Pflegekräfte ist es mitunter eine große Herausforderung, Patient*innen die unterschiedlichen Dringlichkeiten zu erläutern und weniger dringliche Patient*innen über die vor ihnen liegende Wartezeit zu informieren. Dennoch ist die Ersteinschätzung/Triage, die nach einem validierten

Standard erfolgt, eine große Entlastung für Pflege und Betroffene: Der professionelle Erstkontakt ist gewährleistet, Patient*innen und Angehörige fühlen sich aufgehoben.

16.3.2 Notfallpatient*innen aus Sicht der Ärzte

Schnell und konzentriert näht die junge Assistenzärztin die Platzwunde am Kopf des Siebenjährigen zusammen. Seine Mutter hält ihm die Hand. Aus dem Augenwinkel sieht die Ärztin, dass die Frau sich eher an ihrem Kind festzuhalten scheint. Blass und taumelnd steht sie da. Bevor sie umfällt, kann die Ärztin gemeinsam mit der Schwester die besorgte Mutter auf einem Stuhl platzieren. Erleichtert, dass alles gut gegangen ist, versorgt sie mit ruhiger Hand die Wunde am Kopf des Jungen weiter. Am Ende ihres Nachtdienstes ist sie erschöpft und noch immer sitzt ihr das Erlebnis mit dem Herzinfarktpatienten »in den Knochen«. Obwohl der Rettungsdienst den Patienten stabilisiert hatte und schnell die Notaufnahme erreichte, verschlechterte sich der Zustand des 45-jährigen Vaters von zwei Kindern nach dem Eintreffen in der Notaufnahme. Zum ersten Mal war die junge Ärztin in einer solchen Situation auf sich allein gestellt. Schnell musste sie den Patienten reanimieren und intubieren. Gegen die immer wieder aufkeimenden Fragen »Kann ich das?«, »Mache ich alles richtig?« musste sie mit aller Kraft ankämpfen. Sie war froh, das erfahrene Pflegeteam an ihrer Seite zu haben, und glücklich, als sich der Zustand des Patienten stabilisiert hatte.

Ärzt*innen stehen häufig vor unerwarteten Situationen

Notfallmediziner*innen werden mit Patient*innen konfrontiert, deren Krankheitszustände und Verletzungen nur bedingt medizinisch abgeklärt sind – der Anteil schwer oder akut erkrankter Patient*innen in der Notaufnahme ist hoch. Die Behandlung von Notfallpatient*innen erfolgt nicht ganzheitlich, sondern problemorientiert und episodisch (Fleischmann, 2011). Aufgrund dieser Charakteristika stehen Notfallmediziner*innen häufiger vor plötzlichen und unerwarteten Situationen als Ärzt*innen an anderen Stellen der Medizin.

Auf Notfallmediziner*innen projizieren Patient*innen und Angehörige einen großen Teil ihrer Erwartungen. Von ihnen fordern sie in der dieser speziellen Lebenssituation die ganze Aufmerksamkeit. Häufig neigen Patient*innen und Angehörige zu sehr ausschweifenden Erklärungen, die für die Diagnostik kaum von Bedeutung sind. Vor diesem Hintergrund ist es für Notfallmediziner*innen – neben ihrer exzellenten fachlichen Kompetenz – sehr wichtig, Patient*innen mit einer fokussierten Fragetechnik zu führen, ohne dabei unfreundlich zu erscheinen. Mit einem patientenindividuellen Kommunikationsstil wenden sie sich wertschätzend und zugleich zielorientiert ihren Patient*innen zu.

Ein*e Ärzt*in betreut mehrere Patient*innen gleichzeitig

Im Idealfall betreut ein*e Ärzt*in immer mehrere Patient*innen gleichzeitig. So wird die Notwendigkeit der medizinischen Behandlungsabfolge bzw. -dringlichkeit regelmäßig überprüft. Gleichzeitig sieht der/die Mediziner*in die Patient*innen in mehreren, dafür kürzeren Kontakten – anstatt eines langen Kontakts, z. B. für die Anamnese, gefolgt von einer Wartezeit, während Patient*innen den Eindruck gewinnen, dass nichts geschieht (Hogan, 2011). Auf diese Weise kann zum einen das Krankheitsgeschehen besser beurteilt werden. Zudem fühlen sich Patient*innen und Angehörige umfassender betreut, wenn ihnen der/die behandelnde Ärzt*in regelmäßig zur Seite steht. Darüber hinaus lässt sich auf diese Weise eine Interaktion zwischen Medizinexpert*innen und Patient*innen erzeugen, die sich positiv auf den gesamten Behandlungsprozess auswirkt.

16.3.3 Notfallpatient*innen aus Sicht der Leitung

Nachdem der Chefarzt gemeinsam mit der Oberärztin den 85-jährigen Sepsis-Patienten untersucht hat, ist nur wenig Zeit, um vor dem Gespräch mit dem Geschäftsführer und dem Leiter des Medizin-Controllings noch schnell im Büro zwei Arztbriefe zu diktieren. Mit Unbehagen sieht er dem Gespräch entgegen, schließlich wird es wieder um die zu langen Aufenthaltsdauern der Patient*innen in der Notaufnahme gehen. Wie schon so oft wird er deutlich machen, dass ihm die Stationen die Patient*innen nicht schnell genug abnehmen, sodass sie unnötig lange in der Notaufnahme bleiben müssen. Auch das zweite wichtige Thema des Gesprächs birgt Zündstoff: die ambulante Patient*innen-Versorgung in der Notaufnahmen, die im vorgesehenen Finanzierungssystem nicht kostendeckend erfolgen kann. Aber wie soll er mit den ambulanten Patient*innen umgehen, deren Zahl stetig ansteigt – zumal er und die Klinikleitung den Anspruch haben, alle Patient*innen freundlich und kompetent zu versorgen. Schließlich ist die Notaufnahme ein wichtiges Aushängeschild der Klinik.

Von der Leitung der Notaufnahme wird erwartet, dass sie den Patientenfluss steuert, die Patientensicherheit garantiert, die Dokumentation der Behandlungen gewährleistet und dabei die Kosten im Blick behält. Ihr Fokus auf die Patient*innen ist prozessorientiert. Um diese Erwartungen erfüllen zu können, müssen folgende Voraussetzungen gegeben sein: gut ausgebildetes und motivierte Mitarbeitende, geeignete technische und räumliche Ausstattung sowie klar definierte Versorgungsprozesse (Dodt, 2001). Vor diesem Hintergrund fokussiert sich das Aufgabenspektrum der Leitung der Notaufnahme stark auf strategische Aufgaben.

Leitungen betrachten Patient*innen prozessorientiert

Dennoch ist es für die Leitung wichtig, den Kontakt zur Basis nicht zu verlieren und regelmäßig gemeinsam mit den Mitarbeitenden an den Patient*innen zu arbeiten. Nur so lassen sich Schwachstellen erkennen und Optimierungspotenziale entwickeln.

Die schnelle, interdisziplinäre Patientenversorgung ist das Ziel, das alle Beschäftigten der Notaufnahme verbindet. Damit es erreicht werden kann, müssen alle beteiligten Bereiche einbezogen werden und gut verzahnt agieren. Dafür sind engagierte, gut ausgebildete und sehr belastbare Notfall-Mediziner*innen und Pflegekräfte notwendig, die bereit sind, Verantwortung für ihre Patient*innen, aber auch für die Neugestaltung von Abläufen und Prozessen zu übernehmen.

17 Außendarstellung

17.1 Zuweiserbindung – Kooperation mit niedergelassenen Ärzt*innen

*Zuweiser*innen sind wichtige Kooperationspartner*innen*

Niedergelassene Haus- und Fachärzt*innen gehören zu den wichtigsten Kooperationspartner*innen der Krankenhäuser. Denn mit ihren Zuweisungsentscheidungen nehmen sie erheblichen Einfluss auf den wirtschaftlichen Erfolg einer Klinik. Expert*innen gehen davon aus, dass in mindestens 75 % der Fälle zuweisende Ärzt*innen entscheiden, welche Klinik letztlich gewählt wird. Doch erst allmählich setzt sich in Kliniken und Krankenhäusern die Erkenntnis durch, dass für die gute Zusammenarbeit mit Niedergelassenen auch etwas getan werden muss. Schließlich ist deren Zuweisung kein Automatismus, gibt es doch in den meisten Regionen auch noch andere Kliniken, in die sie ihre Patient*innen schicken können. Daher trägt gerade der konsequente Auf- und Ausbau der Beziehungen zu den umliegenden Arztpraxen erheblich zum Erreichen wichtiger Klinikziele bei:

- Sicherung des wirtschaftlichen Erfolgs
- Intensivierung der Vernetzung in der Region
- Verbesserung der Zuweisungsintensität
- gezielte Zuweisung »passender« Krankheitsbilder
- Optimierung der Abläufe, Diagnostik und Therapie
- Verbesserung der Konkurrenzfähigkeit

Was aber müssen Kliniken konkret tun, um niedergelassene Ärzt*innen als verlässliche Einweiser*innen zu gewinnen und an sich zu binden?

Einige Krankenhäuser haben die Bedeutung aktiver Zuweiserbindung erkannt und klinikübergreifende Konzepte entwickelt, die von den Leitungskräften in den Fachabteilungen entsprechend ausgestaltet und umgesetzt werden. Mitunter ist die Bindung von Zuweiser*innen bereits Bestandteil von Zielvereinbarungen, die zwischen Klinikleitung und Chefärzt*innen getroffen werden.

Doch in vielen Häusern ist die strategische Zuweiserbindung noch stark ausbaufähig. Das Bewusstsein, den niedergelassenen Ärzt*innen die Einweisung ihrer Patient*innen so einfach wie möglich zu machen, ist vielerorts noch nicht vorhanden. Die im Folgenden dargestellten Schritte können eingebettet sein in ein klinikübergreifendes Konzept oder auch als singuläre Bindungsstrategie einer Fachabteilung umgesetzt werden.

17.1.1 Positionsanalyse

Kliniken bzw. Fachabteilungen, die die Bindung ihrer Zuweiser*innen strukturiert angehen und die Zusammenarbeit mit den Niedergelassenen in ihrer Region dauerhaft stärken wollen, empfiehlt sich im ersten Schritt eine Positionsbestimmung:

Interne und externe Positionsbestimmung

- nach innen (klinikbezogen)
    - Welche Behandlungsverfahren können den Zuweiser*innen geboten werden?
    - Welche Operationstechniken und Geräte stehen zur Verfügung?
    - Wie ist die Einweisungssituation (zentrales Bettenmanagement, OP-Koordinator*in)
    - Wie funktioniert die Informationsweitergabe an die Zuweiser*innen (Rückmeldung bei Patientenentlassung, Arztbriefe usw.)
- nach außen (zuweiserbezogen)
    - Wer sind die Top-Zehn-Zuweiser*innen?
    - Bei wem sind die Zuweisungen zurückgegangen?
    - Wer sind Zuweiser*innen mit Potenzial, die bislang nicht oder nur wenig einweisen?
    - Welches Image hat die Klinik bei den Zuweiser*innen?
    - Ist das Leistungsangebot der Klinik den Zuweiser*innen bekannt?
    - Welche Wünsche und Anforderungen haben die Niedergelassenen an die Klinik?

Diese Informationen können auf Basis der bereits vorhandenen Zuweiser*innen-Daten gewonnen werden. Darüber hinaus liefert eine schriftliche Befragung noch detailliertere Ergebnisse. Die beste Methode der Positionsanalyse ist der Besuch der/des Chefärzt*in in der niedergelassenen Praxis und ein Gespräch entlang eine Fragenkatalogs. Diese Vorgehensweise wird leider nicht gerne und zu wenig praktiziert.

17.1.2 Maßnahmen der Zuweiserbindung

Die Maßnahmen zur Gewinnung und Bindung niedergelassener Haus- und Fachärzt*innen sind mannigfaltig und beziehen sich auf unterschiedliche Bereiche. Nicht alle der im Folgenden genannten können und müssen unmittelbar umgesetzt werden. Kliniken, die zuvor eine Positionsanalyse vorgenommen haben, wird die Entwicklung der für sie und ihre Zuweiser*innen passenden Maßnahmen leichter fallen.

- Professionelle, zielgruppenspezifische Informationsangebote, die über die üblichen Broschüren und Internetauftritte hinausgehen

Zielgruppenspezifische Informationsangebote

- abteilungsbezogenes Informationsmaterial mit genauer Darstellung der medizinischen Leistungen und der Ansprechpartner*innen (mit Nennung der Telefon-Durchwahl und E-Mail-Adresse)
- Erstellung von speziellem Informationsmaterial, das niedergelassene Ärzt*innen an ihre Patient*innen weitergeben können
- regelmäßige Veranstaltung von Facharzt-Stammtischen (in Abständen von ca. sechs Wochen)
- jährliche Ausrichtung von Fachsymposien
- regelmäßige Fortbildungsveranstaltungen
- regelmäßig erscheinende Newsletter mit aktuellen Themen der Klinik/Fachabteilung: Einführung neuer Operationstechniken oder Geräte, Neueinstellung von Schlüsselkräften, Umbaumaßnahmen etc.

Persönliche Beziehungsaufnahme und -pflege

- Persönliche Beziehungsaufnahme und -pflege durch Chef- und Oberärzt*innen
  - Versand spezieller Vorstellungsbriefe an Ärzt*innen, die bislang noch nicht oder erstmals ihre Patient*innen einweisen
  - Praxisbesuche bei bekannten Zuweiser*innen, routinemäßig einmal pro Jahr oder auch anlassbezogen z. B. bei Praxiserweiterung bzw. -umzug, Übergabe der Praxis an eine*n Nachfolger*in
  - Versand von Grußkarten (z. B. Weihnachten, Neujahr, Geburtstag) an die wichtigsten Zuweiser*innen

Informationsaustausch über Diagnosen und Therapien

- Informationsaustausch bezüglich Diagnose und Therapie der Patient*innen
  - in kritischen Fällen finden telefonische Fallbesprechungen zwischen Zuweiser*in und dem/der verantwortlichen Klinikärzt*in statt
  - vorhandene Untersuchungsunterlagen der/des Niedergelassenen werden übernommen, um Doppeluntersuchungen zu vermeiden
  - nach einem operativen Eingriff informiert der/die verantwortliche Klinikärzt*in den/die niedergelassene*n Kolleg*in über den Verlauf und Zustand des/der Patient*in
  - Arztbrieferstellung: Patient*innen erhalten die endgültigen Arztbriefe am Tag ihrer Entlassung, diese enthalten alle für die Weiterbehandlung relevanten Informationen, vorläufige Arztbriefe werden nicht mehr erstellt

Zuweiser*innen-Hotline und verbindliche Bettenzusagen

- Serviceangebote
  - eine spezielle Zuweiser*innen-Hotline stellt die Erreichbarkeit der Klinik/Fachabteilung sicher
  - Bettenzusagen werden dem/der zuweisenden Ärzt*in vom zentralen Bettenmanagement gegeben und sind verbindlich

Die erfolgreiche Bindung zuweisender Ärzt*innen an die Klinik/Fachabteilung erfordert zunächst eine strategische Entscheidung seitens der Klinikleitung bzw. der/des Chefärzt*in. Die Umsetzung der festgelegten Maßnahmen obliegt jedoch allen beteiligten Mitarbeitenden, wobei speziell auch die Oberärzt*innen einen großen Anteil an der Kommunikation mit den Niedergelassenen übernehmen könnten.

Der nachhaltige Erfolg eines Zuweiserbindungskonzepts hängt stark davon ab, wie gut es die Bedürfnisse und Erwartungen niedergelassener Ärzt*innen widerspiegelt und erfüllt. Darüber hinaus gilt es, die getroffenen Maßnahmen dauerhaft organisatorisch in der Klinik/Fachabteilung zu verankern, damit sie zu Standards werden, auf die sich die zuweisenden Ärzt*innen verlassen können.

17.2 Medien- und Öffentlichkeitsarbeit

Kliniken und Krankenhäuser stehen sehr schnell im Fokus der Öffentlichkeit. Schließlich sind Gesundheit bzw. Krankheit Themen von allgemeinem Interesse. Obwohl insbesondere große Kliniken professionell besetzte Pressestellen haben, die dafür da sind, den Kontakt zu Medienvertreter*innen zu übernehmen und wirkungsvolle Pressearbeit zu betreiben, ist es für Ärztliche Leitungskräfte hilfreich, einige Grundregeln der Medien- und Öffentlichkeitsarbeit zu kennen. Denn je professioneller der Außenauftritt ist, umso größer sind die Einflussmöglichkeiten auf die Berichterstattung.

Generell lassen sich zwei Bereiche der Medien- und Öffentlichkeitsarbeit unterscheiden:

1. Der Umgang mit Presse- und Öffentlichkeit beim Auftreten krisenhafter Ereignisse
2. Die planvolle Öffentlichkeitsarbeit zur Darstellung klinikbezogener Leistungen

Um in beiden Bereichen professionell agieren zu können und nicht zum Spielball der Medien und der Öffentlichkeit zu werden, ist es nützlich, einmal die Perspektive zu wechseln und sich vor Augen zu führen, wie Journalist*innen arbeiten und was sie und die Öffentlichkeit interessiert.

17.2.1 Grundlagen journalistischer Berichterstattung

Um zu verstehen, wie Journalist*innen denken und arbeiten, ist es von Vorteil, sich einige Grundprinzipien ihrer Arbeit vor Augen zu führen:

- Journalist*innen sind immer auf der Suche nach Themen, die ihnen viel Aufmerksamkeit bei ihren Leser*innen bescheren, denn solche Themen sorgen für eine hohe Auflage und viele Klicks im Internet.
- Gute Nachrichten sind nur selten eine Meldung wert. Interessant ist es immer dann, wenn etwas nicht funktioniert, wenn Fehler gemacht werden oder viele Menschenleben in Gefahr sind. Zum Beispiel ist es

keine Nachricht wert, wenn 35.000 Notfallpatient*innen jährlich in einer Zentralen Notaufnahmen exzellent behandelt werden. Unterläuft jedoch in einem Fall ein Behandlungsfehler, ist das Interesse bei Presse und Öffentlichkeit groß.
- Journalist*innen haben wenig Zeit. Sie müssen ihre Texte schnell fertigstellen und gerade in Extremsituationen bleibt ihnen manchmal wenig Zeit für ausführliche Recherchen.
- Stellungnahmen von Expert*innen sind für die journalistische Berichterstattung wichtig und interessant. Insbesondere in Krisensituationen werden sie sehr kurzfristig und überraschend angefordert.
- Journalist*innen von lokalen Medien sind Allrounder, d. h. sie berichten über unterschiedliche Themen und sind keine Expert*innen im Gesundheitsbereich.

Viele Journalist*innen arbeiten als freie Reporter*innen, d. h. sie sind nicht bei einem TV-Sender oder einer Zeitung fest angestellt und halten sich somit nur bedingt an dort geltende ethische Verhaltensregeln (z. B. die Abläufe in der Notaufnahme nicht zu stören, um an eine berichtenswerte Nachricht zu kommen).

17.2.2 Instrumente der Medienarbeit- und Öffentlichkeitsarbeit

Einfluss auf die mediale Berichterstattung nehmen

Unabhängig, ob sich Kliniken aufgrund krisenhafter Ereignisse oder im Rahmen geplanter Öffentlichkeitsarbeit an Medienvertreter*innen wenden, stehen dafür unterschiedliche Medieninstrumente zur Verfügung. Je besser sie beherrscht werden, umso größer ist der Einfluss der Kliniken auf die Berichterstattung in den Medien. Während es bei krisenhaften Ereignissen meist darum geht, mit dem plötzlichen großen Medieninteresse professionell umzugehen oder auch Schaden von der Klinik abzuwenden, hat die planvolle Medienarbeit das Ziel, Aufmerksamkeit auf positive Entwicklungen der Klinik zu lenken. Die Instrumente dafür unterscheiden sich in ihren Grundzügen nicht. Kliniken mit Pressestellen können auf Profis zurückgreifen, die für die passende Orchestrierung sorgen, in allen anderen Häusern übernimmt das Management meist die Hauptverantwortung und agiert in Abstimmung mit den entsprechenden Ärztlichen Leitungskräften. Im Folgenden werden in Kurzform Grundlagen der wichtigsten Instrumente der Medien- und Öffentlichkeitsarbeit dargestellt.

Pressemitteilungen

Pressemitteilung gibt Antwort auf »W-Fragen«

Pressemitteilungen sind Nachrichten. Sie werden aufgrund eines aktuellen Ereignisses (z. B. eines Unfalls mit vielen Verletzten, der Fertigstellung eines neuen Operationssaales oder der Einführung einer neuen Operationstechnik) verfasst und an einen Verteiler relevanter Print- und Online-Medien gesandt. Damit die Journalist*innen in den Redaktionen schnell den

Nachrichtenwert erkennen können, gibt eine gute Pressemitteilung Antworten auf die journalistische »W-Fragen«:

- *Wer?* Ursprung der Information nennen – Name der Klinik nennen
- *Was?* Ereignis, Anlass beschreiben – z. B. Etablierung einer neuen Operationstechnik für Hüftgelenke
- *Wann?* – Zeitbezug herstellen – z. B. ab wann wird die neue Operationstechnik angewandt
- *Wo?* Räumlichen oder geografischen Bezug nennen – z. B. Orthopädie; bei Kliniken mit mehreren Standorten genaue Adresse nennen
- *Wie?* Details erklären – z. B. in verständlichen Worten die neue Operationstechnik beschreiben
- *Warum?* Ziele und Vorteile erklären – z. B. warum ist die neue Operationstechnik für die Patient*innen von Vorteil
- *Woher?* Vorgeschichte und Hintergrund darstellen – entscheidend sind Aspekte, die für die Botschaft der Pressemitteilung wichtig sind

Je besser eine Pressemitteilung formuliert und entlang dieser W-Fragen strukturiert ist, desto größer ist der Einfluss, den eine Klinik damit ausüben kann. Denn eine gut ausgearbeitete Presseinformation entlastet Journalist*innen von der eigenen Recherche und liefert zudem druckfertige Informationen, die passagenweise direkt in den Zeitungsartikel einfließen können. In vielen Fällen wird eine Pressemitteilung dadurch aufgewertet, dass dem Text aussagekräftiges Bildmaterial zugefügt wird.

Jede Pressemitteilung muss von einer autorisierten Stelle herausgegeben werden. Am Ende des Textes muss daher der/die Verfasser*in, die Funktion sowie Name und Adresse der Klinik (inkl. Telefonnummer und E-Mail-Adresse) enthalten sein.

Pressekonferenzen

Zu einer Pressekonferenz lädt die Klinik Medienvertreter*innen ein, damit diese über ein wichtiges Klinik-Ereignis (z. B. Einweihung eines neuen Gebäudetraktes) berichten. Der Anlass für eine Pressekonferenz kann aber auch ein krisenhaftes Ereignis sein. Anders als eine Pressemitteilung ist eine Pressekonferenz ein Live-Ereignis, bei dem Journalist*innen Ton- und Bildmaterial in Echtzeit erstellen. Aufgrund der direkten Interaktion zwischen Klinik und Medienvertreter*innen kann es hier zu überraschenden Situationen kommen.

Pressekonferenzen inhaltlich gut vorbereiten

Die wichtigsten Grundregeln zur Vermeidung von Fallstricken lauten daher:

- gute inhaltliche Vorbereitung
- ggf. Ausarbeitung eines Pressetextes, der während der Konferenz verlesen wird
- zu erwartende, vor allem kritische Fragen der Journalist*innen in die Vorbereitung einbeziehen

- während der Pressekonferenz beim Thema bleiben
- Sachverhalte einfach und verständlich formulieren
- sich durch kritische Fragen nicht aus dem Konzept bringen oder zu einem ungewollten Statement verleiten lassen
- als Ärztliche Leitungskräfte im weißen Kittel vor die Presse treten und damit den Wert ihrer Aussage unterstreichen

Presseinterviews

Anlass und Hintergrund von Interviewanfragen prüfen

Immer wieder fragen Zeitungen, Fernseh- und Radiosender bei Ärzt*innen nach einem Interview zu einem speziellen Thema. Das kann einerseits für die Klinik eine gute Möglichkeit sein, sich mit ihrer Leistung in der Öffentlichkeit zu profilieren. Gleichzeitig ist aber eine gewisse Vorsicht geboten. Denn häufig recherchieren Journalist*innen mit dem Ziel, etwas herauszufinden, was in Kliniken nicht gut funktioniert (▶ Kap. 17.2.1). Selbst wenn sie Beispiele für Kliniken suchen, in denen genau dieser Sachverhalt sehr gut geregelt ist, sollten solche Interview-Anfragen genau geprüft werden. Denn auch die Positiv-Klinik wird im Zusammenhang mit einem Negativ-Thema genannt – eine Verbindung, die sich viele Menschen merken, aber später nicht mehr differenzieren. Daher gelten für Presseinterviews folgende Grundregeln:

- Medienvertreter*innen nach Anlass und Kontext des geplanten Interviews fragen
- Interviewzusagen nicht spontan geben, sondern vorher mit der Klinikleitung abstimmen
- bei zu erwartender kritischer Berichterstattung keine Interviewzusage geben
- sich inhaltlich auf das Interview vorbereiten (Was sind meine drei bis vier Kernbotschaften?)
- Sachverhalte einfach und verständlich formulieren
- sich durch kritische Fragen nicht aus dem Konzept bringen oder zu einem ungewollten Statement verleiten lassen
- vorab schriftlich vereinbaren, dass der Interviewbeitrag vor seiner Veröffentlichung eingesehen und freigegeben (autorisiert) wird

Social-Media-Kanäle

Bedeutung von Social-Media-Kanälen

Mittlerweile nutzen bereits einige Kliniken Social-Media-Kanäle, um sich der Öffentlichkeit zu präsentieren. Bislang sind Facebook, YouTube, Xing und Twitter die beliebtesten (Lüthy, 2015). Die Zahl der Kliniken ist zwar noch gering, aber Expert*innen sind sicher, dass es hier in Zukunft erheblichen Zuwachs geben wird, die einen intensiven Online-Dialog mit Patient*innen, Zuweiser*innen, Mitarbeitenden und der Öffentlichkeit ermöglichen. Kliniken, die mit den Gedanken einer Social-Media-Präsenz spielen, sollten Folgendes beachten:

- strategische Planung der Social-Media-Präsenz inkl. ausreichender Personalressourcen
- Etablierung eines Social-Media-Beauftragten, der sich um die regelmäßige Aktualisierung der Kanäle kümmert
- Social Media als zusätzliches Kommunikationsinstrument betrachten, andere Instrumente nicht vernachlässigen
- Zusatzinformationen anbieten und mit der Zielgruppe in Dialog treten
- Datenschutz beachten
- ein regelmäßiges und kontinuierliches Monitoring aller Kanäle beachten und auch einplanen

17.2.3 Medien- und Öffentlichkeitsarbeit bei krisenhaften Ereignissen

Krisenhafte Ereignisse sind für die Presse und Öffentlichkeit stets von großem Interesse. Egal, ob es sich um ein Unglück mit einem Massenanfall von Verletzten, um medizinische Fehlbehandlungen oder um die Aufnahme von Prominenten handelt – plötzlich stehen die Notaufnahme, die Klinik oder die Fachabteilung im Fokus der Medien und werden möglicherweise zu einer wichtigen Nachricht des Tages. In solchen Fällen sind Krankenhäuser oft mit einer Art Belagerungszustand der Medien konfrontiert, der sie in ihrer Arbeit behindert und auf den sie häufig nicht ausreichend vorbereitet sind. Gleichzeitig hat jedoch eine Ärztliche Leitungskraft in solchen Momenten keine Zeit, adäquat und gut vorbereitet vor die Presse zu treten. Und eine unbedachte Äußerung schadet nicht nur der eigenen Reputation und der Fachabteilung, sondern kann sehr schnell das gesamte Haus in Verruf bringen. Daher gilt für die Medien- und Öffentlichkeitsarbeit bei allen krisenhaften Ereignissen: Keine spontanen Aussagen machen, sich Zeit verschaffen, ggf. professionelle Unterstützung anfordern.

Krisenhafte Ereignisse wecken großes Medieninteresse

Beispiel: Massenanfall von Verletzten (MANV)

Aufgrund eines Zugunglücks wird eine große Anzahl verletzter Menschen mit Rettungs- und Krankenwagen in die Zentrale Notaufnahme eingeliefert. Um die Patient*innen schnell versorgen zu können, strukturiert das Krankenhaus seine Standardabläufe so um, wie es der Status »Massenanfall von Verletzten« vorsieht: nicht dringliche oder nicht schwerkranke Patient*innen werden kurzfristig entlassen, einige Stationen werden geschlossen, Pflegekräfte und nichtmedizinisches Personal werden zur Unterstützung herangezogen.

In einer solch turbulenten Situation tauchen meist die ersten Reporter*innen und Kamerateams auf. Sie suchen nach Antworten auf ihre Fragen (z. B. Wie viele Verletzte wurden eingeliefert? Wie geht es den Patient*innen und ihren Angehörigen? Sind Tote zu beklagen?) und nach aussagekräftigem Bildmaterial. Aufgrund des besonderen MANV-Status des Krankenhauses und des großen Patientenaufkommens gelingt es ihnen unter Umständen sehr leicht, in die Klinik einzudringen – möglicherweise sogar als Helfer*innen getarnt – und Aufnahmen zu machen und Interviewpartner*innen zu finden.

Best Practice: Die Kliniken müssen in solchen Fällen von ihrem Hausrecht Gebrauch machen und Medienvertreter*innen des Gebäudes und des Grundstücks verweisen. Um im Ernstfall souverän agieren zu können, ist es wichtig, in den Ablaufplänen zur Vorbereitung auf einen MANV-Fall spezielle Sicherheitsmaßnahmen für Presseübergriffe zu verankern. Für den Fall, dass die Klinik über eine Pressestelle verfügt, ist sie in die MANV-Pläne einzubeziehen. Gelingt es Medienvertreter*innen dennoch, in die Klinik zu gelangen, sind alle Mitarbeitenden darüber informiert, dass sie keine Auskünfte oder gar Interviews geben.

<small>Sicherheitspläne für Presseübergriffe erarbeiten</small>

Beispiel: Behandlungsfehler

Die Angehörigen eines Schlaganfall-Patienten sind der Meinung, dass aufgrund der langen Wartezeit in der Notaufnahme die Diagnostik und Therapieeinleitung verzögert wurde und der Patient nun eine deutlich schlechtere Prognose habe. Sie sind erbost und haben sich an die lokale Tageszeitung gewandt, um die Vorgänge öffentlich zu machen. Der zuständige Redakteur wendet sich an die Chefärztin der Zentralen Notaufnahme und verlangt eine Stellungnahme.

Best Practice: Auf Anschuldigungen sollte niemals übereilt und spontan reagiert werden. Keinesfalls sollten Vorkommnisse geschildert werden, die nur der Erinnerung entstammen oder die lediglich aus mündlichen Berichten bekannt sind. Wenn von vornherein klar ist, dass der Vorwurf falsch ist, sollte dies sofort klargestellt werden. In allen anderen Fällen ist es wichtig, zunächst die Details zusammenzustellen und gründlich zu recherchieren, was genau passiert ist. Während dieser Überprüfung wird den Medien lediglich mitgeteilt, dass der Fall derzeit intern untersucht wird. Stellt sich heraus, dass der Vorwurf zutreffend ist, empfiehlt sich möglicherweise die Herausgabe eines umfassenden Statements. Dessen Erstellung braucht Zeit und möglicherweise die Hilfestellung des Klinikmanagements und ggf. des Hausjuristen. Sollte eine Pressestelle vorhanden sein, ist diese selbstverständlich unmittelbar beim Aufkommen der Vorwürfe einzubeziehen.

<small>Erst intern klären, dann professionell kommunizieren</small>

Beispiel: Prominente Patient*innen

Ein bekannter Fußball-Spieler hat sich auf dem Spielfeld schwer verletzt und wird in die Notaufnahme eingeliefert. Mehrere Reporter*innen rufen an und verlangen Auskunft über den Gesundheitszustand des Fußballers.

Best Practice: Obwohl es sich bei Prominenten um Personen des öffentlichen Lebens handelt, dürfen keinerlei Auskünfte über die Art der Verletzung oder ihren Zustand gegeben werden, anderenfalls wird die Schweigepflicht gebrochen. Allein die Bestätigung, dass der Fußballer in der Klinik

<small>Schweigepflicht ist immer einzuhalten</small>

versorgt wird, kann problematisch sein. Viele Prominente haben einen Pressesprecher oder arbeiten mit einer Presseagentur zusammen, die in diesen Fällen die Kommunikation mit den Medien übernehmen und die Klinik davon entlasten. Trifft dies nicht zu, kann mit dem/der prominenten Patient*in oder den Angehörigen abgestimmt werden, ob die Veröffentlichung eines schriftlichen Statements über den aktuellen Gesundheitszustand gewünscht ist. Besondere Vorsicht ist bei unbekannten Besuchen geboten, mitunter verbergen sich dahinter besonders findige Journalisten*innen. Hilfreich kann es sein, bei prominenten Patient*innen in der Information eine schriftliche Anweisung zur Auskunftsverweigerung zu hinterlegen.

Bei allen krisenhaften Ereignissen kann es erforderlich werden, dass sich die Klinik aktiv an die Presse wendet, um die Berichterstattung in ihrem Sinne zu beeinflussen und ihrerseits für Transparenz zu sorgen und Spekulationen entgegenzuwirken. Dafür stehen die in Kapitel 17.2.2 beschriebenen Mittel zu Verfügung.

In der gesamten Außen-Kommunikation, insbesondere aber beim Umgang mit krisenhaften Ereignissen, darf die Wirkung von Online-Medien und Social-Media-Kanälen nicht unterschätzt werden. In der Vergangenheit erschienen viele Nachrichten über Kliniken und Krankenhäuser in erster Linie in lokalen Medien und nur ausgewählte, besonders brisante Vorfälle fanden den Weg in die großen, überregionalen Zeitungen. Der Rezipienten-Kreis war also relativ beschränkt und die Nachricht geriet – je nach öffentlichem Interesse – früher oder später wieder in Vergessenheit. Inzwischen publizieren alle Zeitungen ihre Texte auch im Internet und teilweise in Social-Media-Kanälen, sodass sich Nachrichten heute sehr schnell verbreiten und eine große Leserschaft erreichen. Hinzu kommt, dass das Internet nichts »vergisst«. Selbst nach Jahren fördern die Suchmaschinen jeden noch so kleinen Bericht zutage.

Wirkung der Online-Medien beachten

17.2.4 Planvolle Öffentlichkeitsarbeit zur Darstellung klinikbezogener Leistungen

Inzwischen befinden sich Kliniken in einem erheblichen Wettbewerb um ihre Patient*innen. Und die informieren sich z. B. vor geplanten Operationen sehr genau über die Leistungen der Klinik, über die angebotenen Operationsmethoden, über die Art der Unterbringung. Längst verfügen Kliniken über professionelle Internetauftritte, die Patient*innen und Zuweiser*innen Informationen liefern. Deren Gesamtkonzept wird in der Regel von der Klinikleitung verantwortet. Doch meist haben die Fachkliniken einen gewissen Einfluss auf die Darstellung ihrer spezifischen Kompetenz. Hier gilt es, Vertrauen zu schaffen und die Leistungen und Zuständigkeiten der Fachklinik oder Station auch für medizinische Laien verständlich zu formulieren. Ein freundlicher Grundton, der die Perspektive der Patient*innen einbezieht, hilft dabei, deren Ängste und Vorbehalte abzubauen. Gleiches gilt für die Erstellung einer Klinikbroschüre.

»Klappern gehört zum Handwerk«

Gezielte Öffentlichkeitsarbeit sorgt für positives Image

Darüber hinaus haben Kliniken ein berechtigtes Interesse daran, gezielte Öffentlichkeitsarbeit zu machen und ihre klinikbezogenen Leistungen oder wichtige Veränderungen vorzustellen, z. B.

- die Einführung neuer Operationsmethoden,
- die Berufung neuer Chefärzt*innen,
- die Errichtung eines neuen Gebäudes,
- die Anschaffung eines neuen Gerätes.

Für das Image einer modernen Klinik ist es wichtig, dass die Bevölkerung im Einzugsgebiet von solchen Veränderungen und Neuerungen erfährt und deren direkten Nutzen erkennt. Dazu ist gezielte Medienarbeit erforderlich, die dafür sorgt, dass in der lokalen Presse kontinuierlich über die positiven Veränderungen in der Klinik berichtet und auch auf der Klinik-Website ein entsprechender Hinweis platziert wird.

Gesundheitsgespräche unterstreichen die Expertise

Einen sehr guten Einfluss auf die positive Wahrnehmung der Klinik in der Öffentlichkeit haben sogenannte Gesundheitsgespräche zu unterschiedlichen Schwerpunktthemen. Sie richten sich an Betroffene, deren Angehörige sowie an interessierte Personen. Da es sich hier um medizinische Laien handelt, ist es wichtig, die Sachverhalte einfach und gut verständlich zu erklären. Zu Gesundheitsgesprächen kann über die lokale Presse eingeladen werden. Dafür werden die wichtigen Informationen in einer Pressemitteilung zusammengefasst (▶ Kap. 17.2.2, Abschnitt »Pressemitteilung«). Darüber hinaus gehören Terminankündigungen sowie evtl. ein Nachbericht unbedingt auf die Klinik-Website.

17.2.5 Standards für den Umgang mit Medien und Öffentlichkeit

Viele Abläufe in Kliniken sind in Standard Operating Procedures (SOPs) verbindlich beschrieben und geben handelnden Ärzt*innen Sicherheit. Auch für die professionelle Medien- und Öffentlichkeitsarbeit lassen sich solche SOPs formulieren.

SOP 1 – Verantwortung klären

Verantwortung für Medienkontakte klären

In allen Fällen, in denen eine Klinik oder ein Krankenhaus Kontakt zur Presse hat, ist es für Chef- sowie für Oberärzt*innen wichtig, zu wissen, wer verantwortlich für Stellungnahmen und die Beantwortung von Journalistenfragen ist. In Häusern, die über eine Pressestelle verfügen, ist das klar. In allen anderen Fällen muss die Verantwortlichkeit grundsätzlich geklärt sein – und zwar bevor eine Presseanfrage vorliegt oder ein krisenhaftes Ereignis zur plötzlichen Reaktion zwingt. Auch bei geplanten Pressegesprächen oder öffentlichen Veranstaltungen muss geregelt sein, wer der Presse Rede und Antwort steht und dafür die Verantwortung trägt.

SOP 2 – Keine spontanen Antworten auf Journalistenfragen

Unerwartete Presseanfragen sollten nie sofort beantwortet werden. Um Ärztliche Leitungskräfte vor plötzlichen Journalistenfragen zu schützen, werden die Mitarbeitenden in Sekretariaten und Zentralen sowie die Pflegekräfte angehalten, keine Anrufe von Medienvertreter*innen weiterzuleiten. Stattdessen erhalten sie die Anweisung, die Fragen aufzunehmen und dem/der Anrufenden einen zeitnahen Rückruf in Aussicht zu stellen. So gewinnen Ärztliche Leitungskräfte Zeit, um eine fundierte Antwort vorzubereiten und sich ggf. mit dem Klinikmanagement oder der Pressestelle abzustimmen oder eventuell den Vorgang dorthin zu delegieren.

Ärztliche Leitungskräfte vor unerwarteten Journalistenfragen schützen

SOP 3 – Direkte Erreichbarkeit Ärztlicher Leitungskräfte

Direkte Durchwahlnummern und E-Mail-Adressen von Chefärzt*innen haben auf der Klinik-Website nichts zu suchen. Stattdessen werden dort die Telefonnummer und E-Mail-Adresse des Sekretariats publiziert, sodass Journalistenanfragen zunächst dort, wie in SOP 2 beschrieben, aufgenommen werden. Noch besser ist es, direkt auf der Website auf die hauseigene Pressestelle zu verweisen, soweit vorhanden.

Auch hinsichtlich der Präsenz von Chef- und Oberärzt*innen in Social-Media-Kanälen ist größte Zurückhaltung geboten bei der Veröffentlichung der direkten Dienstnummer, der Mobilnummer oder der Privatnummer. Sehr schnell lassen sich diese Daten dort von Pressevertreter*innen recherchieren, sodass es zu unliebsamen und direkten Kontaktaufnahmen kommt.

Direkte Erreichbarkeit Ärztlicher Leitungskräfte einschränken

Generell gehört die Medien- und Öffentlichkeitsarbeit eher in die Hände von Fachleuten, viel zu groß ist die Gefahr von Kommunikationsfehlern. Kliniken, die über eine Pressestelle verfügen, sind hier klar im Vorteil. Dennoch kommen Ärztliche Leitungskräfte bisweilen nicht drum herum, sich den Fragen von Medienvertreter*innen zu stellen. Ihnen und insbesondere Ärzt*innen, die nicht auf eine Pressestelle zurückgreifen können, empfiehlt sich die Teilnahme an einem Medientraining. Das gibt Sicherheit mit Umgang mit Journalist*innen und sensibilisiert für Fehlerquellen und »Fettnäpfchen«. Prinzipiell ist die Präsenz in den Medien für Kliniken eine Chance zur Darstellung ihrer Leistungen. Damit diese Chance nicht vertan wird, ist professionelle Medienkompetenz erforderlich.

Literatur

Amelsvoorts, P., Benders J. (1996) Team time: a model for developing self-directed work teams, International Journal of Operations & Production Management, Jg. 16, Heft 2, S. 159–170, DOI: 10.1108/01443579610109901

Antonovsky, A. (1980) Health, stress and coping, San Francisco: Jessey Bass

Ärztestatistik der Bundesärztekammer 2013: Ausländische Ärztinnen und Ärzte

Bartholdt, L., Schütz, A. (2010) Stress im Arbeitskontext. Weinheim und Basel, Beltz

Bender, S. (2009) Teamentwicklung, München: Deutscher Taschenbuch Verlag

Bergner, T. M. H. (2010) Burnout bei Ärzten, Stuttgart: Schattauer

Binnewies, C, Sonnentag, S. (2001) Arbeitsbedingungen, Gesundheit und Arbeitsleistung. In Leidig S., Limbacher K., Zielke M. (Hrsg.) Stress im Erwerbsleben. Perspektiven eines integrativen Gesundheitsmanagements (S. 39–58). Lengerich: Pabst Science Publisher

Bischof, K., Bischof, A., Müller, H. (2012) Selbstmanagement, Freiburg: Haufe

Blanchard, K., Carlos, J. P., Randolph, A. (1998) Management durch Empowerment. Reinbek bei Hamburg: Rowohlt

Blanchard, K., Zigarmi, P.; Zigarmy, D. (1995) Der Minutenmanager – Führungsstile. Reinbek bei Hamburg: Rowohlt

Böhm, R., Körner, A., Schütz, A., Funke, F. (2009) Attractiveness perceptions and relationship quality of optimists und pessimists

Bundesministerium für Arbeit und Soziales (2014) Arbeitsrecht – Informationen für Arbeitnehmer und Arbeitgeber, Referat Information, Publikation, Redaktion, Bonn

Burchardi, H., Fleischer, W. (2011) Organisation und Management. In: Burchardi, H., Larsen, R., Marx., G., Muhl, E., Schölmerich, J. (Hrsg.) (2011) Die Intensivmedizin. Berlin Heidelberg: Springer Medizin. S. 91–103

Buxel, H. (2009) Der ärztliche Nachwuchs ist unzufrieden. Deutsches Ärzteblatt, Jg. 106, Heft 37, S. A1790

Buxel, H. (2011) Was Pflegekräfte unzufrieden macht. Deutsches Ärzteblatt, Jg. 108, Heft 17, S. A946

Claßen, M. (2005) Die Weichen rechtzeitig stellen. In: Harvard Business Manager, 01/2005, S. 71–78

Covey, S. R. (1992) Die sieben Wege zur Effektivität, München: Wilhem Heyne

Czichos, R. (1990) Change Management. München: Ernst Reinhardt

Dauth, G. (2012) Führen mit dem DISG-Persönlichkeitsprofil, Offenbach: Gabal

Dauth, G. (2015) Professionell verhandeln mit DISG: Mit dem Persönlichkeitsprofil zum Top-Verhandler, Weinheim: Wiley-VCH

Davis, K. (1967) Human relations at work, New York: McGraw-Hill

De Shazer, St. (1999) Der Dreh. überraschende Wendungen und Lösungen in der Kurzzeittherapie. Heidelberg: Carl Auer-Systeme Verlag

Deutsche Gesellschaft für Anästhesiologie & Intensivmedizin – DGAI (2011) Intermediate Care: Entwicklung, Definition, Ausstattung, Organisation und mögliche Lösungen. (http://www.bda.de/docman/alle-dokumente-fuer-suchindex/oeffentlich/empfehlungen/602-intermediate-care-entwicklung-definition-ausstattung-organisation-und-moegliche-loesungen/file.html, Zugriff am 21.04. 2015)

Deutsche Interdisziplinäre Vereinigung für Intensiv- und Notfallmedizin – DIVI (2010) Empfehlungen zur Struktur und Ausstattung von Intensivtherapiestationen

Deutsche Krankenhausgesellschaft (2014) Krankenhausstatistik, Diagramm »Entwicklung des Krankenhauspersonals in Vollkräfte (VK)«, Februar 2014
Deutsches Ärzteblatt (Jg. 108, Heft 41, 14.10.2011) Immer mehr Patienten
Diefenbach, C., Drexler, S., Schön, C. (2013) Suchterkrankung bei Ärzten – Sanktionieren und Helfen sind kein Widerspruch, Deutsches Ärzteblatt Jg. 110, Heft 21, S. A 1028
Dodt, C. (2011) Die medizinische Perspektive in Management der Notaufnahme, Stuttgart: Kohlhammer
Doppler, K., Lauterburg, C. (2002) Change Management: Den Unternehmenswandel gestalten, Frankfurt, New York: Campus
Duhigg, C. (2016) – What Google learned from its quest to build the perfect team. (https://www.nytimes.com/2016/02/28/magazine/what-google-learned-from-its-quest-to-build-the-perfect-team.html, Zugriff am 26.10.2020)
Fenger, Holznagel, Neuroth, Gesenhues (2012) Schadensmanagement für Ärzte, Heidelberg: Springer
Festinger (1957) A Theory of Cognitive Dissonance. Stanford (Cal.) Stanford Univ. Press
Fischer, P. (2005) Neu auf dem Chefsessel: Erfolgreich durch die ersten 100 Tage. München: Redline
Fisher, R., Ury, W., Patton, B. M. (Hrsg.) Das Harvard-Konzept. Der Klassiker der Verhandlungstechnik. Campus-Verlag, Frankfurt am Main/New York 1984; 24. Auflage ebenda 2013, ISBN 978-3-593-39920-1
Fleischer, W. (2006) Chef- und Oberärzte in Krankenhäusern – Veränderung braucht Führung. Deutsches Ärzteblatt, Jg. 103, Heft 48, 1. Dezember 2006, A 3291–3292
Fleischer, W. (2007) Die ersten 100 Tage in leitender Position – Damit der Chefsessel nicht zum Schleudersitz wird. Deutsches Ärzteblatt, Jg. 104, Heft 16, 20. April 2007, S. 111
Fleischer, W. (2007) Integration statt feindlicher Übernahme – Fusionen planen und steuern. Management & Krankenhaus, 7/2007
Fleischer, W. (2007) Selbstmanagement für Ärztliche Führungskräfte – Wer nicht selbst gestaltet wird gestaltet. Deutsches Ärzteblatt, Jg. 104, Heft 44, 2. November 2007, S. 107
Fleischer, W. (2008) Ärztliche Führung: Wer aktiv führt, vermeidet Fehler. Deutsches Ärzteblatt, Jg. 105, Heft 28-29, 14. Juli 2008, A 1573–1574
Fleischer, W. (2008) Personalführung in Zeiten der Veränderung. Management & Krankenhaus, 1/2008
Fleischer, W. (2008) Zielvereinbarungsgespräche im Krankenhaus – Sinnvoll investierte Zeit. Deutsches Ärzteblatt, Jg. 105, Heft 49, 5. Dezember 2008, A 2666–2667
Fleischer, W. (2009) Ein Weg, ein Ziel – Personalentwicklung: Wie sich Krankenhäuser Vorteile auf dem Arbeitsmarkt verschaffen. Management & Krankenhaus, 10/2009
Fleischer, W. (2009) Oberärzte in Krankenhäusern – Unterschätztes Leitungspotenzial. Deutsches Ärzteblatt, Jg. 106, Heft 43, 23. Oktober 2009, A 2163–2164
Fleischer, W. (2009) Personalentwicklung – Wer Leistung fordert, muss Anreize schaffen. Deutsches Ärzteblatt, Jg. 106, Heft 9, 27. Februar 2009, A. 427–428
Fleischer, W. (2010) Arbeitszufriedenheit von Klinikärzten – Wege aus dem Jammertal. Deutsches Ärzteblatt, Jg. 107, Heft 22, 4. Juni 2010, A 1131–1132
Fleischer, W. (2010) Auf der Suche nach Klinikärzten – Mitarbeiter halten, Bewerber aufspüren und gewinnen. Deutsches Ärzteblatt, Jg. 107, Heft 46, 19. November 2010, A 2305–2306
Fleischer, W. (2010) Feedback – und der blinde Fleck ist weg. Deutscher Ärzte-Verlag/DIVI/2010; 1 (3), S. 123
Fleischer, W. (2010) Neuer Leiter der Intensivstation – Fallstricke der ersten 100 Tage. Deutscher Ärzte-Verlag/DIVI/2010; 1 (1), S. 30
Fleischer, W. (2010) T.e.a.m. – Toll, ein anderer macht`s?. Deutscher Ärzte-Verlag/DIVI/2010; 1 (2), S. 56
Fleischer, W. (2011) »Schwierige Mitarbeiter – Aktive Führung ist gefragt. Deutsches Ärzteblatt, Jg. 108, Heft 12, 25. März 2011, A 675–676

Fleischer, W. (2011) Burnout bei ärztlichen Leitungskräften – Ursachen und Prävention. Chefärzte Brief 7-2011, S. 15–17

Fleischer, W. (2011) Feedback – ein wirkungsvolles Instrument zur Mitarbeiterführung. Chefärzte Brief 10-2011, S. 17–18

Fleischer, W. (2011) Gehetzte Chefs – im Eiltempo durch den Arbeitstag. Deutscher Ärzte-Verlag/DIVI/2011; 2 (2), S. 77

Fleischer, W. (2011) Generationenwechsel auf der Chefarztebene – so gelingen Aus- und Einstieg. Chefärzte Brief 8-2011, S. 1–3

Fleischer, W. (2011) Im Eiltempo durch die Klinik – wie kann der Chefarzte der Stressspirale begegnen? Chefärzte Brief 9-2011, S. 15–16

Fleischer, W. (2011) Oberärzte führen – eine unterschätzte Herausforderung. Deutscher Ärzte-Verlag/DIVI/2011; 2 (1), S. 36

Fleischer, W. (2011) Transparenz wagen – Entscheidungen kommunizieren. Deutscher Ärzte-Verlag/DIVI/2011: 2 (3), S. 129

Fleischer, W. (2011) Von der Sekretärin zur Managementassistentin – das entlastet Chefärzte. Chefärzte Brief 11-2011, S. 12–14

Fleischer, W. (2012) Change Management: Veränderungsprozesse erfolgreich gestalten. Deutsches Ärzteblatt, Jg. 109, Heft 10, 9. März 2012, A 501–502

Fleischer, W. (2012) Chefarzt und Geschäftsführer – gemeinsam dem wirtschaftlichen Druck begegnen. Chefärzte Brief 10-2012, S. 15–17

Fleischer, W. (2012) Die Pflege zwischen den Mühlsteinen der ärztlichen Disziplinen. Deutscher Ärzte-Verlag/DIVI/2011; 2 (4), S. 10

Fleischer, W. (2012) Du oder Sie? Das Dilemma mit der richtigen Anrede. Deutscher Ärzte-Verlag/DIVI/2012; 3 (4), S. 156

Fleischer, W. (2012) Kliniken und ihre Ärztinnen – die Vereinbarkeit von Familie und Beruf als Herausforderung. Chefärzte Brief 6-2012; S. 15–17

Fleischer, W. (2012) Konfliktsituationen – der Leiter zwischen den Fronten. Deutscher Ärzte-Verlag/DIVI/2012; 3 (3)

Fleischer, W. (2012) Mitarbeiterführung – Kritikgespräche erfolgreich führen. Chefärzte Brie 8-2012, S. 14–16

Fleischer, W. (2012) Mitarbeiterführung – So gelingt die Einarbeitung neuer Assistenten. Chefärzte Brief 4-2012, S. 1–2

Fleischer, W. (2012) Mitarbeiterjahresgespräch – Mit dem Chef im Dialog«, UKE News, April 2012, S. 12

Fleischer, W. (2012) OP-Organisation: Erste Hilfe für das Herzstück. Deutsches Ärzteblatt, Jg. 109, Heft 50, 14. Dezember 2012, A 2555-2556

Fleischer, W. (2012) Rotation auf die Intensivstation – eine Karrierechance. Deutscher Ärzte-Verlag/DIVI/2012; 3 (2), S. 76

Fleischer, W. (2012) Was sich Assistenzärzte wünschen: strukturierte Einarbeitung. Deutscher Ärzte-Verlag/DIVI/2012; 3 (1), S. 26

Fleischer, W. (2012) Wie wird aus einer Gruppe ein erfolgreiches Team geformt? Chefärzte in Schlüsselfunktion. Chefärzte Brief 2-2012, S. 16–18

Fleischer, W. (2013) Intensivierung der Zusammenarbeit gibt Sicherheit und senkt die Kosten. Deutscher Ärzte-Verlag/DIVI/2013: 4 (1), S. 34

Fleischer, W. (2013) Medizin und Pflege – auf das Zusammenspiel kommt es an. Deutscher Ärzte-Verlag/DIVI/2013; 4 (2), S. 74

Fleischer, W. (2013) Mitarbeiterführung – die Macht der Gefühle. Deutscher Ärzte-Verlag/DIVI/2013; 4 (4), S. 156

Fleischer, W. (2013) Schwierige Patientengespräche – eine Herausforderung im Klinikalltag. Deutscher Ärzte-Verlag/DIVI/2013; 4 (3), S. 116

Fleischer, W. (2013) Teamentwicklung – Das Ganze ist mehr als die Summe seiner Teile – Teamentwicklung. Im OP, 2013;3: 123–126

Fleischer, W. (2014) Für die Intensivstation brennen, ohne auszubrennen. Deutscher Ärzte-Verlag/DIVI/2014; 5 (2), S. 75

Fleischer, W. (2014) Gruppe oder Team? Auf den Unterschied kommt es an. Deutscher Ärzte-Verlag/DIVI/2014; 5 (4), S. 161

Fleischer, W. (2014) Mitarbeiter anleiten und führen: Wer Leistung fordert, muss Sinn bieten. Chefärzte Brief 11-2014, S. 10–13

Fleischer, W. (2014) Selbstmanagement – wer nicht selbst gestaltet, wird gestaltet. Chefärzte Brief 9-2014, S. 15–18

Fleischer, W. (2014) Stress – besser als sein Image. Deutscher Ärzte-Verlag/DIVI/2014; 5 (3), S. 126

Fleischer, W. (2014) Unterschiedliche Rollen – unterschiedliche Sichtweisen. Deutscher Ärzte-Verlag/DIVI/2014; 5 (1), S. 36

Fleischer, W. (2015) Aufnahme- und Entlassmanagement: Wo sich noch Schätze heben lassen. Deutsches Ärzteblatt, Jg. 112, Heft 1–2, 5. Januar 2015, A38-39

Fleischer, W. (2015) Das Führungsprinzip Vorbild – mit gutem Beispiel voran. Deutscher Ärzte-Verlag/DIVI/2015; 6 (2), S. 59

Fleischer, W. (2015) Dialog im Klinikalltag – Briefing und Debfriefing-Gespräche. Deutscher Ärzte-Verlag/DIVI/2015; 6 (1), S. 38

Fleischmann, T. (2011) Anforderungen an das ärztliche Personal. In: E. von Eiff, Chr. Dodt, M. Brachman, Chr. Niehues, T. Fleischmann (Hrsg.) Management der Notaufnahmen, Stuttgart: Kohlhammer

Fleischmann, T. (2011) Notfallversorgung im internationalen Vergleich in Management der Notaufnahme, Stuttgart: Kohlhammer

Gieseke, S. (2009) Abhängigkeitserkrankungen – »In der Sucht sind wir alle gleich«, Deutsches Ärzteblatt Jg. 106, Heft 34–35, S. A 1658

Gordon, T. (1984) Managegerkonferenz. Reinbek bei Hamburg: Rowohlt

Gordon, T. (1984) Managerkonferenz. Reinbek bei Hamburg: Rowohlt

Hackman, R. (2002) Leading Teams: Setting the Stage for Great Performances. Boston: Harvard Business Review Press.

Hartmannbund – Verband der Ärzte Deutschlands (2014) Assistenzarzt (m/w) 2014 – Online-Umfrage unter den Ärztinnen und Ärzten in Weiterbildung im Hartmannbund, S. 36 und 49

Hasselhorn, H.-M. (2007). Arbeit, Stress und Krankheit. In Weber, A, Hörmann G. (Hrsg.) Psychosoziale Gesundheit im Beruf: Mensch – Arbeitswelt – Gesellschaft (S. 47–73). Stuttgart: Gentner

Herzberg, F., Mausner, B., Snyderman, B. (1993) The Motivation to Work, New Brunswick (USA) Transaction Publishers

Hibbeler, B. (2011) Ärzte und Pflegekräfte – ein chronischer Konflikt. Deutsches Ärzteblatt, Jg. 108, Heft 41, S. A2138–2144

Hibbeler, B. (2011) Ärzte und Pflegekräfte – ein chronischer Konflikt. Deutsches Ärzteblatt, Jg. 108, Heft 41, S. A2138–2144

Hibbeler, B. (2012) Ärzte und Pflegekräfte – Keine Chance für Vorteile. Deutsches Ärzteblatt, Jg. 109, Heft 46, S. A2294–2295

Hibbeler, B. (2012) Ärzte und Pflegekräfte – Keine Chance für Vorteile. Deutsches Ärzteblatt, Jg. 109, Heft 46, S. A2294–2295

Hibbeler, B. (2013) Prüfungen für ausländische Ärzte – Erstmals konkrete Vorgaben, Deutsches Ärzteblatt Jg. 110, Heft 39, A 1779

Hofbauer, H., Kauer, A. (2012) Einstieg in die Führungsrolle. München: Carl Hanser

Hogan, B. (2010) Abschlussarbeit MBA-Gesundheitsmanagement: Mobilisierung latenter Wertsteigerungs- und Versorgungspotenziale durch ZNA-Navigationskompetenz auf Holdingebene, Universität Hamburg, Fakultät Wirtschafts- und Sozialwissenschaften

Hogan, B. (2018) Harmonizing your ED: Lessons in Leadership from the Orchestra Pit, Emergency Physician International EPI Issue 13/2014 (https://issuu.com/epi-mag/docs/epi_issue_13_hong_kong_final_issuu, Zugriff am 20.03.2021)

Hogan, B. Rasche, C. (2014) Strategische und operative Steuerung von Notaufnahmen, Krankenhaus Management

Hogan, B., Rasche, C. (2017) Hybrid-Versorgungsmodelle, Notfallversorgung auf dem Prüfstand, Supplement in Management und Krankenhaus

Hogan, B., Rasche, C., Braun von Reinersdorff, A. (2012) The First View Concept: introduction of industrial flow techniques into emergency medicine organization. European Journal of Emergency Medicine Jg. 19, Nr. 3: S. 136–139

Hogan, B., Singh, M., Rasche, C. (2011) Patientenzufriedenheit und Wartezeiten in Management der Notaufnahme, Stuttgart: Kohlhammer

Hollmann, J. (2010) Führungskompetenz für Leitende Ärzte, Berlin, Heidelberg: Springer-Verlag

Hurrelmann, K., Albrecht, E. (2014) Die heimlichen Revolutionäre – Wie die Generation Y unsere Welt verändert. Weinheim und Basel: Beltz

Jäger, R. (2005) Vom Umgang mit der Macht. ManagerSeminare, Heft 91, S. 73–77

Jung, H. (2001) Personalwirtschaft. München, Wien: Oldenbourg

Kaluza, G. (2007) Gelassen und sicher im Stress. Heidelberg: Springer

Katzenbach, R., Smith, D., (2005) The Discipline of Teams. Massachusetts: Harvard Business Review Press

KBV (2021) Entwicklungen der medizinischen Versorgungszentren. Statistische Informationen zum Stichtag 31.12.2019 (https://www.kbv.de/media/sp/mvz-aktuell.pdf, Zugriff am 29.01.2021)

KBV (2021) Medizinische Versorgungszentren (https://www.kbv.de/html/mvz.php, Zugriff am 28.01.2021)

Keith, D. (1967) Human relation at work. New York: McGraw-Hill

Kirchner, B. (1999) Benedikt für Manager. Wiesbaden: Gabler

Kluge, S., Marx, G., Janssens, U., Zacharowski, K. (2018) Management in der Intensivmedizin: Führung, Organisation, Planung und Steuerung. Berlin: Medizinische Wissenschaftliche Verlagsgesellschaft

Knoblauch, J., Wöltje, H., Hausner, M. B., Kimmich, M., Lachmann, S. (2012) Zeitmanagement, Freiburg: Haufe

Krüger, W. (2012) Teams führen, Freiburg: Haufe-Lexware

Lauer, T. (2010) Change Management, Berlin, Heidelberg: Springer

Laux, L., Schütz, A. (1996) Stressbewältigung und Wohlbefinden in der Familie. Stuttgart: Kohlhammer

Lazarus, R. S, Folkman, S. (1984) Stress, appraisal an coping. New York: Springer

Lencioni, P.M. (2002) The Five Dysfunctions of a Team: A Leadership Fable. San Francisco: Jossey-Bass

Lewin (1939) in Hofbauer, H., Kauer, A. (2012) Einstieg in die Führungsrolle. München: Carl Hanser

Linneweh, K. (2002) Stresskompetenz. Weinheim und Basel: Beltz

Locke, E. A., Latham, G. P. (1990) A Theory of Goal-Setting and Task Performance, Prentice Hall: Englewood Cliffs

Luft, J. (1971) Einführung in die Gruppendynamik., Ernst Klett Verlag: Stuttgart

Luft, J., Ingham, H. (2015) Johari Window. The Model (http://richerexperiences.com/wp-content/uploads/2014/02/Johari-Window.pdfEnglisch, Zuletzt aufgerufen: 29.01.2020)

Lüthy, A., Jendreck, K., (2015) Social Media – auch hierzulande für Krankenhäuser aktiv? Deutsches Ärzteblatt, Jg. 112, Heft 7, S. A276–A278

Malik, F. (2013) Führen Leisten Leben. Frankfurt/Main: Campus

Maslow, A. H. (1981) Motivation und Persönlichkeit, Reinbek: Rowohlt

Mäulen, B. (1999) Ärzte und Sucht. (http://www.aerztegesundheit.de/?page_id=199#, Zugriff am 05.03.2015)

Maxwell, J. (2001) 17 Indisputable Laws of Teamwork. Nashville: Thomas Nelson, Inc.

McEwen, B. S. (2008) Central effects of stress hormones in health an disease: Understanding the protective and damaging effects of stress and stress mediators. European Journal of Pharmacology, 583, 174–185

Naegler, H. (2014) Personalmanagement im Krankenhaus, Berlin: Medizinische Wissenschaftliche Verlagsgesellschaft

Nerdinger, F. W. (2013) Rollenkonflikte. In: A. Wirtz (Hrsg.) Lexikon der Psychologie, Bern: Hans Huber

Neuberger, O. (1995) Führen und geführt werden, Stuttgart: Ferdinand Enke

Niehues, C., Krampe, B. (2011) Sektorale Trennung der Notaufnahme in Management der Notaufnahme, Stuttgart: Kohlhammer

Nonis, S. A., Sager, J. K. (2003) Coping Strategy profiles used by salespeople, Personal Selling Sales Management 23

Overeem, B. (2015) The 25 Characteristics of a Great Development Team. (https://medium.com/the-liberators/the-25-characteristics-of-a-great-development-team-ee6af393c91a, Zugriff am 26.10.2020)

Popitz, H. (1992) Phänomene der Macht. Mohr Siebeck Tübingen

Protschka, J. (2014) Ausländische Ärzte – Umgangssprache reicht nicht aus, Deutsches Ärzteblatt Jg. 111, Heft 29–30, A 1288

Rechtien, W. (2013) Gruppenrollen A. Wirtz (Hrsg.) Lexikon der Psychologie, Bern: Hans Huber

Reimann, H., Giesen, B., Goetze, D., Schmid, M. (1985) Basale Soziologie: Theoretische Modelle, Opladen: Westdeutscher Verlag

Richter, P., Hacker, W. (1998) Belastung und Beanspruchung: Stress, Ermüdung und Burnout im Arbeitsleben, Heidelberg: Asanger

Riemann, F. (2009) Grundformen der Angst. München: Ernst Reinhard

Rogers, C. R. (1972) Die nicht direktive Beratung.Counselling and Psychotherapy. München: Kindler Studienausgabe

Rotter, J. B. (1954) Social learning an clinical psychology. New York: Prentice Hall

Schlippe, A. v, Schweitzer, J. (2000) Lehrbuch der systemischen Therapie und Beratung. Göttingen: Vanderhoeck & Ruprecht

Scholtes, K. (2011) »Naht-Stelle« Zentrale Notaufnahme in Management der Notaufnahme, Stuttgart: Kohlhammer

Scholtes, K. (2011) »Naht-Stelle« Zentrale Notaufnahme. In E. von Eiff, Chr. Dodt, M. Brachman, Chr. Niehues, T. Fleischmann (Hrsg.) Management der Notaufnahmen, Stuttgart: Kohlhammer

Schott, E., Wick, M. (2005) Change Management. In: Schott E., Campana, C. (Hrsg.) Strategisches Projektmanagement, Berlin, Heidelberg, New York: Springer

Schulz von Thun, F, Ruppel, J., Stratmann, R. (2008) Miteinander reden: Kommunikationspsychologie für Führungskräfte. Reinbek bei Hamburg: Rowohlt

Seiwert, L. J. (1992) Das 1 x 1 des Zeitmanagements, Speyer: GABAL

Selye, H. (1981) Geschichte und Grundzüge des Stresskonzepts. In J.R. Nitsch (Hrsg.) Stress, Theorien, Untersuchungen, Maßnahmen. Bern: Huber

Seyfert, W., Högemann, B., Kavermann, A., Petersen, P.L., Winkler, R. (2005) Prozessdesign und Prozesscontrolling für die Notaufnahme. In: Krankenhaus Umschau. 74. Jahrgang. Ausgabe 5. 2005. S. 430

Stern, T., Jaberg, H. (2005) Erfolgreiches Innovationsmanagement. Wiesbaden: Gabler

Stratmeyer, P. (2002) Das patientenorientierte Krankenhaus: Eine Einführung in das System Krankenhaus und die Perspektiven für die Kooperation zwischen Pflege und Medizin. Weinheim: Beltz Juventa

Stroebe, R.W. (2007) Führungsstile – Management by Objectives. Frankfurt/Main: Verlag Recht und Wirtschaft

The American Society for Quality (2015) ASQ International Team Excellence Award (ITEA) Criteria. (https://asq.org.in/wp-content/uploads/2016/06/ASQ-ITEA-Criteria-Rev.pdf, Zugriff am 26.10.2020)

Thomann, C., Schulz von Thun, F. (1988). Klärungshilfe 1: Handbuch für Therapeuten, Gesprächshelfer und Moderatoren in schwierigen Gesprächen. Hamburg: rororo

Tuckman, B. W. Developmental sequences in small groups Psychological Bulletin, 1965 (63) 384–399

Wagner, U., van Dick, R. (2001) Fremdenfeindlichkeit »in der Mitte der Gesellschaft«. In: Zeitschrift für politische Psychologie, 9/2001

Watzlawick, P. (1976) Wie wirklich ist die Wirklichkeit – Wahn, Täuschung, Verstehen. Piper: München

Watzlawick, P., Beavin, J. H., Jackson, D D (2017) Menschliche Kommunikation – Formen, Störungen, Paradoxien. 13. Auflg. (Huber: Bern 1969. (13. unveränderte

Auflage. Hogrefe (Originaltitel: Pragmatics of Human Communication. A Study of Interactional Patterns, Pathologies, and Paradoxes. W. W. Norton & Company, New York 1967)

Watzlawick, P., Weakland, J. H., Fisch, R. (1974) Lösungen. Zur Theorie und Praxis menschlichen Wandels. Huber: Bern

Weisweiler, S., Discherl, B., Baummandl, I. (2013) Zeit- und Selbstmanagement, Berlin Heidelberg; Springer

Welt.de (2016) Auf dem Mars Leben heißt einmal duschen pro Woche. (https://www.welt.de/wissenschaft/article157889061/Auf-dem-Mars-leben-heisst-einmal-duschen-pro-Woche.html, Zugriff am 26.10.2020)

Wunderer, R., Grunwald, W., Moldenhauer, P. (1980) Führungslehre. Berlin: De Gruyter

Zander, B., Köppen, J., Busse, R. (2017) Personalsituation in deutschen Krankenhäusern in internationaler Perspektive. In: KlauberJ et al. (Hrsg) Krankenhausreport 2017. Stuttgart: Schattauer

Zapf, D., Semmer, N. K. (2004) Stress und Gesundheit in Organisationen. In Schuler H. (Hrsg.) Enzyklopädie der Psychologie, Themenbereich D, Serie III, Band 3 Organisationspsychologie. Göttingen: Hogrefe

Zimbardo, P., Gerrig R.J. (2004) Psychologie, München, Boston: Pearson

Stichwortverzeichnis

2

24/7-Convenience-Klinik 236

A

Abhängigkeitserkrankung 157
Abklärungsstation 244
Ablagesystem 115
Abmahnung 160, 279
– Bestandteile 280
– Personalakte 281
– wirksam 280
Achtsamkeit 137, 171
Aktives Zuhören 33, 168
Ältere Mitarbeitende 155
– Wünsche 156
Altersbild, defizitär
Ambulante Strukturen 263
Ambulantisierung stationärer
  Leistungen 237
Anforderungen, Chefarzt 199
Angehörige 121, 192, 289
Angst 86, 190, 196
Anordnungsverantwortung 250
Anrede, Führungsposition 186
Anschreiben 199, 272
Ansprechpartner 63, 290
Anspruch 283
Appellebene 166
Arbeitsorganisation 258
Arbeitsplatzorganisation 114
Arbeitszeit 255
Arbeitszeitmodelle 256
Arbeitszeugnis 272, 283
– einfaches 283
– Form 284
– Formulierung 285
– Inhalt 284
– Schulnotenskala 284
Ärzte 298
– ausländische 161
– niedergelassene 300
Ärzte-Nachwuchs 150, 255

ärztliche Leistungen 248
Assistenzarzt 147
– Einarbeitung 148
– Motivation 150
Aufklärungsgespräche 163, 288
Aufnahmegespräch 289–290
Aufnahmemanagement 258
Aufnahmevorgang 289
Aussagekraft 285
Außenwirkung 148, 188
Ausstattung 56, 84, 243, 290
– architektonisch 216
– gerätetechnisch 216
Auswahlkommission 199, 273
Auswahlprozess 267

B

Balancing 115
Basis der Führungskultur im MVZ 266
Befundung 291
Behandlung 42, 158
– vorstationär 291
Behandlungs- und Pflegeplan 290
Behandlungsfehler 308
Behandlungsplan 242, 289
Beruf und Privatleben 255
Berufungskommission 198
– Gespräch 200
Berufungsverfahren 200
Besetzungsbedarf 256
Besetzungsstärke 256
Besetzungszeit 256
Bestandsaufnahme 206, 215
Betreuungsmöglichkeiten 257
Bettenmanagement 259
– zentrales 260
Bettenvergabesystem 260
Bewerberauswahl 267
Bewerberprofil
Bewerbung 198
Bewerbungsgespräch 273
Bewerbungsmappe 199
Bewerbungsprozess 198

319

Bewerbungsunterlagen 272
Beziehungsebene 166
Big-Data-Management 231
Bindungsanalyse 31
Blauköpfchen und Rotköpfchen 190
Bleibegespräch 185
Botschaften formulieren 172
Burn-out Prävention 78

C

Chancen 215
Change Management 80
Checkliste 34, 112, 177, 219
Chefarzt 206
– Bewerbung 198
– Ruhestand 203
Chefarzt-Sekretärin 218
Chefarztstelle 198
– neue 209
Chefarztwechsel 203, 210
– aktiv gestalten 213
– kommunizierbare Vision 212
– Stärkenanalyse 211
Clinical Decision Unit 244

D

Delegation 112, 248
demografische Entwicklung 216
Dienstpläne 256
Dienstplangestaltung,
 mitarbeiterorientiert 256
Distress 118
Dokumentation 35, 173, 258, 299
Dolmetscherdienste 290
Drehscheibe und koordinierende
 Leitinstanz der
 Notfallversorgung 234
Durchführungsverantwortung 250
Duzen 186

E

Eignungsprüfung, ausländische
 Ärzte 162
Einarbeitung, Assistenzärzte 148
Elternzeit 255, 283
E-Mail-Management 113
Emergency Center of Excellence (ECE),
 konzernübergreifend 233
Emotionale Führung 192

Emotionale Intelligenz 189
Emotionale Verfassung,
 Auswirkungen 188
Emotionen 188
– Einfluss auf
 Patientenversorgung 192
– Führungsalltag 188
– negative 120, 188
– Umgang mit 188
Entlassbrief 293
Entlassmanagement 258
Entlassplanung 262
Entlassung 292
Entlassungsgespräch 292
Entlassungsmanagements 243
Entwicklungsdurchsprachen 277
Entwicklungsmaßnahmen 278
Entwicklungsmöglichkeiten 219, 277
Entwicklungspotenziale 277
Erfolgsfaktoren 89
Ersteinschätzung 242
Erwartungsdruck 209
Eustress 118

F

Fach- und Methodenkompetenz 268
Facharzt für Notfallmedizin 231
Facharztausbildung 18
Facharzt-Curriculum 18, 257
Fachsprachenniveau, ausländische
 Ärzte 162
Fairness 24, 136
Fallbesprechungen 291
Familie 116, 254
Familienangehörige,
 pflegebedürftig 255
Fast Track Unit 244
Feedback 165
– geben 33
– nehmen 33
Feedback-Gespräch 31, 165
Feedback-Kultur 31, 165
Fehler, Umgang 142
Fehlverhalten 142, 280
– Mitarbeitende 170
Fehlzeitengespräch 182
First-View 242
Fremdwahrnehmung 165
Führung 23, 57
– ältere Mitarbeitende 155
– differenziert 28
– dissonant 189
– resonant 189
– schwierige Mitarbeitende 153

Führungsaufgaben 22, 143
Führungsinstrument
- Feedback 165
- Kritikgespräch 170
Führungskompetenz 24, 268
Führungskräfte, Anforderungen 21
Führungskreislauf 17, 22
Führungsleitsätze 15
Führungspersönlichkeit 25
Führungsprinzipien 133
Führungsrolle 23
- Anrede 187
Führungsstile 26
Führungsverantwortung 18
Fürsorge 135
Fürsorgepflicht 135
- der Klinik 159
Fürsorgeprinzip 24

G

Geberqualitäten 167
Geld 193
Generation Y 150, 254
- Erwartungen 151
Generation Z 152
Generationsunterschiede 155
Geschäftsführer 206
Gesprächsanlass 171
Gesprächsatmosphäre 161, 171, 295
Gesprächsdauer 172, 229
Gesprächsführung 31, 158
- Patientengespräch 295
Gesprächsvorbereitung 160
Gesundheits- und Pflegeassistent 251
Gesundheitsgespräche 310
gewissenhaft 47

H

Haltung 26, 133
- innere 137
Handlungsspielräume 124
Haus- und Fachärzte,
  niedergelassene 301
Hybrid-Versorgungsmodelle 235

I

Ich-Botschaften 167
Informationsaustausch, Zuweiser 302
Informationsfluss 136

Informationssäule 288
Informationsverantwortung 24
Initiative 279
Innovation 214
Integration 16, 70
- ausländische Ärzte 163
Integrierte Notfallzentren 235
Intensivmedizinische Abläufe 225
intensivmedizinische
  Weiterbildung 229
Intensivstation 225
- SOPs 226
- Verlegung 227
Intermediate-Care-Station 227
Internetauftritt 309
Interventionskaskade 159
Interviewtechnik,
  Bewerberauswahl 274
Inzidenzrate 216

J

Jahresplanung 175
Johari-Fenster 165
Journalistische Berichterstattung 303

K

Karriereknick 255
Karriereziel Chefarzt 198
KBV-Zulassungsvoraussetzung für ein
  MVZ unter ärztlicher Leitung 265
Kenntnisprüfung, ausländische
  Ärzte 162
Kernaufgabe 240
Kernteam ZNA 232
Klinikentwicklung 214
Klinikleitsätze 15
Klinikvision 214
Kohärenzerleben 124
Kommunikation 21, 78, 166
- vier Ebenen 166
Komplementärrolle 38
Konfliktanalyse 66
Konfliktlösung 64
Konfliktmoderation 66
Konsiliarwesen 291
Kontrollüberzeugung 123
Kooperationen 217
Krankenrückkehrgespräch 182
Krisenhafte Ereignisse 303
Kritikgespräch 170
- Anlass 171
- Grundsätze 171

- Vorbereitung 171
Kündigung 279, 281
- außerordentliche 281
- betriebsbedingt 283
- Gründe 282
- ordentliche 281
- personenbedingt 282
- sozial gerechtfertigt 282
- verhaltensbedingt 280, 282
Kündigungsschutz 282
- schutzbedürftige Personen 283
Kündigungsschutzgesetz 282

L

Lean-Management 242
Lebenslauf 199, 272
Leistungsbeurteilung 284
Leitung 232, 299
Leitungskraft 40
- Anrede 187
Leitungsteam 18
- Chefarzt und Oberarzt 144
Lernpotenzial 72
Loyalität 139
- Grenzen 142
- Konflikte 141

M

Macht 137
- Umgang mit 138
Machtanspruch 142
Machtherrschaft 137
Machtlosigkeit 138
Machtübernahme 137
Managementassistenz 218
- Besprechungsroutine 220
- Rollenverständnis 219
Massenanfall von Verletzten 307
Medien- und Öffentlichkeitsarbeit 303
- krisenhafte Ereignisse 307
- planvoll 309
- SOP 310
Medienvertreter 306
Medizin 4.0 237
Medizin und Pflege, Schnittstellen 253
Medizinisches Versorgungszentrum 263
Mentor 149
Mentoren-Funktion 156
Mentoring 151
- Assistenzärzte 148
- Oberarzt 149

Mission 100
Mitarbeiterentwicklung 17, 276
- Gespräch 277
- Maßnahmen 278
Mitarbeiterführung 21, 153
Mitarbeiterjahresgespräch 17, 34, 175, 276
Mitarbeitermotivation 193
Mitbewerber-Analyse 216
Miteinander 56, 266
Motivation 193
- erhalten 193
- lenken 193

N

Nachfolge 204
- Chefarzt 204
Nachfrageverhalten 287
Nachsorge 292
Nehmerqualitäten 167
Notfallmedizin 238
Notfallversorgung, Phasen 241
Nutzenargumentation 218

O

Oberarzt
- aktiv führend 143
- Assistentenzuordnung
- Aufgabenbereich 146
- Führungspotenzial 143
Oberarzt-Tandem 147
Öffentlichkeit 216
Online-Jobbörsen 275
Online-Medien, Wirkung 309
OP
- Abläufe 222
- Ablauforganisation 222
- Konferenz 224
- Koordination 224
- Manager 222
- Planung 222
- Statuten 224
OP-Beginn, pünktlich 224
Operation 222
- Verzögerung 222
Operationsbereitschaft 291
Operationskapazität
Operationsmanagement 291
OP-Team
- interdisziplinär 223
- Verhaltenskodex 225

Organigramm 71
Organisationsform 240
Organisationsgrad 219

P

Pareto-Prinzip 106
Partizipation 93
Patient 287
– belasteter 192
– Beschwerden 293
– Notaufnahme 296
– prominenter 308
Patienten und Angehörige 42
Patientenanforderungen 290
Patienteneinbestellung 288
Patientenentscheidungen 290
Patientengespräch 293–294
– schwieriges 294
Patientenkommunikation 293
Patientenorientierung 287
Patientenverfügung 290
Patientenverpflegung 292
Patientenzimmer 290
Personalanzeige 267
Personaleinsatz 228, 244
Personalentwicklung 94
Personalsuche, Möglichkeiten 275
Personalwechsel, Chefarztebene 205
Persönlichkeitsprofil 44
– DISC 45
Perspektiven 277
Pflege 297
Pflegeüberleitung 292–293
Pflegeüberleitungsbogen 293
Pflichterfüllung 133
Physician Assistant 251
Potenzialqualität 234
Prämie 183, 193
Präsenzerwartung 257
Presseinterview 306
– freigeben
Pressekonferenz 305
Pressemitteilung 304
Prinzipien 133
Priorisierung 105
Probe-Lehrveranstaltung 203
Projektmanagement 95
Prozess-, Struktur- und Organisationsoptimierung 233
Prozesse 261
Prozessqualität 234

R

Raumkonzept 243
Reflexion 42, 68, 84, 185, 198
Reifegrad 28
– Analyse 30
Reifegradmodell 28
Respekt 137, 190
Rezeption 243
Risiken 215
Rolle 37
Rollenanforderung Oberarzt 145
Rollenerwartung 38
– der Familie 42
– der Mitarbeitenden 41
– eigene 42
– unterschiedliche 39
Rollenkomplexität 39
Rollenkonflikte 43
Rollenprofil 37
Rollenselbstbild 38
Rollenverständnis 219
Ruhestand, Chefarzt 204

S

Sachebene 166
Schlüsselbeziehungen 211
Schmerzbehandlung, patientenkontrolliert 291
Schnittstellen 53, 225, 238, 253
Schockräume 243
Schwächen 215
Schwierige Mitarbeitende
– Analyse-Gespräch 154
– Kündigung 154
– Probleme thematisieren 153
– Ursachen 154
Selbst- und Fremdwahrnehmung, Diskrepanz 166
Selbstmanagement 110
Selbstoffenbarungsebene 166
Selbstwahrnehmung 165, 189
Selbstwert 123
Siezen 186
Sinn bieten 21, 194
SMART-Regel 101, 176
Social Media 306
SOP, Erarbeitung 226
Soziale Unterstützung 124
Sozialkompetenz 268
Sprachkenntnisse, ausländische Ärzte 162
Stärken 215
Stellenausschreibung 267

Stellenbesetzung 267
Stellenprofil
Stellungnahme 280
Stimmung 189, 205
Strategie 100, 214
Strategieentwicklung 214–215
Strategiegespräch, Chefarzt und Geschäftsführung 208
Strategiekonferenz, Chefärzte und Geschäftsführung 207
Strategisches Steuerungsinstrument für gesamte Klinik 233
Stress 117
- Kliniken und Krankenhäuser 120
- Leitungskräfte 122
- Ressourcen 123
Stressbewältigung 125
- kognitive Strategien 128
- persönliches Arbeitsverhalten 126
Stressbewertung 119
Stressoren 117
Stressreaktion, Dimensionen 120
Strukturqualität 234
Suchterkrankung 157
SWOT-Analyse 102, 215

T

Tabuisierung 157
Team 41
- depressives 75
- funktionierendes 73
- Grundbedingungen 52
- interprofessionelles 252
- mauernde Variante 76
- Mischung 68
- unerfahrenes 74
Team vs. Gruppe 52
Teamarbeit 51
Teambildung 62
Teamdynamiken 74
Teamentwicklung 51, 53
- Phasen 60
Teamfähigkeit 71
Teamführung 73
Teamfunktion 78
Teamkoordination 63
Teamleitung 62
- Kompetenzen 68
Teammoderation 64
Teamorganisation 71
Teamrad 54
Teamrepräsentation 67
Teamziele 72
Teilzeitarbeit 255

Teilzeitkräfte 255
Top-Team 58
Triage 241
Tumorkonferenzen 291

U

Umverteilung von Tätigkeiten 250
Unternehmer-Kompetenz 268
Unterordnung 140

V

Veränderungen 80, 196
- Auslöser 81
- Emotionen 191
- fehlende Motivation 196
- Führung 89
- Kommunikation 90–91
- Scheitern 86
- Vermeidung 83
Verantwortung 140
Vereinbarkeit 254
- von Familie und Beruf 147, 150
Verhalten
- dominant 46
- initiativ 46
- stetig 46
Verhaltensmuster 47
Verhaltensprofil 37
Verhaltensstil 46
Verlegung 293
Verteilungsgerechtigkeit 24, 134
Vertrauen 140
Verweildauer, Steuerung 258
Vision 100
Visiten 290
- Abläufe und -zeiten 292
- interdisziplinäre 292
- Zeiten, verbindliche 249
Vorstellungsgespräch 273
- Ablauf 273

W

Wegeleitsystem 288
Weiterbildungsregularien 257
Werte
Wertschätzung 137
W-Fragen, journalistische 305
Widerstand 87
- gegen Veränderungen 88

Wiedervorlagesystem 114
Willkommenskultur 163
Wissen, implizites 232

Z

Zeitfresser 104
Zeitmanagement 103
Zeitplanung 108
Zentrale Notaufnahme 242
– als Center of Excellence 235
– Auslastung 246
– interdisziplinär 238
– IT-System 246
– wirtschaftliche Vorteile 246
Ziele 93
– Bedeutung 98
– Formulierung 101
– Überprüfung 102
– Zielgerichtet führen 17
Zielentwicklung 99
Zielerreichung 102
Zielklarheit 17, 100

Zielkriterien 179
Zielmanagement 97
Zieltransparenz 17, 100
Zielverbindlichkeit 17, 100
Zielvereinbarungsgespräch 34
Zivilcourage 140
Zukunftsfähigkeit 215
Zusammenarbeit 111
– Ärzte und Pflegekräfte 252
– berufsgruppenübergreifend 41
– Chefarzt und Geschäftsführer 207
Zusammenarbeit,
  berufsgruppenübergreifend 248, 252
Zusatzbezeichnung
  Intensivmedizin 228
Zuweiser 216
Zuweiserbindung 300
– Maßnahmen 301
Zuweiserbindungskonzept 303
Zuweiser-Hotline 302
Zuweisungsentscheidungen 300
Zuweisungsintensität 300
Zwischenzeugnis 286